동양섭생치유학2

식이영양섭생학

우리글

동양섭생치유학2

식이영양섭생학

차성훈 지음

우리글

건강하고 지혜로우며 행복한 삶을 위해

필자는 아무것도 모르던 한 평범한 사회인이었다. 그러다가 폐결핵을 치료하기 위해 자연섭생법의 위력을 체험하게 되면서 자연의 원리와 내 몸에 잘 맞는 섭생법의 중요함에 눈뜨게 되었다. 그리고 지난 13년간 공부하여 체험적인 임상 연구를 통해 자연섭생치유학의 전문가가 되었다.

자연섭생법을 안다는 것은, 우주와 대자연의 원리, 하늘과 땅의 원리, 사람의 생리와 병리의 원리, 생명의 원리 등 자연의 모든 원리를 아는 것이다. 대자연이 변화하는 이치가 사람의 생리나 병리의 변화 원리와 같으므로, 필자는 모든 사람들이 자연과 함께 호흡하고 자연의 변화에 순응하는 지혜로운 사람이 되었으면 하는 바람으로 이 책을 쓰게 되었다.

오늘날의 의학은, 질병의 본체와 변화를 탐색하는 본질절인 능력은 거의 상실한 채 피상적인 부분적 개념에만 집착한 나머지, 의학 본연의 임무를 잃어버렸다고 생각한다.

그러다 보니 방송과 신문 등 대중매체를 통해 쏟아지는 무수한 정보 속에서 무엇이 옳은지 무엇을 먹어야 할지 어떻게 하는 것이 건강을 지키는 것인지에 대한 기준이 없어져, 다들 혼란스러워하고 있다. 이런 상황 속에서는 개개인이 자신을 위해 현명한 선택을 해야 한다. 인생은 늘 지혜를 필요로 한다. 건강을 지키고 유지하는 데도 지혜가 필요하다.

이 책이 생명에 관해 관심을 가지고 있는 사람들, 자연의 원리를 탐구하는 사람들, 질병과 싸우고 있는 사람들, 그리고 환자 가까이 있는 사람들에게 올바른 원리를 알려주는 길잡이 역할을 할 수 있었으면 좋겠다. 또한 이 책을 통해 독자들이 보다 더 건강하고 행복한 삶에 한걸음 다가설 수 있기를 진심으로 바라는 바이다.

동양섭생치유학의 핵심은 사람과 자연과의 관계에 있다. 이 책에서는 자연의 원리 및 변화에 따른 체질 형성과 질병의 진행 단계별 진단법과 치유법을 주로 다루고 있기 때문에, 한의학뿐만 아니라 양의학, 섭생학, 양생학, 영양학, 약리학, 본초학, 자연치유학, 동양학중 동양오술(醫學, 地學, 易學, 相學, 命理學)등과도 밀접한 관계를 이루고 있다. 관심 있는 많은 분들이 동양섭생치유학에 더욱 관심을 가지고 연구하게 될 것이라 믿는다.

작금의 의학은 의술에 질병을 맞추는 실정이므로 부분의학으로 빠질 수밖에 없다.

예를 들면, 양의사는 인체를 물질 계통인 해부생리학적 계통의 형이하학적 형상形狀의 치유 기술에 질병을 맞춰 병명이나 증상을 분류해 치유하며, 한의사는 인체를 기질계통인 경락계통에 형이상학적 기상氣像의 치유 기술에 질병을 맞춰 병명이나 증상을 분류해 치유하며, 영양치유학은 식품의 영양 성분적 작용에 질병을 맞춰 병명과 증상을 분류하여 치유하는 실정이므로 다른 치유 방법론이야 논해서 무얼 하겠는가?

각 분야의 관점에서 진단하여 치유하다 보니 불치병, 난치병으로 분류되는 병명만 점점 더 늘어가고, 감기와 같은 간단한 질병조차 고치지 못하고 있는 실정이라 하겠다. 이는 주객이 전도된 상황이다. 한의학이건, 양의학이건, 영양학이건 간에 주主는 아픈 사람이 되어야 하며 아픈 사람에게 맞는 치유술이 전개되어야 원리에 맞는 생리, 병리 체계라 할 것이다.

환자 입장에서 보면 양의학, 한의학, 영양학, 섭생학, 양생학이건 간에 그 이름이 중요한 것이 아니라, 환자 자신의 병을 치유하는 학문이 제일이다. 어떠한 물건이든 용도에 맞게 활용하면 효용이 있는 것이며 용도에 맞지 않게 활용하면 효용이 없는 것 아니겠는가.

치유술도 마찬가지이다. 환자의 질병 변화 단계에 맞는 의술을 활용하면 효과를 볼 것이고 질병의 변화 단계에 맞지 않는 의술을 활용하면 양방이든, 한방이든 효과가 없을 것이다. 이처럼 어떠한 것이든지 치유술은 모두 나름대로 용도가 있겠으나, 그것을 쓰는 사람이 그 용도에 맞게 활용하지 못하면 비효율적이거나 무용지물이 되어버리고 만다.

이제는 원리에 맞게 통합적으로 인식을 바꿀 수 있는 새로운 패러다임이 요구되고 있다. 즉, 질병을 보는 관점이 바뀌어야 한다는 것이다. 그 새로운 돌파구를 찾으려면, 원리에 맞는 기준이 있어야 할 것이다. 필자는 그 기준을 자연에 두고, 동양섭생치유학의 원리를 정리하게 된 것인데, 이 책은 나름대로 통합의학을 목적으로 저술한 것이라 하겠다.

이 책에서 필자는 그동안 생각해왔던 자연의 원리와 변화의 원리, 그에 상응하는 체질론과 사람의 생리·병리 원리 및 질병 진단법과 치유 원리 등에 관한 견해를 밝혀두었다. 그리고 섭생법의 기본 원리와 쉽게 실천 할 수 있는 여러 방법들을 설명했다.

섭생학은 질병 치유의 중요한 분야이며, 가장 기본이 되는 부분이다. 그럼에도 불구하고 대다수의 많은 분들이 제대로 된 섭생법을 알지 못해 올바로 실천하지 못하고 있다. 모든 실천법들은 쉽고 흔해야 한다.

자연에서 태양, 공기, 물, 흙 등 4가지 요소가 모든 생명을 살리는 기본이 되듯이, 생명을 살리는 실천법 또한 이처럼 흔하고 누구나 쉽게 실천할 수 있는 것이어야 할 것이다.

음식에도 궁합이 있듯이 자신의 체질에 꼭 맞는 섭생법이나 치유법이 있다.

내 몸에 맞는 섭생이나 치유법을 제대로 실천했을 때 여러 질병을 이겨낼 수 있는 몸이 만들어 지는 것이다.

이 책은 내 몸에 맞게 호흡하고, 먹고, 활동하는 섭생학의 원리에 대해 쓴 것이다. 그러므로 질병이 왜 생기는지, 질병이 어떻게 진행되어 가는지, 그렇게 진행되어 가는 병을 어떻게 낫게 하는지와 같은 물음들에 대한 답이 되리라고 확신한다.

동양섭생치유학을 알면 알수록, 건강해지기 위해 어떻게 대처해야 하는지 알 수 있게 된다.

그러므로 이 책의 주인공은 바로 당신이다.

이 책은 총 5권으로 구성되어 있다.

제 1권은 「총론」편으로 동양섭생치유학의 가장 중요한 원리 부분이므로 반드시 이 부분을 먼저 이해하고 2권, 3권, 4권, 5권을 보아야 부분적인 치유에 빠지지 않게 될 것이다.

제1권 「총론」편에서는 자연의 원리에 의한 사람의 생리, 병리 및 체질론과 질병론, 병인론, 진단론, 치유론에 대해 논했으며, 치유법 중에서도 내재된 기질氣質을 조절하는 섭생법에 관한 이론 및 그 응용을 주로 논했다.

제2권에서는 치유법 중 내재된 물질物質을 조절하는 식이영양섭생학을 논했는데 이는 영양학을 섭생학적 입장에서 재해석하고 영양학적 식품분류를 동양의 음양오행적 관점에 맞춰 분류 편집했다.

특히, 식품분류 편은 제 5권의 부록으로 별도 분류 편집했다.

제3권과 4권에서는 장상론을 기준으로 기질적氣質的 계통에 기준을 두고 정리했으며 현대의 해부생리학적 기준에 입각해 병명론, 질병론을 논하고 거기에 맞는 식이영양섭생학을 응용 치유할 수 있게 논하였다.

2,3,4,5권을 단일본으로 보고 지식적 차원에서 써 먹는다면 부분치유로 빠

질 수 있으므로 반드시 1권의 「총론」편을 읽고 전체를 이해 한 후, 가장 합당하게 2, 3, 4, 5권을 활용했으면 하는 바람이다.

이 책은 서너 해 동안 공부한 결과도 아니고 더구나 한, 두 달에 갑자기 써낸 글도 아니다. 10여년의 공부와 연구를 통해 얻어낸 것이며 한 해, 한 해마다 강의와 임상과 체험적 연구를 통해 하나 하나의 의문점에 대한 해결을 찾아 완성한 것이다.

내가 알게 된 것을 여러 사람들과 함께 나누고 싶은 작은 바람과 열정, 사람들이 조금이라고 올바른 자연섭생법에 관심을 갖기 바라는 마음이 없었다면 이 책은 세상의 빛을 보지 못했을 지도 모른다.

혹시라도 책에 오류가 있다면 저자의 짧은 지식과 부족한 경험 탓이므로 널리 이해해주시기 바라며 그 부족한 부분들이 앞으로 많은 분들의 참여와 관심으로 채워지기를 바랄 뿐이다.

원고를 다 쓰고 나서 다시 읽어보고 있는 지금, 본인은 나름대로 만족하고 있지만 독자 여러분은 많은 불편함과 부족함을 느끼리라 생각한다.

이 자리를 빌어 섭생학이란 작은 창문을 통해 대해大海를 보게 해준 고故 현성玄聖 김춘식 스승님께 깊은 존경심과 감사의 마음을 드리며 많은 참고 문헌을 저술해 준 선先 지식인들에게도 감사를 드린다.

이 책을 출판하면서 많은 어려움 속에서도 묵묵히 지켜봐준 아내와 자료 정리에 힘써준 김은희, 조천호, 김주호, 차승현, 차명진, 차경란에게 고마움을 전한다. 그리고 배움을 청했던 많은 이들과, 우리글 출판사 김소양 사장님과 전 직원에게도 감사를 드린다.

2007년 이른 봄

차 성 훈

5부 무기질

다량무기질

초미량무기질

참고문헌 | 619

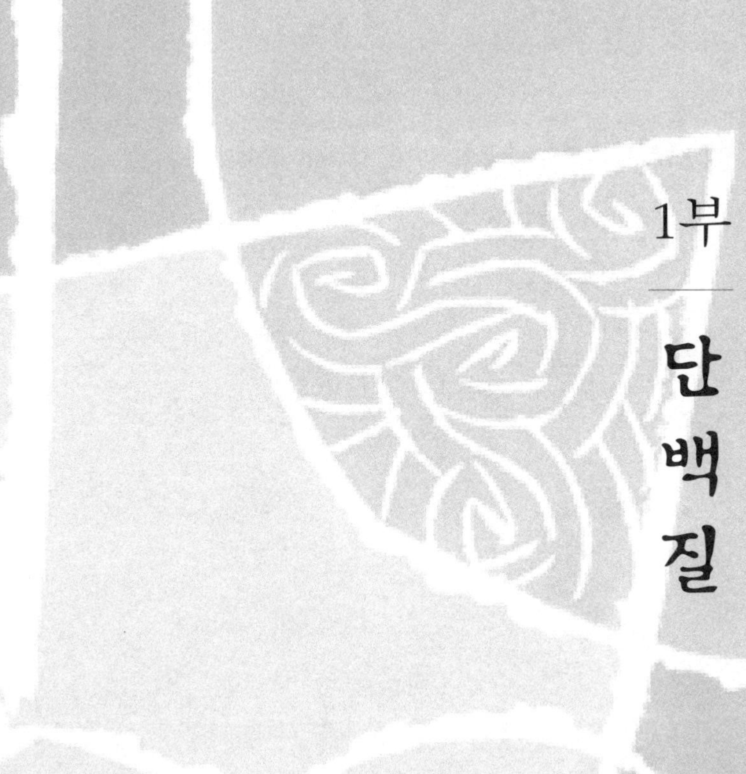

1부

단백질

단백질은 당질이나 지질과 함께 생체를 구성하거나 조절한다.
또한 생체에 에너지를 공급하는 등 생명 현상을 유지하는데
가장 중심적인 작용을 하는 중요한 물질이다.
원래 단백질이라고 하는 단어는 독일어로 Eiweiss라고 하는데
'계란의 희다' 라는 의미가 있고,
영어로 protein이라고 하는 것은 1833년 Mulder가
생명이 존재하는데 "제일 첫 번째로 필요하다" 는 뜻으로
그리이스어의 Proteios라고 하는 뜻에서 유래된 것이다.

단백질

1. 단백질의 정의

단백질은 당질이나 지질과 함께 생체를 구성하거나 조절한다. 또한 생체에 에너지를 공급하는 등 생명 현상을 유지하는데 가장 중심적인 작용을 하는 중요한 물질이다. 원래 단백질이라고 하는 단어는 독일어로 Eiweiss라고 하는데 '계란의 희다' 라는 의미가 있고, 영어로 protein이라고 하는 것은 1833년 Mulder가 생명이 존재하는데 "제일 첫 번째로 필요하다"는 뜻으로 그리이스어의 Proteios라고 하는 뜻에서 유래된 것이다. 단백질은 물 다음으로 체내에 많은 성분으로서 생체 내에서 일어나는 여러 가지의 대사 반응을 촉매하는 효소류를 비롯하여 호르몬, 근육의 미오신*, 항체, 각종 세포 내 유형 성분, 체액 유지, 혈액 응고, 시력 반응, 세포 보수 등과 같은 작용에서 관계하고 근육, 인대, 손톱, 머리카락, 선腺*, 담즙과 소변을 제외한 체액 등의 구성 성분이며 뼈의 성장과 중추 신경계의 기능 유지에 필수적이다. 단백질 연구의 역사는 비교적 최근인 19세기 후반에서 시작된다. 난백과 혈청 등을 열이나 약산에서 처리하면 침전, 응고한다는 것은 예부터 알려졌다. 이들 물질이 당질이나 지질과는 달리 다량의 질소를 함유하고 있다는 것도 밝혀지게 되었다.

단백질은 당질이나 지방질과 달리 탄소, 수소, 산소 이외에 질소를 반드시 함유하고 있다. 원소 분석 결과는 단백질의 종류에 따라 다소 다르지만 보통인 단순 단백질에

* 미오신myosin: 액틴actin과 함께 근단백질의 주요 구성성분으로 글로불린단백질의 하나이다. 근절의 굵은 필라멘트는 200~400개의 미오신 분자로 이루어져 있다. 근육의 수축은 이러한 미오신으로 형성된 A-필라멘트의 중심을 향하여 F-액틴으로 형성된 I-필라멘트가 미끄러져 들어감으로써 일어난다.
* 선腺, gland : 한 개 또는 여러 개의 선세포가 주성분을 이루고 다른 조직성분이 합해져서 구

서는 탄소 53%, 산소 23%, 질소 16%, 수소 7%, 황 1%라는 평균 조성을 갖고 있다. 단백질의 질소는 주로 구성 성분인 아미노산에서 유래된 것으로 단백질을 가수분해하면 다수의 아미노산이 얻어진다. 단백질은 이들 아미노산이 수십 개에서 수천 개 내지 수만 개가 모여서 이루어진 고분자 화합물로서 5만 가지가 넘는 특정 단백질과 알려진 것만도 2만 가지가 넘는 효소를 만들어 내고 있는데 각각의 단백질은 그 구성 아미노산이 모두 틀리기 때문에 서로 호환성이 없어 단백질이 갖는 특이한 기능은 모두가 이러한 고분자성에 의한 것이라고 할 수 있다.

2. 단백질의 구성

단백질은 최종 아미노산으로 분해된다. 즉, 단백질은 아미노산이 서로 결합된 형태를 취하고 있다. 대략 29가지의 아미노산이 체내의 수많은 단백질을 구성하게 되는데, 우리 몸에서 필요로 하는 아미노산의 약 80%는 간에서 합성되며 나머지 20%는 반드시 음식으로서 섭취되어야 한다.

(1) 아미노산

단백질을 구성하는 기본 단위로 단백질이 최종적으로 분해되어 생성되는 것으로써 탄소, 수소, 산소, 질소로 구성되며, 일부 아미노산은 황을 함유하고 있으며 각 아미노산들이 펩티드 결합으로 서로 연결되어 단백질을 형성한다. 천연에 총 20개의 L-아미노산(L-아미노산이란 생물체에서 발견되는 모든 단백질의 구성을 말함)들이 특이한 배열로 식이 및 조직 단백질을 구성한다. 단백질에서 볼 수 있는 20종류의 아미노산은 모두 같은 탄소원자에 결합되어 있는 1개의 카르복실기(COOH)와 1개의 아미노

성된 기관.

기(NH_2)를 가지고 있다. 아미노산의 특유한 화학적 특성을 나타내는 곁가지인 R부분
이 아미노산의 형태와 이름을 결정한다.

ex) 아미노산의 기본 구조

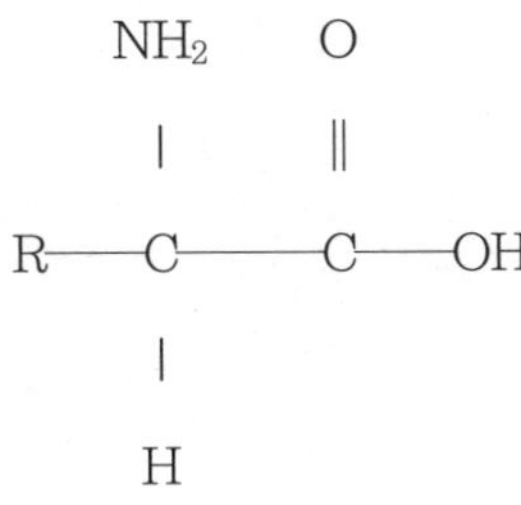

ex) 중성 아미노산인 글리신과 세린의 구조

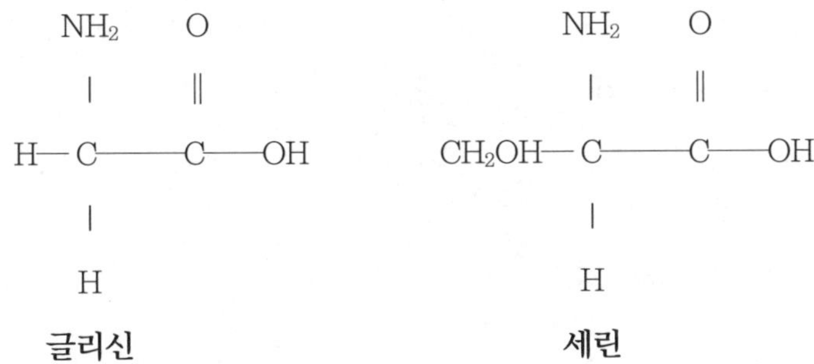

글리신   **세린**

ex) 산성 아미노산인 아스파르트산과 글루탐산의 구조

아스파르트산   **글루탐산**

ex) 염기성 아미노산인 리신과 히스티딘의 구조

$$+NH_3-CH_2-CH_2-CH_2-CH_2-\underset{\underset{H}{|}}{\overset{\overset{NH_2}{|}}{C}}-\overset{\overset{O}{\parallel}}{C}-OH$$

리신

$$CH=\underset{\underset{\underset{CH}{\diagup}}{\underset{NH}{|}}}{C}-CH_2-\underset{\underset{H}{|}}{\overset{\overset{NH_2}{|}}{C}}-\overset{\overset{O}{\parallel}}{C}-OH$$

히스티딘

아미노산은 구조적으로 D형과 L형이 있는데, 인체는 대부분 L형의 아미노산으로 구성되어 있다.

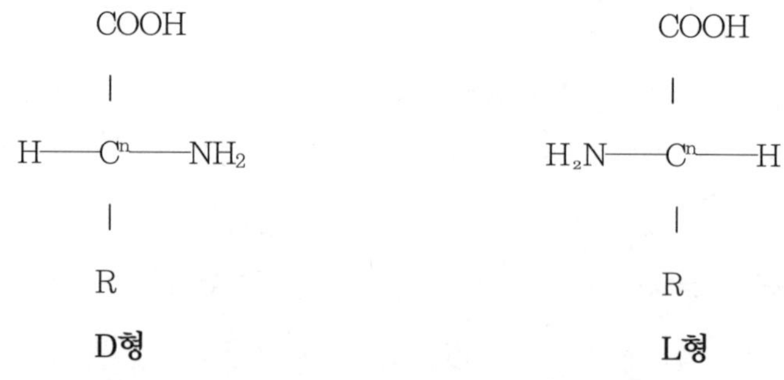

(2) 아미노산의 분류

1) 아미노산의 R부분의 구조의 차이가 산성기 및 염기성의 유무에 따른 분류

① 중성 아미노산(14종)

종류	구분	비고
글리신(glycine)	지방족 아미노산	탄소원자가 사슬 모양으로 구성
알라신(alanine)	지방족 아미노산	〃
세린(serin)	지방족 아미노산	〃
* 트레오닌(threonine)	지방족 아미노산	〃
* 발린(valine)	지방족 아미노산	〃
* 로이신(leucine)	지방족 아미노산	〃
* 이소로이신(isoleucine)	지방족 아미노산	〃
* 메티오닌(methionine)	함유황 지방족 아미노산	S(황)을 함유하고 있음
시스테인(cysteine)	함유황 지방족 아미노산	〃
시스틴(cystine)	함유황 지방족 아미노산	〃
* 페닐알라닌(phenylalanine)	방향족 아미노산	분자 속에 벤젠고리를 가짐
티로신(tyrosine)	방향족 아미노산	〃
디요드티로신	방향족 아미노산	〃
* 트립토판(tryptophan)	복소환식 아미노산	〃

② 산성 아미노산(3종)

종류	구분	비고
아스파르트산(aspartic acid)	지방족 아미노산	탄소원자가 사슬 모양으로 구성
아스파라긴	지방족 아미노산	〃
글루탐산(glutamic acid)	〃	〃

③ 염기성 아미노산(3종)

종류	구분	비고
* 라이신(lysine)	지방족 아미노산	탄소원자가 사슬 모양으로 구성
아르기닌(arginine)	지방족 아미노산	〃
히스티딘(histidine)	복소환식 아미노산	벤젠과 같은 탄소원자만을 고리를 만들어서 결합하여 분자를 구성

④ 환상 아미노산(2종)

종류	구분	비고
프롤린(proline)	고리처럼 둥근 모양	분자를 구성하는 원자의 결합이 고리 모양의 구조를 가짐
히드록시프롤린 (hydroxy-proline)	고리처럼 둥근 모양	〃

*는 필수아미노산

2) 단백질 구성 유무에 의한 분류

① 단백질을 구성하는 아미노산

a. 필수아미노산

성인의 경우 트립토판, 이소로이신, 로이신, 라이신, 페닐알라닌, 메티오닌, 트레오닌, 발린의 8종 아미노산은 생체 내에서 합성되지 않으므로 식이를 통하여 섭취하여야 한다. 이를 필수아미노산이라 한다. 필수아미노산은 한 종류만 부족하여도 단백질의 생합성이 이루어지지 않는다.

b. 준 필수아미노산

성장기 어린이에게 8가지 필수아미노산 외에 히스티딘과 아르기닌이 필요하다. 또한 필수아미노산인 페닐알라닌이 부족한 경우 티로신이 대치해주고 메티오닌이 부족한 경우 시스틴이 대치해준다. 이와 같이 성장에 필요하거나 합성 속도가 느리지만 꼭 필요한 히스티딘, 아르기닌, 티로신 및 시스틴을 준 필수아미노산이라 한다.

c. 비 필수아미노산

α-아미노산의 아미노기가 다른 α-케토산으로 전이되는 아미노기전이와 α-케토산에 암모니아의 아미노산 생성 등에 의하여 새로운 아미노산이 생성되는데 이때 비 필수 아미노산만 생성이 가능하다.

필수, 준 필수, 비 필수의 구분

필수	준필수	비필수
이소로이신(Isoleucine) 로이신(Leucine) 라이신(LYSINE) 메티오닌(METHIONINE) 페닐알라닌(PHENYLALANINE) 트레오닌(THREONINE) 트립토판(TRYPTOPHAN) 발린(Valine)	히스티딘(HISTIDINE) 아르기닌(ARGININE) 티로신(TYROSINE) 시스틴(CYSTINE)	알라닌(ALANINE) 아스파라긴(Asparagine) 아스파르트산(Asparticacid) 시스테인(CYSTEINE) 글루탐산(GLUTAMIC ACID) 글루타민(GLUTAMINE) 글리신(GLYCINE) 프롤린(PROLINE) 타우린(TAURINE) 시트룰린(CITRULLINE) 오르니틴(ORNITHINE) 세린(SERINE) 글루타치온(GLUTATHIONE) 감마아미노뷰티릭산(GABA, GAMMA-AMINOBUTYRIC ACID)

아미노산 가운데 단백질을 구성하지 않고 유리 상태로 존재하면서 특수한 화합물의 구성분으로 존재하는 것이 20여 가지가 있다. 오르티닌, 베타알라닌, 알파 아미노부티르산, 카나바닌, 호모세린, 란티오닌, 알린, 시트룰린, 타우린 등이 있다.

(3) 단백질의 구조–펩타이드 결합

한 아미노산의 카르복실기($COOH$)와 다른 아미노산의 아미노기(NH_2)가 물 한분자를 유리시키면서 결합하게 되는 것을 펩타이드 결합이라고 하며, 이때 생성된 화합물을 펩타이드라 한다. 펩타이드에 아미노산이 차례로 이어져 펩타이드 결합을 하면 점점 길다란 펩타이드 사슬이 된다. 펩타이드 사슬은 구성 아미노산의 수에 따라 구분된다.

- **디펩타이드** : 아미노산이 2개 결합된 것
- **트리펩타이드** : 아미노산이 3개 결합된 것
- **테트라펩타이드** : 아미노산이 4개 결합된 것
- **펜타펩타이드** : 아미노산이 5개 결합된 것
- **폴리펩타이드** : 아미노산이 10개 이상 결합된 것

일반적으로 폴리펩타이드를 단백질이라고 부른다. 단백질 분자는 유리 아민기($-NH_2$)와 카르복실기($-COOH$)를 가지고 있어서 모두 +, -의 극성을 가진 이온형태의 양성 전해질로 수용액 중에서는 전기적으로 해리하여 각각 양과 음으로 대전하며 산

성농도(H+)가 높아지면 양이온이 되어 산과 염을 만들고 알칼리성 농도(OH-)가 높아지면 음이온이 되어 알칼리성염을 만들어 용액의 PH를 일정하게 유지시키는 작용을 한다. 즉, 단백질 용액은 완충 작용을 하는데, 이는 어느 정도의 산과 알칼리를 가하여도 그 용액의 PH를 일정하게 유지시키는 작용을 말하며 단백질은 이 점에서 가장 용해하기 어려우며 이러한 특성은 단백질의 정제에 이용된다.

단백질의 구조는 1차, 2차, 3차, 4차 구조로 나누어진다. 1차 구조는 단백질 내에서 펩타이드 결합으로 이루어진 아미노산의 배열을 말하고, 2차 구조는 펩티드 결합을 하고 있는 아미노산의 종류에 따라 사슬이 중간에서 접어지고 꼬이고 구부러지며 복잡한 구조를 형성한다. 펩티드 결합에 관여하지 않은 R-의 곁가지들 사이에서 수소 결합, S-S 이황화 결합 또는 다른 여러 종류의 결합이나 힘들에 의해 안정화되어 각각의 독특한 입체 공간 구조를 형성하는 것을 말한다. 나선형으로 구부러지면서 비교적 안정성을 지니고 있는 2차 구조를 α-helix 구조라 한다. 3차 구조는 단백질의 기능을 수행하기 위한 입체 구조로서 단백질 구조 내 아미노산의 -R기는 특별한 성질을 가지고 있으므로 R기가 어떤 성질을 지니느냐에 따라 다른 아미노산을 더 끌기도 하고 밀어내기도 한다. 이런 아미노산의 배열 순서가 단백질의 최종적인 모양을 결정짓게 되며 그에 맞는 기능을 가지게 되는데 이것을 단백질의 3차 구조라고 한다. 즉, 어떤 아미노산은 친수성* 성질을 갖고 있어 단백질 분자의 바깥쪽에 남아있으려는 성향이 있는 반면 어떤 아미노산은 소수성* 성질을 가지고 있어 단백질의 내부에 머무르려고 한다. 이런 성질에 따라 단백질의 최종적인 공간 구조와 그에 맞는 기능을 갖게 되는데, 그 기본 모양에 의해 섬유상 단백질과 구상 단백질로 나누어진다. 섬유상 단백질은 분자 모양이 여러 가닥의 줄로 뻗어져 나온 모양으로 내부의 결합이 적어 나선

---

* **친수성** : 물과 결합하려는 성질이 강한 걸 뜻한다. 대부분 극성을 가진 가지, 예를 들어 OH-나 SH 등의 가지를 가진 분자들이 친수성을 갖는다.

* **소수성** : 물과 결합하지 못하는 것. 지질이나 메틸기, 또는 고리 형태의 가지를 가진 분자들이 소수성이다.

형도 덜 꼬여 있으므로 아미노산의 곁가지들이 결합할 준비가 된 채로 남아 있어 일반적으로 세포의 조직을 받쳐주는 구조 단백질로 많이 쓰이며 물에 대해 비용해성이다. 주로 근육 단백질인 마이오신, 결체 조직에 풍부한 콜라겐, 머리카락에 있는 케라틴 등이 섬유상 단백질이다. 구상 단백질은 폴리펩타이드 사슬이 여러 번 접혀지고 뭉쳐져서 둥근 구형 모양을 만든 것이며 아미노산의 곁가지 사이의 내부 결합이 많아서 비교적 체액에 잘 용해된다. 따라서 대부분의 혈장 단백질들인 효소, 알부민, 글로불린, 헤모글로빈 등이 모두 구상 단백질이다. 4차 구조는 단백질이 둘 이상의 폴리펩타이드가 서로 중합되어 거대한 단백질의 구조를 형성하는 것을 말한다.

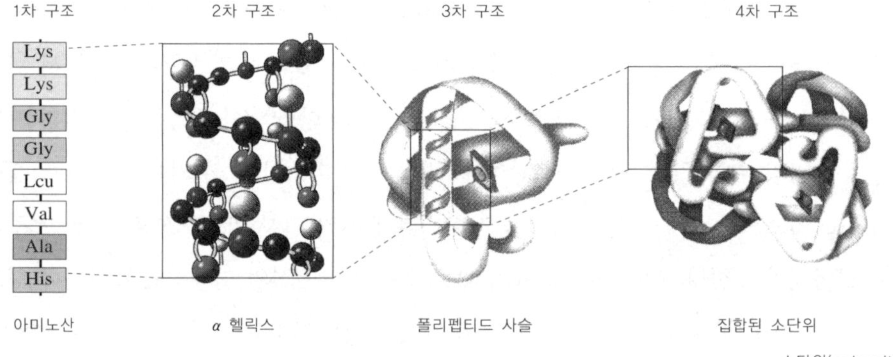

단백질의 입체 구조

※ 단백질의 변성

단백질의 활성 형태인 3, 4차원적 입체 구조에서 활성을 상실하고 단백질의 물리적 성질도 사라진 상태를 말한다. 활성을 상실할 때는 열이나 산, 알칼리 용액 또는 기계적 자극이 가해져(급격히 저어주거나) 단백질의 구조를 형성하고 있던 결합 등이 모두 풀어져 활성을 상실하고 단백질의 물리적 성질도 사라진 때를 말한다.

3. 단백질의 분류

(1) 급여원에 의한 분류

급여원이 동물성이냐 식물성이냐에 따라서 동물성 단백질과 식물성 단백질로 분류할 수 있다.

1) 동물성 단백질

연어 정자의 살민salmine, 청어 정자의 클루페인clupeine, 난백 중의 오보알부민 ovalbumin, 우유 중의 락토알부민lactalbumin, 난백의 오보글로불린ovoglobulin, 우유의 락토글로불린lactoglobulin, 근육의 마이오신myosin, 흉선 · 간 · 지라 · 신장 · 이자 · 뇌 · 침샘 · 림프절 등에 있는 뉴클레오히스톤nucleohistone, 결합조직, 뼈 등의 콜라겐collagen, 동물의 깃털 · 핏줄 등의 엘라스틴elastin, 뿔 · 손발톱 · 말굽 · 털 등의 케라틴 등 동물에서 추출한 모든 단백질이다.

2) 식물성 단백질

대두의 글리시닌glycinin, 두류의 레구민legumin, 땅콩의 아라킨arachin, 감자의 튜버린tuberin, 옥수수의 메이신maysin, 귀리의 아베날린avenalin, 호두의 유글란신Juglansin, 옥수수의 제인zein* 등 식물에서 추출한 모든 단백질이다.

---

* 제인zein : 옥수수에서 추출한 단백질

(2) 영양 상태에 의한 분류

1) 완전 단백질

동물이 정상적으로 성장하는데 필요한 모든 필수 아미노산이 적합한 비율로 골고루 들어 있을 때, 이것을 완전 단백질이라고 한다. 이런 단백질은 보편적으로 필수 아미노산이 약 33%, 불 필수 아미노산이 약 66% 정도 함유되어 있다. 트립토판과 라이신의 함량이 부족한 젤라틴을 제외하고 거의 모든 동물성 단백질이 이에 속하며, 우유의 카제인과 락토알부민, 글로불린 외에도 대두의 글리시닌 등이 여기에 속한다.

2) 부분적 불완전 단백질

동물의 성장을 돕지는 못하지만 생명을 유지시킬 수 있는 단백질로, 필수아미노산의 종류가 부족한 단백질로 이를 제한 아미노산이라 한다. 이때 제한 아미노산이 풍부한 다른 식품을 함께 섭취하여 아미노산을 보강할 수 있다. 부분적 불완전 단백질로는 밀의 글리아딘, 보리의 호르데인 등이 이에 속한다.

3) 불완전 단백질

불완전 단백질 즉, 저질 단백질 혹은 생물가가 낮은 단백질은 그 식품 중에 하나 또는 그 이상의 필수아미노산이 결여되어 있어서 체 단백질의 합성을 위한 모든 아미노산을 제공할 수 없는 단백질인데, 이런 단백질은 약 25%의 필수아미노산을 함유하고 있다. 동물이 이러한 단백질만을 계속 섭취하면 체중이 떨어지며, 식물성 단백질(두류와 견과류 제외)은 모두 불완전 단백질이다. 대표적인 예로 젤라틴과 옥수수의 제인 등이 있다.

(3) 기능에 의한 분류

1) 구조 단백질

- 콜라겐 : 결합 조직
- 엘라스틴 : 인대
- 케라틴 : 모발, 손톱, 깃털
- 피브린 : 실크, 거미줄
- 레실린 : 곤충 날개

2) 수송 단백질

- 지 단백질 : 지질 운반
- 헤모글로빈 : 산소 운반
- 혈청 알부민 : 지방산 운반
- 세포막 운반 단백질 : 포도당, 아미노산 등 운반

3) 영양 단백질

- 식물 종자 단백질
- 계란 알부민
- 우유 카제인
- 철 저장 단백질

4) 저장 단백질

· 페리틴 : 간에서 철을 저장

5) 방어 단백질

· 면역 글로불린, 항체 : 면역 작용

· 피브리노겐, 트롬빈 : 혈액 응고

6) 촉매 단백질(효소)

· 소화 효소 : 펩신, 트립신, 아밀라아제, 리파아제

· 대사 효소 : 포도당 인산화효소, 아미노기 전이효소, 지방아실 탈수소효소

7) 운동 단백질

· 액틴, 마이오신 : 수축 운동

· 튜불린 : 편모섬모 운동

8) 조절 단백질

· 호르몬 : 인슐린, 글루카곤, 성장 호르몬 등

9) 기타

· 감미 단백질 : 아프리카산 식물

· 부동 단백질(세포가 어는 것을 방지하는 단백질) : 남극 어류 혈액

(4) 구성 성분에 따른 분류

1) 단순 단백질

단순 단백질은 아미노산 외에 다른 화학 성분을 함유하지 않는 단백질이다.

① 알부민(albumin)

동식물계에 널리 분포하는 단백질로서 물에 녹기 쉽고, $(NH4)_2SO4$(황산암모늄)에 의해 석출되며, 가열에 의해 응고된다. 이 응고는 약한 산성(PH 4~6)일 때 특히 일어나기 쉬우며, 알칼리성에서는 일어나지 않는다. 글로불린과 함께 세포의 기초물질을 구성하며, 동식물의 조직 속에 널리 존재한다. 난백 중의 오보알부민ovalbumin, 혈청 중의 혈청알부민serumalbumin, 우유 중의 락토알부민lactalbumin, 인체의 근육 중에 미오겐myogen, 소맥의 류코신leucosin, 콩ㆍ팥ㆍ완두의 레구멜린legumelin, 강낭콩의 파셀린phaselin 등이 있다.

② 글로불린(globulin)

알부민과 함께 동식물의 조직 및 체액에 주로 존재한다. 순수한 물에서는 녹기 어렵고, 묽은 염류용액에서는 녹기 쉬우며, 황산암모늄 반포화로 석출되고, 열 응고성이 있다. 난백의 오보글로불린ovoglobulin, 혈청의 혈청글로불린serumglobulin, 우유의 락토글로불린lactoglobulin, 근육의 마이오신myosin, 대두의 글리시닌glycinin, 두류의 레구민legumin, 땅콩의 아라킨arachin, 감자의 튜버린tuberin, 옥수수의 메이신maysin, 귀리의 아베날린avenalin, 혈장의 피브리노겐fibrinogen, 호두의 유글란신Juglansin 등이 있다.

③ 프로라민prolamin

식물계에만 분포하고 곡류에 많이 함유되어 있다. 물에 녹지 않지만 50~90%의 알코올에는 녹는다. 가열에 의해 응고되지 않는다. 밀의 글라이딘(gliadin), 보리의 호르데인(hordein), 옥수수의 제인(zein), 옥수수의 가피린(kafirin) 등이 있다.

④ 글루텔린glutelin

식물의 종자에 함유되어 있는 단순 단백질의 하나이고 글리아딘과 함께 곡류 단백질의 주성분을 이룬다. 묽은 산 혹은 묽은 알칼리에만 녹으며, 다른 용매에는 녹지 않는다. 열에 응고하는 성질이 있고 글루타민산이 많으며, 밀의 글루테닌(glutenin), 쌀의 오리제닌(oryzenin) 등이 있다.

⑤ 프로타민protamine

어류의 정자 세포 중에 함유되어 있다. 물에 녹기 쉽고 알기닌 함량이 높기 때문에 수용액은 강알칼리성을 보인다. 다른 단백질이나 핵산과 결합하며 침전한다. 분자량이 5000 이하로서 단백질 중 최소의 부류에 포함되며, 연어 정자의 살민(salmine), 청어 정자의 클루페인(clupeine) 등이 있다.

⑥ 히스톤histone

동물체에만 있고 적혈구와 백혈구의 세포핵의 주성분이 된다. 물, 묽은 산에 녹으며 암모니아에 의하여 침전하고 열에 의하여 응고되지 않는다. 프로타민과 마찬가지로 염기성 아미노산이 풍부하고 핵 내에서는 핵산과 결합하여 존재한다. 헤모글로빈 속의 글로빈과 흉선 · 간 · 지라 · 신장 · 이자 · 뇌 · 침샘 · 림프절 등에 있는 뉴클레오히스톤(nucleohistone) 등이 있다.

⑦ 알부미노이드(경 단백질 : scleroprotein)

동물의 형체를 보존하고 피부, 털이 되어 몸의 표면을 보호하는 등, 동물계에서 생리적으로 불활성인 물질을 통틀어 말하는 단백질이다. 그 생리 작용은 공통이며 다른 단백질과는 전혀 다른 일군이다. 여러 가지의 용액에 녹지 않으며 경도가 매우 높다. 동물계에만 있고 식물계에는 들어있지 않다. 물, 염류액, 묽은 산 및 알칼리 등에 녹지 않는다. 결합 조직 · 뼈 등의 콜라겐(collagen), 동물의 깃털 · 핏줄 등의 엘라스틴(elastin), 뿔 · 손발톱 · 말굽 · 털 등의 케라틴(케라틴), 명주의 피브로인(fibroin) 등이 있다.

2) 복합 단백질

복합 단백질은 아미노산 외에 몇 가지 화학 성분을 함유하는 단백질로서 비아미노산 부분을 보결기라 하는데, 보결기는 단백질의 생물학적 기능에 중요한 역할을 하며 보결기의 화학적 성질에 따라 복합 단백질을 분류한다.

① 지 단백질lipoprotein

중성 지방, 인지질, 콜레스테롤 등의 지방과 단백질이 결합한 것으로 혈청 중 카이로미크론CM, 초저밀도 지단백VLDL, 저밀도 지단백LDL, 고밀도 지단백HDL 등이 있다. 혈청 중의 각종 지 단백질은 지질의 수송을 이행한다. 또 세포막 구조의 구성 물질로서도 중요하다. 난황의 리포비텔린lipovitellin, 난황의 알파리포테인α-lipoprote-in, 혈청의 베타리포테인β-lipoprptein 등이 있다.

② 핵 단백질nucleoprotein

핵산과 프로타민 또는 히스톤 등이 결합한 염기성 단백질이다. 유전에 관한 염색체인 데옥시리보핵산(DNA)과 결합한 것, 단백질 합성에 관여하는 리보핵산(RNA)과 결합한 리보솜 등 그 종류가 많다.

③ 당 단백질glycoprotein

탄수화물과 단백질이 결합한 복합 단백질이다. 각종 내장 기관, 세포, 특히 그 막 부분에 들어 있다. 식물의 씨 속에도 들어 있으나, 단백질 부분이 저분자인 것은 당펩티드라고 한다. 일반적으로 물에 잘 녹는다. 점액인 뮤신(mucin), 난백의 뮤코이드(mucoid) 등이 있다.

④ 인 단백질phospholipoprotein

단백질과 인산이 결합된 형태이다. 핵 단백질과 지 단백질에서는 인산이 비단백 성분의 일부를 차지하고 있다. 물이나 산에 녹지 않고 알칼리에 녹는다. 우유의 카제인casein, 난황의 비텔린vitellin, 난황의 헤마토겐hematogen, 생선알의 ichthulin 등이 있다.

⑤ 색소 단백질(chromoprotein)

색소 성분과 단백질이 결합된 것이고 착색되어 있는 것이 특징이다.

a. 헴 단백질 : 색소 성분인 헴heme과 단백질의 결합체이다. 단백질과 헴의 결합비는 1 : 1, 1 : 2, 1 : 4 등 여러 가지이다. 자연계에 널리 존재하며, 중요한 생리적 기능을 가진다. 헤모글로빈 · 미오글로빈 · 시토크롬 · 카탈라아제 · 페르옥시다아제(과산화 효소) 등이 있다.

b. 금속 착화합물 : 단백질과 금속(철, 동, 구리 등)이 결합된 것. 구리 단백질의 예로는 헤모시아닌이 있고, 철 단백질의 예로는 페리틴이 있다. 페리틴은 지라 · 소장 점막 · 간 등에 존재하며, 생체 내에서의 철의 저장이나 소화 시의 철의 흡수에 관여한다.

c. 피코색소 단백질 : 피롤 유도체와 단백질의 결합체이다. 홍조 식물의 홍색을 나타내는 피코에리트린, 남조 식물의 남색을 나타내는 피코시아닌 등이 있다. 이들은 엽록체 속에 클로로필 · 카로티노이드와 함께 함유되어 있으며, 광합성의 보조 색소로 생각되고 있다.

d. 플라빈 단백질 : 보결분자단으로서 플라빈모노뉴클레오티드 또는 플라빈아데닌디뉴클레오티드를 가진 단백질이다. 모두 산화환원 효소로 작용하며, 황색 효소라고도 불린다. 아미노산옥시다아제 · 크산틴옥시다아제 등이 있다.

e. 카로티노이드 단백질 : 카로티노이드(노랑 · 오렌지 · 분홍의 색소로서 동식물계에 널리 분포)와 단백질의 결합체이다. 비타민A와 단백질의 결합체인 로돕신은 그 중의 하나이다.

3) 유도 단백질

유도 단백질은 천연의 단백질이 산이나 알칼리, 효소 작용, 가열 등에 의하여 성질이 변화된 것을 말하며, 변화 정도에 따라 1차 유도 단백질과 2차 유도 단백질로 분류한다.

① 1차 유도 단백질

1차 유도 단백질은 천연의 단백질이 약간의 변성을 받아 성질이 약간 변하여 응고된 것이다.

a. 파라카제인paracasein : 젖의 카제인이 효소인 레닌에 의하여 응고된 것.

b. 피브린fibrin : 혈액의 피브리노겐이 효소, 산과 알칼리, 열 등에 의하여 변화한 것으로 혈액의 지혈에 관여한다.

c. 젤라틴gelatin : 콜라겐에 물을 가하여 끓이면 생긴다. 소화성은 좋으나 영양적으로 뒤떨어진다.

② 2차 유도 단백질

2차 유도 단백질은 천연의 단백질이 어느 정도 가수분해된 것을 말하며 가수분해 정도에 따라 다음과 같이 분류한다.

a. 프로테오스proteose : 단백질이 펩신, 트립신 등의 효소 또는 산에 의하여 약간 분해를 받은 것이다. 물에 녹고, 열에 응고되지 않는다.

b. 펩톤peptones : 프로테오스가 더 분해된 것인데 물에 녹고 열에 의하여 응고되지 않는다. 펩톤은 펩신, 트립신 등으로 분해가 더 되지 않고 소장 속에 있는 에렙신(장액에 함유되어 있는 몇 가지 단백질 분해 효소)에 의하여 작용된다.

c. 펩타이드peptides : 이것은 단백질을 가수분해하여도 얻을 수 있고 또 인공적 합성에 의하여도 얻을 수 있으며 펩톤보다 더 분해된 것이다. 2개 이상의 아미노산의 아미노기와 카르복실기가 결합하여 물이 없어진 형태, 즉 산아미노기($-CO \cdot NH-$)로 결합된 것이다. 펩타이드는 그 결합한 아미노산의 수에 따라서 다음과 같이 부른다.
- 디펩타이드 : 아미노산이 2개 결합된 것
- 트리펩타이드 : 아미노산이 3개 결합된 것
- 테트라펩타이드 : 아미노산이 4개 결합된 것
- 펜타펩타이드 : 아미노산이 5개 결합된 것
- 폴리펩타이드 : 아미노산이 10개 이상 결합된 것

4. 단백질의 소화 · 흡수 및 대사

(1) 소화

1) 입에서의 소화

구강과 식도에서는 단백질의 가수분해는 일어나지 않고 다만 윤활, 저작, 연동 작용과 같은 단백질이 화학적 공격을 받을 수 있는 물리적 작용만 일어난다.

2) 위에서의 소화

단백질의 화학적 가수분해는 위에서 시작된다. 음식으로 인하여 위가 팽창하고 음식에 존재하는 화학적 성분들이 위를 자극하면 위 점막으로부터 호르몬인 가스트린이 분비된다. 이 호르몬은 다음으로 점막에 있는 벽 세포를 자극하여 염산이 분비되게 한다. 염산은 단백질 분해 과정에서 두 가지 역할을 한다. 하나는 단백질을 팽윤시키는 즉 변성시키는 역할이고, 또 하나는 분해 효소의 전구체인 펩시노겐을 펩신으로 활성화시키는 역할이다. 펩시노겐은 점막의 주 세포에서 분비된다. 단백질이 염산에 의하여 팽윤되면 펩신이 기능하기 쉬워진다.

활성화된 펩신은 변성된 단백질을 비교적 분자가 큰 프로테오스나 펩톤까지 분해한다. 모든 단백질 분해 효소가 그렇듯이 펩신도 선택적으로 펩타이드 결합을 분해한다. 펩신은 강산성(PH 1.5~3.5)의 위에서 기능하고 십이지장의 높은 산도에 의해 불활성화되므로 펩신의 단백질 분해 활동은 위에서 끝난다. 단백질의 분해는 주로 소장 내에서 췌장 효소에 의하여 일어난다.

3) 소장에서의 소화

위에 있는 음식이 십이지장으로 들어가면 소장 호르몬인 콜레시스토키닌이 췌장 세포를 자극하여 단백질 가수분해 효소를 방출하게 한다. 방출된 췌장액 중의 단백질 분해 효소인 트립신, 키모트립신, 카르복시펩티다제 등은 효소가 췌장선단 세포 안에 단백질을 소화하는 것을 방지하기 위하여 각각 트립시노겐, 키모트립시노겐, 프로카르복시펩티다제의 불활성형 전구체로 분비되어 소장 안에서 활성화된다.

췌장액 중의 단백질 분해 효소인 트립신, 키모트립신, 카르복시펩티다제 등은 위에서 분해된 펩톤 및 프로테오스 등을 계속 분해한다. 트립신은 단백질을 작은 폴리펩티드로 분해하고 키모트립신은 단백질과 폴리펩티드를 작은 폴리펩티드와 디펩티드로 분해한다. 또한 카르복시펩티다제는 폴리펩티드를 아미노산과 디펩티드로 분해한다.

소장에서 분비된 아미노펩티다제 효소는 폴리펩티드를 아미노산과 디펩티드로, 디펩티다아제 효소는 디펩티드를 아미노산으로 분해한다.

단백질의 소화 효소들

분해 장소	효소	기질	최조 산물
위	펩신	단백질	프로테오스와 펩톤(큰폴리펩티드)
	레닌	우유의 카제인	paracaseinate
췌장	트립신	큰 폴리펩티드	작은 폴리펩티드
	키모트립신	큰 폴립펩티드	작은 폴리펩티드와 디펩티드
	카르복시펩티다아제	작은 폴리펩티드	아미노산과 디펩티드
소장	아미노펩티다아제	작은 폴리펩티드	아미노산과 디펩티드
	디펩티다아제	디펩티드	아미노산

(2) 흡수

펩신에 의해 위에서 분해된 아미노산은 위에서도 흡수될 수 있으나 대부분의 아미노산은 소장 벽을 통하여 흡수된다. 아미노산의 흡수는 단당류의 흡수와 비슷하다.

아미노산이나 단당류는 모두 수용성이므로 단순 확산이나 또는 능동적 운반을 통해 소장의 내벽 세포막을 통해 흡수된다. 흡수된 후에는 문맥을 거쳐 간으로 이동되며 간에서는 체내 다른 곳에서 쓰일 때까지 아미노산 풀을 형성하고 있다.

아미노산은 십이지장의 밑 부분과 공장의 반투과성 세포막을 통하여 농도 차에 의해 단순 확산된다. 소화관 내강의 아미노산 농도가 더 높으면 아미노산은 융털돌기 속으로 확산되고 평형에 다다르면 더 이상 이동되지 않는다. 반면 아미노산은 능동적인 운반에 의해서도 흡수되며 능동적인 운반이 일어나기 위해서는 에너지가 필요하다. 그 외에도 나트륨, 비타민B6와 효소들이 필요하다. 능동적인 아미노산 이동을 위해서는 그의 구조와 성질에 따라 특이한 운반체가 필요한데 비슷한 화학적 구조와 성질을 가진 아미노산들일 경우는 운반체를 공유하므로 서로 경쟁적으로 흡수된다.

단백질의 흡수에서 생각해 보아야 할 것은 운반체 특수성이다. 비슷한 성질을 가진 아미노산들이 운반체를 놓고 경쟁하게 되므로 한 가지 아미노산의 비율이 균형을 잃게 되면 다른 아미노산의 흡수를 방해하게 된다. 만약 사람들이 일상적인 식사에 인공적으로 개개의 아미노산을 보충하려고 한다면 아미노산의 비율이 균형을 잃게 되기 쉽다. 그렇게 되면 양이 많은 아미노산 한 가지가 운반체를 독점하게 되어 다른 아미노산은 운반 효소와 결합하지 못하게 되고 이에 따라 아미노산 공급의 균형이 깨지게 된다. 그러나 여러 가지 식품이 혼합된 식품을 섭취하면 자연 식품 중의 아미노산 비율은 큰 차이가 없으므로 크게 문제되지 않는다.

정상적으로 위와 같은 과정에 의해 단백질이 소화되고 흡수되나 사람에 따라 어떤 특수한 단백질의 경우 흡수에 문제를 일으킬 수도 있다. 가장 대표적인 것으로 알레르기 반응을 들 수 있다. 만약 단백질이 소화되지 않은 채로, 혹은 큰분자 그대로 흡수되면 마치 이물질이 흡수된 것처럼 생각되어 체내에서는 항체가 형성된다. 만약 후에 비슷한 단백질이 또 흡수되면 면역 방어 기능이 활성화되어 알레르기 반응이 나타나게 된다.

(3) 체내 장기별 아미노산과 단백질 대사

1) 간에서의 대사

간문맥(간에 있는 정맥의 하나) 내의 아미노산 농도와 종류는 식이 단백질에 따라 영향을 받으며 체세포의 요구에 따라 아미노산의 대사량을 조절한다. 간에서 유리 아미노산은 효소를 비롯한 단백질 합성에 이용되고, 혈청 단백질 합성에 이용된다. 약 1/4는 유리 아미노산의 형태로 혈액으로 이동되고 요소 합성에 이용된다.

간세포는 필수 아미노산의 사용 가능한 양을 정확하게 감지하여 혈액으로 이동되는 양을 조절하는데 그 조절기전은 여분의 필수 아미노산을 분해시키는 것이다. 간 내 필수 아미노산 양이 일정 수준으로 증가할 때까지 필수 아미노산을 분해하는 효소의 활성은 낮은 상태로 유지되며 필수 아미노산 량이 일정 수준 이상으로 증가하면 분해 효소의 활성이 급격히 증가한다. 반면에 불 필수 아미노산은 필수 아미노산과는 달리 소량이 간으로 이동되더라도 이동되는 양이 증가함에 따라 불 필수 아미노산 분해 효소의 활성은 비례적으로 증가한다.

2) 근육에서의 대사

체중의 약 45%를 차지하는 골격근은 루신, 이소루신, 발린과 같은 가지가 있는 아미노산이 대사되는 중요한 부분으로 전체 단백질 대사에 상당한 영향을 미친다. 굵으면 골격근에서는 단백질이 분해되어 알라닌을 방출하고 다음으로 글루타민을 방출하며 이 단계가 되면 근육의 량이 감소한다. 알라닌과 글루타민으로 분해되어 혈액으로 유리되는데, 체중이 70kg인 성인의 경우 1일 약 50g의 단백질이 분해된다.

근육 단백질의 분해로 형성된 알라닌과 글루타민은 간으로 이동되고, 이것은 간세포 내에서 당질 신생 합성 과정에 의해 포도당으로 전환된다. 이러한 전환 과정을 포도당-알라닌 회로라고 한다. 체내 근육량은 상당하므로 굶었을 경우에 포도당-알라닌 회로를 통해 공급될 수 있는 포도당의 양은 많다.

3) 혈액에서의 대사

단백질 식사 후 간에서 순환계로 분비되는 아미노산의 양은 단백질 합성이나 그 이외의 대사에 필요한 양보다 많은 양이 혈액을 통해서 말단 조직으로 이동된다. 혈청 내 아미노산 농도는 탄수화물 섭취에 의해서도 영향을 받는데 탄수화물 섭취로 인해 인슐린 분비가 증가하면 인슐린은 아미노산 운반체의 작용을 활성화시켜 혈청 내 아미노산을 근육으로 이동시킨다. 그러나 인슐린 작용에 의해 혈청 내 아미노산이 근육으로 이동되는 정도는 혈청 내 아미노산의 종류에 따라서 다르다.

혈류나 림프 조직에 존재하고 있는 아미노산을 유리 아미노산이라 하며 간이나 근육에 존재하는 아미노산은 대사성 아미노산풀이라 한다. 체내의 아미노산은 음식으로 섭취한 것과 체 단백질의 분해 과정에서 얻은 것으로 체내의 단백질은 당질이나 지질과 달라서 동화 및 이화 작용에 임하게 된다. 체 단백질은 지속적으로 분해와 합성 과정을 거치며 어떤 단백질은 신속한 교체 작용을 하고(근육이나 뇌 단백질, 소화기 점막 상피 단백은 교체율이 매우 신속하여 3, 4일 내에 교체가 이루어진다) 어떤 것은 시간이 오래 걸린다(결체조직인 콜라겐 등). 아미노산은 체내에 저장되지 않으며 단백질이 필요량 이상 섭취되면 분해된다. 아미노산 분해의 첫 단계는 탈아미노 반응으로 질소 부분이 떨어져 나와 암모니아를 형성한다. 암모니아는 수용성 가스로서 신체에 매우 유독(혈액 1리터당 0.01mg이면 치사량에 해당)하기 때문에 신체는 암모니아를 간에서 CO_2와 결합하여 유독하지 않는 요소로 제조하여 신장을 통해 배뇨한다. 또한 아미노산이 탈아미노화하고 남은 일부는 당질 또는 지질대사의 회로에 들어가 완전 연소되어 열원으로 사용되거나 당질이나 지질로 전환된다.

단백질이 합성되고 분해되는 모든 대사 과정은 동적 평형 관계를 이루며 대사의 방향이 어디로 가는가하는 것은 그 당시의 신체 요구와 그 외의 여러 요인 즉, 에너지 상태, 질병의 유무, 호르몬의 균형, 해당되는 반응 물질이 얼마나 있는지에 따라 달라진다.

47

5. 단백질의 기능 및 결핍증

(1) 체 구성 성분 및 조직의 성장과 유지

단백질은 모든 세포 조직의 성분이고 체중의 약 16% 가량을 차지하고 체 고형분의 약 55~56%를 차지하며 체내의 모든 장기, 근육 조직, 결체 조직, 피부, 머리카락, 혈액 응고 효소, 혈액 수송 단백질, 지 단백질, 시자홍 색소, 골격의 내부 조직의 기질을 구성, 세포 점막의 구성(세포막을 형성하는 단백질은 세포 내부로 영양소를 흡수하기 위한 수용체의 역할을 함) 성분이고 또한 호르몬을 위한 수용체와 세포 내의 이온 균형을 유지하는 펌프 역할을 하는 데 관여한다. 성장기에 있는 어린이뿐만 아니라 성인도 체내의 모든 세포에서 계속적으로 새로운 단백질이 합성되고, 오래된 단백질은 분해되므로 단백질의 교체를 위해 지속적인 단백질 공급이 필요하다. 즉, 아미노산은 각 조직으로 운반되어 새로운 체 조직 구성 및 보수에 쓰이며 남은 여분의 아미노산 일부는 저장 아미노산풀을 형성하여 인체 내 아미노산 수요에 대비하며 그 양은 300~700g 정도이다. 단백질이 교체되는 기간은 단백질의 종류에 따라 다르다. 가장 많은 양의 단백질 교체가 일어나는 곳은 소화기장 점막 세포로 4~6일마다 세포가 분해되고 재합성된다. 하루 동안 소화기장 점막 세포에서 합성과 분해에 관여하는 단백질량은 약 70g이다. 그러므로 체세포 단백질의 합성에는 적당량의 필수 아미노산과 충분한 양의 비 필수 아미노산의 공급이 필요한데 이는 식이 단백질뿐만 아니라 체 단백질의 분해에서 온 아미노산의 재이용에 의해서 충당된다. 매일 충분한 단백질의 섭취가 이루어지지 않으면 체 단백질 합성과 보수는 지연되고 그 결과 중요한 기관인 심장, 간, 혈액, 근육, 소화관 등의 체성분의 양과 크기가 위축되어 기능이 저하된다.

1) 인체에서 단백질로 이루어지는 체 조직

세포의 원형질, 뇌, 혈액 중의 혈색소(hemoglobin)의 95%가 단백질, 백혈구, 근육, 각 조직 및 기관(심장, 간, 소화관 등), 피부, 머리털, 손, 발톱, 신경, 체내 각종 호르몬, 각종 효소, 박테리아에 저항하는 항체, 오줌을 수거하는 알부민 및 골격의 기본까지도 단백질로 되어 있다.

☞ **결핍증**

① 발육 지연, 체중 감소, 노쇠 현상

발육 지연 및 성장 불량, 체중과 피하 지방의 감소, 상처 회복의 지연, 가슴이 깨지

고 어깨가 처지고 허리가 굽어지며, 자세가 바르지 못하고, 걸음걸이가 빠르고 당당
하지 못한 증세, 결체 조직의 약화로 인한 노쇠 현상이 나타남

② 잔주름, 피부 색소 침착, 영양적 피부염

단백질 결핍되면 피부 조직을 이루는 단백질인 콜라겐이 부족되어 피부 조직이 거
칠어지고, 잔주름, 탄력이 떨어지고 피부 색소 침착, 영양적 피부염(부스럼)같은 증상
이 나타난다.

③ 머리카락, 손발톱의 이상

단백질이 결핍되면 머리카락과 손발톱을 이루는 단백질인 케라틴이 부족하게 되
어 머리카락에 탄력이 없고 부서지기 쉬우며, 손발톱이 벗겨지거나 깨지고 갈라지
기 쉽다.

④ 내장 등 여러 기관의 기능 저하-소화액 부족, 위하수, 장운동 저하, 변비, 설사

단백질은 정상 소화 기능 유지를 위해 필요하다. 섭취한 음식물이 혈액에 잘 흡수되
려면 소화 효소에 의해 수용성, 지용성 미립자로 만들어져 흡수되어야 하는데, 소화
효소 역시 단백질로 구성되어 있어 단백질 섭취가 충분해야만 위, 장, 및 췌장 등에서
충분한 소화 효소를 분비할 수 있다. 또한 위와 소장, 대장 등도 다른 근육과 마찬가지
로 단백질로 되어 있으며 활발하게 수축 작용을 하여 음식물과 위액, 소화액 등 효소
와 잘 혼합시켜 소화 작용을 한다. 그러나 단백질을 적게 섭취하면 위와 창자의 근육
이 흐늘흐늘하여 무기력해지고 위는 늘어져 처지게(즉, 위하수) 된다. 또한 창자, 자

궁, 콩팥 및 다른 기관들이 제자리를 지키지 못하고 벗어나게 되어 기능이 저하되고 위와 창자는 정상적인 수축 작용을 할 수 없어 음식물은 소화되지 않은 채로 대장으로 보내진다. 대장에 밀려온 소화되지 않은 음식물에는 무수한 부패성 세균이 발생하여 가스가 발생하고 헛배가 부르는 증상이 나타나며 무기력해진 창자의 근육으로 정상 배설 작용이 되지 못해서 때로는 변비가 된다. 변비가 되는 이유는 대변이 대장에서 오랫동안 정체함으로써, 대장의 기능인 수분을 흡수하므로 발생된다. 단백질 결핍으로 소화 장애가 있을 때 처음에는 설사와 변비가 번갈아 있다가 단백질 결핍이 심하면 삼투압 작용에 의해 변비 증세는 없어지고 설사만 하게 된다. 그러한 때에 오직 단백질을 충분히 섭취해야만 고쳐진다.

⑤ 피로, 저맥박(서맥), 저혈압

단백질은 혈관 조직의 구성 성분으로 충분한 단백질은 혈관 조직을 튼튼히 하여 정상 혈압을 유지시켜 주는데 단백질이 결핍되면 혈관 조직이 흐늘흐늘해지고 늘어나며 무기력해진다. 혈액의 량은 일정한데 혈관이 늘어나 용적이 넓어지므로 혈압이 떨어지고 영양 공급도 원활치 못하여 자연히 피로해진다. 혈관 조직은 수면 중에 더욱 이완되므로 단백질 결핍으로 저혈압인 사람은 아침 일찍 일어날 때 탈진감을 느끼고 일어나기가 싫어진다. 단백질을 충분히 섭취하지 않은 사람이 비록 병에 걸리지 않았더라도 건강한 기분을 갖지 못하고 항상 피로감을 느끼는 이유가 여기에 있다. 단백질을 충분히 섭취하면 단백질 부족으로 인한 저혈압은 1~3주일 내에 정상 혈압으로 회복된다.

⑥ 간의 지방 침윤, 간경변

단백질 대사의 중추적 역할은 간에서 이루어지는데, 계속적인 단백질의 결핍은 간의 기능을 저하시켜 간에 지방을 침윤시키고 염증을 유발시키며 간경변을 유발시킬 수 있다.

⑦ 콰시오커kwashiorkor, 마라스머스marasmus

영, 유아의 경우 단백질 결핍이 장기간 계속되면 콰시오커kwashiorkor라는 증세가 나타나고 열량과 함께 단백질이 결핍되면 마라스머스marasmus 증세가 나타난다.

※ 콰시오커kwashiorkor

콰시오커란 첫 번째 아이에게 발생하는 질병을 의미한다. 첫 번째 아이 출산 후 바로 임신하게 되어 다시 출산을 하게 되면, 첫 번째 아이에게 모유 먹이는 것이 불가능해지고 이로 인해 영양소의 결핍이 발생해서 생기는 질병으로 일차적 원인은 양질의 단백질 결핍에서 온다. 이로 인한 증상은 성장 지연, 체중 감소, 저항력 감소 등의 초기 증상 등이 나타나고 더욱 심해지면 머리털 탈색, 피부염, 간의 지방 침착, 복부와 다리의 부종 등이 나타난다.

※ 마라스머스marasmus

마라스머스는 히랍어로 '선호한다' 라는 뜻이다. 식량 부족으로 심하게 굶어서 생기는 질병으로 열량과 단백질이 부족해서 발생하는 질병이다. 주 증상은 콰시오커와 비슷하나 단백질과 에너지가 부족해짐으로써 어린이가 시들어 주름살 투성이가 되고 뼈와 껍질만 남고 복부는 창자의 팽창으로 돌출하며 저체온으로 탈수 상태에 빠지고 설사와 소화관 감염으로 사망률이 높아지게 된다. 콰시오커와 다른 점은 부종과 지방 축적 없이 체중이 감소한다는 것이 특징이다.

단백질이 계속적으로 결핍되면 치명적으로 손상된 조직을 보수하기 위하여 비교적 덜 중요한 조직을 파괴하여 필요한 아미노산을 공급한다. 이렇게 수개월 또는 수년을 그럭저럭 유지해가다가 눈에 보이지 않는 이상이 계속 나타난다. 혈중 단백질, 각종 호르몬, 각종 효소, 각종 항체, 알부민 및 각 혈구들이 정상량으로 생산되지 못한다. 이로 인해 근육은 원기를 잃고, 주름살이 생기고, 노쇠 현상이 나타나며 사망에 이를 수도 있다.

2) 헤모글로빈 합성

헤모글로빈은 세포내에서 철, 아미노산, 프로테인 등으로부터 생성되며 이들이 부족하면 헤모글로빈 합성이 잘 이루어지지 않아 빈혈이 된다.

☞ 결핍증

빈혈

단백질이 결핍되면 주로 단백질로 되어 있는 적혈구가 결핍되어 쉽게 빈혈이 된다. 빈혈이 되면 또한 피로해진다.

3) 혈장 단백질 형성

혈장을 구성하는 단백질은 알부민, 글로블린, 피브리노겐의 3종이 가장 중요한 데, 이의 80%는 간장에서 생성된다. 알부민의 작용은 새로운 조직 형성에 아미노산을 공급하고 영양소를 운반하며 각 조직의 삼투압을 조절해주고 글로블린은 알파, 베타, 감마의 3종류가 있는데 각 조직에 필요한 아미노산을 공급하고 삼투압을 조절하며 영양소를 운반하는데, 알파 글로블린은 구리와 결합하여 구리를 운반하고 베타 글로블린은 철과 결합하여 철을 운반하며, 감마 글로블린은 항생제로 작용해 질병을 예방한다. 피브리노겐은 혈액을 응고시키는 데 관여한다.

☞ 결핍증

부종, 면역력 저하, 혈액 응고 지연

단백질이 결핍되면 삼투압을 조절하는 단백질인 알부민의 생성이 감소하여 영양 부족으로 인한 몸의 부종이 발생되고 면역력을 조절하는 단백질인 글로불린의 생성이 감소하여 세균에 대한 저항력 감소 및 몸의 면역력이 감소되고 혈액 응고에 관여하는 단백질인 '피브린[*]'의 생성이 감소하여 혈액이 응고되는 것이 지연된다.

4) 뼈와 치아의 기질과 근육의 조직 형성

단백질인 콜라겐은 뼈와 치아의 구조적 틀의 역할을 하고 장골의 발육을 도우며 건과 인대를 구성하여 세포와 세포 사이의 접합을 도와주는 역할도 한다. 또한 단백질은 근육 조직을 형성하고 근육 단백질인 액틴과 미오신은 근육의 수축과 이완을 담당한다.

☞ 결핍증

근육의 약화, 무력, 뼈 성장 저하 및 발육 저하

근육은 단백질로 이루어져 있는데 근육을 이루는 단백질은 여러 개의 아미노산이 모여서 이루어져 있다. 단백질의 공급이 부족하게 되면 근육의 단백질 분해가 일어나

---

* 피브린fibrin: 혈액응고 메커니즘의 최종 생성물질. 출혈이 일어났을 때 혈병을 형성하기 위해 혈소판들을 서로 결합시키는 불용성의 하얀 섬유질로 구성되어 있다.

기 때문에 근육 조직이 약해지고 무력해진다. 또한 뼈나 치아의 기질적 구성 성분인 단백질이 부족하게 되면 뼈 발육의 지장이 초래되어 뼈가 약해지고 발육 저하가 일어 날 수 있다.

(2) 신체 조절 기능

단백질은 각종 대사 기능을 조절한다.

1) 체액 유지

알부민, 글로블린과 같은 혈장 단백질은 체내에서 체액을 조절하는 작용을 한다. 단백질을 충분히 섭취해야만 오줌을 수거하는 알부민이 충분히 생산된다. 알부민과 글로블린은 간에서 생산되고 단백질로 되어 있다. 혈액이 혈압에 의해 모세혈관에서 조직으로 혈장을 밀어 넣을 때 피가 농축하게 된다. 알부민은 이때 세포에서 액체를 뽑아 다시 혈액으로 보내는 역할을 한다. 그 액체 속에는 요소, 요산, 탄산가스 및 세포 내에서 조직의 파괴에서 나오는 노폐물 등이 용해되어 함유하고 있다. 이 노폐물들은 콩팥 및 폐에 보내져서 몸 밖으로 배설된다.

☞ 결핍증

노폐물의 불완전 배설, 부종, 물집살

단백질이 결핍되면 충분한 알부민 생산이 되지 않아 노폐물이 완전히 제거되지 않아 세포 내의 액체가 원활치 못하게 되므로 수분이 조직 내에 잔류하게 되어 몸이 붓는다. 알부민의 가벼운 결핍 증세로써 특히 저녁때가 되어 발목이 붓고, 아침에 일어날 때 얼굴과 손과 눈두덩(눈 밑)이 붓는다. 이러한 증세는 노인들에게 자주 볼 수 있다. 결핍이 심하면 몸 전체의 부종이 되는데, 때로는 살이 토실토실하게 건강한 것처럼 보이고(물집살), 특히 체중이 늘어난다고 생각하여 체중을 줄이려고 단백질 섭취를 감소시키면 더욱 악화되므로 주의를 요한다.

2) 산·염기 균형

단백질은 양성 이온으로서 알칼리성 상태의 완충제로 작용하여 혈액과 체액의 산, 알칼리 평형을 조절하여 체액의 PH를 정상으로 유지한다. 혈류 속의 수소 이온 농도는 혈액의 산과 염기의 균형을 결정한다. 단백질은 아미노기($NH+$)와 카르복실기($COOH-$)를 모두 가지고 있어 수소 이온을 쉽게 받아들이고 제공함으로써 유리 수소 이온의 양을 조절하는 데 도움을 주어 혈액의 PH를 비교적 일정하게 유지시키며 약간 알칼리 쪽으로 유지시킨다. 혈액의 PH는 7.35~7.45가 정상이다. 이와 같이 혈액 단백질은 신체에서 중요한 완충제의 역할을 하면서 체액의 산과 알칼리도를 조절한다.

☞ 결핍증

산·염기 불균형

단백질이 결핍되면 혈액의 PH를 중성으로 조절하는데 문제가 생겨서 체액의 산·염기 불균형이 일어난다.

3) 전해질의 조절

단백질은 능동 수송에 관여하고 전해질을 조절한다. 세포 외액은 나트륨 농도가 높고 세포 내액은 칼륨 농도가 높은데 막 단백질은 이들 사이의 전해질을 운반하는 펌프 역할을 하여 농도를 유지하여 준다.

☞ **결핍증**

전해질의 불균형

단백질이 결핍되면 막 단백질이 감소하여 세포 내외를 오가는 전해질의 농도를 조절하는 작용이 약해져서 전해질의 불균형이 생길 수 있다.

(3) 면역 기능 형성

외부에서 침투한 세균으로부터 신체를 보호하는 항체는 단백질로 구성되어 있으며, 항원과 결합하여 이를 제거하는 역할을 한다. 특정 항원에 특정한 항체가 결합되므로 항체의 종류는 매우 많고, 항체 합성에는 상당량의 단백질이 요구된다. 정상적인 상태에서는 항체의 농도가 낮고, 세균이나 이물질이 침입하는 경우에는 항원의 종류에 따라서 항체가 신속하게 합성된다. 그러므로 새로운 항체의 신속한 합성에 필요한 아미노산의 공급이 가능할 때 적절한 면역 반응이 이루어진다. 개발도상국의 어린이들에게 세균 감염이 높은 것은 단백질 결핍으로 인해 세균을 제거하는 항체 합성이 정상적으로 이루어지지 않기 때문으로 볼 수 있다. 또한 백혈구 역시 단백질로 구성되어 있다. 백혈구는 혈액 및 임파선에 순환되고, 일부는 혈관, 폐의 작은 공기 주머니 및 다른 조직 등에 정체하고 있으면서 세균이 침입하면 그 세균을 둘러싸서 잡아먹는다.

☞ 결핍증

면역력 약화

단백질이 결핍되면 항체 및 백혈구의 생산이 적어져 몸의 면역 기능이 약해진다.

(4) 호르몬과 효소의 생성

신체의 기능을 조절하는 호르몬과 효소의 주성분은 단백질이다. 효소는 조효소와 보결분자단과 결합하여 작용하며 단백질로 구성되어 있으며, 호르몬은 단백질과 아미노산의 유도체가 많다. 뇌의 하부에 위치하는 뇌하수체선은 생식선을 자극하는 호르몬을 생산하는데 이 호르몬은 생식선 즉 고환 또는 난소를 자극하여 정상 성생활에 필요한 성 호르몬을 생산하게 된다. 생식선을 자극하는 호르몬은 단백질로 되어 있고 성 호르몬은 단백질인 STEROIDS(수정한 계란에 함유)라고 하는 지방 비슷한 물질로 되어 있다. 또한 인슐린은 아연을 갖는 아미노산 유도체이고 갑상선 호르몬은 요오드를 갖고 있는 아미노산 유도체이며 부신피질 호르몬인 아드레날린은 티록신을 갖는 아미노산 유도체들로 신진 대사 작용을 원활하게 하도록 조절하는 역할을 하고 있다.

☞ 결핍증

신진 대사 기능 저하, 성기능 저하 등

단백질이 결핍되면 각종 효소와 이들 호르몬들을 적정량으로 생산할 수 없게 되어 유기 촉매제로서 효소의 화학 반응 등이 신속히 진행되지 않아 신진 대사의 기능이 저하된다. 또한 뇌하수체선과 생식선, 갑상선, 부신피질 등의 선腺 기능들이 저하되어 성욕 감퇴, 유즙 분비 감소, 무월경, 성기능 저하 등이 나타날 수 있다.

(5) 신경 전달 물질 및 글루타치온 형성

단백질은 주요 생리물질 합성의 전구체로 작용하는데, 신경의 자극 전달 체계에 관여한다. 이는 단백질인 트립토판 · 티로신 · 글루탐산이 신경 전달 물질의 전구체로서의 역할을 하고 있기 때문이다. 트립토판은 아미노산으로 트립토판이 다량 함유되어 있는 고단백 식사를 하면 트립토판과 더불어 다른 아미노산도 경쟁적으로 뇌에 들어가려고 하기 때문에 특별히 고단백 식사가 신경 전달 물질인 세로토닌을 제조하는 것은 아니다. 고당질 식사를 할 경우 인슐린이 경쟁적으로 들어오려는 아미노산의 혈중 농도를 저하시켜 트립토판이 쉽게 뇌 조직으로 들어와서 세로토닌을 제조하여 수면 의욕을 유발하게 된다. 티로신은 또 다른 형태의 신경 전달 물질인 도파민과 노르에피네프린의 전구체로 혈압을 상승시키고 신경 쇠약을 유발하게 되며 글루탐산은 뇌 조직에서 신경 전달 물질의 역할을 한다.〈티로신, 트립토판 참조〉

☞ 결핍증

체내 단백질이 결핍되면 신경대사기능에 이상이 올 수 있다.

(6) 에너지 공급

탄수화물이나 지방과 마찬가지로 단백질도 에너지원으로 사용되는데, 탄수화물을 충분하게 섭취하지 못한 경우 아미노산을 전구체로 하여 간이나 신장에서 당신생 과정을 통해 포도당을 합성한다. 단백질은 1g이 체내에서 완전 산화되면 당질과 마찬가지로 4Kcal의 에너지를 발생하며 체내에서 사용되는 에너지의 2~5%를 제공한다. 그러나 인체는 단백질을 특별한 기능(조직의 분자 및 구조적 성분)에 사용하기 위해서 탄수화물과 지방을 우선적인 에너지원으로 사용하며 탄수화물과 지방의 섭취가 요구량을 충족시키지 못하면 아미노산에서 아미노기가 제거되고 나머지 부분이 탄수화물과 같이 대사되어 에너지를 생성한다. 이로 인해 기아 상태에서 당신생 과정이 지속되면 근육이 소모된다.

☞ 결핍증

근육 소모

지속적인 기아 상태나 탄수화물을 충분히 공급하지 못할 시 근육 소모가 일어날 수 있다.

(7) 독성 물질 해독

식품이나 약에 함유되어 있는 독성 물질은 소화기장에서 흡수되어 간으로 이동된 후, 간에 존재하는 효소에 의해 독성이 없는 물질로 전환된다. 이러한 효소는 단백질로 구성되어 있다.

☞ 결핍증

독성 제거 능력 감소

체내 단백질이 결핍되면 해독 작용에 관여하는 효소의 합성이 감소되고 따라서 체내 독성을 제거하는 능력도 감소된다.

(8) 아미노산의 기능 및 결핍증

1) 필수 아미노산의 기능 및 결핍증

종류	기능	결핍증 및 부작용
트립토판	1. 트립토판은 나이아신(비타민B3)의 전구체이고 정상적인 수면을 유도하는 신경 전달 물질인 세로토닌의 합성 원료가 되어 불면증, 우울증, 불안증 등에 수면제, 항우울제, 신경 안정제의 작용을 한다. 트립토판은 세로토닌으로 대사되어 정신을 안정시키고 좋은 감정을 가지도록 하며 우울 반응에 안전하게 작용해 월경 전 홍분, 폐경기 증상, 우울, 계절적 불안증, 알코올 중독, 다운증후군, 공격적 행동, 애정 결핍, 정신분열증, 수면 장애, pain syndrome에 좋은 효능을 나타내는데, 우울증인 사람은 세로토닌과 트립토판의 수치가 낮다. 또한 아동에게서는 과동증을 치료하며, 스트레스를 완화시켜주고, 편두통, 다리를 흔드는 증상 등에도 효과가 좋다. 2. 비타민B6의 합성에 필수적으로 관여해 성장 호르몬의 분비를 촉진한다. 3. 섭취되는 단백질의 양에 영향을 주어 식욕을 저하시키고 체중을 감소시킨다.	대표적인 증상 : 펠라그라(피부염, 설사, 우울증, 정신 착란, 불안, 만성 두통, 수족냉증, 피로, 불면, 우울, 기억 상실, 사망 등) 간에서 혈중 단백질, 알부민, 및 항체를 생산할 수 없고, 소변을 정상 분리할 수 없어서 부종이 되고 질병에 걸리기 쉽다. 부작용 : 트립토판은 나이아신과 같이 섭취하는 것이 세로토닌 대사에 좋으며 천식의 경우 세로토닌 전구체가 호흡을 더 나쁘게 할 수 있으므로 섭취를 금하는 것이 좋고 혈중 백혈구 수가 증가되는 혈액 질환 등에도 섭취를 금하는 것이 좋다. 비타민B6 와 비타민C는 뇌에서 트립토판의 이용을 높여주며 트립토판을 섭취할 경우 아미노산의 균형이 깨질 수 있으므로 아미노산의 균형 섭취가 필요하다.
라이신	1. 모든 단백질 구성의 필수 재료로 어린이들의 성장과 뼈 생성에 관여하고 모든 성장요소의 대부분은 라이신에 의존하고 성인의 경우 칼슘 흡수 촉진 및 질소의 평형 유지 작용을 관장해 미네랄을 뼈로 운반하기 위해서 라이신을 필요로 하므로 라이신이 부족하면 소변으로 칼슘이 배설된다. 2. 헤르페스 바이러스 감염에 효과적	라이신의 결핍은 카르니틴의 생성을 방해하므로, 식욕 부진, 빈혈, 피로, 집중력의 저하, 눈의 충혈, 오심, 효소 불균형, 성장 부진, 탈모, 체중 감소 등의 증상이 나타난다.

종류	기능	결핍증 및 부작용
	인데, 이는 바이러스의 영양분인 아르기닌의 흡수를 방해하기 때문이며 헤르페스 바이러스로 인해 입가에 발진이나 생식기 주변에 나타나는 물집 등과 같은 증상을 치료하는 데 효과적이다. 3. 라이신과 아르기닌이 흡수에서는 경쟁을 하지만 같이 면역력을 증가시켜 호중구의 수와 기능을 강화시켜 만성피로를 유발하는 Epstein barr virus, 간염 바이러스에 대한 억제 효과가 있다. 4. 라이신은 항체, 효소, 호르몬 및 콜라겐 형성에 관여해 근육의 소실을 억제하고 수술 후와 외상으로 인한 조직 회복을 촉진시킨다. 5. 라이신은 다른 아미노산인 프롤린과 비타민C와 함께 지단백의 동맥의 혈전 형성을 억제하여 중성 지방을 저하시켜 관상동맥 질환 및 심장 질환을 예방하며 당뇨로 인한 고혈당이 수정체를 손상시킬 때, 혈당의 수정체 손상을 억제하여 백내장 증상을 완화시킨다.	
페닐알라닌	1. 페닐알라닌은 혈액뇌관문을 통과하여 뇌의 화학 물질에 직접 작용해 티로신으로 전환되며 뇌에서 노르에피네프린을 합성하는 데 쓰인다. 민첩성, 긍정적 기질, 통증 완화 등을 촉진하는 신경 전달 물질들의 주요 구성원으로 작용해 아드레날린과 유사한 작용을 한다. 또한 엔돌핀의 생성을 촉진해 기분을 상승시키며 경각심을 증진시킨다. 성욕 및 기억력	눈의 충혈, 백내장, 어린이의 정신적 장애 및 성인의 정신 분열 증상, 발육 장애, 빈혈, 저단백 혈증 등의 페닐알라닌 결핍 증상이 나타난다.

종류	기능	결핍증 및 부작용
	증진과 우울증을 없애주는 항우울적 작용이 뛰어나다. 2. 엔돌핀이나 진통 작용을 하는 생리 활성 물질의 분해를 지연하여 염증을 조절하고 해열, 진통의 작용을 강화해 편두통, 생리통, 특히 관절염 통증에 매우 효과적이다. 3. 페닐알라닌은 중추 신경계의 작용을 흥분시켜 민첩성, 맥박수를 증가시키고 혈압을 유발시킬 수 있으므로 고혈압 환자나 임산부, 암 환자는 섭취해서는 안 된다. 4. 페닐알라닌은 피부의 색소화를 촉진하여 천연 색소인 멜라닌을 생성하는데 구리와 함께 관여하여 백반으로 인한 하얀 반점을 감소시키는 데 도움을 준다. 5. 페닐알라닌은 파킨슨병의 증상인 우울증, 언어 장애, 사지 경직 및 걷기 힘든 증상들이 하루에 1250mg의 페닐알라닌을 2번씩 4주 동안 섭취 후 상당히 감소되었다는 것이 밝혀졌다. 6. 페닐알라닌은 식욕을 억제시키는 데 효과적이어서 체중을 감량시키는 데에도 이용된다. 티로신과 함께 사용하면 더욱 좋다.	
로이신	*BCAA의 효능 및 기능 1. BCAA는 Carbon Chain Branches를 가지고 있는 아미노산으로 유사한 구조를 가지고 있는 발린, 로이신, 이소로이신의 3가지 아미노산으로 BCAA(Branched Chain Amino Acid)라 하며 필수 아미노산의 50%가 이 3가지 아미노산이다. BCAA들은 단독 또는 공동으로 작용하여 우리 몸의 근육의 원료가 되며, 근육의 주요한 에너지원으로 사용되고, 근육의 활	뼈, 피부, 근육 조직의 약화 등이 나타난다.
이소로이신		결핍 시에는 저혈당과 비슷한 증세를 유발한다. 간에서 혈중 단백질, 알부민 및 항체를 생산할 수 없고, 소변을 정상 분리할 수 없어서 수종이 되고 질병에 걸리기 쉽다.

종류	기능	결핍증 및 부작용
발린	동을 강화하며, 근육을 유지하는 데 작용한다. 2. BCAA는 효과적으로 지방을 감소(위장지방의 약 34% 정도)시켜 효과적인 체중관리를 할 수 있으며 뼈 조직, 피부 조직, 근육 조직의 재생과 수술 후의 회복 속도를 빠르게 하며 부족한 에너지를 빠르게 공급해 준다. 이는 뇌의 세로토닌을 감소시켜 피곤을 덜 느끼게 하며 근육의 파괴를 막고 생성 속도를 빠르게 함에 기인하는 것이다. 3. BCAA는 근육 보호 작용과 근육 조직에서 대사되어 에너지를 생성하는 작용이 있어 심장의 기능을 증진시키며 심장 질환을 예방, 회복을 촉진하는 효과가 있고 운동 시 근력을 증가시키고 피곤함을 덜 느끼게 하며 근육 보호 작용을 한다. 4. BCAA는 독성 물질로부터 간 손상 보호 및 간경화 회복(1일 1~2g 섭취)에 도움이 되며 무호흡 수면 증상(1일 1~2g 섭취)을 개선시켜준다. 루게릭병(1일 10g 섭취)을 개선시켜 근육의 마비 증상을 늦추거나 사망을 지연시킬 수 있으며 파킨슨병(1일 1~2g 섭취)의 증상을 개선시킬 수 있다. 5. 로이신은 음식을 섭취하지 않을 때 글루코스 대신 에너지를 생성하는 유일한 아미노산으로 증가된 혈당을 낮추고 혈당을 유지시켜주는 아미노산이다. 너무 많은 양을 복용하면 저혈당증이 올 수도 있다. 6. 이소로이신은 혈당 및 헤모글로빈의 생성에 관여하고 성장에 빠뜨릴 수 없는 아미노산이다. 7. 발린은 근육 조직에 많이 함유되어 있고 근육 내에서의 물질 대사, 조	근육 조직의 약화 등

종류	기능	결핍증 및 부작용
	직 재생, 질소 균형에 관여하며 약물 탐닉에 의한 아미노산 결핍증을 교정한다. 또한 두뇌 활동에 활력을 부여하고 정서 안정을 유지시키는 데 관여한다.	
메티오닌	1. 메티오닌은 유황을 함유하고 있으며 모든 세포의 유전자인 핵산을 만드는 데 필수적으로 필요하며 타우린과 시스테인, 시스틴의 전구물질이다. 또한 뇌의 영양소인 콜린과 크레아틴과 같은 화합물의 전구체이고 아드레날린, 레시틴, 비타민B12의 생성을 돕는 강력한 항산화제로 간 기능 향상 및 유지에 관여하고 담낭의 기능을 도우며 유리기가 피부와 손톱에 작용하는 것을 방지한다. 2. 간과 동맥에서 지방의 축적을 억제하며 메티오닌이 시스테인으로 되는 대사 과정 중 부산물인 호모시스테인이 생성될 수 있는데, 호모시스테인은 동맥경화증의 원인 물질이다. 메티오닌은 호모시스테인을 제거해 뇌, 심장, 신장의 혈류를 증진시키고 동맥경화성 백내장, 간 기능 향상 작용을 하며 간장과 신장의 세포 재생에 메티오닌이 필요하다. 이로 인해 임신중독증을 완화하고 간염, 간경화에 효과적이며 알코올 중독자에 사용되기도 한다. 3. 소화를 촉진하고 인체에 독성 물질이 증가하면 메티오닌은 글루타치온의 전구 물질인 시스테인으로 전환해 간에서의 독성이 있는 노폐물을 제거한다. 또한 납과 같은 중금속의 배설을 촉진하며 과량의 히스타민을 분비하여 정신 질환을 예방하고 에스트로겐을 더욱 안전한 에스트리올로 전환시켜서 호르몬 요법으	간장의 해독 작용이 감퇴되어 간 기능이 약화된다. 사람이나 동물의 간에 다 같이 기름을 끼게 한다. 즉 간경화증이 된다. 만성적 류머티즘염을 가진 아이들과 임신독혈증이 있는 부인에게 특히 결핍되어 있다. 간에서 혈중 단백질, 알부민, 및 항체를 생산할 수 없고, 소변을 정상 분리할 수 없어서 수종이 되고 질병에 걸리기 쉽다.

종류	기능	결핍증 및 부작용
	로 인한 암의 위험을 감소시킨다. 4. 메티오닌은 뇌에 쉽게 들어가기 때문에 뇌를 위한 단백질이며 신경적 이상 치유에 효과적이어서 우울증 및 파킨슨병 증상인 손발 강직과 떨림, 통증 등을 치료하는 데 효과적이다. 5. 메티오닌은 염증 및 근육 통증 완화에 작용해 골관절 질환과, 류머티스, 섬유 근육통에 항염 작용 및 통증 완화 작용, 근육 및 관절 회복에 효과적이다. 6. 메티오닌은 머리카락의 필수 영양소로 작용해 잘 부서지는 머리카락에 영양을 공급하고 탈모 방지 작용도 한다. 7. 만성 피로 환자의 메티오닌 부족이 의외로 많아 만성 피로 시 메티오닌의 섭취가 만성 피로 완화에 도움이 된다.	
트레오닌	1. 트레오닌은 글리신과 세린의 전구체로서 심장, 중추 신경계, 골격근에 주로 존재하면서 면역력을 증가시키고 항체생성을 도와주며 인체의 단백질 균형을 유지하는 필수 아미노산으로 소화에 필요하고 소장의 기능을 도우며 메티오닌과 Aspartic acid과 결합하여 간장에 지방이 침착되는 현상을 막아 지방간 생성을 억제시킨다. 또한 간질환자의 발작을 조절하는데 중요하다. 2. 콜라겐, 엘라스틴, 치아 에나멜과 같은 결합 조직 합성에 중요하게 작용한다. 3. 소아(어린이)의 성장 발육, 성인의 질소 대사의 평행에 필수적 요소로 작용한다.	부족한 경우 빈혈을 일으킬 수 있다.

2) 준필수 아미노산의 기능 및 결핍증

종류	기능	결핍증 및 부작용
티로신	1. 갑상선 호르몬 생성에 요오드 원자를 이용하게 하여 갑상선 호르몬 생성에 관여함. 티로신이 결핍되면 갑상선 기능 저하가 되고 갑상선 기능 저하증 치료에 티로신이 효과적이다. 2. 티로신은 페닐알라닌으로부터 합성되며 페닐알라닌은 체내에서 노르에피네프린으로 합성되기 때문에 티로신의 부족은 결국 뇌의 특정 부위에 노르에피네프린의 결핍을 유발해 우울증을 야기시킨다. 그러므로 티로신은 뇌기능을 도와 무관심, 무기력, 나른함과 같은 우울증 상태를 완화시키고 흥분, 긴장과 같은 조증에 트립토판과 같이 병용하면 효과적이다. 또한 에피네프린 및 도파민과 같은 스트레스 방어에 관계하는 신경 전달 물질의 전구체로 트립토판 부족 시 뇌 화학 물질 불균형으로 기인하는 애정 결핍증, 과잉 운동 장애, 파킨슨병 등 여러 질환들을 야기시킨다. 그러므로 티로신은 스트레스에 저항해 뇌기능을 도와 감정을 조절하고 기분을 좋게 해 기분 전환제로 작용하며 파킨슨병에도 사용한다. 그리고 에피네프린과 노르에피네프린의 분비를 촉진하여 저혈압을 개선시킨다. 3. 티로신은 머리카락과 피부 색소를 구성하는 멜라토닌 색소의 전구체로 작용해 멜라닌 색소를 합성하며 피부 및 머리카락의 색상을 이루는 데 작용한다. 4. 갑상선의 정상적인 작용에 의해 적당한 체지방의 이용을 촉진하고 교감신경계의 흥분으로 식욕을 억제	부족하게 되면 체온이 떨어지고 혈압이 떨어지며 다리가 떨린다.

종류	기능	결핍증 및 부작용
	시킨다.	
시스테인 시스틴	1. 시스테인은 메티오닌으로 만들어지는 데 이때 비타민B6가 꼭 필요하며 유황을 함유하고 있어 코엔자임, 리포산, 글루타치온 등 체내의 중요한 유리기 제거 물질을 만드는 데 전구체로 쓰인다. 이러한 시스테인은 강력한 항산화제와 해독 작용이 있어 알코올과 약물, 흡연, 독성 물질들의 손상으로부터 간, 뇌 등을 보호하며 방사선으로 인한 손상을 회복시킨다. 비타민E와 셀레늄을 같이 사용했을 시 효능이 증진된다. 2. 한 분자의 시스틴은 두 분자의 시스테인으로 되어 있는데 시스테인은 불안정하여 쉽게 시스틴으로 변화되지만 체내에서 필요할 때에는 가역적이므로 두 성분 중 어느 것을 섭취하여도 무관하다. 시스테인은 손톱과 발톱, 피부, 머리카락, 소화 효소의 구성 성분이며 콜라겐의 생성과 피부의 탄력을 유지하는 데 필요하고 피부의 검버섯과 같은 색소의 생성을 방지하며 췌장으로의 인슐린 공급을 돕고 인체의 다양한 부위에 있으면서 해독 작용에 주로 참여해 화상과 수술 후의 상처 회복에 도움을 준다. 3. 시스틴은 백혈구의 활성 증진과 호흡기 점막의 점액을 제거시키는 능력이 있으므로 기관지염, 폐기종, 결핵의 치료에 이용된다. 4. 시스테인은 유황을 함유한 아미노산으로 결합조직을 튼튼히 하여 류마티스 관절염이나 동맥혈관의 강화에 효과적이며 chelating 효과가 있어	

종류	기능	결핍증 및 부작용
	체내에서 과량의 구리를 제거하며 철분 흡수를 증진시키고 지방 분해를 촉진시켜(특히 알코올성 지방간의 지방을 연소시킴) 근육 생성에 관여한다.	
아르기닌	1. 아르기닌은 간에서 대사되어 산화질소가 되어 어떤 아미노산들보다도 HDL콜레스테롤의 감소 없이 LDL콜레스테롤을 효과적으로 감소시켜 동맥을 확장하기 때문에 혈압 조절 작용과 간헐성 파행 개선, 고혈압과 뇌질환과 같은 순환 관련 질환 등을 개선할 수 있다. 관상동맥을 확장하여 관상동맥 미세순환을 촉진하므로 하지 말초 혈액 순환 장애 및 발기 부전 치료(1일 2.8g 섭취)에 도움을 준다. 증가된 생식기의 혈행은 정자의 수와 전체적인 정자의 활동을 증가시키며 여성에게도 성적 흥분을 촉진하고 아연, 카르니틴 및 코엔자임 Q10과 병용하여 불임 치료에 이용되고 협심증, 심근경색, 혈전으로 인한 심장마비 등을 예방하여 준다. 2. 아르기닌은 오르니틴(간에서 해독 작용에 필요한 아미노산)의 전구 물질로 간의 해독 작용을 보조한다. 간에서 암모니아를 요소로 합성하므로 암모니아를 무독화시켜 지방간이나 간경화와 같은 간 질환에 좋은 효과를 발휘하며 알코올 중독을 해독시켜준다. 3. 아르기닌은 흉선의 활동을 강화하여 T세포의 생성을 돕고 NK 세포의 작용을 강화해 박테리아와 바이러스의 탐식을 촉진하고 어떤 종류의 암세포라도 파괴 작용 및 암세포의 성장, 전이 등을 지연시킨다. 또한 에이즈나 바이러스성 또는 악성 질환으	결핍 시 당대사 및 지방 대사의 기능이 저하된다. 주의사항 * 18세 미만의 어린이에게는 고용량의 아르기닌을 섭취시키지 말 것. 성장 호르몬의 촉진을 과하게 유발할 수 있기 때문이다. * 헤르페스와 같은 바이러스에 감염되었을 때는 바이러스의 증식을 도우므로 사용을 금하는 것이 좋다. * 염증이 있는 경우, 아르기닌의 섭취에 신중해야 한다. 이것은 과잉의 산화질소가 염증을 자극할 수 있기 때문이다. * 임산부와 수유부에게는 복용을 피하며 정신분열증 환자에게는 1일 30mg 이상의 사용을 금한다. * 고용량의 아르기닌 장기 투여는 피부를 두껍고 거칠게 할 수 있다.

68

종류	기능	결핍증 및 부작용
	로 고통받는 사람들에 있어서의 원기 회복을 도와 면역력을 증강하여 항암 작용 및 항종양 작용을 하며 특히 재발성 감염에 강하다. 4. 아르기닌은 체내에서 생성되지만 성장 호르몬의 방출을 촉진하여 근육 조직을 강화하고 지방 조직을 감소시키는데 유아기에는 체내의 요구량만큼 만들어내기 힘들기 때문에 어린이에게는 필수 아미노산이라고 할 수 있다. 5. 아르기닌은 콜라겐 합성에 관여해 뼈 및 조직의 손상을 회복하는 데 관여한다. 특히 화상 환자들의 단백질 밸런스를 회복하는 데 아르기닌이 필수 불가결하며 상처, 골절 및 당뇨성 발궤양의 치료를 촉진시킨다. 6. 아르기닌은 NO물질을 발생시켜 혈액 순환을 촉진시켜 기억력을 증진시키고 폐의 기능을 강화하여 폐질환을 예방하며 임신 긴장 증후군 완화에 도움이 된다. 7. 라이 증후군 예방에 아르기닌이 도움이 된다.	
히스티딘	1. 히스티딘은 성장기까지는 필수 아미노산이나 성인의 체내에서는 합성이 가능하기 때문에 비필수 아미노산으로 취급되며 순환기계의 모세혈관 투과성을 증진하는 히스타민 합성의 전구체로서 히스타민은 발기를 강화하고 성기능을 증진하며 조직의 성장과 회복 및 궤양치료에 필수적이며 저산증에 위액 생성에 필수적이고 소화 기능을 증진시키며 혈압을 올리고 폐, 기관지 근육을 강화시킨다. 2. 히스티딘은 면역 기능을 강화하여 알레르기와 류머티스 관절염, 에이	주의사항 * 히스티딘의 함량이 높으면 신경계의 불안정으로 인해 스트레스나 정신 이상을 일으켜 흥분이나 분노, 정신분열증을 일으킬 수 있어 우울증 환자나 정신적으로 이상이 있는 사람에게는 섭취를 금지시킨다. 정신분열증 환자는 히스티딘의 레벨이 높다. * 메티오닌은 히스티딘의 함량을 떨어뜨린다.

종류	기능	결핍증 및 부작용
	즈의 발병을 지연시키며 비타민B3와 B6의 존재 하에서 히스타민으로 잘 전환된다. 3. 조직의 성장과 회복에 필수적이기 때문에 유아의 성장에 필수 아미노산으로 작용한다. 4. 히스티딘은 아연, 구리 등과 킬레이트 되므로 중금속의 배설을 촉진하고 조직에 구리, 철 등 중금속의 과잉 침착에 이용되어 빈혈 치료에 필수적이다. 적혈구, 백혈구를 생성하는 데 관여한다. 또한 신경을 싸고 있는 Myelin sheath를 유지시켜 신경 세포를 보호하며 방사선으로부터 몸을 보호한다.	

[그 밖의 동물 실험 결과]

· 동물에게 트립토판 또는 메티오닌이 결핍하면 털이 빠지고, 히스티딘, 페닐알라닌 또는 다른 필수아미노산 중의 한 가지가 결핍하면 눈이 충혈되고 백내장이 발생한다.

· 아르기닌이 동물에 결핍하면 불임증이 되고, 사람에게 아르기닌이 결핍하면 정액 생산과 정액의 활동이 감소한다.

· 트립토판이 동물에게 결핍하면 고환이 위축하고 암컷은 젊음을 잃어간다.

6. 단백질의 과잉증

(1) 비만

단백질을 과잉 섭취하여도 필요 이상의 단백질이 연소되어 지방으로 전환되며 체내에 축적되어 체중이 증가한다. 체중을 감소시키기 위하여 고단백질 다이어트를 하는 것은 효과가 적다. 살을 빼기 위해서는 적당한 양의 단백질과 최소한의 지방질 및 필요한 만큼의 당질을 섭취하는 것이 더 효과적이다. 육류나 우유 등 단백질이 풍부한 식품을 많이 섭취할수록 상대적으로 채소, 과일 및 곡류의 섭취량이 감소되어 영양 섭취가 불균형해지게 된다.

(2) 체온 증가, 혈압 상승, 불면증, 요독증

단백질은 당질이나 지방질의 연소에 비하여 특이동적 작용(식품의 소화, 흡수, 대사 과정에서 일부 에너지가 소비되는 작용)이 크기 때문에 체온이 증가하고 혈압이 상승되며, 단백질 분해물은 신경을 자극하여 불면증을 일으키고 혈중 단백질 분해물인 요소가 증가되어 신장에 부담을 주며 요독증*을 일으킬 수 있다.

(3) 심장 질환

동물성 단백질이 풍부한 식품은 포화지방도 많이 함유되어 있다. 동물성 단백질 섭취량을 증가시키면 심장 질환의 발병률이 증가하는데 식이에 육류 단백질 대신에 대두 단백질을 대치시키면 혈청 콜레스테롤 수준이 낮아진다.

---

* **요독증尿毒症** : 신장에서 질소 화합물이 소변을 통해 배출되지 못함으로써 이 물질의 혈중 농도가 비정상적으로 높아져서 생기는 독성 효과.

(4) 암

육류를 위주로 한 식이 섭취도 결장암, 유방암, 췌장암 및 전립선암의 발병과 관련이 깊다. 육류 속의 단백질이나 지방은 가열 시 발암 물질이 생기는데, 이것을 많이 섭취하고 아울러 지방 섭취 과잉에 식이섬유소의 섭취가 부족하면 결장암의 빈도가 높게 나타날 수 있다. 또한 신장암도 고단백 식이와 관련이 있는데, 과잉의 단백질이 신장의 작업을 증가시키고 단백질 최종 대사 산물을 증가시키기 때문이다. 그러나 직접적인 식이 인자보다는 신장의 건강 상태 및 수분 섭취에 따라 다르다.

(5) 골다공증

동물성 단백질로 고단백질 식사를 하면 단백질에 많이 들어있는 산성의 황아미노산이 중화되어 소변을 통한 칼슘의 손실이 많아진다. 여기에 칼슘 섭취 부족, 운동 부족, 과도한 술, 담배 등과 관련되어 골다공증이 나타날 위험이 높다. 이러한 작용은 식물성 단백질에서는 직접적인 관련이 없다.

(6) 저항력 약화

과잉의 단백질 섭취는 다량의 요소 배설로 기관의 대사를 항진시키고, 이로 인하여 저항력이 약해진다.

(7) 영아 사망률 높음

모유 영양아에 비하여 인공 영양아는 단백질 섭취량이 많은데, 겉으로 보기에는 성장 발육이 더 좋은 것 같지만 영아 사망률이 모유 영양아에 비하여 높게 나타난다.

7. 단백질과 다른 영양소와의 관계

(1) 비타민C

뼈의 간질에 주요한 구성 성분인 콜라겐의 형성에 필수적인 보조 인자이다. 콜라겐 생합성에서 비타민C의 주요 역할은 하이드록시 리신과 하이드록시 프롤린 형성을 이끄는 반응에 촉매 작용을 한다. 비타민C가 부족하게 되면 미숙한 콜라겐 섬유들이 형성되어, 뼈의 구성에 쓰이게 된다.

(2) 비타민K

고유의 역할인 혈액 응고 인자들의 생물학적 활성으로서 요구되어 왔다. 그러나 최근 연구는 뼈의 대사에서 비타민K의 역할을 지적했다. 비타민K는 체내 뼈의 형성에서 콜라겐 기질의 초기 무기화에 관여하는 단백질osteocalcin의 합성에 반드시 필요하다는 것이 규명되었다.

비타민K가 대사에 관여하는 역할은 글루타믹산기Glu를 카르복시글루타믹산Glu산기로 만드는 카르복실화를 촉진한다. 카르복실글루타밀Glu을 함유한 단백질은 뼈 조직에 많이 존재하고 있다.

오스테오칼신Osteocalcin은 성숙한 뼈 중 카르복실글루타밀 총 함량의 80%를 차지한다. 인체에서 카르복실화된 오스테오칼신은 수산화인회석hydroxyapatite의 칼슘 이온에 아주 특별한 결합력을 갖는 3개의 카르복실글루타밀Glu 잔기를 포함한다. 오스테오칼신의 감마 γ-카르복실화 외에도 비타민K는 뇨의 칼슘 배설, 프로스타글란딘 E2와 인터루킨-6의 생산 등 뼈 대상의 다른 요소에도 영향을 준다.

(3) 비타민B1(Thiamin)

탄수화물의 대사를 도와 피로 물질인 젖산의 생성을 억제하고 단백질의 대사도 촉진한다.

(4) 비타민B3(Niacin, Nicotinic Acid, Nicotinamide, Niacinamide)

단백질과 탄수화물의 대사에 보효소로 관여한다.

(5) 비타민B6(Pyridoxine)

인슐린의 합성과 활성능을 좋게 한다. 동물성 단백질에 풍부한 트립토판의 대사 시에 비타민B6이 부족하면 크산투렌산이 생성되는데, 이 물질이 인슐린의 작용을 저해한다.

비타민B6가 세포 밖의 뼈 간질의 콜라겐 사슬들을 안정화하는 교차 결합을 만드는 데 보조 인자로 작용한다. 그러나 적은 수의 사람들을 대상으로 한 엉덩이 골절 환자들의 비타민B6 혈장 농도가 더 낮았다는 연구 하나 뿐이어서, 뼈 물질 대사에 작용하는 비타민B6의 영향을 연구한 대조 표준의 임상 연구는 부족하다.

(6) 비타민B9(Folic Acid)

단백질의 대사를 돕고 핵산의 합성에 관여한다.

(7) 비타민B13(Orotic Acid)

핵산(DNA, RNA) 합성에 필요하다.

(8) 비타민A

눈의 망막에서 단백질과 결합하여 야맹증을 막아준다.

(9) 황

모든 세포 내에 존재하며 일반적으로 세포 단백질의 구성 성분이다. 황은 체내에서 설프히드릴기($-SH$)의 형태나 이 두 기가 결합해 이황화 결합($-S-S-$)을 한 형태로 여러 물질을 구성하고 있다. 아미노산인 메티오닌과 시스테인, 헤파린, 인슐린, 티아민, 리포산, 비오틴, 조효소A의 성분이고 머리카락이나 피부를 이루는 케라틴 단백질의 성분이다.

(10) 아연(Zinc)

DNA, RNA와 같은 핵산과 단백질 대사에 관여하여 인체의 성장과 면역 기능을 원활히 하고 상처의 회복을 촉진한다.

8. 단백질의 일일 권장량

단위: g

연령		남자	여자
0~4개월		15(20)	15(20)
5~11개월		20	20
1~3		25	25
4~6		30	30
7~9		40	40
10~12		55	55
13~15		70	65
16~19		75	60
20~29		70	55
30~49		70	55
50~64		70	55
65~74		65	55
75 이상		60	55
임신	전반		+15
	후반		+15
수유			+20

효소

1. 효소의 정의

생물체 내에서 각종 화학반응을 촉매하는 단백질을 말한다. 모든 화학 반응은 반응 물질 외에 미량의 촉매가 존재함으로써 반응 속도가 현저히 커지는데, 생물체 내에서도 모든 화학 반응이 이 촉매에 의해 속도가 빨라진다. 다만 무기 반응의 촉매와는 달리 생물체 내의 촉매는 모두가 단백질이다. 따라서 생물체 내의 촉매를 특히 효소라고 부른다. 효소는 아미노산을 기본으로 만들어진 특별한 기능을 갖는 단백질로 세포의 재생을 위해 필요한 기본 물질이며 음식의 소화에서부터 시작하여 생채에서 대사되기까지 모든 과정에 참여하기 때문에 무기 촉매와는 달리 온도나 pH(수소 이온 농도) 등 환경 요인에 의하여 기능이 크게 영향을 받는다.

즉, 모든 효소는 특정한 온도 범위 내에서 활성이 가장 크게 나타난다. 대개의 효소는 온도가 $30 \sim 45℃$(생체의 최적 화학 반응 온도 : $36 \sim 39°$)에서 활성이 가장 크다. 이것은 온도가 올라가면 화학 반응 속도가 일반적으로 커짐에 따라 효소의 촉매 작용도 커지지만, 온도가 일정 범위를 넘으면 화학 반응 속도는 커져도 단백질의 분자 구조가 변형(효소는 결합력이 강하지 않으므로 열, 산, 알칼리, 유기용매, 중금속 등에 의하여 결합이 쉽게 풀리며, 효소로서의 활성을 잃는다. 이를 변성이라 함)을 일으켜 촉매 기능이 떨어지기 때문이다. 또 효소는 pH가 일정 범위를 넘으면 기능이 급격히 떨어진다. 이것은 단백질의 구조가 그 주변 용액의 pH의 변화에 따라 달라지고, 효소 작용은 특정 구조를 유지하고 있을 때에만 나타나기 때문에 효소가 목적하는 반응에만 촉매 작용을 하며 다른 반응에는 관여하지 않는다(1대사 1효소 작용).

　※ 효소의 활성에 영향을 주는 요인

　A. 온도

　B. PH : 일반적으로 효소의 최적 PH는 중성이지만 강산이나 강알칼리에서는 변성을 일으켜 불활성이 될 수 있으며, 각 효소마다 최대로 활성이 일어나는 PH가 각각 다르다. 예를 들면 펩신은 강산성에서, 아르기나제는 알칼리성에서 최대의 활성을 나타낸다.

　C. 기질 농도의 영향 : 효소의 반응 속도의 변화는 세포 내 기질 농도의 변화에 의해서도 영향을 받는다.

　D. 저해제 : 효소와 결합하여 활성을 저하시키는 물질들(생물의 독성 물질과 항생 물질, 병원 미생물 등)에 의해 영향을 받는다.

2. 효소의 특징

　(1) 생체에서 이루어지는 생화학 반응(합성 반응과 분해 반응)을 질서 정연하게 효과적으로 조합하여 준다.

　(2) 외부 환경에 변화가 생겨도 항상 일정한 형태로 생리 상태를 유지시켜 준다. 이를 항상성 유지 작용이라 하며, 효소가 중심적인 역할을 수행하므로 효소는 단순히 생체 촉매 역할만 담당하는 것이 아니라 대사를 중심으로 하는 생명 활동과 조절에

기여하여 생명의 중추적 역할을 한다.

3. 효소의 종류 및 분류

효소의 종류는 현재까지 약 5000가지 정도 알려져 있으며 국제생화학연합회의 효소위원회에서 6개의 군으로 분류하고 있다.

(1) 산화 환원 효소

물질이 산소와 화합하는 변화를 산화라 하고 그 결과로 생성되는 것을 산화물이라 한다. 산화물로부터 산소를 제하여 당초의 물질로 변하는 것을 환원이라 한다. 산화 환원 반응을 촉진시키는 효소를 산화 환원 효소라 한다. 이러한 효소들은 간장, 심장, 뇌, 폐, 신장, 근육, 혈액 등에 많이 분포한다.

(2) 전이 효소

어떤 분자에서 기능기機能基 (화학 반응에 동시에 관여하는 몇 개의 원자 집단)를 떼어내어 다른 분자에 옮겨주는 효소들을 포함한다. 한 물질에서 원자를 떼어서 다른 물질로 옮겨주는 효소로 산화 환원 효소가 일할 때 같이 활동한다. 이러한 효소들은 간장, 근육, 뇌, 폐, 혈액, 신장, 심장 등에 많이 분포한다.

(3) 가수분해 효소

고분자를 가수분해하여 저분자로 만드는 효소들을 말한다. 각종 소화 효소가 여기에 속한다. 가수분해는 물분자를 첨가하여 큰 분자를 쪼개는 반응이다. 이러한 효소들은 위장, 간장, 췌장, 신장, 비장, 뇌하수체, 적혈구, 근육, 자궁 등에 많이 분포한다.

(4) 리아제

기질로부터 가수분해에 의하지 않고 어떤 기基(몇 개의 원자들의 집단)를 떼어내어 기질분자에 이중 결합을 남기거나 또는 이중 결합에 어떤 기를 붙여주는 효소들을 포함한다. 이러한 효소들은 간장, 골격근, 심장근, 뇌의 적혈구, 신장 등에 많이 분포한다.

(5) 이성질화 효소異性質化酵素

기질 분자의 분자식은 변화시키지 않고 다만 그 분자 구조를 바꾸는 데에 관여하는 모든 효소들을 포함한다. 이러한 효소들은 간장, 신장, 뇌, 망막, 수정체, 장, 췌장, 적혈구 등에 많이 분포한다.

(6) 리가아제(ligase)

합성 효소라고도 부르는 것으로, ATP(아데노신삼인산)라는 물질 또는 이와 유사한 물질로부터 인산기를 떼어내면서 그 때 방출되는 에너지를 이용하여 어떤 두 물질을 결부시키는 효소들을 총칭한다. 이러한 효소들은 근육, 심장, 뇌 등에 많이 분포한다.

4. 효소의 기능 및 결핍증

(1) 세포 부활 작용

세포의 대사 기능을 활성화시켜 늙은 세포와 새로운 세포의 교체를 촉진시켜 정상적인 세포 작용을 유지시킨다.

☞ 결핍증

① 세포의 신진 대사 저하

효소가 결핍되면 세포의 신진 대사가 저하되어 늙은 세포와 새로운 세포의 정상적인 교체가 원활하지 않게 된다.

② 피부 노화 촉진

효소는 피부에 혈액의 공급을 원활히 하고 영양 공급을 충분히 하여 피부를 윤택하고 주름살이 없도록 부드럽고 건강하게 하여 준다. 효소의 부족은 피부 생리 대사의 기능을 저하하여 피부 노화를 촉진시킨다.

(2) 소화 흡수 작용

효소가 소화와 관련해 우리 인체 내에서 하는 과정을 대략적으로 살펴보면, 음식물이 입으로 들어가면 곧 프티알린이라는 소화 효소가 나와 전분을 맥아당으로 분해한다. 그 다음 위에서는 펩신이라는 효소가 나와 단백질을 분해하며 소장에서는 트립신, 에렙신, 리파아제 등의 효소가 나와 지방과 남은 단백질을 분해함으로써 흡수되기 쉬운 상태로 소화시켜 세포의 영양분 및 각 장기의 에너지가 되는 각종 영양소를 흡수한다. 이러한 작용으로 소화 불량에 도움을 주고 소화해 내기 어려운 상태의 식품을 잘 소화해낼 수 있도록 해준다.

☞ 결핍증

① 단백질 분해 효소(펩신, 트립신등) 결핍증

기분의 기복이 격렬하게 되고 우울증, 불면증, 또 칼슘의 흡수가 둔하게 되고 관절염과 골다공증의 위험이 증가하게 된다.

② 탄수화물 분해 효소(아밀라제) 결핍증

농을 동반한 종기가 자주 발생함. 습진, 건버짐 등 피부병이 일어나기 쉽게 된다.

③ 지방 분해 효소(리파아제) 결핍증

콜레스테롤 수치를 높게 하고, 지방의 축적을 쉽게 한다.

④ 섬유 분해 효소(셀룰로제) 결핍증

비타민, 미네랄, 영양소가 흡수되기 어렵게 한다.

⑤ 장기능 저하

효소의 능력이 약하면 대장에까지 소화되지 않은 음식의 찌꺼기가 잔류해 장내에 독성 물질을 만들게 되고 이 독성 물질은 체내에 쌓이게 된다. 효소는 소화기에서 발생되는 이러한 증상을 예방하여 장 내의 독성 물질의 생성을 막아주고, 음식물의 완전 소화로 인해 장이 깨끗해진다.

⑥ 비만 방지

효소는 신진 대사 기능을 촉진시켜 인체에 열반응을 정상화해 지방을 태워 비만을 예방하고 신진 대사 기능을 정상화한다.

(3) 분해, 배출 작용

효소는 환부에서 나온 고름이나 혈관에 이물질, 세포에 쌓인 공해 물질 등 각종 노폐물을 분해하여 땀이나 소변 및 가스를 통해 몸 밖으로 배출시키는 작용을 한다. 질병을 얻게 되는 중요한 원인은 몸 안에 들어간 음식물이 잘못 분해되면서 생긴 독이 몸 속에 남아 있거나 영양소가 완전히 산화되지 못하고 노폐물로 남아 있기 때문에 병균이 서식할 수 있고 또 병균을 이길 힘이 상실되기 때문이다. 그런데 효소의 작용이 충만하면 이러한 현상을 막아주기 때문에 질병에 잘 걸리지도 않게 되고 질병 중에 있다 해도 치유될 수 있는 몸으로 변화되기 때문에 건강을 찾을 수 있다.

☞ 결핍증

분해, 배출 작용 저하

효소가 부족하면 고름, 혈관의 이물질, 공해 물질 등 각종 노폐물들의 분해, 배출 작용이 저하되어 여러 질병에 걸릴 가능성이 높아진다.

(4) 항염, 항균 작용

세균이 세포 조직의 일부에 침입하면 염증을 일으키는데 효소는 세포를 활성화시켜 염증을 소염시키고 백혈구를 끌어들여 식균 작용을 돕고 저항력을 강화시키는 작용을 한다.

☞ 결핍증

면역력 약화

효소가 부족하면 세균 침입 시 염증의 소염 작용이 약해지고 백혈구를 끌어들이는 작용이 약해져서 몸의 면역력이 약화된다.

(5) 해독, 살균 작용

간에 효소가 가장 많은데 효소는 특히 간 기능을 강화하여 독물을 빨리 분해, 해독시킨다. 체내 피로 물질인 초성 포도산, 젖산 등 산성 물질을 빠르게 분해하여 몸 밖으로 배출시켜 체질의 산성화를 막으며 세포 부활 작용을 갖는다.

☞ 결핍증

몸의 산성화

효소가 결핍되면 간 기능이 약해져서 독물을 분해, 해독하는 기능이 저하되어 초성 포도산, 젖산 같은 산성 물질의 분해 · 배출이 잘 되지 않아 몸이 산성화가 될 수 있다.

(6) 혈액 정화 작용

효소는 혈액 속의 독성 물질이나 이물질을 분해, 해독시키고 콜레스테롤을 조절하여 건강한 약알칼리성 혈액으로 개선시켜 피의 흐름을 돕는다.

☞ **결핍증**

혈액이 탁해짐

효소가 결핍되면 혈액 속의 독성 물질이나 이물질의 분해, 해독력이 약해지고 콜레스테롤이 많아져서 혈액이 탁해지고 혈액의 흐름이 원활하지 않게 된다.

(7) 정신력 보강

효소의 기능이 떨어지면, 육체의 피곤함을 느끼며 뇌의 기능은 둔해진다. 이는 시상하부(뇌의 에너지 공급원은 탄수화물인데, 계속 에너지가 필요할 시 간에 저장되어 있는 단백질을 이용하여 에너지원으로 사용함)의 역할이 뇌분비계를 지휘하고 체액의 균형을 이루며 체온 및 식욕과 감정까지도 지배하기 때문이다.

(8) 깊은 수면

영양 물질들이 직접 뇌의 혈액·뇌관문(blood−brain barrier)을 통과할 수 없어, 섭취된 영양 물질들이 뇌에서 사용되기 위해서는 효소의 작용이 필요하다. 뇌에 영양 공급은 수면 상태에서 진행된다. 효소는 체내의 생화학 반응을 정상화하여 뇌에 영양 공급을 정상화할 뿐 아니라, 자체가 에너지원이 되어 정상의 수면을 유지시킨다.

(9) 간, 신, 췌장 세포 활성화에 효과

생체 중 효소를 생성하고 효소의 작용이 가장 활발한 곳이 간과 신장, 췌장인데 이러한 장기의 기능 유지나 활성에 도움을 준다.

5. 식품에 포함된 효소

(1) 곡물

곡물, 곡식　　 － 아밀라아제

쌀　　　　　　 － 아밀라아제

콩, 대두　　　 － 옥시다아제, 프로테아제, 우레아제

밀　　　　　　 － 아밀라아제, 프로테아제

(2) 과일 · 야채

사과　　　　　 － 페록시다아제

바나나　　　　 － 아밀라아제, 말타아제, 수크라아제

양배추　　　　 － 아밀라아제

포도　　　　　 － 페록시다아제, 아밀라아제, 폴리페노록시다아제

파인애플　　　 － 프로테아제

망고　　　　　 － 카탈라아제, 페록시다아제, 포스파타아제, dehydrogenase

버섯　　　　　 － 말타아제, 아밀라아제, 프로테아제, 카탈라아제, 글리코게나아제

딸기　　　　　 － dehydrogenase

토마토　　　　 － 옥시다아제

(3) 육류

달걀　　　　　 － 리파아제, 포스파타아제, 펩티다아제, 페록시다아제

　　　　　　　　 카탈라아제, 옥시다아제, 아밀라아제

고기   – 카텝신

우유   – 카탈라아제, 락타아제, 아밀라아제, galactase, 페록시다아제,

　　　　　　　　포스파타아제, oleinase, dehydrogenase

(4) 근채류

강낭콩   – 아밀라아제, 프로테아제

감자   – invertase

고구마   – 아밀라아제

무   – 아밀라아제, 카탈라아제

(5) 조미

단풍나무액   – 아밀라아제

생꿀   – 아밀라아제, 카탈라아제

사탕수수   – 아밀라아제, 카탈라아제, invertase, ereptase, 말타아제

　　　　　　　　옥시다아제, 페록시다아제, 펩타아제, 사카라아제, tryosinase 등.

2부

지질

지질은 당질과 같이 주로 C, H, O로 이루어져 있으나,
그 비율과 구조는 당질과 다르며, 그 외 P, S, N을 함유하는 것도 있다.
지질은 물에 녹지 않는 유기물질로서 유기 용매에만 녹으며
지방산과 ester를 이루고 있는 화합물로 주로 동물에서는 피하 조직과
내장 기관에 많고 곤충은 외부 피막에 많으며
식물은 종자에, 고등 식물은 잎 등에 많다. 신체 내에서는 세포막의 구성
성분으로 대사 원료로서 세포나 조직 안에 저장되어 저장 물질인 동시에
세포막의 구성 성분 및 체내 장기 보호, 지용성 물질의 운반체,
효율이 좋은 에너지원으로서 같은 중량의 당질이나 단백질에 비해
열량을 내는 구성 원소인 C와 H의 함량이 당질보다 지질이 훨씬 많아
2배 정도의 열량을 내어 체온 유지의 기능이 높다.

지질

1. 지질의 정의

지질은 당질과 같이 주로 C, H, O로 이루어져 있으나, 그 비율과 구조는 당질과 다르며, 그 외 P, S, N을 함유하는 것도 있다. 지질은 물에 녹지 않는 유기물질로서 유기 용매에만 녹으며 지방산과 ester*를 이루고 있는 화합물로 주로 동물에서는 피하 조직과 내장 기관에 많고 곤충은 외부 피막에 많으며 식물은 종자에, 고등 식물은 잎 등에 많다. 신체 내에서는 세포막의 구성 성분으로 대사 원료로서 세포나 조직 안에 저장되어 저장 물질인 동시에 세포막의 구성 성분 및 체내 장기 보호, 지용성 물질의 운반체, 효율이 좋은 에너지원으로서 같은 중량의 당질이나 단백질에 비해 열량을 내는 구성 원소인 C와 H의 함량이 당질(C : 44%, H : 6%, O : 49%)보다 지질(C : 77%, H : 12%, O : 11%)이 훨씬 많아 2배 정도의 열량을 내어 체온 유지의 기능이 높다. 그러나 연소를 돕는 조연료가 되는 산소(O)가 적기 때문에 지질이 완전히 연소되기 위해서는 당질과 같이 섭취하는 것이 좋다.

일반적으로 지질은 형태에 따라 상온에서 액체인 **oil**과 고체인 **fat**로 나누며, 지질에 속하는 화합물로는 글리세롤, 지방산, 중성지질, 인지질, 스테롤류 등이 있다. 이들 화합물은 모두 영양상 중요한 기능을 가지고 있다. 지방산의 경우는 성장에 필수적인 요소이고 그 일부가 체내의 중요한 호르몬의 조절을 위해 필요한 물질이며 중성

---

* ester : 알코올 또는 페놀이 유기산 또는 무기산과 반응하여 물을 잃고 축합하여 생긴 화합물의 총칭을 말한다.

지질은 신체의 원료를 공급하여 체온을 유지시켜 주며 외부로부터의 충격으로 내장 기관을 보호하고 지용성 비타민(A, D, E, K)과 더불어 맛과 향을 제공하는 방향성 물질을 함유하여 음식의 맛을 증진시킨다. 인지질과 스테롤류는 세포의 구조를 형성하는 데 관여하며 콜레스테롤은 호르몬류, 비타민D, 담즙 등의 전구체로서의 역할을 한다. 또한 복합 지질은 세포의 구성 성분으로 생리적인 면에 대단히 중요하다. 뿐만 아니라 지질은 음식의 부드러움, 유연성 등의 질감을 주는 것과 동시에 맛을 증진시키고 농축된 열량원으로 만복감을 부여해 음식의 수응도를 높여준다.

2. 지질의 분류

지질은 그 화학 구조에 따라 단순 지질, 복합 지질, 유도 지질로 구분된다. 모든 지질은 −COOH을 가진 지방산을 공통적으로 갖고 있다.

(1) 단순 지질

단순 지질은 지방산과 글리세롤로 이루어진 아실글리세롤 및 지방산과 고급 알코올의 에스테르인 왁스wax로 나뉜다.

1) 아실글리세롤

아실글리세롤에는 모노아실글리세롤MAG, 디아실글리세롤DAG, 트리아실글리세롤TAG이 있다. 지방산 1분자와 알코올인 글리세롤이 에스테르 결합한 것을 모노아실글리세롤이라 하고, 지방산 2개와 글리세롤이 에스테르 결합한 것을 디아실글리세롤이라 하며, 지방산 3개와 글리세롤이 에스테르 결합한 것을 트리아실글리세롤이라고 한다. 천연 유지는 주로 트리아실글리세롤TAG이며, 이것을 중성 지방 또는 유지라 부른다.

2) 왁스

납蠟이라고도 한다. 천연산 왁스는 그 성상性狀에 따라 고체 왁스와 액체 왁스로 대별된다. 또 고체 왁스는 채취 원료에 따라 식물성 왁스와 동물성 왁스의 두 종으로 나누는데, 식물성 고체 왁스는 거의 존재하지 않는다. 일반적으로 고체 왁스는 외관이 녹는점이 높은 고체 지방과 비슷하고, 액체 왁스는 지방유와 비슷하여, 왁스(납)와 유지 사이에는 명칭의 오용이 몇 가지 있다. 왁스는 대부분 상온에서 결정성인 고체이며, 지방에 비해서 일반적으로 비중이 작다. 알코올 · 클로로포름 등 거의 모든 유기 용매에 녹지만 물에는 녹지 않는다. 지방보다 약간 안정하여 가수분해되기 힘들고, 공기 속에서 산소 또는 세균에 침식되지 않는다. 이 동식물의 표면을 덮어 수분의 증발을 억제하고, 단열 작용(열을 차단)도 가진다. 주요 용도는 광택제 · 화장품 · 절연제제, 방수제 · 복사지 · 양초 · 증발 억제제 · 의약품 등이며, 사향고래 기름은 비누화 · 증류하여 비누 · 고급 알코올의 원료로 사용한다.

(2) 복합 지질

복합 지질은 지방산, 글리세롤 이외에 인, 유황, 질소, 당 등을 함유한 지질을 말하며, 영양적으로 중요하다.

1) 인지질

 1분자의 글리세롤에 2분자의 지방산과 인산이 결합한 것을 인지질이라 한다. 생체막, 리포 단백질, 난황 등에 많이 함유되어 있다. 막의 구조 유지, 막의 기능 등 생리적으로 중요한 역할을 한다. 또 인지질은 물과 기름을 혼합하고 유화시키는 성질이 있어 유화제로서 이용된다. 인지질에는 포스파티딜콜린, 포스파티딜에탄올아민, 포스파티딜 세린, 스핑고 인지질, 포스파티딜이노시톨 등이 이에 속한다.

① 포스파티딜콜린(레시틴)

 인지질의 대표적인 포스파티딜콜린, 즉 레시틴은 포스파티딜 인산에 콜린이 결합한 화합물로서 생체막, 세포막이나 미포콘드리아 등의 구성 성분이다. 특히 생체 내에서는 대사 기능이 왕성한 기관, 예를 들면 뇌, 신경, 간장, 심장에 많고 생리적으로 중요한 성분이다. 뇌세포 사이의 신호 전달은 아세틸콜린이라는 신경 전달 물질을 통하여 이루어지는데 레시틴은 몸 안에서 분해되어 아세틸콜린으로 변하며, 레시틴은 물과 기름을 섞이게 하는 독특한 유화 작용을 한다.

 레시틴은 혈관 벽에 흡착되어 혈액 순환을 저해하는 콜레스테롤을 혈전 용해하여 막히거나 좁아진 혈관 벽을 청소하고 모든 세포에 충분한 혈액이 공급되게 하며, 몸에 좋은 고밀도 콜레스테롤(HDL)을 증가시킨다. 또한 반대로 몸에 해로운 과다한 저밀도 콜레스테롤(LDL)의 세포 내 흡수를 원천 봉쇄함으로써 콜레스테롤 수치를 조절하는 기능을 한다. 또한 레시틴은 영양의 흡수 및 노폐물의 배설 등 생명의 기초 대사에 관여한다. 세포의 수명을 연장시켜 노화 방지 효과를 가져오고, 세포를 재생시키고 치유함으로써 질병 세포 및 장기를 치료하고 질병 예방에 도움을 준다.

② 포스파티딜에탄올아민(세파린)

포스파티딜에탄올아민 즉 세파린은 포스파티딜 인산에 콜린 대신에 에탄올아민이 결합한 것이다. 대뇌, 간, 혈액 중에 존재한다. 레시틴과 더불어 뇌와 혈장 속에 다량으로 함유되며, 또 난황과 콩의 배젖(배유)에도 많이 함유되어 있다. 세파린은 혈액응고 촉진, 세포 속의 막상 구조의 형성과 기능에 중요한 작용을 한다고 생각되어지고 있다.

③ 포스파티딜세린

포스파티딜세린은 천연에 존재하는 지방질의 일종이다. 인간의 뇌는 건조 중량 중 인지방질이 약 반을 차지하고, 거의가 신경 세포의 막을 형성하고 있다. 세포막의 중요한 성분인 인지질 속에서 포스파티딜세린은 특히 뇌에 많게 존재하고 있는 물질이고, 신경세포막에 있어서 생명 유지 활동을 위한 에너지의 출입, 신경 전달 물질의 방출이나 시냅스 활동 등의 정보 전달이나 신경 세포의 기능 발현에 깊게 관여하고 있다고 생각된다. 이것으로부터, 포스파티딜세린은 '뇌의 영양소' 라고 말하고 있다.

④ 스핑고 인지질

스핑고신, 지방산, 인산을 가지고 있는 지질이다. 대표적인 인지질인 스핑코미엘린은 스핑고신과 지방산의 결합에 콜린과 인산이 결합한 것이다. 뇌, 신경, 간장, 폐 등에 함유되어 있다. 생체 내에서는 신경 전달 과정과 관련이 있다고 보고 있다.

⑤ 포스파티딜 이노시톨(리포지톨)

포스파티딜 이노시톨은 식물성 성장 호르몬인 이노시톨이 변한 것으로 세포 내에서 호르몬과 신경 전달 기능을 원활하게 하는 요소로 정신 건강을 유지하는데 크게 기여한다.

이노시톨은 세포막에 인지질[포스파티딜 이노시톨]의 형태로 붙어 있다가, 외부 신호가 생체막에 도달하면, 가수분해되어, 효소가 세포 내로 분비되고 세포 내 칼슘 농도를 증가시켜 여러 가지 반응을 일으킨다.

2) 당지질

당지질은 1분자의 지방산에 인산 대신 당 및 스핑고신이 결합된 물질이다. 모든 체조직, 특히 뇌와 같은 신경 조직, 혈구, 난황 등에 많다. 대표적인 물질은 글리세로 당지질과 스핑고 당지질이 있다.

① 글리세로 당지질

글리세로 당지질은 디아실글리세롤의 골격에 올리고당이 결합한 것으로 당은 주로 갈락토오스가 결합한다. 식물의 엽록체 막이나 세균의 막에 존재한다. 대표적인 것에는 모노갈락토실디아실글리세롤, 디갈락토실디아실글리세롤, 디아실설포퀴노보실글리세롤 등이 있다.

② 스핑고 당지질

스핑고신, 지방산, 당이 결합되어 있다. 주로 동물 세포막에 존재한다. 당이 1개 붙은 것을 세레브로시드라고 하는데 당 중에서 갈락토오스가 붙은 세레브로시드는 뇌나 신경 조직의 원형질막의 주요 성분이고 그 밖의 조직 세포의 원형질막에는 글루코오스가 들어 있는 세레브로시드를 볼 수 있다. 또 당이 더 많이 붙은 것을 강글리시오드라고 하는데 이것 역시 세포막 표면에 존재하고 신경 기능, 세포의 상호인식, 증식, 분화 등에 관여한다.

3) 리포 단백질(지 단백질)

지질은 대부분 물에 불용이므로 단백질과 결합한 형태인 지단백질 형태로 혈액을 통해 이동한다. 지단백질은 지방 대사에 중요한 물질이다. 이는 중성 지질에 단백질, 콜레스테롤, 인지질이 결합된 것으로 지질의 운반 작용을 한다. 혈액 중에서 지방을 운반하는 혈장 지단백질을 운반 지단백질이라 하고 생체막에 있는 것을 막 지단백질이라 한다. 혈장 지단백질은 간장에서 합성되며 4종류로서 카일로마이크론(chylomicron), 초저밀도 지단백질(VLDL), 저밀도 지단백질(LDL), 고밀도 지단백질(HDL) 등이다. 혈청 내의 지단백질의 함량과 그 종류에 따라 혈액 순환기 계통의 질환의 위험이 따를 수도 있다.

① 카일로마이크론(Chylomicron)

가장 크고 밀도가 낮다. 소장 점막에서 합성된 카일로마이크론은 림프계를 거쳐 혈액으로 들어가고 혈중 카일로마이크론은 먼저 각 조직의 모세혈관 벽의 리포단백질 리파제(LPL)에 의하여 지방산과 글리세롤로 가수분해되고 이 지방산의 대부분은 조직으로 들어가고, 남은 카일로마이크론의 잔존물은 간으로 운반되어 산화분해되거나 또는 다른 혈청 지단백질 형성에 이용된다. 간 이외의 조직으로 들어간 지방산은 열량원으로 쓰이든가(주로 심장, 근육 섬유질, 내장, 신장, 혈소판에 의해 사용된다) 인 지방을 합성하여 세포막 구성 성분이나 프로스타글란딘 등을 합성하는데 이용되든지 중성 지방으로 전환되어 지방 세포에 저장된다. 또한, 카일로마이크론은 공복 상태에서는 존재하지 않으며, 생성 후 분해되는 속도가 빠르다.

② 초저밀도 지단백질(VLDL)

초저밀도 지단백질(VLDL)은 두 번째로 크고 밀도가 두 번째로 낮으며, 소화기장 내막 세포와 간에서 합성이 되는데 소화기장에서 합성된 초저밀도 지단백질(VLDL)은 림프나 혈액을 통해서 소화기장으로부터 흡수된 중성 지방의 주요 이동체로 이용된다. 간에서 합성된 초저밀도 지단백질은 간에서 지방산이나 당질과 같은 다양한 전구 물질에서 합성한 지방을 각 조직 세포로 운반해 준다. 또한, 초저밀도 지단백질은 리포 단백질 리파제라는 효소(LPL)의 작용으로 초저밀도 지단백질의 중성 지방이 가수분해되고 이로 인해 중성 지방의 비율이 적어진 초저밀도 지단백질은 중간 밀도 리포 단백질의 형태로 직접 간장으로 들어가 간성리파제(HTGL)에 의하여 저밀도 단백질(LDL)로 전환된다. 간에서 생성된 초저밀도 지단백질(VLDL)과 저밀도 단백질(LDL)은 주로 내인성 중성 지방, 인 지방, 콜레스테롤의 이동체 역할을 한다.

③ 저밀도 지단백질(LDL)

3번째로 크며 밀도가 2번째로 높다. 저밀도(LDL)는 VLDL에서 유래한다. 콜레스테롤의 함량이 높고 콜레스테롤을 말초조직으로 운반하고 공급하는 기능을 가지고 있는데 간에서 혈액으로 방출이 증가하면 혈중 콜레스테롤치가 상승한다. 따라서 혈중 총 콜레스테롤치의 상승은 주로 저밀도(LDL)의 증가에 의한 것으로 동맥경화의 원인이 되는 유해한 콜레스테롤이다.

지단백질 종류

종류	구성 성분		주요 생성 장소	특징
카일로 마이크론	안쪽 구성 성분	트리아실글리세롤(TG) : 50% 콜레스테롤에스테르 (CE) : 15%	소장	식이의 중성지질을 운반하는 지단백질로 중성지질이 풍부하여 밀도가 가장 낮음. 공복 상태에서는 존재하지 않음. 생성 후 분해되는 속도가 빠름.
	바깥 구성 성분	인지질(PL) : 8% 아포단백질(APO) : 2% 콜레스테롤(C) : 2%		
VLDL (초저밀도 지단백)	안쪽 구성 성분	트리아실글리세롤(TG) : 50% 콜레스테롤에스테르 (CE) : 15%	간, 소화기 장내	간과 소화기장 내막 세포에서 합성 밀도가 두 번째로 낮음.
	바깥 구성 성분	인지질(PL) : 18% 아포 단백질(APO) : 10% 콜레스테롤(C) : 6%		
LDL (저밀도 지단백)	안쪽 구성 성분	트리아실글리세롤(TG) : 8% 콜레스테롤 에스테르 (CE) : 35%	VLDL에서의 전환	콜레스테롤의 함량이 높고 콜레스테롤을 말초 조직으로 운반하고 공급하는 기능을 가짐.
	바깥 구성 성분	인지질(PL) : 25% 아포단백질(APO) : 25% 콜레스테롤(C) : 7%		
HDL (고밀도 지단백)	안쪽 구성 성분	트리아실글리세롤(TG) : 6% 콜레스테롤 에스테르 (CE) : 17%	간	조직에서 간으로 콜레스테롤을 운반하는 항동맥경화성 지단백.
	바깥 구성 성분	인지질(PL) : 28% 아포단백질(APO) : 28% 콜레스테롤(C) : 5%		

④ 고밀도 지단백질(HDL)

고밀도 지단백질(HDL)은 가장 작으며 밀도가 가장 높다. 점도가 가장 높고 지단백의 가장 적은 부분을 차지하며, 간장 및 소장에서 합성된다. 고밀도 지단백질(HDL)은 말초 조직에서 과잉 콜레스테롤의 제거 그리고 각 조직에서 간장으로 콜레스테롤을 운반하여 담즙산에 의하여 배설을 촉진하는 좋은 콜레스테롤이다. 즉 항 동맥경화성 지단백질이라 할 수 있다.

(3) 유도 지질

유도 지질은 단순 지질과 복합 지질이 가수 분해되어 생긴 물질이다. 물에는 용해되지 않고 지방산, 알칼리, 수증기 또는 산소에 의해서 가수분해된다. 여기에 속하는 것은 지방산과 글리세롤 그 외에 알코올류를 비롯하여 스테로이드, 탄화수소, 지용성 비타민 등이 있다. 이들 유도 지질은 대부분은 검화(비누화)될 수 없는 지질이다.

1) 지방산

지방산은 탄소, 수소, 산소의 화합물로서 탄소원자가 사슬처럼 길게 연결된 끝 부분에 카르복실기($-COOH$)라는 산이 붙어 있는 분자다. 마치 성냥개비와 같다. 지방산은 이중 결합의 유무, 탄소수에 의한 분류, 생체 내의 합성 유무에 따라서 분류하는데 일반적으로 포화지방산과 불포화지방산으로 크게 나눌 수 있다.

① 이중 결합 유무에 따른 분류

a. 포화지방산

포화지방산은 지방의 분자가 모두 수소로 포화되어 화학적으로 더 이상 수소를 첨가할 수 없는 상태를 말하며, 지방산 분자 내에 이중 결합을 갖지 않는 것을 말한다.

화학적으로 탄소의 숫자가 10개 이하인 포화지방산은 상온에서 액체(탄소수가 4개인 Butyric acid은 융점이 $-8\,°C$이고, 탄소수가 6개인 Caproic acid은 융점이 $-3\,°C$이며, 탄소수가 8개인 Caprylic acid의 융점은 $17\,°C$이므로 상온에서 액체) 상태로 존재하고, 탄소수가 그 이상인 포화지방산은 상온에서 고체(탄소수가 10개인 Capric acid는 융점이 32°C로 상온에서 고체 상태이며 이보다 탄소수가 많은 포화지방산들은 융점이 점점 높아지므로 상온에서 고체)상태로 존재한다. 이러한 포화지방산은 주로 동물성 식품(소고기, 돼지고기, 유제품, 버터와 치즈 등)과 열대아산의 식물기름(코코넛, 야자 등)에 들어 있으며, 함량이 많은 것은 버터, 유지, 수소 첨가를 하는 쇼트닝 등이다. 생체 내에서 포화지방산은 효율적인 에너지원일 뿐 아니라 세포막이나 지방 조직을 만드는데 쓰이므로 적당량일 경우 필수적인 요소이다. 탄소수가 4개의 Butyric acid와 6개의 Caproic acid는 장 내 박테리아의 먹이로 장을 튼튼히 하여 주며, 탄소 8개의 Caprylic acid는 소장에서 곰팡이의 성장을 억제하여 준다. 또한 탄소수가 8~10개의 포화지방산은 체내에서 에너지원으로 주로 이용되며 12개 이상의 탄소수를 가진 지방산은 주로 세포막이나 지방 조직을 만드는 데 이용된다. 인체의 생리는 탄소수가 많은 지방산들을 에너지로 바꾸어주기 위해 절단하기를 싫어해 탄소수

101

포화지방산의 종류

지방산	탄소수	소재
아세틱산(acetic acid)	2	자극취
부티르산(butyric acid)	4	유지
카프로익산(caproic acid)	6	버터, 야자유
카프리릭산(caprylic acid)	8	버터, 야자유
카프릭산(capric acid)	10	버터, 야자유
라우르산(lauric acid)	12	월계수유, 야자유
미리스트산(myristic acid)	14	동식물유지(야자유)
팔미트산(palmitic acid)	16	동식물 일반
스테아르산(stearic acid)	18	천연유지(우유)
아라키딕산(arachidic acid)	20	동식물유(낙화생유)
베헨산(behenic acid)	22	경화어유
리그로세릭산(lignoceric acid)	24	뇌당지질 중의 케라신
세로틱산(cerotic acid)	26	밀랍
몬타닉산(montanic acid)	28	밀랍
멜릭식산(melissic acid)	30	밀랍

가 적은 포화지방산을 주로 에너지원으로 사용한다. 포화지방의 과잉 섭취 시는 혈중 콜레스테롤 및 중성 지방의 수준을 높여 동맥경화증을 유발시킬 수 있다. 체내에서 포화지방산은 불포화지방산보다 대사가 느리다.

b. 불포화지방산

불포화지방산은 탄소 사슬이 이중 결합하고 있어 수소가 적게 붙어 있는 상태로 그 부분에서 꺾이기 때문에 모양이 중간이 꺾인 성냥개비 같다. 그 결과 분자들이 규칙적으로 배치되지 않아 실온에서 액체 상태로 존재하며 대부분 식물유이다. 수소가 부족한 개수가 하나일 때는 단일 불포화지방산이라 하고 둘 이상일 때는 다가 불포화지방산이라 한다. 포화지방산은 동물성 기름으로 상온에서 기름으로 존재하며 불포화지방산은 주로 식물성기름으로 상온에서 액체로 존재한다. 인체 내에서 필요한 지방산의 종류는 약 20종 정도이며 대부분 섭취된 음식을 기초로 합성되지만, 체내에서 합성되지 않는 지방산이 있어 이를 필수지방산이라 한다. 이들은 음식으로부터 반드시 섭취되어야 한다. 필수지방산은 불포화지방산으로 오메가 3계열의 리놀렌산, EPA, DHA 등과 오메가 6계열의 리놀레산, 감마리놀레산, 아라키돈산 등의 다가 불포화지방산을 말한다.

(탄소 사슬의 끝 부분을 시작으로 세 번째 탄소에 첫 이중 결합이 있으면 오메가-3, 여섯 번째일 때는 오메가-6, 일곱 번째일 때는 오메가-7, 아홉 번째일 때는 오메가-9 지방산으로 분류한다)

오메가-3(ω3)지방산 : (알파)리놀렌산, EPA, DHA, DPA

오메가-6(ω6)지방산 : 리놀레산, 감마 리놀렌산, 아라키돈산

오메가-9(ω9) : 스테아르산, 아이코사트리에노산, 올레익산

오메가-7(ω7) : 팔미토레익산

　불포화지방산은 각 장기에 활력을 주고 혈액을 통해 세포, 조직, 기관에 산소 공급을 도와주므로 인체 호흡에 대단히 중요하며 세포가 분열될 때, 크로모솜Chromosome의 분열에서부터 시작하여 말단 조직인 머리카락이나 손톱, 발톱, 피부에까지 영향을 미치며 세포들의 탄력이나 유동성을 위해 단백질, 콜레스테롤과 같이 뭉쳐서 건강한 생체막을 만들도록 해준다. 혈액 응고 상태를 정상으로 하여주고, 혈관 벽에 필요 없이 붙어있는 콜레스테롤을 제거해주는 역할도 한다. 정상적인 선(부신선, 갑상선 등)의 기능을 유지시켜주며, 건강한 피부와 점막을 위해 영양 공급을 해준다. 또한 비타민D와 합동하여 조직에서 칼슘과 인이 조화를 이루도록 도와주며 베타카로틴을 비타민A로 전환시키는 과정에도 관여한다.

　지방산은 불포화도가 커질수록 중합하기 쉬워지며 자연계에서나 생체 내에서 이중 결합을 가진 지방산은 매우 불안정하여 산화되기가 쉽다. 그러므로 불포화지방산을 복용할 때는 항산화제(비타민A, C, E, 아연, 셀레늄 등)와 같이 복용하는 것이 효과적이다. 이들 항산화제는 불포화지방산이 산소나 해로운 물질과 접촉되어 변질되거나 산화되는 것을 방지하여주기 때문이며, 활성산소가 불포화지방산과 결합하게 되면 체내에서 과산화 지질을 생성하게 되고, 이는 세포막의 손상과 조직의 손상으로 이어져 여러 가지 질병을 유발시킬 수 있기 때문이다.

※ 포화시킨 지방산과 Trans-Fatty Acid

기름을 포화시킨다는 것은 기름에 상처를 주는 것으로 이 포화 과정에 기름은 구조적으로 상처를 입게 된다. 즉, 포화는 액체 상태의 기름을 고체화하는 과정으로 인공적으로 불포화지방(액체)을 포화시켜 포화지방(고체)으로 만드는 과정이다. 불포화지방인 액체의 기름에 존재하는 이중 결합은 Cis-형 구조인데, 이 Cis-형의 구조가 Trans-형의 구조로 바뀌는 것을 말한다. 이러한 Trans-형의 지방산은 심장 질환 및 암을 유발시킬 수 있으며 당뇨나 비만의 원인이 되고 면역 기능이나 번식 능력 및 수

cis형 지방산

trans형 지방산

불포화지방산

지방산	탄소수	소재
카프로레익산(caproleic acid)	10	버터
라우르 레익산(lauroleic acid)	12	버터
미리스토레익산(miristoleic acid)	14	어유-경유
팔리토레익산(palmitoleic acid)	16	어유-경유
올레익산(oleic acid)	18	동식물유지 일반
바세닉산(vaccenic acid)	18	버터, 우지, 돈지
리시노레익산(licinoleic acid)	18	피마자유
가도레익산(gadoleic acid)	20	어유, 경유
에루스산(erucic acid)	22	채종유
노보닉산(nervonic acid)	24	상어간유, 어유
리놀레산(linoleic acid)	18	동식물유지 일반
리놀렌산(linolenic acid)	18	동식물유지 일반
감마리놀렌산(γ-linolenic acid)	18	달맞이꽃종자유
아라키돈산(arachidonic acid)	20	동식물유지 일반
에코사펜타엔산(eicosapntaenoic acid) *EPA	20	어유
도코사헥사엔산(docosahexaenoic acid) *DHA	22	어유

유에도 영향을 미친다. Trans-형의 지방산이 많이 함유된 음식은 상업적으로 굽거나 튀긴 식품, 캔디, 아이스크림, 초콜릿, 칩스 등이다.

② 생체 내의 합성 유무에 의한 분류

a. 필수지방산

필수지방산은 비타민F라 하며 동물에게 있어서 생존에 필요 불가결한 지방산으로 생체 내에서 합성되지 않으므로 반드시 식품에서 섭취해야만 한다. 필수지방산은 불포화지방산으로 오메가 3계열의 리놀렌산, EPA, DHA 등과 오메가 6계열의 리놀레산, 감마리놀렌산, 아라키돈산 등의 다가 불포화지방산을 말한다. 이러한 지방산으로 우리 몸은 여러 가지 유도체를 만드는 데, 오메가-6 다가불포화지방산인 리놀레산으로부터 감마리놀렌산을 거쳐 디호모 감마리놀렌산(Dihomo-Gamma-Linolenic acid)으로 변화되고 디호모 감마리놀렌산에서 한 단계 더 진행되면 아라키돈산이 된다. 디호모 감마리놀렌산은 프로스타글란딘 I 계열의 원료 물질로 인체의 면역 기능에 대단히 중요하여 염증, 종기를 치료하거나 혈전 물질들을 없애고 통증을 제거, 알레르기 반응 등 성인병의 치료와 예방에 주로 작용하며 아라키돈산은 프로스타글란딘 II 계열의 원료 물질로 혈전 물질을 만들어 혈액 응고와 혈소판 응집에 관여하고, 통증을 일으키며 출혈을 일으키는 등 성인병에 부정적으로 작용한다. 그러나 산모가 태아를 출산시킬 때 도움을 주며 오메가-6 지방산은 혈중 저콜레스테롤(LDL)과 고콜레스테롤(H이)을 동시에 낮추는 물질로 이와 같은 길항 작용은 자율 신경계에 의해 자동적으로 조절되며 인체에서 필요 없는 대사 과정은 아니다. 또한 오메가-3 다가불포화지방산인 알파-리놀렌산으로부터는 EPA 및 DHA를 만든다. 알파-리놀렌산은 고콜레스테롤의 양을 증가시키고, 중성 지방 및 저콜레스테롤의 양을 감소시키며 동맥혈관에서 혈전의 생성을 막아주고 혈압을 조절하여 주며 종양의 생성을 억제시키고 위장 기능과 신장 기능을 좋게 하며 신경 전달 및 스테로이드 생성과 호르몬 합성 조절에 매우 중요한 작용을 한다. EPA는 프로스타글란딘Ⅲ 계열의 원료 물질로 심장 질환과 혈압, 암, 관절염과 같은 퇴행성 질환들을 예방하거나 치료하는 물질들이다. 오메가-3지방산은 세포의 외막에 물질이 드나드는 대문 구실을 한다. 이 기능을 유지하기 위해서는 다가 불포화지방산(PUFA)이 항상 공급되어야 하는데 오메가-3 지방산은 이 공급의 필수적인 부분이다. 오메가-3 지방산의 부족은 세포가 이 기능을 효율적으로 수행하지 못하게 하고 영양 실조와 만성 질병에 시달리게 한다. 또한, 오메가-3지방산 중 EPA와 DHA는 뇌신경 세포에서 분비되는 세로토닌의 기능을 바꾸어 주어 폭력적인 행위, 우울한 행위, 자기 파괴적인 행위를 감소시킬 수 있다.

성장기 아동에게 필수지방산이 결핍되면 성장이 불량하며 피부염과 습진 등이 발생한다. 필수지방산은 주로 식물성 기름에 다량 함유되어 있는데, 특히 옥수수기름, 면실유, 콩기름 등에는 50% 이상의 리놀레산이 함유되어 있다. 오메가6 지방산이 몸 안에서 제 기능을 발휘하려면 일정한 양의 오메가3 지방이 있어야 하는 데 오메가-3와 오메가-6의 섭취 비율을 3 대 1 정도가 적당하다.

b. 비 필수 지방산

체내에서 충분히 합성되는 지방산으로 필수지방산 이외의 지방산을 말한다.

③ 탄소수에 의한 분류

탄소수에 의한 분류는 소화 흡수의 과정이 다르다는 데 의의가 있다. 이 분류에 의해서 저급 지방산, 중급 지방산, 고급 지방산으로 나눈다.

a. 저급 지방산(짧은 지방산, short chain)

저급 지방산은 탄소수가 4~6개인 지방산으로 우유나 버터에는 탄소수가 4개인 부티르산(butyric acid)이 있어 특이한 향기 성분을 이룬다.

b. 중급 지방산(medium chain)

중급 지방산은 탄소수가 8~12개를 가진 지방산으로 혈액으로 바로 흡수된다.

c. 고급 지방산(긴 지방산, long chain fatty acids)

고급 지방산은 탄소수가 14~26개로 이루어진 지방산으로 생체 내에서는 C16, C18, C20 등이 중요하다. 일반적으로 C12~C22 사이의 것들이 보편적이고 중요한 지방산이다.

2) 글리세롤

글리세롤은 지질의 구성 성분으로 동·식물유에 다량 존재하며 가장 간단한 3가 알코올이다. 포도당 대사 과정이나 비누 제조 시 부산물로서 생긴다. 지질과는 달리 물이나 알코올에 잘 녹으며 조리에 쓰지 않으나 진한 것은 흡습성이 강해서 화장수나 관장제로 사용한다. 공업용으로는 다이나마이트dynamite의 원료로도 쓰인다. 단맛을 내며 자극성이 적고 독성이 거의 없다.

3) 스테롤

대부분 지방산의 에스테르*로서 스테롤 에스테르를 형성하여 세포 속의 구성 성분으로 되어 있고 그의 일부는 체액 속에 들어 있기도 하다. 스테롤은 자연에 분포되어 있는 상태에 따라 다음과 같이 3종류로 분류되는데, 동물성에는 콜레스테롤이 대표적이고, 식물성에는 시토스테롤이 대표적이고, 효모와 버섯 등에서는 에르코스테롤이 대표적이다.

① 동물성 스테롤

동물성 스테롤의 대표적인 콜레스테롤은 가장 잘 알려진 스테롤이며 담즙의 주성분이며 또한 동물의 각 조직 즉 뇌신경, 신장, 간장, 비장 등에서 발견되고 계란의 난황 중에도 들어 있다. 혈액 중에는 100ml 당 150~200mg의 콜레스테롤이 들어 있고 혈장 중에는 에스테르 형태로서 들어 있다. 또한 콜레스테롤은 자외선으로 인해 비타민D3가 생기며, 성 호르몬이나 담즙산은 모두 콜레스테롤의 유도체로 알려지고 있다. 그밖에 동물성 스테롤에는 변에서 발견되는 코프로스테롤cholesterol, 바다의 굴에서 발견되는 오스트리스테롤ostreasterol, 양털에서 발견되는 라노스테롤lanocholesterol 등이 있다.

② 식물성 스테롤

식물에서 발견된 스테롤을 말하며 체내 흡수율이 낮으며 소화기장에서 콜레스테롤

---

* 에스테르ester : 알코올 또는 페놀이 유기산 또는 무기산과 반응하여 물을 잃고 축합하여 생긴 화합물들을 말한다.

흡수를 방해한다. 주로 칼라바르콩(아프리카산 콩), 대두유, 쌀의 배아유, 옥수수 기름, 콩기름, 팜유에서 발견되는 스티그마스테롤은 콜레스테롤의 장내 흡수를 방해한다. 이외에 소맥 배유胚油에서 얻어지는 시토스테롤sitosterol 이 있다.

③ 효모와 버섯 등에서 발견되는 미코스테롤(mycosterol)

미코스테롤인 에르고스테롤은 맥각(맥각균이 라이보리와 같은 화본과 식물의 이삭에 기생하여 균핵菌核이 된 것)에서 처음 발견된 것이며, 동물 조직에는 비교적 적으나 효모, 곰팡이 등의 하등 식물에는 다량으로 들어 있다. 에르고스테롤에 자외선을 쐬면 간에서 비타민D2로 된다. 즉 체내 또는 체외를 막론하고 자외선을 쐬면 비타민D2가 되므로 건조된 식품에는 비타민D2의 형태로 들어 있게 된다. 이 이외에 미코스테롤로서는 효모에서 발견된 지모스테롤, 해초에서 발견된 프코스테롤 등이 있다.

4) 고급 알코올

1분자에 함유되어 있는 탄소수가 6이상인 지방족 알코올을 말한다. 천연으로는 고급 지방산의 에스테르로서 존재한다. 탄소수가 증가함에 따라, 또 포화도가 높아짐에 따라 유상油狀에서 고체로 된다. 물에는 거의 녹지 않으며 중성이다. 탄소수 6~12의 것은 용제 및 가소제, 12~16의 것은 세제나 계면활성제界面活性劑, 16 이상의 것은 화장품 · 의약품 등에 주로 사용된다.

5) 스핑고신

스핑고신sphingosine은 스핑고 지방질의 기본 구조로서 2개의 하이드록시기와 1

개의 아미노기를 갖고 있다.

위의 유도 지질 외에 탄화수소, 지용성 비타민 등이 있다.

지질의 분류

분류	종류			구조
단순 지질	아실글리세롤	모노아실글리세롤 디아실글리세롤 트리아실글리세롤(중성 지방)		지방산 + 글리세롤
	왁스			고급 지방산 + 고급알콜
복합 지질	인지질	포스파티딜콜린(레시틴)		글리세롤 + 지방산 + 인산 + 질소 함유기
		포스파티딜에탄올아민(세파린)		
		포스파티딜이노시톨		
		포스파티딜세린		
		스핑고 인지질(스핑고미엘린)		스핑고신 + 지방산 + 인산
	당지질	글리세로 당지질	모노갈락토실디아글리세롤	글리세롤 + 지방산 + 당 (포도당, 유당)
			디갈락토실디아실글리세롤	스핑고신 + 지방산 + 단 순당류
			디아실설포퀴노보실글리세롤	
		스핑고 당지질	세레브로시드	스핑고신 + 지방산 + 복 합당류
			강글리오시드	
	지 단백질	초저밀도 지 단백질(VLDL)		지질 + 단백질
		저밀도 지 단백질(LDL)		
		고밀도 지 단백질(HDL)		
		카일로마이크론		
유도 지질	지방산	이중 결합 유무 에 따른 분류	포화지방산(종류 참조)	이중 결합이 없는 것
			불포화지방산(종류 참조)	이중 결합이 있는 것
		탄소수에 의한 분류	저급 지방산(단쇄 지방산)	탄소수 4~6개
			중급 지방산(중쇄 지방산)	탄소수 8~12개
			고급 지방산(장쇄 지방산)	탄소수 14~26개

분류	종류			구조
		생체내 합성 유무에 의한 분류	필수 지방산(리놀레산, 리놀렌산, 아라키돈산, EPA,DHA)	생체 내 합성이 안됨
			비필수 지방산(필수 이외 지방산)	생체 내 합성이 됨
	스테롤류	주스테롤 (동물성)	콜레스테롤(cholesterol)	
			코프로스테롤(coprosterol)	
			오스트리스테롤 (ostreasterol)	
			라노스테롤(lanosterol)	
		피토스테롤 (식물)	스티그마스테롤 (stigmasterol)	
			시토스테롤(sitosterol)	
		미코스테롤 (효모,버섯)	에르고스테롤(ergosterol)	
			지모스테롤(zymosterol)	
			프코스테롤(fucosterol)	
	글리세롤			
	고급 알코올			
	스핑고신 등			

3. 지질의 소화와 흡수

한국인의 1일 지질 섭취 상태를 보면 중성 지질이 30~70g, 인지질이 3~7g 정도이며, 300~450mg 정도는 콜레스테롤로 섭취하고 있다. 섭취된 지질은 신체 내에서 소화, 흡수, 대사되어 에너지를 공급하며 또한 지질의 생리적 기능을 발휘하게 된다.

(1) 지질의 소화

음식물 중의 지질은 대부분 중성 지방이며, 그밖에 인지질이 소량, 당지질 및 콜레스테롤 에스테르가 극소량 함유되어 있다. 지질의 소화는 먼저 물리적인 상태의 변화로부터 시작된다. 지질의 소화는 입이나 위장에서는 극히 약하고 실질적으로 십이지장과 소장에서 이루어진다.

1) 입에서의 소화

음식에 함유되어 있는 지방질의 소화는 구강에서부터 시작된다. 지방을 포함한 음식은 입에서 침과 섞이고 침선(타액샘)으로부터 침과 함께 분비되는 구강리파아제에 의해 입에서부터 지방의 분해가 시작된다. 구강 리파제는 중성 지방을 소량 분해하고 음식의 혼합물과 함께 위로 내려간다. 구강 타액리파아제의 최적 pH는4.5~5.4이므로 위에 가서나 활성을 띠게 된다. 이 효소는 위에서 지질 소화의 20~30%를 담당한다.

2) 위장에서의 소화

지방질이 구강에서 식도를 지나 위로 내려가는 동안 액체 상태 또는 부드러운 상태로 된다. 실제 지방의 소화는 위에서 시작된다. 유화 상태의 지방들, 우유, 드레싱, 달걀노른자 등은 위 내에 있는 가스트릭리파아제(gastric lipase)에 의해서 소화된다.

리파아제가 작용할 수 있는 최적 pH는 5~6이므로 위액의 pH1~2는 그 작용이 극히 약하다. 지방은 물과 함께 존재할 때 분리되는 경향이 있으므로 지질 효소의 작용을 받기 위해 반드시 유화 지방의 형태가 되어야 한다.

3) 십이지장 · 소장에서의 소화

지방의 소화는 십이지장과 소장에서 거의 이루어진다. 지방은 담낭에서 소장으로 배출된 담즙(bile)에 의해서 유화된 후 소화 효소의 작용을 받는다. 음식물이 위에서 십이지장으로 내려오면 담즙이 작용한다. 육류 및 지방질 식품이 소장 상부에 도달하면 소장에서 콜레시스토키닌cholecystokinin이라는 호르몬이 분비된다. 이 물질이 혈액을 통하여 담낭에 전달되면 담낭을 수축시켜 담즙을 소장에 배출하게 한다. 지방이 소장 상부로 내려오면 엔테로가스트론enterogastrone이라는 호르몬의 분비도 촉진된다. 이 호르몬은 위의 움직임을 느리게 하여 음식이 위를 떠나는 시간을 길게 하여 지방이 소장 상부로 들어오는 속도를 적당히 조절하고 췌장으로부터의 지방 분해 효소의 분비 속도에 맞추도록 한다.

이렇게 효소인 리파아제의 영향으로 지질은 결국엔 소화될 수 있는 최종 분해 산물이 되는데, 중성 지방은 모노글리세리드monoglyceride와 지방산으로 콜레스테롤은 유리형 콜레스테롤로 변하고 인지질도 흡수되기 쉬운 형태로 변한다. 이 중에 중성 지방은 짧은 지방산으로 이루어진 단쇄, 중쇄 중성 지질과 긴 지방산으로 이루어진 장쇄 중성 지질이 있는데 그 흡수 방식이 다르다. 그 외 인지질, 단쇄(short chain), 중쇄 (medium chain)의 중성 지방이 있다.

짧은 사슬 지방산은 물에 녹기 쉽기 때문에 그대로 장점막으로 흡수되어 문맥을 거쳐 간장의 간세포로 운반되고 긴 사슬 지방산이나 모노글리세라이드는 물에 잘 녹지 않기 때문에 특수한 흡수기전이 필요하게 된다.

(2) 지질의 흡수

1) 장쇄 중성 지질의 소화와 흡수

탄소수가 12개 이상인 지방산으로 이루어진 장쇄 중성 지질은 그대로는 소화 작용을 받기 어렵기 때문에 담즙산염의 작용으로 미셀*로 유화*되어 췌장 리파아제의 작용을 받아 디글리세라이드, 모노글리세라이드, 지방산, 글리세롤을 생산한다. 지방질이 소화 흡수될 때의 형태는 대개 모노글리세라이드의 형태로(72%), 글리세롤과 지방산으로(22%) 완전히 분해되어 흡수되기도 하며, 나머지는 디글리세라이드의 형태로(6%) 흡수된다. 가수분해된 장쇄 지방산과 디글리세라이드, 모노글리세라이드, 글리세롤은 담즙산염과 혼합되어 유화 상태의 미셀을 형성한다. 이것들은 소장 점막의 상피에서 지질로를 따라 흡수되고, 담즙산염은 장내강에 남아 다시 미셀을 형성하는데 이용된다. 흡수된 장쇄 지방산과 글리세롤, 디글리세라이드, 모노글리세라이드는 소장 점막 내에서 다시 중성 지질로 재합성된다. 재합성된 중성 지질은 카일로마이크론이라는 지단백질의 형태가 되어 유미관, 임파관, 흉관을 거쳐 순환 혈액에 들어가서 간이나 그 밖의 조직에 운반된다.

2) 중쇄 중성 지질의 소화와 흡수

중쇄 중성 지질은 탄소수가 보통 6~12개인 지방산으로 구성된 중성 지질이다. 물

---

* 미셀micelle : 물리화학에서 수십·수백의 원자, 이온(전기적으로 전하를 띤 원자), 분자들이 느슨하게 결합하여 콜로이드 입자를 형성한 상태. 즉 연속매질을 통해 한외限外 현미경적 입자가 분산된 상태를 말한다.
* 유화 : 어떤 액체 속에 그것과 잘 섞이지 않는 다른 액체를 작은 낱알로 분산시켜 젖 모양의 액체로 만드는 일. 또는 분산된 그 상태.

에 잘 녹기 때문에 보통의 장쇄 중성 지질에 비해 담즙산에 의한 유화나 미셀을 형성 하지 않고 췌장 리파제에 의해 완전히 가수분해된다. 중쇄 중성 지질은 장쇄 중성 지 질에 비하여 소장 내에서 소화가 완전하며, 흡수가 빠르므로 흡수된 후에 점막 내에 서 글리세롤과 중쇄 지방산이 다시 트리글리세라이드로 재합성되는 일이 없이 그대 로 모세혈관을 통하여 바로 문맥으로 들어간다. 일부의 중쇄 중성 지질은 분해되지 않고 중성 지질의 형태로 흡수되기도 한다. 중쇄 중성 지질은 체내에서 저장 지방으 로 축적되지 않고 거의 모두가 에너지원으로 이용되기 때문에 비만이나 지방간의 예 방 및 치료에 많이 이용된다.

3) 콜레스테롤의 소화와 흡수

식사로 섭취된 콜레스테롤의 대부분은 유리형으로 담즙산염과 미셀을 형성하여 소 장의 미융모막에서 상피 세포로 흡수된다. 또 에스테르형 콜레스테롤은 췌액 중의 콜 레스테롤 에스테라제에 의해 가수분해를 받은 다음 흡수된다. 세포로 들어간 콜레스 테롤은 콜레스테롤 에스테르로 되고 이것이 카일로마이크론을 형성하여 림프관을 통 해 흉관을 거쳐 전신으로 운반된다.

4) 인지질의 소화와 흡수

인지질은 포스포리파제에 의하여 가수분해되고 소장의 미세융모막에서 상피 세포 로 흡수된다. 세포 내에서는 인지질로 재합성되어 카일로마이크론을 형성하여 림프 관을 통해 흉관을 거쳐 전신으로 운반된다.

지방의 소화와 흡수

소화 부위	장쇄 중성 지질	중쇄 중성 지질	콜레스테롤	인지질
입	구강 타액 리파아제가 분비되기는 하나 작용이 약하고 위에 가서 활성이 시작			
위장	위에서 활성화된 구강리파아제에 의해 소량이 분해된다.			
십이지장 및 소장	담즙산염과 췌장 리파아제의 작용을 받아 디글리세라이드, 모노글리세라이드, 지방산, 글리세롤로 분해된다	담즙산, 췌장 리파제에 의해 완전히 가수분해됨. 일부의 중쇄 중성지질은 분해되지 않고 중성지질의 형태로 흡수된다.	유리형은 담즙산염과 미셀을 형성하여 소장의 미융모막에서 상피 세포로 흡수. 에스테르형은 콜레스테롤 에스테라제에 의해 가수분해된 후 흡수된다.	포스포리파제에 의하여 가수분해된 후 소장의 상피 세포로 흡수된다.
흡수 및 대사	소장 점막 내에서 중성 지질로 재합성되어 다른 지질들과 카일로마이크론을 형성. 유미관, 임파관, 흉관을 거쳐 순환 혈액에 들어가서 간이나 그 밖의 조직으로 이동된다.	소장 점막 내에서 글리세롤과 중쇄 지방산이 다시 중성지방으로 재합성되는 일이 없이 그대로 모세혈관을 통하여 바로 문맥으로 간다.	소장 점막 내에서 다른 지질과 카일로마이크론을 형성하여 림프관을 통해 흉관을 거쳐 전신으로 운반된다.	소장 점막 세포 내에서는 인지질로 재합성되어 다른 지질들과 카이로마이크론을 형성하여 림프관을 통해 흉관을 거쳐 전신으로 운반된다.

(3) 흡수된 지방의 이동

소장의 점막으로 흡수된 지질은 보통 2가지 경로로 대사된다. 첫 번째는 소장의 점막에서 카일로마이크론으로 합성되어 이동하는 경우와, 두 번째는 카일로마이크론을 형성하지 않고 흡수되자마자 간으로 이동하는 경우이다.

1) 카일로마이크론의 이동

소장점막에서 합성된 카일로마이크론은 림프계를 거쳐 혈액으로 들어가고 지방산과 글리세롤로 가수분해된다. 이 지방산의 대부분은 조직으로 들어가고 분해된 잔존물은 간으로 운반되어 산화분해되거나 또는 혈청 리포단백질 형성에 이용된다. 간 이외의 조직으로 들어간 지방산은 열량원으로 쓰이든가(주로 심장, 근육 섬유질, 내장, 신장, 혈소판에 의해 사용된다) 인지방을 합성하여 세포막 구성 성분으로 이용된다. 또한 프로스타글란딘 등을 합성하는 데 이용되든지 중성 지방으로 전환되어 지방 세포에 저장된다.

2) 간으로의 이동

흡수되자마자 카일로마이크론을 형성하지 않고 바로 간으로 이동하는 것은 짧은 사슬 지방산인데 이는 물에 녹기 쉽기 때문에 그대로 장점막으로 흡수되어 문맥을 거쳐 간으로 운반되어 간에서 여러 가지 지방 대사 작용에 이용된다. 지방산은 간에서 중성 지질triglyceride로 합성되며, 합성된 중성 지질은 지 단백, 특히 초저밀도 지단백질(VLDL)에 의해 간 밖으로 운반되어 지방 조직층에 저장된다. 이와 같이 지질 합성 과정과 운반 과정에 콜린이나 메티오닌 같은 지질 운반 인자가 관여해 지방이 간에 축적됨을 예방하는 역할을 한다. 또한 중성 지질은 간에서 가수분해되어 지방산과 글리세롤로 분해되며 콜레스테롤을 합성하고 또 혈류 내 콜레스테롤을 제거하는 역할도 하며 콜레스테롤은 담즙산을 만들어 담낭으로 내보내며 지방산을 더욱 긴 장사슬 지방산으로 합성하고 포화지방산을 불포화지방산으로 전환시키기도 한다. 즉 stearic acid를 oleic acid로 전환시키는 일을 한다. 중성 지질은 재합성되거나 가수 분해되는 과정에서 에너지를 공급하는 데 사용되고 인지질이나 콜레스테롤과 같은 지질 합성에 사용되기도 한다.

3) 지방 조직으로의 이동

VLDL에 의해 간 밖으로 운반되어진 지질은 지방 조직층에 저장되는데, 지방 조직은 피하 뿐만아니라 복강이나 근육 조직 내에도 존재한다. 지방 조직 내의 지질은 주로 중성 지질의 형태로 저장되어 잠재 에너지 급원으로 존재하고 활발하게 대사되기도 한다. 지방 세포에는 지질 분해 효소와 합성 효소가 모두 함유되어 있어 에너지 섭취량이 발산하는 에너지에 비해 초과 상태일 때는 인슐린의 자극에 의해 지질 합성 과정이 활발해져 지방산과 글리세롤로부터 중성 지질이 합성되고 반대일 경우 저장되었던 중성 지질은 가수분해되어 유리 지방산을 지방 조직에서 혈류로 이송하게 되어 다른 조직에 에너지를 공급하는 공급원으로 사용한다. 대부분의 체세포는 유리 지방산을 에너지원으로 사용하는 데, 뇌세포는 포도당 이외에 다른 어느 것도 열원으로 사용될 수 없다는 것으로 알려졌으나 장기간의 기아 상태일 때는 중추 신경인 뇌 세포에서도 체내에서 과량의 지방산이 대사될 때, 생성되는 지방산 유도체인 케톤체가 ATP로 전환된다는 것이 밝혀졌다.

4) 지방산의 에너지화

대부분의 체세포는 유리 지방산을 에너지원으로 사용하는데 지방산이 중성 지질 구조에서 분해되어 유리되면 베타 산화 과정에 의해 열량 방출을 위해 대사된다. 지방산은 여러 종류의 효소와 보조 효소에 의해 지방산의 길이가 단축되어 아세틸 CoA를 형성해 크렙스 회로에 들어가 에너지를 방출한다. 지방은 1g당 에너지 9Kcal를 생성한다.

4. 지질의 기능 및 결핍증

(1) 중성 지질의 기능 및 결핍증

1) 효과적인 에너지원

중성 지질은 글리세롤과 세분자의 지방산으로 구성되어 있으며 에너지를 가장 풍부하게 지방산에 함축하고 있어 당질보다 훨씬 많은 양의 열량을 생산한다. 지방산이 중성 지질 구조에서 분해, 유리되어 베타산화 과정에서 아세틸 CoA를 형성하는데, 이것은 크렙스회로에 들어가 에너지를 방출하기 위하여 대사된다. 탄소수가 16개인 Palmitic acid와 같은 지방산은 8개의 아세틸CoA를 생산하게 되는데, 한 분자의 포도당이 38분자의 ATP를 생산하는 데 비해, 한 분자의 Palmitic acid는 129분자의 ATP를 생성하는 예를 보아도, 지질은 당질보다 많은 양의 에너지를 함축하고 있음을 알 수 있다. 유지류 1g은 9kcal의 열량을 발생하는데, 이것은 당질, 단백질의 4kcal보다 2배 이상의 열량이다. 따라서 지질은 고효율의 에너지원이다. 그리고 당질, 지질의 섭취량이 적은 경우에는 단백질이 에너지원으로 이용되는 양이 많아지는데 당질, 지질로부터 에너지원 공급이 충분하면 식이성 단백질은 체단백질의 합성에 이용되므로 단백질을 절약하는 작용도 하게 된다.

총 열량의 부족, 체중 감소, 저 열량

중성 지질의 섭취가 부족한 경우에는 체내에서 당질, 단백질이 지질 대신에 에너지로 연소되므로 총 열량의 부족, 체중의 감소 혹은 저 열량을 일으키기도 한다.

2) 에너지의 저장

신체가 에너지를 저장할 때는 주로 중성 지질의 형태로, 지방 조직 내 지방 세포에 저장되는데, 지방 세포의 경우는 80% 이상이 지질이고 물과 약간의 단백질의 비율이 20% 정도이기 때문에 체내 지방 세포가 매우 효율적인 에너지 저장 창고로서 작용할 수 있으며 간의 글리코겐이나 근육 단백질로 에너지를 저장할 때는 수분이 같이 저장되어야 하는데 수분의 비율이 높아 저장 창고로서는 지방 세포보다 효율이 떨어지게 된다. 지방 저장고인 지방 세포는 원래 무게의 50배를 저장할 수 있는 용량을 지니고 있을 뿐만 아니라, 그 이상의 에너지가 공급되면 지방 세포의 수를 증가시킨다. 중성 지방은 지방 조직에 저장되었다가 음식이 섭취되지 않으면 분해되어 계속적으로 에너지를 공급한다. 지방 세포는 신체의 여러 부분에서 지방 조직으로 독립적으로 존재하기도 하고, 근육과 결체 조직 등에 작은 지방 입자로 산포되어 존재하기도 한다.

3) 지용성 비타민의 용매 역할

지용성 비타민인 A, D, E, K는 지질에 녹은 상태로 소화되어 흡수되므로 지질 섭취가 적으면 섭취량도 적으며 소장에서 용매 역할을 하는 지질 흡수에 장애가 생기면 지용성 비타민의 흡수도 저하되어 지용성 비타민의 결핍을 초래할 수 있다. 지질 흡수가 안 되는 경우 흡수되지 못한 지방산은 칼슘, 마그네슘과 불용성염을 이루어 무기질의 영양 상태에도 좋지 않은 영향을 미친다.

☞ 결핍증

지용성 비타민의 결핍

지용성 비타민인 비타민 A, D, E, K는 자연 그대로 혈액에 흡수되지 않는다. 이들 비타민은 혈액에 흡수되기 전에 지방과 담즙과 혼합되어야 한다. 지방을 먹지 않거나 담즙 분비가 안 되면 이들 비타민을 먹더라도 그것이 지방에 용해되지 않기 때문에 결핍을 초래할 수가 있다.

4) 향미 성분의 공급과 포만감

지방은 음식의 부드러움, 유연성, 바삭바삭한 질감을 주는 것과 동시에 음식의 향미를 증진시켜주는 물질이 대부분 지질에 녹아 있어 음식의 맛과 향미를 향상시키는데 크게 효과적이며 탄수화물이나 단백질보다 위장관의 통과 시간이 느리므로 포만감을 줄 수 있고(위 통과 시간-탄수화물 : 2~3시간, 단백질 : 4~5시간, 지방 : 10~12시간) 십이지장에 지질이 머물러 있는 동안에는 위를 자극하여 공복감을 자극하는 호르몬을 분비함으로써 공복감을 지연시키며 위장관에 머물러 있는 시간이 길어 소화액 분비가 촉진되어 소화 작용을 돕는다.

☞ 결핍증

소화 기능 저하, 공복감

지질이 결핍되면 소화액 분비의 저하로 소화 기능 장애가 생길 수 있으며, 쉽게 공복감을 느낄 수 있다.

5) 중요 장기의 보호 및 체온 조절

지질은 열에 부도체로서 물에 비해 열전도율이 낮아 열의 방산을 막는 작용을 하므로 피하 지방 조직은 일정한 체온 유지에 필요하며 복강 안에 있는 중요한 장기를 외부에서 오는 충격으로부터 보호해 생식 기관인 유방, 자궁, 난소, 정소 및 심장, 신장, 간 등 중요 장기를 둘러싸고 있어 외부에서 오는 충격으로부터 장기를 보호한다.

☞ 결핍증

추위에 대한 저항력 약화, 외부 충격에 대한 방어력 감소

지방 중 중성 지방이 결핍되면 피하 지방이 적어져서 추위에 대한 방어력이 약해져 추위를 많이 타고 또한 장기를 둘러싸는 지방의 양이 적어져서 외부 충격에 대한 장기의 방어력이 감소한다.

6) 비타민B1(티아민)의 절약 작용

지질이 체내에서 연소되는 경우, 당질의 경우와 달리 비타민B1의 도움 없이도 에너지를 발생할 수 있기 때문에 비타민B1의 소모가 동반되지 않아 당질에 비해 상대적으로 비타민B1의 소비량이 적어 비타민B1을 절약할 수 있다.

(2) 인지질의 기능 및 결핍증

1) 유화 작용

인지질의 지방산 부분은 비극성이며 소수성(물을 싫어하는 성질)이지만 인산과 염기성 부분은 전하를 띠는 친수성(물을 좋아하는 성질)이라 양면성이 있어 유화제로서 작용할 수 있다. 물과 기름에 인지질이 존재하면 물은 인지질의 바깥쪽으로, 기름은 인지질의 안쪽으로 정렬해 작은 미셀을 형성함으로써 물에 잘 섞일 수 있게 하며, 체내에서의 주된 유화 작용은 담즙 내에 존재하는 레시틴에 의해서 이루어지는 데, 레시틴과 담즙은 강력한 유화 기능으로 큰 지방 구조를 미세 구조로 분쇄함으로써 표면적을 넓혀 지질의 소화 효소가 더 활발하게 작용할 수 있게 하여 준다. 따라서 담즙이 소장 내에서의 지질의 유화에 관여해 지방의 흡수를 돕고 체내에서 지 단백 형성 시 지질의 운반을 용이하게 하는 데 기여한다.

☞ 결핍증

지질 흡수 저하, 혈전 형성, 세포 기능 저하

지방 중 인지질이 결핍되면 기름이 물에 섞이는 유화 작용이 잘 되지 않아서 지질의 흡수 및 운반이 어렵게 되고 지질이 서로 엉겨 붙게 되어 혈전 형성이 되기 쉬우며 세포 내로의 영양 전달이 잘 되지 않아 세포 기능의 저하가 올 수 있다.

2) 세포막의 주요 구성 성분

인지질은 콜레스테롤과 함께 세포막 지질의 주성분으로 지질에 인산이 결합되어 있으므로 지질이 극성을 가질 수 있어 반유동성을 갖는 세포 간질을 형성하고 그 안에 여러 형태의 막단백질이 박혀 있는 상태이다. 인지질에는 포스파티딜 콜린(레시틴), 포스파티딜에탄올아민, 포스파티딜 세린, 스핑고 인지질, 포스파티딜이노시톨 등이 이에 속하며 세포 간질의 대부분은 2층의 인지질로 이루어져 있는데 인지질의 극성 부분인 인산의 산성 작용기와 콜린의 염기성 작용기가 안과 밖의 수용성 환경에 접하고 비극성인 인지질의 지방산은 안쪽으로 배열되어 세포막의 구성 성분으로 작용하여 단백질과 결합하여 지단백질을 합성하고 마그네슘과 칼슘 등과는 불용성염을 만든다. 콜린의 일부인 아세틸콜린은 신경 전달 물질로 작용한다. 인지질은 특히 뇌, 신경 계통, 간, 신장, 기타 인체의 주요 기관에 많이 존재하여 중요한 역할을 하며, 기아 상태에 달하여도 이 성분들은 별로 감소하지 않는다.

(3) 콜레스테롤의 기능 및 결핍증

1) 세포막의 구성 성분

콜레스테롤은 인지질과 함께 세포막의 주성분이다. 콜레스테롤은 인지질 안쪽에 존재한다.

☞ 결핍증

세포막 구성의 약화

콜레스테롤이 결핍되면 세포막의 구성이 약해진다. 세포가 크게 증가하는 유아기와 아동기에 콜레스테롤을 심하게 제한하면 세포막 구성이 약해질 수 있으므로 적당히 섭취하는 것이 좋다.

2) 호르몬과 담즙산의 전구체

콜레스테롤은 에스트로겐, 테스토스테론, 코르티코스테로이드 같은 스테로이드계 호르몬을 합성하며, 체내 피부에서 자외선에 의해 비타민D로 전환되는 7-디히드로콜레스테롤을 합성한다. 또한 콜레스테롤은 유화제로서 지질의 소화와 흡수에 중요한 담즙의 구성 성분이 된다.

☞ 결핍증

호르몬, 담즙산의 생성 저하

콜레스테롤이 결핍되면 스테로이드계 호르몬 합성의 저하나 담즙 생산의 저하가 올 수 있다.

3) 뼈의 석회화 촉진

지질의 한 종류에 속하는 7-디히드로콜레스테롤7-dehydrocholesterol이나 에르고스테롤ergosterol은 자외선에 의해 비타민D로 전환되며, 이 비타민은 칼슘의 체내 흡수를 도울 뿐만 아니라 골격 조직에 칼슘의 침체를 촉진하여 골격의 밀도를 높여 튼튼한 골격 조직을 만든다.

☞ 결핍증

뼈의 약화

콜레스테롤이 결핍되면 비타민D의 전구체인 7-디히드로콜레스테롤의 양이 적어져 칼슘의 체내 이용률이 저하되어 뼈가 약해질 수 있다.

(4) 불포화지방산(필수지방산)의 기능 및 결핍증

1) 아이코사노이드의 전구체

필수지방산은 아이코사노이드의 전구체로 이용된다. 아이코사노이드는 탄소수 20개인 지방산들이 유리된 후 산화되어 생긴 물질들을 총칭하며 세포막의 인지질에 있는 필수지방산으로부터 합성된다. 아이코사노이드는 작용 부위와 가까운 조직에서 생성되어 짧은 기간 동안 작용하고 분해되는 물질로, 기능은 호르몬과 유사하다. 이들은 고리산소화효소에 의해 프로스타글란딘, 트롬복산, 프로스타사이클린으로 전환되며 지질산소화효소에 의해 루코트리엔으로 된다.

· **프로스타글란딘** : 체내에서 형성되는 호르몬 유사 물질. 종류에 따라 모세혈관 확장 작용, 위액 분비 억제 작용, 기관지 근육의 수축·이완 작용 등 다양한 생리적 작용이 있다.

· **루코트리엔** : 백혈구, 혈소판, 대식 세포에서 형성. 염증, 알레르기 반응에 관여.

· **트롬복산** : 혈소판에서 합성. 혈소판의 응집과 혈전 형성을 촉진, 혈관을 수축.

· **프로스타사이클린** : 혈관 벽의 내피 세포에서 생성. 혈소판의 응집 억제, 혈관을 이완.

☞ 결핍증

신체 활성 물질 합성 저하

필수지방산의 결핍 시 이러한 생리 활성 물질의 합성 저하가 일어나 인체 모든 세포와 조직 및 기관에 문제를 일으킨다. 이로 인해 성장 저하, 간 및 신장의 기능 저하, 체중 감소, 퇴행성 질환(기관지천식, 류머티스 관절염, 암), 면역 기능 저하, 심혈관계 이상, 연약, 활동의 이상, 설사, 담석 등의 병변이 나타날 수 있다.

2) 정상적인 분비선의 기능 유지

불포화지방산은 성 호르몬과 부신 호르몬의 재료가 되어 분비선의 기능을 정상적으로 유지시켜 생식 기능 작용을 돕고 갑상선 기능을 도우며 전립선의 기능을 유지하는 데 중요하게 작용한다.

☞ **결핍증**

생식 기능 이상(성욕 감퇴, 월경 불순, 불임, 전립선), 부종

불포화지방산의 결핍 시 성 호르몬선의 이상이 생겨 성욕이 감소하고 생리 불순이 있으며 불임, 전립선 이상 등의 증상이 나타날 수 있는데 불포화지방이 첨가된 식사를 한 후에는 성욕이 증가하고, 월경 불순이 없어지고, 오랫동안 임신을 못하던 사람도 임신을 할 수 있다. 또한 단백질을 다량 섭취하는 데도 발목, 다리, 넓적다리까지 부종으로 붓는 경우가 있는데, 이는 불포화지방산의 부족으로 인해 생리활성 호르몬인 프로스타글란딘이 생성되지 않아 발생되는 경우가 많다. 이러한 경우에는 하루에 식물성 기름 2수저 정도를 식사 시에 먹으면 쉽게 해결된다.

3) 세포막의 구조적 완전성 유지

세포막은 인지질로 이중층을 이루고 인지질 내에 포화지방산과 불포화지방산을 일정 비율로 유지해야 세포막의 적당한 유동성, 유연성, 투과성을 지닐 수 있다. 따라서

불포화지방산인 필수지방산은 세포막의 유연성 유지에 중요하게 작용하며 뛰어난 발육 요소를 함유하고 성장에 필수적 요소이다.

☞ 결핍증

상처 치유의 이상, 면역력 저하(알레르기 증상), 성장 저하

결핍 시 세포막의 기능 저하로 인해 상처가 잘 치유되지 않으며, 성장 저하가 발생하고 면역력 저하로 인해 알레르기와 같은 증상이 나타날 수 있다.

4) 심혈관계 기능 정상화

불포화지방산은 혈관 벽에 필요 없이 붙어있는 콜레스테롤을 제거해주며 혈전을 막아주고 혈액 순환을 도와주며 인지질에 있는 필수지방산은 조직으로부터 혈청으로 방출된 과잉의 유리콜레스테롤에 결합한 후 간으로 이동하여 담즙산으로 전환된다. 이 담즙산은 소장으로 분비되어 분변과 함께 배설되므로 혈청 콜레스테롤을 감소시킬 수 있다.

☞ 결핍증

콜레스테롤 증가, 심장 질환, 동맥경화, 고혈압, 부정맥

오메가3 불포화지방산의 섭취가 부족하면 심장 질환에 걸리기 쉬워진다. 오메가3 지방산이 초기 심장 정지를 70% 줄이고 2차 정지는 30% 줄인다고 연구들은 지적한다. 이는 주로 오메가3 지방산이 혈관 벽의 유지를 촉진하여 더 부드럽고 탄력적으로 만들어서 심장 문제의 주요 원인인 혈관 봉쇄를 줄여준 결과다. 오메가3 지방산은 또

한 혈소판의 끈적거림을 줄여 혈액 응고를 저지하기도 하고 정맥류를 예방하기도 한다. 심장 근육은 동맥의 일시적 중지에 의해 손상되는데 오메가3 지방산은 심장 박동에 개입함으로써 부정맥을 예방하며 노인의 만성적 문제인 혈압을 내리는 데에도 도움을 준다.

5) 두뇌 발달과 시각 기능 유지

뇌와 신경 조직에는 지질의 함량이 높으며, 지질은 뇌 세포막의 기능과 직접 관련되어 있다. 대뇌피질의 막지질을 구성하는 인지질인 포스파딜에타올아민(세파린), 포스파티딜세린에 결합된 지방산 중 1/3이 DHA이다. 망막의 경우 광수용체의 바깥쪽 막 인지질을 구성하고 있는 포스파티딜에 DHA가 많이 존재한다. 이 인지질이 간상세포의 로돕신이라는 시각 색소 단백질과 결합하여 물질의 수송 체계에 관여하고 막에 부착된 단백질의 활성도를 조절한다고 알려져 있다. 따라서 성장 발달 기간동안 오메가3 계열 지방산이 장기간 부족하면 인지 기능과 학습 능력, 시각 기능이 저하될 수 있다.

☞ **결핍증**

시력 장애, 뇌 기능 저하

DHA는 주로 망막, 고환, 뇌 등에 존재하는데 DHA의 결핍 시에는 이러한 조직에 문제가 생겨서 뇌 기능, 신경 전달 과정의 이상, 감각의 이상, 학습 능력 저하, 눈의 건조 및 시력 장애, 성 기능에 문제가 생길 수 있다.

6) 피부에서 수분과 영양소의 상실 방지 작용을 도움

필수지방산의 피부 관련 기능에서 가장 중요한 것은 리놀레산인데 리놀레산은 표피의 각화층에 많이 포함되어 있다. 각화층은 수분과 다른 영양소의 상실을 방지하는 기능을 하는데 리놀레산은 그 작용을 돕는다.

☞ 결핍증

① 피부 각질화, 여드름, 머리카락 건조, 손발톱 이상

필수지방산이 결핍되면 리놀레산이 부족하게 되어 피부의 각화층이 약화되어 피부의 연약, 피부의 건조, 피부로부터의 탈수, 피부의 각질화, 여드름, 비듬, 습진, 머리카락이 갈라지기 쉽고 윤택을 잃으며 손발톱 이상 등의 증상이 나타날 수 있다.

② 태독

임신 중 불포화지방 즉 식물성 기름을 먹지 않으면 출생아가 습진(태독)에 걸리게 된다.

7) 장 내 환경 개선

필수지방산은 장내 유익한 박테리아의 번식에 도움을 주는 영양소로 장 내 환경 유지에 필요하다.

8) 지질의 그 밖의 결핍증

① 담석증

지방이 소화될 때만 담낭은 활발히 담즙을 분비한다. 지방을 섭취하지 않으면 미량의 담즙만이 만들어지고 담낭은 미량의 담즙만 보관하게 된다. 이와 같이 담낭의 활동이 저해되면 담석의 원인이 되기도 한다. 장기간 지방을 섭취하지 않으면 담낭은 결국 수축한다.

② 체중 과다

필수지방산의 공급이 부족하면 체내에서는 정상 이상으로 빨리 당분을 지방으로 변환시키고 있음이 밝혀졌다. 이와 같이 당분이 빠른 시간에 지방으로 변화되면 혈중 당분량이 떨어져서 배고픔을 느끼고 따라서 과식하게 되고 체중은 늘어난다. 그리고 지방을 적게 섭취하면 쉽게 배고픔을 느껴서 다량의 탄수화물류를 먹게 되므로, 과잉 섭취된 혈중 당분은 지방으로 변환되어 체중이 늘어난다.

5. 지질의 과잉증

(1) 비만

식이 지질을 과잉으로 섭취하면 열량이 많이 생산되는데 이 생산된 열량이 소비되지 않는 경우에는 지질 조직에 축적되어 비만이 초래된다. 비만은 당뇨병, 고혈압 그리고 심장 질환 등 각종 성인병과 밀접한 관계가 있다.

(2) 지방간

포화지방산이나 콜레스테롤이 많은 동물성 지방을 과잉 섭취하게 되면 간에 지방이 많이 쌓이게 되어 지방간이 발생할 수 있다. 지방 축적이 만성적으로 진행되면 간세포는 섬유화가 일어나고 간경화로 되기 쉬우며 간 기능이 떨어진다.

(3) 고지혈증—동맥경화, 관상 심장 질환, 뇌 혈관 장애

혈청 중의 콜레스테롤이나 중성 지질이 정상치 이상으로 증가하는 상태를 고지혈증이라 한다. 동물성 지방의 과량 섭취는 혈청의 콜레스테롤, 중성 지방을 증가시켜 고지혈증이 되기 쉬운데 이러한 상태에서는 전신의 혈관에 지질이 엉겨 붙기 쉬워 각종 혈관 장애를 일으키기 쉽다. 따라서 동맥경화와 관상 심장병 및 뇌혈관 장해 등 각종 심혈관계 질환이 발생하기가 쉽다.

(4) 암

지방질의 섭취량이 많으면 담즙 분비량이 증가하고 담즙산이 많이 분비되면 결장암으로 발전될 가능성이 증가한다. 지방질의 소화와 흡수에 필요한 담즙산은 소장에서 재흡수되고, 나머지는 결장에서 장내 세균의 공격을 받아 리토콜산, 데옥시콜산같은 2차 담즙산으로 변하게 된다. 2차 담즙산은 박테리아 작용에 의해 발암 물질로 알려진 20-메틸콜라스렌20-methyl-cholanthrene으로 전환되기도 하는데 이는 결장암 유발을 촉진한다. 또한 전립선암, 유방암 등도 과량의 지질 섭취와 관련이 많다. 불포화지방산 중에서 과량의 리놀레산은 암 유발 인자로 알려져 있다.

(5) 산혈증

사람의 혈액의 pH는 보통 약알칼리성인 7.4를 유지하는데 산성이 높아져 7.4보다 낮아지는 경우를 산혈증이라고 한다. 반대로 7.4보다 높아지는 경우를 알칼리 혈증이라 한다. 탄수화물의 섭취량에 비해서 과량의 지방질을 섭취하면 지방질의 대사에 이상이 생겨서 케톤체를 많이 생성하게 된다. 혈액에 산이 많아지게 되어 혈액이 산성으로 변하게 된다. 즉, 혈액 중에 아세톤, 베타히드록시 부티르산, 아세토아세트산 등이 많이 만들어져서 산혈증 현상이 된다. 이러한 상태가 심한 경우에는 인체의 효소 작용과 헤모글로빈에 의한 산소 전달 작용을 방해함으로써 호흡 장해, 혼수 등으로 생명에 지장을 초래할 수도 있다.

(6) 다가 불포화지방산의 산화

인체의 생체막은 다가 불포화지방산을 많이 가지고 있는 인지질이 많다. 다가 불포화지방산은 이중 결합이 많으므로 고온으로 가열하거나 산소와 결합하면 쉽게 과산화물이 형성된다. 일단 생성된 과산화 지질은 단백질과 반응하여 복합체를 만들어 조직 중에 침착되며 그 결과 조직 단백질이 변성되고 생체막에 손상을 주며 각종 효소의 활성이 저하되어 세포의 기능이 장해되므로 이는 노화를 비롯하여 동맥경화, 암, 지방간 등의 원인이 된다. 다가 불포화지방산의 섭취가 많으면 상대적으로 천연의 항산화제인 비타민E의 요구량이 늘어난다.

기타 다가 불포화지방산이 부분적인 수소 첨가 과정을 거치게 되면 트랜스 지방산이 생기게 된다. 트랜스 지방산은 필수 지방산의 작용을 못할 뿐만 아니라 트랜스 지방산의 증가는 필수 지방산의 요구량을 증가시킨다.

(7) 담석증

　지방의 과다 섭취로 담낭 내 유리 콜레스테롤 양이 필요 이상으로 증가되면 유리 콜레스테롤은 결석을 형성하기 쉬운데 결석이 생긴 것을 담석증이라 한다. 담석은 담낭 벽을 자극하고, 담관을 막아 통증을 일으키며, 담즙이 소화기로 분비되는 것을 방해하여 지방의 소화를 억제한다. 콜레스테롤과 포화지방산 및 동물성 지방 섭취량이 높은 서구 여러 나라는 동양이나 아프리카 지역보다 담석증 발병률이 높다.

6. 지질과 다른 영양소와의 관계

(1) 탄수화물, 단백질

　탄수화물, 단백질, 지방은 에너지원으로 다 같이 쓰일 수 있다. 이 중에 하나가 부족하면 다른 두 개가 에너지원으로 쓰인다.

(2) 지용성비타민(비타민 A, D, E, K)

　지용성 비타민을 용해시켜 흡수를 돕는다.

(3) 비타민D

　콜레스테롤은 비타민 D의 전구체가 된다.

(4) 비타민E

　지질에서 에너지가 방출되는 일련의 화학 반응에 관여하는 필수효소인 '코엔자임 큐' 의 합성을 촉진한다.

(5) 비타민B2(리보플라빈)

비타민B2는 지방산의 이화 작용을 촉진시킨다.

(6) 비타민B6(피리독신)

지방 분해 촉진하는 신경전달물질 생성 시 조효소로 작용한다.

(7) 이노시톨

콜린과 결합하여 체내 콜레스테롤을 유화시킨다.

(8) 레시틴

레시틴은 포스파티딜콜린이라고도 하며 불포화지방산의 일종으로 지질에 속하며
혈중 콜레스테롤 유화 작용이 있다.

(9) 콜린

콜린은 체내 전반에 걸쳐서 지방의 배분 조정과 담낭의 기능을 돕는다. 지방을 조직
으로 보내기 전에 필요로 하는 지방과 인을 결합시키는데 효소가 필요하며, 콜린은
그 효소의 구성 성분이 된다. 간 내 지방을 체세포로 운반하는 작용도 한다.

(10) 카르니틴

지방산이 체내에서 산화되어 열량을 내기 위해 미토콘드리아로 이동 시 필요한 물
질이다. 카르니틴은 지방의 축적을 막으면서 유리 지방산을 공급하는데 도움을 주는

역할을 한다.

(11) 비오틴

체내에서 여러 가지 효소의 보조 효소로서 작용하며 지방산의 합성 및 산화를 돕고 지방산의 길이를 길게 한다.

(12) 칼슘

고지질 식사를 할 경우 지방산이 생성되고 이것이 칼슘과 결합하여 불용성인 비누를 형성하여 대변으로 배설되므로 칼슘의 흡수를 저해시킨다.

(13) 인

지질과 단백질의 완전 연소 과정에 인산염이 관여한다.

(14) 요오드

요오드는 갑상선 호르몬의 재료가 되고 갑상선 호르몬은 지방을 연소하여 에너지를 생성시키게 한다.

7. 지질의 일일 권장량

지질의 경우 건강을 유지하기 위한 특정 필요량이 있는 것은 아니다. 영양 학자들은 일반적으로 전체 열량의 20~25%를 지질로부터 얻는 것이 건강에 좋다는 데에 동의하는데 저지질 섭취를 권장하는 가장 중요한 이유는 고지질 섭취가 체중 초과의 위험을 초래하고, 혈청 콜레스테롤의 양을 증가시킨다는 점이다. 이런 현상은 포화지방산의 섭취가 높을 때 발생한다.

식사에서 유지류를 섭취하는데 있어서 적어도 전체량의 2%는 필수 지방산인 리놀레산으로 섭취하여야 한다. 예를 들면, 1일 1800kcal를 소비하는 사람은 최소한 4g의 리놀레산을 매일 필요로 한다.

3부

탄수화물

탄수화물이라는 용어는 실험식$C_m(H_2O)_n$에서와 같이
구성원자 중의 산소와 수소 원자가 물 분자에서와 마찬가지로
$2:1$로 함유되어 있으므로
탄소의 수화물이라는 뜻으로 붙여진 명칭이다.

탄수화물

1. 탄수화물 정의

탄수화물이라는 용어는 실험식$Cm(H_2O)n$에서와 같이 구성원자 중의 산소와 수소 원자가 물 분자에서와 마찬가지로 2 : 1로 함유되어 있으므로 탄소의 수화물이라는 뜻으로 붙여진 명칭이다.

2. 탄수화물의 분류

분자량의 크기와 복합성에 따라 단당류, 올리고당(소당류), 다당류 및 이들의 유도체인 유도당으로 나눈다.

(1) 단당류

단당류는 다당류나 올리고당류가 더 이상 가수분해에 의해 더 이상 분해되지 않는 당으로 일반적으로 $(CH_2O)n(n\rangle3)$으로 표시되며, 분자의 탄소원자 수에 따라 3탄당(triose, $C_3H_6O_3$), 4탄당(tetrose, $C_4H_8O_4$), 5탄당(pentose, $C_5H_{10}O_5$), 6탄당(hexose, $C_6H_{12}O_6$) 등으로 나눌 수 있다. 최소 단위는 3탄당이다.

자연 식품에서 흔히 볼 수 있는 것은 6탄당이고, 5탄당과 6탄당은 동물의 세포 내 대사 과정에서 중요한 역할을 하는데, 6탄당의 포도당은(glucose) 에너지를 얻는 세포 호흡의 가장 중요한 재료이고, 5탄당의 리보오스(ribose)는 핵산의 당성분이다.

또한 4탄당, 3탄당은 체내에서 일어나는 탄수화물 대사의 중요한 중간 대사물이다.

단당류는 알데히드기(aldehyde기) 또는 케톤기(ketone기)를 가진 화합물로서, 당 분자 가운데 알데히드기(aldehyde기)를 가진 단당류를 알도오스(aldose), 케톤기(ketone기)를 가진 것을 케토오스(ketose)라 한다.

단당류의 명명법은 알도오스는 희랍어의 숫자(탄소원자의 수)를 나타내는 접두어(예를 들면 pent는 5, hex는 6)에 '오스(-ose)' 가 결합된 것이며, 펜토오스(pentose), 헥소오스(hexose)라고 한다. 즉, '펜토오스' 는 5개의 탄소 원자를 가지고 있는 단당류를 가리키고, '헥소오스' 는 6개의 탄소 원자를 가지고 있는 단당류를 가리키는 말이다.

케토오스는 어미에 '울로오스(--ulose)' 를 붙여 펜트울로오스(pentulose), 헥스울로스(hexulose) 라고 한다.

※ 식품에 함유되어 있는 단당류

　· 알도스펜토오스 : 크실로오스, 리보오스, 아라비노오스 등.

　· 알도헥소오스 : 포도당(glucose), 갈락토오스(glactose), 만노오스(mannose) 등.

　· 케토헥소오스 : 과당(fructose) 등.

※ 알데히드기와 케톤기

A. 알데히드기(aldehyde기)

당의 표준 화합물인 글리세르알데히드(D (+)-glyceraldehyde)는 1개의 알데히드기(aldehyde기)를 가진 알도오스(aldose)이다.

글리세르알데히드(D(+)-glyceraldehyde)는 글리세린알데히드라고도 한다. 분자식 $C_3H_6O_3$, 비대칭 탄소원자 1개를 가지므로 D형과 L형의 광학 이성질체가 있다. 양형은 광학 활성이 있는 가장 간단한 당이므로 단당류의 입체 배치를 결정하는 기본 화합물이다. 생체계는 D형–이성질체만을 대사하고, L형–이성질체는 이용되지 않아 에너지를 내지 않으므로 대체 감미료로 쓰인다.

알데히드기

D형 글리세르알데히드		L형 글리세르알데히드	
삼탄당	D-글리세르알데히드	삼탄당	L-글리세르알데히드
사탄당	D-에리트로오스	사탄당	D-트레오스
오탄당	D-리보오스, D- 아라비노스	오탄당	D-자일로오스, D-라이조오스
육탄당	D-알로오스, D-알트로스, D-글루코오스, D-만노오스	육탄당	D-글로오스, D-이도오스, D-갈락토오스, D-탈로오스

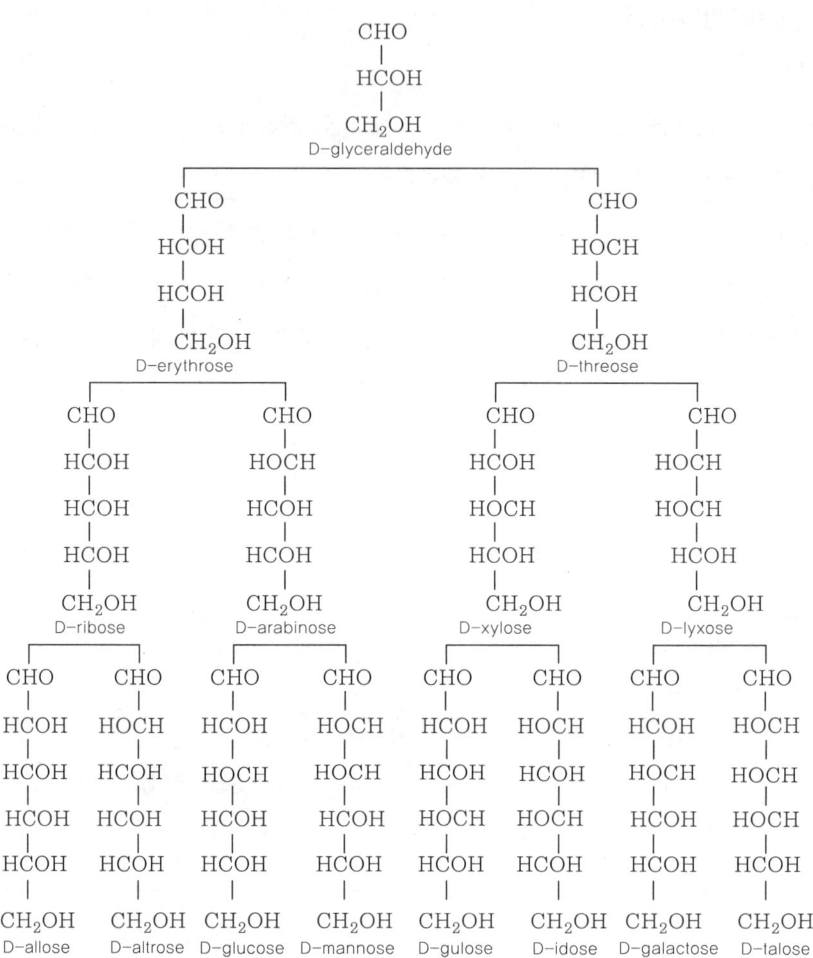

B. 케톤기(ketone기)

케톤기(ketone기)를 함유하는 당은 디히드록시 아세톤(dihydroxyacetone)이다. 디히드록시 아세톤(dihydroxyacetone)은 디옥시아세톤이라고도 한다. 분자식 $C_3H_6O_3$이고 가장 간단한 케토오스이다. 감미가 난다.

<h1 align="center">케톤기</h1>

삼탄당	디하드로시아세톤(Dihydroxyacetone)
사탄당	D-에리드루로우즈(erythrulose)
오탄당	D-리부로우즈(ribulose), D-자이루로우즈(xylulose)
육탄당	D-알칼리셀룰로오스(allulose), D-프럭토오스(fructose), D-소르보스(sorbose), D-lyxohexulose

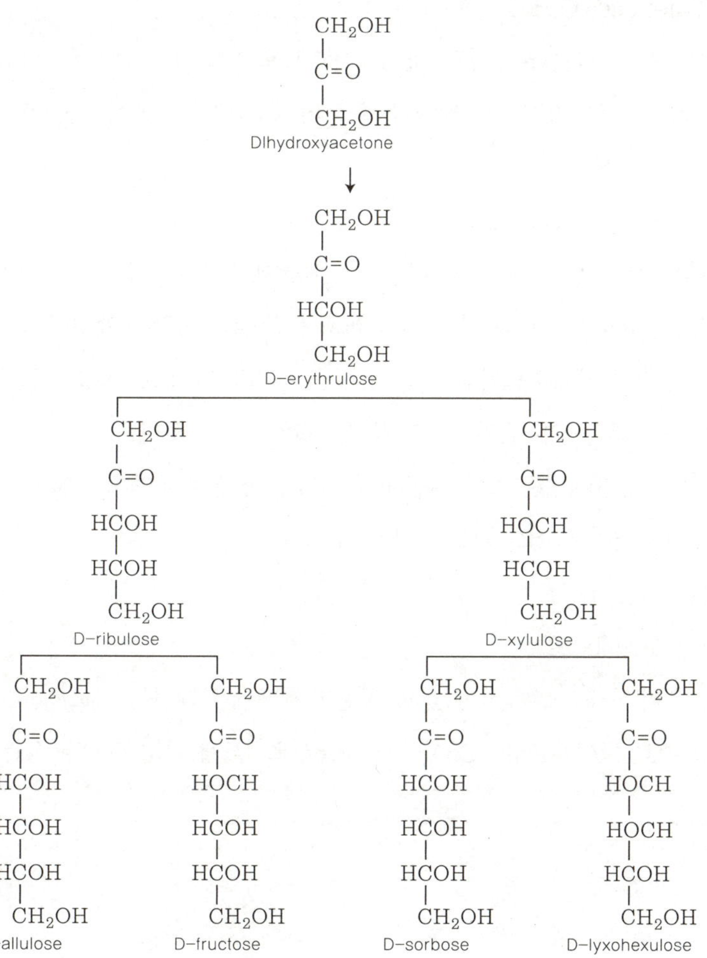

1) 3탄당(triose, $C_3H_6O_3$)

3탄당에 속하는 당은 알데히드기인 D-글리세르 알데히드, L-글리세르 알데히드, 케토오스인 디하드로시아세톤 등이 있다. 6탄당 대사의 중간 생성물로서, 가수분해하면 다시 6탄당으로 된다. 자연계에서는 D형의 glyceraldehyde-3-phosephate로서 존재하고 있다. 또 생체 내에서 glycerol의 전 구체이다.

2) 4탄당(tetrose, $C_4H_8O_4$)

4탄당에 속하는 당은 알데히드기인 D-에리트로오스, D-트레오스, 케토오스인 D-에리드루로오스 등이 있다. 5탄당 인산 회로의 중간 대사물 중에 존재한다.

3) 5탄당(pentose, $C_5H_{10}O_5$)

당대사의 5탄당 인산회로의 중간체로서, 배당체, 핵산, 다당류 특히 펜토산의 구성 성분으로서 중요하다. 자연계에 유리 상태로는 잘 익은 과일 중에 소량 존재한다. 5탄당에 속하는 당은 알데히드기인 D-리보오스, D-아라비노스, D-자일로오스, D-라이조오스, 케토오스인 D-리부로우즈, D-자이루로우즈 등이 있다.

펜토오스는 인간에게는 소화 흡수가 잘 되지 않아 영양적 가치가 없으나 말이나 소, 같은 초식 동물에서는 어느 정도 소화, 흡수된다.

① D-리보오스(ribose)

천연에 유리 상태로 존재하지 않고, 동물의 세포에 존재하는 리보핵산(RNA) · 뉴클레오티드(ATP, NAD, FAD, CoA 등) · 뉴클레오시드를 구성하는 당 성분이다. 또한,

비타민B 복합체의 일종인 리보플라빈의 구성 성분이다. 분자식 C5H10O5, 녹는점 87℃이다. 물에 녹고, 알코올에는 약간 녹는다.

② D-아라비노오스(arabinose)

아라비안 검의 주성분인 다당류 아라반의 구성당이다. 화학식 $C_5H_{10}O_5$, 녹는점은 160℃이다. 천연으로는 침엽수 속에 존재하나, 일반적으로는 다당(헤미셀룰로오스 · 식물고무질 · 펙틴질 등)의 구성 성분으로서 발견되고, 일부의 세균에도 존재한다. 벚나무나 아메리카 대륙에 자생하는 메스키트에서 분비되는 고무질 또는 아라비노오스를 함유하는 식물을 원료로 하고, 산으로 가수분해하여 정제한다. 주로 화학시약으로서 사용된다.

③ D-자일로오스(xylose)

옥수수의 속대, 볏짚, 밀짚, 죽순 등 식물체의 목질부에 존재하는 다당류 크실란의 구성 당 성분이므로 목당이라고도 한다. 크실란을 함유하는 물질을 가수분해하여 얻을 수 있다. 크실란은 세균에 의해 발효하여 크실로오스와 유기산으로 분해되나, 효모에 의해서는 발효되지 않는다. 크실로오스는 저칼로리의 감미료로 이용되고 있다.

4) 6탄당(hexose, $C_6H_{12}O_6$)

6탄당은 동식물계에 널리 분포되어 있으며, 영양상 가장 중요한 단당류이다. 대표적인 6탄당으로는 알도오스인 D-알로오스, D-알트로스, D-글루코오스, D-만노오스, D-글로오스, D-이도오스, D-갈락토오스, D-탈로오스와 케토오스인 D-알칼리

셀룰로오스, D-프럭토오스, D-소르보스, D-lyxohexulose 등이 있다.

    D-글루코오스, D-프럭토오스, D-갈락토오스, D-만노오스 등은 각종 식물의 조직을 구성할 뿐만 아니라 에너지원의 저장체이다. 한편 동물 조직에서 유리된 6탄당도 직접적인 에너지 공급원이며 당대사의 중심체가 된다. 그리고 동식물 조직에 함유되어 있는 6탄당은 각종의 다당류 형태로 존재하고 있다. 이중에서 대표적인 것은 다음과 같다.

① 포도당(D-글루코오스, glucose)

    포도당은 유리 또는 결합한 형으로 동·식물계에 널리 분포되어 있는 유기 화합물이다. 과즙, 벌꿀, 혈액 중에는 유리된 glucose로서 비교적 다량으로 함유되어 있으며, 자당, 맥아당, 젖당과 같은 이당류의 구성 성분으로 존재한다. 따라서 이당류를 가수분해하면 포도당이 생성되고, 또 전분이나 글리코겐과 같은 다당류도 가수분해해서 포도당을 생성한다.

    식물에는 조직의 구조와 저장물로서 동물에는 에너지원으로서 중요한 역할을 하고 있다. 포도당은 사람의 혈액 중에 0.1%로 혈당을 유지하고 두뇌와 적혈구는 열원으로 포도당을 사용하는데 성인의 경우 글리코겐으로 간에 100g, 근육에 200~300g 저장되어 있으며, 혈액에 혈당으로 10g 정도가 있다. 단, 근육 조직에 저장된 글리코겐은 포도당으로 전환되어 쓰일 수 없다. 즉 근육 글리코겐은 혈액원이 될 수 없으며, 자체 내 열량원으로 쓰인다.

    인체가 필요로 하는 포도당 중 포도당 형태로 하루에 약 18g만이 공급되고, 나머지는 전분 분해에 의해서 공급되며, 경우에 따라서 아미노산으로부터 전환되기도 한다. 중앙 신경계는 하루에 약 140g의 포도당을 대사하므로 탄수화물 섭취가 부족하면 뇌의 기능이 손상당할 수 있다. 또한 적혈구는 하루에 약 40g의 포도당을 필요로 하며, 그 외에 인슐린을 공급하는 췌장 세포, 소화기장 점막, 신장의 관, 무산소 상태에서 운동하는 근육에서도 주로 포도당으로부터 에너지를 우선적으로 공급받는다.

② 갈락토오스(D-glactose)

갈락토오스는 유리 상태로 거의 존재하지 않고 수유부의 유선에서 혈액에 의하여 운반된 포도당이 갈락토오스로 된다. 갈락토오스는 포도당과 결합하여 유당을 만드는 젖의 중요한 성분이다. 또 해조류(우뭇가사리의 주성분)와 그 외 식물에 갈락탄을 형성하여 존재한다. 유아의 에너지원이 되며, 뇌·신경 조직에 있는 지질의 일종인 세리브로시드에도 함유되어 있으며, 당 단백질의 구성 성분이기도 하다. 감미는 포도당보다 약하고 물에 녹기 어렵다.

③ 만노오스(D-mannose)

곤약의 주성분인 글루코만난의 구성 성분으로 유리 상태로는 거의 존재하지 않는다. 동물에서는 오브알부민, 락토알부민 등 당 단백질의 구성 성분이다.

④ 과당(D-fructose)

벌꿀이나 과일 중에 유리 상태로 함유되어 있고, 설탕이나 이눌린 등의 구성 성분이다. 특히 과일류에 많이 함유되어 있기 때문에 과당이라고 한다. 과당을 세포로 이동시키는 데는 인슐린이 작용하지 않으므로 과당이 많은 식품은 당뇨병 환자에서 고혈당을 일으키지 않는다. 그래서 당뇨병 환자에게 많은 양의 과당으로 탄수화물을 공급하자는 의견들이 제기되고 있으나, 고 과당 식사는 혈액 내 지방 수준을 높일 수 있고, 그 이외의 부작용이 확실하지 않은 실정이다.

(2) 올리고당(소당류)

일반적으로 올리고당이라고 하면, 2개~10개의 단당류가 글리코시드 결합*glucoside linkage으로 연결된 것을 말한다. 자연계에는 이당류, 삼당류, 사당류 등의 올리고당이 널리 존재한다.

1) 이당류 올리고당

식품에 들어 있는 이 당류는 모두 6탄당 2분자가 1분자의 물을 잃고 축합한 것이어서 일반식은 $C_{12}H_{22}O_{11}$이다. 따라서 산이나 효소의 작용으로 가수분해되면, 단당류 2분자가 생기는데 대표적인 것으로는 수크로오스, 락토오스, 말토오스 등이 있다.

이당류는 소량씩이나마 자연 식품에 널리 분포되어 있으므로 섭취하면 소화 흡수되어 에너지의 급원으로 이용된다. 그러나 이당류 자체는 동물의 세포 내에서 생리 작용에 관여하지 않는다. 예를 들면 설탕을 동물에게 정맥 주사하면 대사 되지 못하고 그대로 체외로 배설된다.

① 수크로오스(설탕, sucrose)

자당, 설탕, 비환원당이라고도 한다. D-글루코오스와 D-프럭토오스가 결합된 이

---

* 글리코시드 결합glucoside linkage이란? : 두 분자 사이가 산소로 연결되어 있는데, 이것을 글리코시드 결합이라고 한다. 알파와 베타 두 종류가 있다.

당류로 자연계에 가장 풍부하게 분포되어 있다. 특히 사탕수수(10~16%), 사탕무(13~17%)는 그 함량이 높아 농축하여 결정화시켜 공업적으로 생산하고 있다. 수크로오스의 가수분해 산물인 글루코오스와 프럭토오스의 혼합물을 전화당이라고 한다.

온도 변화에 따른 감미의 변화가 없어서 감미가 안정되므로 감미도의 표준 물질로 사용된다. 수크로오스를 먹으면 소화관 내에서 수크라제에 의하여 포도당과 과당으로 분해되어 흡수된다.

※ 환원당과 비환원당

펠링용액(황산구리의 알칼리용액)을 환원하여 이산화구리를 만드는 당을 말한다. 포도당·과당·말토오스(맥아당) 등이 포함되며, 설탕을 제외한 단당류, 이당류는 모두 환원당이다. 아미노산 등과 화학 반응을 일으켜 갈색 물질을 쉽게 만들어 식품이 갈색으로 변하는 원인이 되기도 한다. 즉 알데히드기나 케톤기를 가지고 있는 당류로서 펠링용액을 환원시킨다고 해서 환원당이라고 하고 그렇지 않은 당을 비환원당이라고 한다.

② 락토오스(유당, lactose)

글루코오스와 갈락토오스가 결합된 이당류로 포유동물의 젖에서만 발견된다. 모유에는 1%, 우유나 산양유 등에는 4.4~5.2% 정도 들어 있다.

유당은 장액의 효소 락타아제나 산에 의하여 포도당과 갈락토오스로 가수분해된다. 유당은 물에 잘 녹지 않으며, 단맛이 적어 설탕에 비해 16 정도이며 위 속에서 발효가 잘 안 되어 많이 먹어도 위의 점막을 자극시키는 일이 적다. 유당의 갈락토오스는 유아 발육 시 필요한 뇌와 신경 속의 갈락토시드의 형성을 쉽게 한다. 유당은 대장

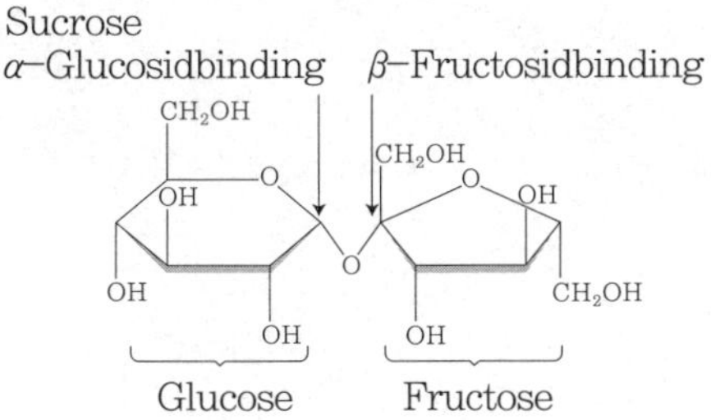

내에서 내산성 세균을 잘 자라게 하고 칼슘의 흡수와 이용을 돕는다.

③ 말토오스(맥아당, maltose)

글루코오스와 글루코오스의 두 분자로 이루어진 이당류로 전분의 가수분해에 의해 얻어진다.

말토오스는 천연 식품 중에는 적고 맥아와 같은 발아 종자에 많이 있는데 이는 전분에 맥아를 넣어서 그 중에 디아스타제를 작용시켜서 말토오스를 생성한다.

밥을 오래 씹으면 타액 중의 효소 아밀라아제의 작용으로 전분이 분해되어 말토오스가 생성된다. 말토오스는 단맛이 약 33이 되므로 소화기가 약한 환자에게는 소화관의 자극이 적으므로 수크로오스보다 좋다.

2) 삼당류 올리고당

삼당류 올리고당은 라피노오스(글루코오스+프럭토오스+갈락토오스)로 구성된다. 목화씨 등에 존재한다.

3) 사당류

사당류 올리고당에는 스타키오스(라피노오스+갈락토오스)로 구성된다. 스타키오스는 사탕수수, 사탕무, 두류 등에 존재한다.

인체 내에서는 3당류나 4당류 올리고당은 소장에서 잘 소화시키지 못하기 때문에 잘 이용되지 않으며, 대장에 있는 세균에 의해 분해되어 가스와 부산물이 생성된다.

(3) 다당류

다수의 단당류가 글리코시드 결합으로 연결된 분자량이 큰 탄수화물이다. 다당류의 체계적인 명칭은 구성하는 단당류 이름의 어미 '오스(ose)' 대신 '안(an)'을 붙여 부른다.

다당류 중 단순다당류를 호모글리칸, 혼합 다당류를 헤테로글리칸이라고 한다. 단순 다당류에는 전분, 섬유소, 글리코겐, 이눌린, 키틴 등이 있고, 혼합 다당류에는 헤미셀룰로오즈, 펙틴, 곤약, 만난, 알긴산, 히아루론산, 콘트로이틴 황산 등이 있다.

- 아밀로오스, 아밀로펙틴, 셀룰로오스는 모두 D-글루칸이다.
- 글루코오스와 만노오스로 구성된 혼합 다당류의 명칭은 글루코만난이다.
- 페토오스 또는 헥소오스로 구성된 다당류는 각각 펜토산 또는 헥소산이라고 한다.

다당류는 자연계에 널리 분포되어 있는 에너지 저장 형태이고 단당류가 많이 탈수축합하여 된 거대 분자의 화합물이다. 다당류는 일반적으로 물에 잘 녹지 않으며 콜로이드 상태로서 감미, 환원성, 발효성이 없다. 식품 안에 들어 있는 다당류는 대부분이 5탄당의 다당류인 펜톤산과 6탄당의 다당류인 헥소산이다.

1) 펜토산

5탄 당의 다당류인 펜토산에는 자일로오스가 축합한 자일란과 아라비노오스가 축합 한 아라반이 있다. 어느 것이나 다른 물질과 결합해서 식물의 뿌리, 줄기, 잎, 씨앗의 껍질, 과피 등의 세포막에 들어 있다. 자일란은 섬유소, 녹말에 이어서 자연계에 많은 것으로 특히, 볏집, 겨, 나무껍질 등에 많으며, 아라반은 검이나 그밖에 보통 식물 점액 중에 들어 있고 동물체에는 들어 있지 않다.

이들은 소화 효소에 작용 받지 않고 소화기 안에서는 장내 세균에 의해서 분해되나 소화 이용률은 아주 낮다.

2) 헥소산

자연계에 가장 많이 있는 화합물로 보통 물에는 녹지 않거나 교질 용액을 만들 정도이다. 단맛은 하나도 없으며 종류가 매우 많다.

① 전분

식물계에 널리 분포되어 있는 저장성 다당류로서 특히 곡류, 식물의 뿌리, 덩이줄기, 열매, 씨 등에 다량 함유되어 있고 동물의 중요한 에너지원으로 포도당이 다수 축합으로 이루어진 중합체이다. 아밀로오스와 아밀로펙틴으로 구성되어 있다. 식물의 종류에 따라 다르나 보통 전분 중에는 아밀로오스 함량이 15~30% 정도이고 아밀로펙틴은 70~85%의 비율로 존재한다.

전분입자는 전분의 종류에 따라 모양과 크기도 다르고 전분의 호화온도와 시간에 따라 호화양상이 달라진다.

a. 아밀로오스(amylose)

아밀로오스는 직쇄 모양이며 약간의 가용성 전분으로 포도당이 α-1, 4글루코시드 결합 시 물 한 분자를 잃게 되며 분자량은 200 이상이다.

b. 아밀로펙틴(amylopectin)

아밀로펙틴은 아밀로오스보다 더 복잡하며, $\alpha-1$, 4글루코시드 결합의 직선사슬에 군데군데 $\alpha-1$, 6글루코시드 결합의 가지를 만드는데 $\alpha-1$, 6결합은 포도당 24-30분자마다 분쇄상 결합을 한다. 아밀로펙틴은 물에 잘 녹지 않으며 점조성이 있고 분자량이 커서 100만 이상 되는 것이 많다.

전분에 함유된 아밀로오스와 아밀로펙틴의 비율은 그 급원 식물의 종류에 따라 다르며 전분에 보통 15~30% 정도의 아밀로오스가 함유되어 있으나, 메밀이나 찹쌀, 찰옥수수 등의 찰 전분은 아밀로펙틴이 거의 100%로 되어 있다. 생전분은 분자가 결착하여 물분자가 들어갈 수 없을 정도로 치밀하게 미셀*을 형성하고 있으며 전분은 냉수에 의해 변화를 받지 않으나 물을 흡수하여 팽윤하고 열을 가하여 60도 전후가 되면 콜로이드 상태가 되어 호화된다.

② 호정(덱스트린, detrin)

전분보다 짧은 포도당 고리 구조를 갖는 다당류로 전분이 맥아당으로 가수분해될 때의 중간 생성물을 말한다. 가수분해 정도에 따라 여러 종류의 맥아당이 생성되는데 저분자일수록 물에 녹기 쉽고 소화되기 쉽다.

③ 글리코겐(glycogen)

동물의 조직에 저장되는 탄수화물인 글리코겐은 동물성 전분이라고도 하며, 근육과 간에 매우 낮은 농도로 존재한다. 글리코겐은 아미로펙틴과 비슷하나 분자량이 더

---

* 미셀 구조란? : 전분 입자는 아밀로오스와 아밀로펙틴 분자 상호 간에 결합력에 의하여 아주 규칙적이고 정확하게 밀집된 구조로 되어 있는데 이런 것을 미셀 구조라 한다.

크고 분지도가 더 발달한 단순 다당류로서 전분과 달리 냉수에 녹으며 요오드에 의해 적색을 나타낸다. 포도당이 흡수되어 혈액에 들어가면 간과 근육에 글리코겐으로 합성하여 저장하고 혈당량이 저하되면 글리코겐이 포도당으로 분해되어 이용된다. 글리코겐을 동물의 저장 탄수화물임에도 불구하고 도살된 동물의 근육에서는 곧 분해되기 때문에 육류에서는 거의 발견되지 않는다. 체내에 존재하는 글리코겐은 350g 정도인데 그 중 간에 1/3, 근육에 2/3가 저장되어 있다.

④ 식이섬유(dietary fiber)

식이 섬유는 식물체의 세포벽을 구성하고 있는 것으로 물에 녹지 않으며 인체 내의 소화 효소에 의하여 소화되지 않는 고분자 화합물로 수용성과 불용성 섬유소가 있으며 수용성 식이섬유에는 펙틴질(프로토펙틴, 펙틴산, 펙티닌산, 펙틴), 식물검, 글루코만난, 알긴산, 한천, CMC 등이 있으며 불용성 식이섬유에는 섬유소(셀루로스), 헤미셀룰로스, 리그닌, 이눌린, 키틴, 키토산 등의 다당류로 구성된다. 사람은 소화하지 못하므로 에너지원으로 사용하지 못하나, 물을 흡수하는 성질이 좋아 장의 운동을 촉진시켜 배설을 돕는 작용을 한다. 또한 섬유질은 장을 자극함으로서 변통을 돕고 비타민B군의 장내 합성을 촉진시키며 혈청 콜레스테롤 농도를 저하시키는 작용이 있다. 적당한 섬유질 섭취는 고지혈증을 예방하고 발암 물질을 생성하는 미생물군과의 접촉을 감소시켜 직장암과 대장암의 발생을 예방한다. 정상적 변통을 유지하기 위하여 성인의 체중 kg당 100mg 정도가 필요하다.〈식이섬유 부분 참조〉

(4) 당 유도체들

단당류에는 반응하기 쉬운 카르복실기 및 수산기가 산환, 환원 또는 치환되어 여러 가지 성질이 다른 유도체가 만들어지는데, 단당류 유도체의 종류에는 배당체, 당 알코올류, 아미노당, 티오당, 우론산 등이 있다.

1) 배당체(glycoside)

배당체란 주로 식물계에 널리 분포하며, 강한 약리 작용이나 독성을 갖거나 색, 쓴맛 등 기호성에 관여하는 성분들이 많다. 배당체는 당류의 환원성을 나타내는 글루코시드성 수산기에 당류가 아닌 다른 화합물의 수산기가 결합될 때 물분자를 잃고 글루코시드 결합으로 형성된 화합물이다.

당과 당이 축합한 것을 홀로시드(holoside)라 하는데 소당류와 다당류가 포함되며, 당과 당 이외의 성분(아글리콘)으로 된 것은 헤테로시드(heteroside)라고 한다. 좁은 뜻의 글리코시드는 이 헤테로시드만을 가리킨다. 식물계에 널리 존재하며 모든 식물은 글리코시드를 함유한다. 산 또는 효소 글리코시다아제에 의하여 가수분해되어 당과 아글리콘이 된다. 당 성분으로서는 글루코오스 · 갈락토오스 · 만노오스 · 프룩토오스 등을 흔히 볼 수 있으며 우론산 · 이당류 · 삼당류 등도 있다. 아글리콘은 더욱 다양하여 유기화학 전 분야에 걸쳐 있다. 글리코시드는 아글리콘의 명칭 다음에 당의 의미인 오시드 −oside를 붙여서 나타낸다. 예를 들면, 메틸글루코시드 · 페닐갈락토시드 등이라 한다.

아글리콘의 종류에 따라 분류하면 알코올 · 페닐 · 쿠마린 · 플라본 · 안드라센 글리코시드 등이 있다. 플라본 글리코시드에는 식물 색소 안토시안이나 헤스페리딘, 안드라센 글리코시드에는 식물 색소 알리자린이 있다.

2) 당 알코올(sugar alcohol)

당 알코올이란 단당류의 카르복실기가 히드록시기(H_2) 등으로 환원되어 알코올로 바뀐 화합물을 말하며, 당 성분 명칭의 −ose를 −itol로 바꾸어 명명한다.

당 알코올은 단맛이 있고 흡수율이 낮고 식후 혈당치를 상승시키지 않기 때문에 인슐린 분비를 자극하지 않아 최근에는 인공적으로 합성되어 당뇨병 환자식 또는 다이어트 식품 등의 감미료로 이용된다.

그리고 충치를 일으키는 뮤탄스균(streptococcus mutans)은 당 알코올을 에너지원으로 이용하지 못하므로 충치균의 증강을 방지하는 효과가 있다. 또한, 당 알코올은 대장 내 세균의 발효에 의해 젖산, 부틸산, 프로피온산 등이 생성되고, 소화관 내를 산성으로 만들어 비피더스균 등의 유용균은 늘어나고 부패균은 줄어들게 하는 등 장내 환경을 개선하는 효과가 있다. 당 알코올의 종류로는 솔비톨, 말티톨, 자일리톨, 만니톨, 피틴, 미노이노시톨 등을 들 수 있다.

① 솔비톨(sorbitol)

포도당의 환원에 의해 생성되며, 감미가 설탕의 50% 정도이며, 일반 당류에 비해 저칼로리이므로 당뇨 환자의 감미료로 이용된다. 또한 식이성 감미료 및 수분을 흡수하는 성질이 있어 수분 조절제로 식품에 사용된다. 과일(사과, 배, 자두, 복숭아), 곶감, 홍조류에 존재하며, 비타민C의 합성 원료로 쓰인다.

② 말티톨(maltitol)

맥아당이 환원된 것으로 충치 예방 효과가 있으며, 저 에너지 감미료로 사용된다.

③ D-자일리톨(xylitol)

헤미셀룰로오스로부터 얻은 D-자일로오스를 환원시켜 만드는데 그 결정은 용해열을 흡수하는 특성을 가져 입안에서 용해될 때 청량감을 준다. D-자일리톨은 수크로오스의 80~100%의 감미를 가지고 있기 때문에 무설탕 추잉껌을 제조하는데 사용된다. 또한 D-자일리톨은 수크로오스로 플라그를 생산하는 세균에 의하여 이용되지 않기 때문에 충치를 감소시킬 수 있다.

④ 만니톨(mannitol)

D-글루코오스와 D-프럭토오스가 환원된 생성된 것으로 식물에 광범위하게 분포되어 있다. 단맛은 설탕의 70% 정도이며, 당뇨병 환자의 감미료로도 이용된다. 건조 다시마 및 해조류, 양파, 셀러리, 파인애플, 곶감의 흰 가루, 고구마 등에 존재한다.

⑤ 피틴

콩류나 곡류의 종피에 많이 함유되어 있다.

⑥ 이노시톨

이노시톨은 포도당이 환원된 것으로 비타민B군의 일종이며, 6개의 수산기(-OH)를 가지는 환상 구조이다. 이노시톨은 동물체의 뇌, 근육, 간, 내장이나 난황 등에 주로 존재하며, 곡류의 종피, 포도, 감귤류, 콩류 등에 미량 함유되어 있다.

3) 당산

알도헥소스의 6번 탄소에 결합된 히드록시기가 산화되어 카르복시기로 된 것이다.
당산의 명칭은 당 이름의 어미 '오스(ose)' 대신 '우론산(uronic acid)'을 붙여 부른다.

※ 당산에는 다음과 같은 것이 있다.
· 펙틴을 구성하는 갈락투론산
· 알긴을 구성하는 만누론산, 글루론산
· 글루코오스에서 글루쿠론산이 얻어 진다. 이 글루쿠론산은 간장에서 글루쿠로네이드(glucuronide)를 만들어 소변을 통하여 배설하는 등 해독 작용을 한다.
· 갈락토오스에서 갈락타르산이 얻어 진다.

4) 아미노 당(amino sugar)

아미노당은 6탄당(D-글루코오스와 D-갈락토오스)의 2번째 탄소원자(C2)에 결합된 히드록시기(-OH)가 아미노기($-NH_2$)로 치환된 것은 말하며, 곤충, 새우, 게 등의 갑각류 외골격 키틴의 주성분인 D-글루코사민과 콘드로이친황산(연골) 당 단백질, 당 지질(뇌, 신경) 등에 함유되어 있는 D-갈락토사민을 들 수 있다.

탄수화물의 분류

구분	종류		
	분류	알데히드기	케톤기
단당류	삼탄당 (triose)	D-글리세르 알데히드 L-글리세르 알데히드	디하드로시아세톤
	사탄당 (tetrose)	D-에리트로오스 D-트레오스	D-에리드루로우즈
	오탄당 (pentose)	D-리보오스 D-아라비노스 D-자일로오스 D-라이조오스	D-리부로우즈 D-자이루로우즈
	육탄당 (hexose)	D-알로오스 D-알트로스 D-글루코오스 D-만노오스 D-글로오스 D-이도오스 D-갈락토오스 D-탈로오스	D-알칼리셀룰로오스 D-프럭토오스 D-소르보스 D-lyxohexulose
올리고 당류	이당류 (disaccharides)	맥아당(말토오스) 유당(락토오스) 설탕(슈크로오스)	
	삼당류 (trisaccharides)	라피노오스	
	사당류 (tetrasaccharides)	스타키오스	
다당류	단순 다당류	전분, 섬유소, 글리코겐, 이눌린, 키틴 등	
	복합 다당류	헤미셀룰로오스, 펙틴, 곤약, 글루코만난, 알긴산 등 히아루론산, 콘트로이틴 황산 등	
단당류 유도체	배당체	아미그날린, 안토시아닌, 헤스페리딘, 나린진, 루틴, 시니그린, 솔라닌, 스테비오사이드, 사포닌	
	당 알코올	솔비톨, 말티톨, 자일리톨, 만니톨, 피틴, 이노시톨	
	당산	갈락투론산, 글루쿠론산, 갈락타르산	
	아미노당	D-글루코사민, D-갈락토사민	

3. 탄수화물의 소화와 흡수

탄수화물은 신체에서 사용되기 전에 단당류로 분해되어야 한다.

(1) 소화

탄수화물을 소화하는 장소는 구강, 위 그리고 소장이다. 그러나 주로 소장에서 소화된다. 탄수화물을 소화하는 입에서의 저작 작용으로부터 시작되어 장을 통과하면서 여러 효소의 작용을 받게 된다. 구강 내에서는 음식물을 씹어 잘게 부수고 음식물과 타액 아밀로오즈 분해 효소(프티알린)가 섞이면서 전분의 가수분해가 시작된다. 그러나 정체 시간이 짧기 때문에 그 분해는 얼마 되지 않는다. 이 소화에서는 포도당, 맥아당, 덱스트린이 생긴다. 즉 구강에서는 음식물을 적셔서 저작 운동을 하고 음식물의 크기를 작게 하여 위로 보내게 한다.

위안에서는 계속해서 타액 아밀로오즈 분해 효소에 의해서 전분은 가수분해가 계속된다. 하지만 위액은 강산성(ph2)이기 때문에 타액 아밀로오즈 분해 효소는 활성을 잃고 전분의 가수분해는 정지한다.

소장에서는 췌장에서 분비되는 췌액 α-아밀라제가 분비되어 다시 전분과 덱스트린의 소화가 시작된다. 췌장의 아밀라제는 전분 사슬의 말단을 분해하지 못하므로 올리고당 형태의 분해 산물을 만든다. 즉, 덱스트린으로부터 포도당, 맥아당, 이소토오즈, 말트리오즈가 생성된다. 나머지는 소장 점막 상피 세포의 막 표면의 쇄자연에 있는 소화 효소에 의해서 소화된다. 소장 점막에서는 α-제한 텍스트리나제 · 글루코아밀라제 · 말타제 · 락타제 · 수크라제 등을 작용하여 덱스트린 · 말토트리오스 · 이당류 등을 포도당 · 과당 · 갈락토오스 등의 단당류로 분해한다.

당 분해 효소의 농도는 공장 중간과 회장 윗부분에서 가장 높고 십이지장과 회장 아랫부분에서는 낮다. 효소의 활성은 섭취된 당의 종류와 양에 따라서 달라지는데 설탕의 섭취가 증가하면 수크라제의 활성이 평소의 2~5배 정도 증가한다. 식이섬유는 사람의 소장 내에는 소화 효소가 없기 때문에 소화할 수 없다. 그러나 대장 내의 장내 세균에 의해 분해되며 이 분해 산물인 부티르산이나 이소부티르산은 장관 상피 세포의 중요한 영양원이 된다.

(2) 흡수

6탄당이나 5탄당은 소화기장에서 단순 확산에 의한 흡수와 촉진 확산에 의한 흡수, 그리고 능동적 흡수기전에 따라 흡수된다. 이 흡수 기전은 장내 막에 있는 당의 농도와 종류, 장내 막 세포 내외의 농도 차이에 따라 달라진다.

포도당은 능동적 기전에 의해 그 흡수가 이루어진다. 포도당의 흡수는 소화기장 내에 있는 나트륨 이온의 영향을 받는데 나트륨 이온이 많으면 포도당의 흡수가 촉진되며 반면에 나트륨 이온이 적으면 포도당의 이동이 억제 당한다. 이것은 포도당이 나트륨과 결합할 수 있는 부위를 함께 가지고 있는 단백질 운반체를 사용하기 때문이다. 소회기장에서의 포도당의 흡수 속도는 시간당 120g 정도이며 갈락토오스도 포도당과 같은 기전에 의해 운반된다.

과당은 촉진 확산에 의해 흡수된다. 흡수 초기에 장관 내 당 농도가 장 점막 세포 내의 농도보다 높을 때에는 단순 확산에 의해 흡수되지만, 흡수가 어느 정도 일어난 후 장관 내보다 장점막 세포 내 농도가 낮아지면 능동적 이동으로 흡수기전이 바뀐다.

소화 과정이 필요 없는 당 알코올은 소화기장 점막에서 단순 확산에 의해서 흡수되므로 천천히 소량이 흡수된다. 대부분이 흡수되지 못한 채 대장으로 이동되므로 많은 양을 섭취하면 유당불내증과 같은 증상이 나타나기도 한다. 5탄당도 단순 확산에 의해 흡수된다.

균형 식으로 섭취 시 장 점막 세포로 흡수된 당의 90%는 포도당이며, 10% 정도가 과당이나 갈락토오스이다. 과거에는 이당류나 삼당류의 형태로도 흡수된다는 보고가 있었으나 현재는 단당류만 흡수된다는 견해이다.

(3) 탄수화물의 대사 조절

소장에서 단당류까지 분해되어 흡수된 당은 문맥을 거쳐 간세포 안으로 들어간다. 간세포에 들어간 과당과 갈락토오스는 포도당으로 전환된다. 간세포의 포도당은 저장 다당류인 글리코겐, 지방산, 비필수아미노산의 합성에 이용되거나 대사 되어 에너지원이 되기도 하는데 일부는 그대로 혈액 안으로 들어간다. 간세포의 글리코겐은 필요에 따라서 다시 포도당으로 분해되어 혈액 안으로 들어가 혈당의 공급원이 된다. 또 혈액 안의 포도당은 각 조직으로 가서 이용된다. 근육 조직에서는 포도당은 에너지원이나 글리코겐의 합성에 이용되고 지방 조직에서는 포도당은 지방으로 전환되어 에너지원으로서 저장된다.

1) 혈당의 항상성

신체는 혈당을 항상 80~110mg/100ml 혈액의 농도로 유지한다. 만일 여러 시간 동안 식사를 하지 않으면 혈당은 정상 이하로 떨어지게 되고, 이때 간은 글리코겐을 포도당으로 분해하여 혈액으로 내보내어 혈당을 정상 수준으로 회복시킨다. 이것은 몇 시간 동안 식사를 하지 못하였을 때 배가 고프며 피곤함을 느끼지만 얼마 지나면 음식을 섭취하지 않았는 데도 배고픔이 사라지는 것을 설명해준다.

탄수화물 섭취가 정상 수준 이하로 떨어지고 체내 글리코겐도 분해 된 후에 신체는 에너지 요구를 맞추기 위해 지방과 단백질로부터 열량을 사용한다. 신체는 여러 가지 효소의 작용으로 글리세롤과 젖산, 일부의 아미노산으로부터 당질 신생 합성에 의하여 포도당을 합성할 수 있다. 단백질은 탄수화물이 충분할 때에는 포도당합성에 사용되지 않으므로 이를 탄수화물의 '단백질 절약 작용' 이라고 한다.

혈당의 항상성 유지에서 인슐린은 혈당이 높아지면 췌장으로부터 분비되어 포도당이 세포로 흡수되는 것을 도와주고, 혈당이 적정 수준 아래로 내려가면 췌장은 글루카곤을 분비함으로써 간 글리코겐을 포도당으로 분해하여 혈당을 높인다. 그러나 글루카곤은 근육 내 글리코겐은 분해하지 않는다. 그 외에 부신 피질에서 분비되는 에피네프린도 글리코겐의 분해를 자극한다. 그러나 글루카곤과는 달리 간과 근육 모두에서 작용하고, 혈당량이나 다른 호르몬의 분비와 스트레스를 받는 경우에도 분비되어 글리코겐을 분해하므로, 스트레스를 지속적으로 받을 경우에는 혈당치가 증가하는 현상이 나타난다. 성장 호르몬도 혈당을 높이는 작용을 한다.

2) 간에서의 포도당 대사

일반적으로 소화기장에서 흡수된 포도당은 일단 간으로 이동된 후에 포도당을 필요로 하는 말초 조직 세포로 이동되어 열원으로 사용되고, 다음으로는 혈당의 항상성 유지에 사용되며, 마지막으로 남은 포도당은 간에서 글리코겐과 지방으로 전환된다. 그러나 최근에는 이러한 주장에 반대하는 견해가 대두되고 있다. 일부 연구자들은 정상 상태에서 소화기장에서 흡수된 포도당의 2/3이상이 간으로 이동되기 전에 말초조직에서 이용되고, 여기에서 만들어진 3탄당이 간세포로 운반되어 글리코겐이나 지방으로 전환된다고 보고하고 있다.

장에서 흡수된 과당은 그 자체로 조직에서 이용되는 것이 아니라, 간에서 포도당으로 전환된 후에 다른 조직으로 이동하거나, 지방으로 전환되어 중성 지방 합성에 사용되거나, 젖산으로 대사 된다. 흡수된 과당은 간에서 포도당으로 전환되지만 직접 흡수된 포도당과는 다른 경로로 대사 되어 간에서 젖산과 지방 및 요산의 합성을 증가시킨다. 과당은 3탄당으로 전환되는 과정이 속도 제한 반응에 의하지 않으므로 과당이 3탄당인 글리세르알데히드-포스파트glyceraldehyde-phosphate로 무제한적으로 전환될 수 있고, 전환된 3탄당은 글리세롤 · 젖산 · 요산으로 전환되며, 글리세롤은 지방산과 결합하여 지방 합성을 증가시킨다.

갈락토오스는 소량이 신장과 적혈구에서 디포스포글루코스diphosphoglucose와 디포스포갈락토오스diphosphogalactose를 거쳐 포도당으로 전환된다. 모유와 강글리오시드ganglioside에 결합되어 있는 갈락토오스는 포도당에서 전환된 것이며 식이로부터 직접 섭취된 것이 아니다. 간에서 이루어지는 탄수화물 대사는 단기적으로는 호르몬에 의해서 조절되며, 장기적으로는 관련 효소의 합성에 의해서 조절된다.

3) 근육 세포에서의 포도당 대사

근육에 저장된 글리코겐은 공복 시에 쓰이고 탄수화물이 많은 식사를 하면 다시 최대로 저장된다. 근육 세포에 저장된 글리코겐은 정상적인 경우에 식사와 식사 사이의 공복 시에는 별로 사용되지 않고 주로 격렬한 운동이나 장기간의 단식에 의해서 고갈된다. 흡수된 포도당은 일단 간 글리코겐으로 합성되고 근육으로 이동되어 글리코겐으로 합성된다. 앞에서 설명하였듯이 근육 내 글리코겐은 인슐린에 의해 합성이 증가하고 에피네프린에 의해 분해가 촉진된다.

4) 지방 세포에서의 포도당 대사

포도당은 간에서 지방으로 전환된 후 지방 조직으로 운반되어 저장된다. 지방 세포의 지방 저장량은 제한이 없으므로 탄수화물을 과량으로 섭취하면 저장되는 지방이 증가한다. 그러나 탄수화물만 많이 섭취한 경우에는 지방 조직 내 지방량 증가가 많지 않은데, 이는 탄수화물 섭취만으로는 고열량 식이가 되기 어렵고, 흡수된 당은 먼저 주로 말초조직의 열량원으로 사용된다. 그 다음으로 간과 근육에 글리코겐을 합성하며, 남은 것이 지방으로 전환되어 지방 조직 내에 저장되기 때문이다.

5) 뇌 세포의 열량 공급원

뇌 세포는 정상 상태에서는 포도당만을 이용한다. 그러나 오랜 기간 굶거나 당뇨병 · 신부전증 · 간경화증 · 암과 같은 대사성 질병에 걸린 경우에는 이용 가능한 포도당이 감소하므로 케톤체가 열량원으로 대체 사용된다. 뇌에서의 케톤체 이용은 혈액 내 케톤체의 양에 의존한다. 뇌 세포의 케톤체 이용률이 증가하면 근육 단백질의 분해로부터 생성된 포도당의 이용률은 감소된다.

6) 탄수화물과 무기질 대사

탄수화물은 나트륨의 체내 보유량을 증가시키며, 유당은 소화기장에서 칼슘의 흡수를 촉진시킨다. 또한 과당은 칼슘·구리·아연·철분·마그네슘 등의 체내 균형에 도움을 준다. 크롬은 체내 포도당 대사에도 관련이 있다. 식이 크롬의 섭취가 부족하면 인슐린 부족과 유사한 현상이 나타나 포도당 내성 장애를 일으킨다는 보고가 있다.

7) 여성 호르몬과 포도당 이용

체내 포도당 대사는 성 호르몬의 영향을 받는다. 정맥으로 포도당을 주사하면 남성이 여성에 비해서 혈액 내 중성 지방량이 신속하게 증가한다. 또한 공복 시 고과당 식이를 섭취한 후에도 혈중 지방량이 남성에서는 증가하는데, 여성에서는 증가가 나타나지 않는다. 여성의 생리 주기에 따라서 포도당 내성 측정을 하면 혈당의 최고치가

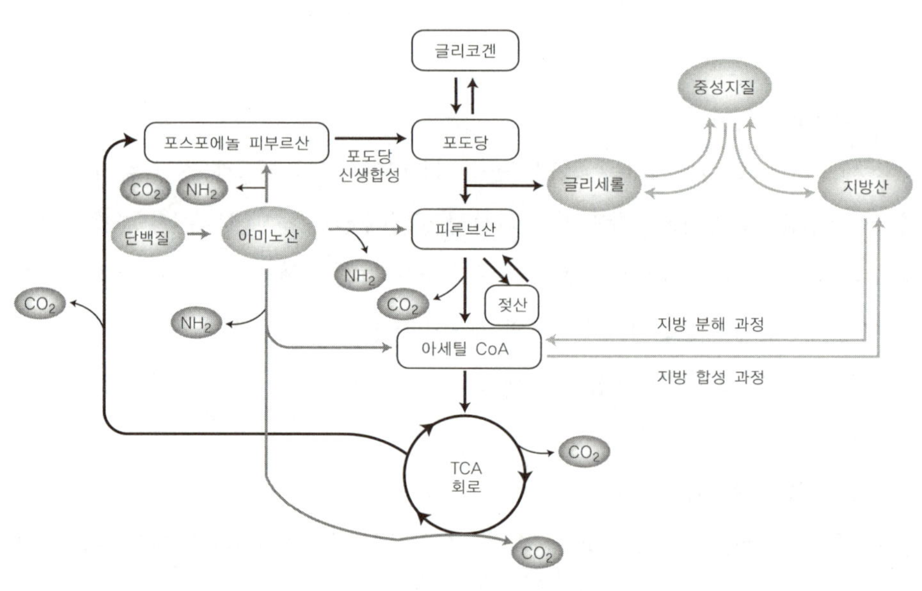

배란기에 평상시보다 높은 것으로 나타난다. 이러한 현상은 에스트로겐이 혈액 내 포도당을 일정하게 유지시키는 조절 기능을 손상시키기 때문인 것으로 보인다. 그러나 정맥으로 포도당을 주사하면 이러한 혈당 변화가 나타나지 않는데, 이는 에스트로겐의 혈당 조절 기능의 방해는 소화기장 운동의 변화와 관계있는 것으로 설명된다.

4. 탄수화물의 기능 및 결핍증

열병 상태나 갑상선의 지나친 활동과 같이 체내 에너지의 필요량이 증가되는 상태에서나 보통 이상의 많은 양을 충당하여야 할 경우에는 당질의 결핍 상태가 일어날 수 있다. 또한 당뇨병의 경우 체세포의 포도당 이용불능으로 인해 세포에서 당질의 부족을 일으키기도 한다.

(1) 에너지 급원

당질의 주요한 기능은 신체에 대한 에너지 공급과 체온 조절이라고 할 수 있다. 특히 당질은 주식으로서 매일 섭취하는 영양소 중에서도 그 양이 가장 많으며(약 60%) 신체 내에서 1g당 4kcal의 에너지를 낼 수 있는 열량소이며, 일부 당질은 신체의 즉각적인 에너지 요구에 따라 포도당으로 쓰이고 나머지는 간과 근육에 글리코겐으로 저장되며 남는 것은 지질로 전환되어 지방 조직에 저장된다. 당질은 기타 영양소에 비해 소화 흡수율이 약 98.2~99%로 높아 섭취된 당질의 거의 전부가 체내에서 이용되므로 소화 흡수율이 매우 높고 또한 섭취되어 소비될 때까지의 기간이 매우 짧으므로 단시간 내에 피로를 회복시켜 줄 수 있다. 급히 피로 회복을 필요로 할 때나 운동 및 등산 시에 사탕이나 초콜릿 등을 먹는 것은 이러한 의미에서 효율적이라고 할 수 있다. 또한 당질이 소화되면서 생기는 글루코스는 조직 중의 적혈구와 뇌를 움직이는 중요한 열량원이 된다. 혈액 포도당의 양이 정상 이하로 감소되면 뇌의 유일한 에너지 급원인 포도당이 결핍되고, 이로 인해 뇌의 기능이 불균형 상태로 될 수가 있다. 신경 조직과 폐 조직도 역시 포도당을 연소시켜 에너지원으로 사용하나 이런 조직은 아미노산과 지질로부터 포도당 신합성 과정을 통해 얻은 포도당을 에너지원으로 사용하기 때문에 포도당 부족 시 뇌보다는 문제가 덜 된다. 근육 조직도 포도당을 에너지원으로 사용하는 것이 지질을 에너지원으로 사용하는 것보다 더 효과적이다. 당질대사에는 비타민B1이 요구되므로 당질을 많이 섭취했을 때에는 비타민B1을 함께 섭취하여야 한다.

☞ 결핍증

어지럼, 두통, 근육 무기력, 발육 부진, 체온 저하, 신경 쇠약 등

탄수화물이 결핍되면 일반적으로 어지럼, 두통, 근육 무기력 등이 나타나고 대부분의 경우 적당한 음식 섭취로 증상이 사라지지만 당질의 섭취량이 계속적으로 부족되면 체중 감소, 발육 불량, 영양 부진, 원기 침체, 체온 저하 및 신경 쇠약 등을 일으킬 수 있다.

(2) 혈당 유지

당질을 과잉 섭취했을 경우에 여분은 간장이나 근육에 글리코겐으로 저장되며 또한 지방으로 합성되어 저장 지방이 되어 체지방이 증가하여 비만이 될 수 있는 데, 일반적으로 혈액 내에는 당이 항상 0.1% 농도로 유지된다. 정상적으로는 혈액 100cc당

100mg 내외의 포도당이 함유되어 있다. 혈당은 간에 의해 유지되는데, 혈당량이 약 70mg% 이하로 내려갈 때 간의 글리코겐이 포도당으로 분해되어 혈류 속으로 유리되어 정상적인 혈당을 유지한다. 또한 정상적인 경우 혈당은 180mg을 넘지 않는다.

☞ 많은 양의 포도당이 혈류에 들어가면 췌장은 많은 양의 인슐린을 방출해 혈류에서 세포 속으로(간과 근육 세포, 지방 세포, 기타 다른 세포 등) 포도당을 이동시키고 간과 근육에서 글리코겐 합성을 촉진함으로써 혈당의 정상치를 유지하는 데 중요한 역할을 한다. 반면, 혈류의 혈당치가 떨어지면 췌장에서는 글루카곤을 분비해 간에서의 글리코겐 분해를 촉진시켜 혈류 중에 포도당을 방출해 혈당을 정상으로 유지하고 아드레날린, 코티졸, 성장 호르몬, 갑상선 호르몬도 글리코겐의 분해를 촉진해 혈당을 정상적으로 유지하는 데 도움을 준다.

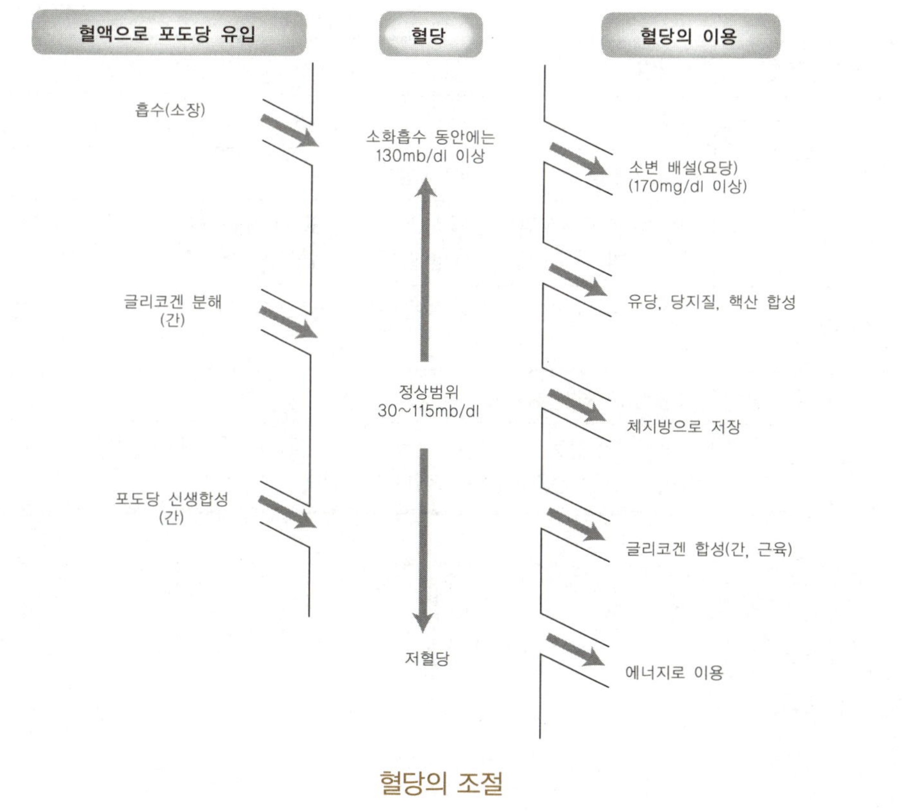

혈당의 조절

저혈당증과 저혈당으로 인한 불균형

탄수화물이 결핍되면 혈액내 당이 적어져 저혈당이 나타난다. 혈당이 약 70mg/dl 이하인 경우를 저혈당증이라고 한다. 배고픔을 느끼고, 무기력하며, 땀을 흘리고, 가벼운 두통을 느끼며 침착하지 못하고 들떠 있거나 부신이 쇠약해져 스트레스에 대한 극복능력이 떨어지게 된다. 또한 신경과 뇌세포는 당분에서 에너지를 얻고 있는데 탄수화물 결핍으로 혈당이 떨어지면 신경과 뇌세포가 작용하는데 필요한 에너지가 충분하지 못하게 되어 뇌기능의 불균형이 초래되어 각종 증상들이 나타난다. 심한 경우에는 혼수상태를 초래하고 사망에 이를 수도 있다.

저혈당 별 신체 증상

mg/100cc

혈중 당분량	권장량
80~120	정상
70	배고픔, 권태감에서 점차 피로감 느낌
65	심한 굶주림, 피로감에서 탈진감 느낌, 두통, 허약, 불안감, 체온저하, 사고력 둔화, 혼미, 신경 긴장, 심계 항진, 다리가 휘청거림, 메스꺼움, 구토중 등
50 이하	중추신경증세, 신경불안정, 불안, 초조, 의기소침, 부루퉁, 비협조적인 경향 등
30 이하	의식 상실, 두통, 경련 등
그 밖의 증상	소아마비는 혈중 당분이 특히 낮을 때에만 걸리는 비율이 높음. 극도의 경우 광폭, 살인, 자살을 하는 수도 있다.

172

(3) 케토시스(케톤증) 예방

  에너지의 급원으로서 충분한 당질이 공급되지 않으면 단백질과 지질이 제 기능을 수행하지 못하게 된다. 불충분한 당질의 섭취는 에너지의 부족을 유발시키고 인슐린의 분비량을 감소시키는데, 이로 인해 에너지의 부족을 대신하기 위해 지방이 분해되어 아세틸 CoA가 대량 생산된다. 그러나 포도당으로부터 생성되는 옥살로아세트산이 없으므로 TCA 회로로 들어갈 수 없어 간에서 지방산 산화가 불완전하게 일어나므로 이때 아세토아세트산, 베타하이드록시 부티르산, 아세톤 등의 케톤체와 그 유도체를 다량 생성(간에서)해 혈액과 조직에 축적되어 체액은 산성 쪽으로 기울어 케토시스를 유발시킬 수 있다. 이를 '케톤증'이라 한다. 그 결과 혈액 내의 케톤체가 상승하고 케톤체는 나트륨, 칼륨 이온과 같이 소변으로 배설되는데, 이러한 무기질 이온의 손실은 혼수를 일으키고 이로 인해 사망하기도 한다. 케톤증을 방지하기 위해서는 최소한 1일 60~100g 이상의 당질이 필요한 것으로 알려져 있으며 충분한 탄수화물은 지방의 분해를 막아 케토시스를 예방하는 작용을 한다.

☞ **결핍증**

케토시스 유발(피로, 다뇨, 갈증, 탈수, 뇌손상, 혼수, 사망)

  장기간 탄수화물 섭취가 부족하면 체내 지방이 주요 열량원으로 사용된다. 지방산 분해 중에 생기는 부산물인 케톤체는 혈액에 쌓이면 케토시스를 일으키게 된다. 케토시스의 증상으로는 과일 냄새가 나는 호흡, 식욕 감소, 피로, 허약, 다뇨, 갈증 등이 있다. 신체는 많은 케톤체를 내보내려고 하는데, 이는 탈수 상태를 일으킬 수 있으며 어린 유아들에게는 매우 위험한 상황을 초래한다. 높은 수준의 케톤체는 뇌를 손상시킬 수 있으며, 임신 기간에 케토시스가 일어나면 태아에게 치명적일 수 있다. 또한 케톤체는 나트륨, 칼륨 이온과 같이 소변으로 배설되는 데, 이러한 무기질 이온의 손실은 혼수를 일으키고 이로 인해 사망하기도 한다.

(4) 단백질의 절약 작용

두뇌 세포, 적혈구, 신경 세포 등은 정상 상태에서 포도당을 에너지원으로 사용해 신체는 일정 수준의 혈당을 항상 유지하려고 한다. 단백질도 에너지를 낼 수 있으나 단백질은 에너지를 내는 일 외에도 단백질 고유의 중요하고 필수적인 기능이 있다. 그러나 식사 중에 당질이나 지질이 부족하게 되면 단백질은 이 기능을 수행하지 못하고 에너지를 내는데 쓰이게 된다. 만약 당질의 섭취가 불충분하여 포도당을 공급하지 못하면 신체는 다른 영양소 즉, 단백질에서 포도당 신생 합성이라는 과정을 통하여 포도당을 생성한다. 지질은 포도당으로 합성되지 않으므로 지방산은 이용되지 못하고 포도당 신생 합성 과정에 급원으로는 주로 단백질 분해 산물이 사용된다. 근육, 심장, 간, 콩팥, 기타 조직의 단백질이 아미노산으로 분해되고 아미노산은 포도당을 만드는데 필요한 탄소를 공급하게 된다. 만일 이 과정이 장기간 일어나면 그 장기는 부분적으로 약해진다. 신체가 생리적 기능을 수행하는데 있어서 우선적으로 요구되는 것은 에너지원이며, 이것이 충당된 다음에 영양소는 기타 목적을 위해 사용될 수 있다. 그러므로 열량원으로 당질을 섭취함으로서 단백질이 에너지원이 되는 것보다 단백질 고유 기능을 행하도록 단백질의 절약 작용을 하게 되는 것이다.

☞ **결핍증**

체중 저하, 발육 불량

주 에너지원인 탄수화물의 섭취가 부족하면 단백질로부터 포도당을 생성하게 된다. 이로 인해 신체 조직의 구성 성분인 단백질이 분해되며 신체 조직이나 기관이 약해지고 근육 조직이 적어져 결국 체중이 감소하게 되고 조직이나 기관의 발육 상태도 좋지 않게 된다.

(5) 지방 대사에 관여

인체가 지방으로부터 높은 비율의 에너지를 얻을 때 약간의 당질이 필요하다.

(6) 변비를 예방〈'식이섬유란' 참조〉

탄수화물의 일종인 식이섬유질의 섭취는 대변의 수분 보유를 높이고 부피를 증가시키며 변을 부드럽게 만들므로 장 통과 속도가 빨라지도록 한다. 이러한 작용으로 원활한 배변을 도와주고 변비를 예방한다.

(7) 탄수화물의 그 밖의 기능

· 히알루론산과 같은 점성 다당류는 단백질과 함께 신체 내에서 화합물을 형성하는데, 이 물질은 신체 내의 연결 부분(관절)에 윤활 물질로 작용해 아주 중요한 기능을 수행한다.

· 단당류이면서 5탄당인 리보오스는 DNA와 RNA의 중요한 구성 요소로 작용하며 이당류인 젖당(유당)은 칼슘의 흡수를 도우며 유당은 영아의 뇌 발달과 성장에 중요한

역할을 한다.

5. 탄수화물의 과잉증

(1) 고지혈증, 비만, 심혈관 질환

설탕을 포함한 단순 당류는 에너지 밀도가 높으므로 과잉 섭취는 비만을 가져오기 쉽다. 설탕의 분해 단당류인 과당의 대사는 포도당의 해당 과정에서와 같은 조절 효소의 엄격한 조절 작용을 받지 않으므로 지방산 합성으로 진행되기 쉬우며 따라서 중성 지방의 농도(중성 지방 혈증)를 증가시키기 쉽다. 우리나라와 같이 고당질 식사를 하는 경우에는 중성 지방 혈증이 고콜레스테롤 혈증보다 더 문제가 될 수 있다. 중성 지방의 증가는 관상 동맥 심장 질환의 2차적 위험 인자가 된다고 알려져 있다. 우리나라 탄수화물 권장량은 총 섭취열량의 60~70%이며 대부분을 복합 탄수화물(약 70%)에서 섭취하도록 권장하고 있다. 한편 당뇨병의 경우와 마찬가지로 단순 당류의 과잉 섭취는 복합 당질(식이섬유를 함유한 당질)의 섭취 감소로 이어질 수 있으므로 단순 당류의 섭취량은 총 에너지의 10% 수준을 넘지 않아야 한다.

(2) 자극에 대한 반응이 느리게 나타나고 졸음이 옴

탄수화물을 열량의 78~80%로 섭취하면 신경 전달 물질 중 세로토닌이 많이 합성되는데 이것이 과잉 생산되었을 때에는 자극에 대한 반응이 느리게 나타나고 졸음이 올 수 있다.

(3) 식욕 감퇴, 피로, 체중 감소, 정신 불안

비타민B군은 창자 안에서 살고 있는 장내 세균에 의해 일부가 합성되는데, 정제 설탕을 매일 먹으면 장내 세균이 죽게 되어 결과적으로는 체내에 비타민B군이 현저히 줄어들게 된다. 비타민B군이 결핍되면 당질 대사가 진행되지 않아서 피루브산과 젖산 등의 포도당 중간 대사 물질이 혈액과 조직 내에 축적되어 식욕 감퇴·피로·체중 감소 등이 나타난다. 특히 당질 대사에 비타민B1이 관여하는데, 당질의 과잉 섭취는 비타민B1의 다량 섭취를 요구하므로 비타민B1의 결핍을 초래할 수 있다. 이로 인해 비타민B1의 결핍 증상인 정신 불안과 각기 증상이 나타날 수 있다.

☞ 당질의 섭취량에 따라 비타민B1을 같이 섭취해주어야 한다. 당질 1000kcal 당 약 0.42mg의 비타민B1이 필요하다.

(4) 집중력 감소, 충동적 행동, 주위 산만한 과동증

설탕을 과량 섭취하면 많은 양의 인슐린이 분비되어 저혈당 상태가 초래되고, 이것이 중추 신경계에 이상을 가져와 흥분 상태를 자아내어 폭력적이며 파괴적인 성향으로 유도한다고 하나 이에 대한 구체적인 증거는 없다.

6. 탄수화물과 다른 영양소와의 관계

(1) 비타민B1

비타민B1이 있어야 포도당을 에너지 또는 지방으로 변환시키는 작용을 하는 효소가 생산된다.

(2) 비타민 B2

유당은 유익한 창자 박테리아의 식량이 된다. 유익한 창자 박테리아는 비타민B군의 일부를 생산하는 중요한 역할을 한다. 유당을 많이 먹고 필수지방산인 linoleum산(비타민B군의 일부를 생산하는 유익한 창자 박테리아 발육을 촉진시킨다)을 먹지 않으면 해로울 수 있다. 유당을 많이 먹고 지방을 먹지 않으면 비타민B2의 소모가 증가한다.

(3) 비타민 B3

단백질과 탄수화물의 대사에 보조 효소로 관여한다.

(4) 지방

에너지 생산을 위해 지방이 연소될 때 당분이 있어야 효율적으로 연소되어 에너지가 생산된다.

(5) 칼슘

유당은 소화기장에서 칼슘의 흡수를 촉진시킨다.

(6) 칼슘, 구리, 아연, 철분, 마그네슘

과당은 칼슘, 구리, 아연, 철분, 마그네슘 등의 체내 균형에 도움을 준다.

(7) 크롬

체내 포도당 대사에 관여한다. 식이 크롬이 부족하면 인슐린 부족과 유사한 현상이 나타나 포도당 내성 장애를 일으킨다는 보고가 있다.

(8) 망간

단백질과 탄수화물 대사에 관여한다.

7. 탄수화물의 일일 권장량

당질은 특별히 권장량이 책정되어 있지 않은 영양소이며, 특히 우리나라 사람들은 당질을 많이 섭취하기 때문에 권장량이 정해져 있지 않다. 하루 50~100g의 당질을 섭취하면 당질 섭취의 부족으로 인한 문제점을 방지할 수 있다. WHO(1990)는 총열량의 50~70%는 복합 당질에서 섭취할 것을 제안하고 있다. 이러한 제한은 복합 당질이 체중의 과다한 증가를 방지하고 고지혈증과 당뇨병을 관리하는데 효과적이며, 암의 발병을 낮추는데 유용하다. 또한 복합 당질의 급원인 식물성 식품을 섭취하면 필수지방산, 칼슘, 아연, 철분과 다양한 수용성 비타민을 동시에 섭취할 수 있는 이점에 근거를 두고 있다. 따라서 총 섭취 열량의 60~70%를 당질로부터 섭취하고 특히 이에 해당하는 대부분을 복합 당질에서 얻는 것이 바람직하다. 최근 들어 총열량의 60% 이상을 당질로 섭취하는 고당질 식사에 대한 문제점도 지적되고 있는데 고당질 식사는 혈청 콜레스테롤과 LDL-콜레스테롤 농도는 다소 감소시키지만, HDL-콜레스테롤 농도를 감소시키고 중성지질 농도를 증가시킨다는 보고들이 있다. 우리나라 사람들에게서 고콜레스테롤 혈증보다는 고중성 지방 혈증이 더 많다는 보고를 고려할 때 지나친 당질 위주의 식사도 바람직하지 않다.

지나친 당질 위주의 식사도 바람직하지 않다.

식이섬유

1. 식이섬유의 정의

영양소의 소화 흡수율을 저하시키면서 그 자체는 장 안에 있는 소화 효소에 의해 소화, 흡수되지 않는 물질로 영양 가치가 없는 것으로 식사성 섬유로 정의되어 왔다. 식사성 섬유라고 하는 것은 1972년 Trowell 박사에 의하여 최초로 생리적 의미를 갖는 성분이라는 용어로서 제출된 말이다. Trowell 박사는 이 물질에 대하여 '식사성 섬유란 사람의 장기 내에 이를 소화시킬 소화 효소가 없어 소화되지는 못하는 식물 세포의 구조잔사' 라고 정의하였다. 그러나 그 후에 식물의 저장 물질 중에도 생리적 의의를 갖는 난소화성 다당류가 있다는 것에서 1976년에는 이 정의에 일부 수정을 가하여 '인간의 소화 효소에 의해 가수분해되지 않는 식물성의 다당류와 리그닌[*]' 이라고 정의하였다. 그러나 이러한 생리적 의의를 갖는 물질에 관한 중요한 역할이 계속 발견되었으며 연구가 거듭 진행되면서 동물성의 난소화성 물질도 생리적 의의를 갖는다는 것이 밝혀지게 되었다. 오늘날에는 동물성 식품의 기원도 포함하여 정의를 '인간의 소화 효소에 의해 가수분해되지 않는 식품 중의 난소화성 성분의 총체' 라고 재정리했으며 이를 식이섬유라고도 한다.

즉 식이섬유는 인간의 소화 효소에 의해 가수분해되지 않는 고분자 화합물로 비전

---

[*] 리그닌lignin : 셀룰로오스 및 헤미셀룰로오스와 함께 목재의 실질實質을 이루고 있는 성분 화학구조는 명확하지 않으나 $C_{18}H_{24}O_{11}$과 $C_{40}H_{45}O_{18}$ 사이라고 추정되고 있다. 침엽수에 25~30%, 활엽수에 20~25% 정도 함유되어 있다. 하등식물과 수중식물에서는 발견되지 않으므로 육상 고등식물의 진화발생과 깊은 관계가 있는 것으로 보고 있다.

분질 다당류이다. 유럽이나 미국과 같은 선진국 사람들이 개발도상국인에 비하여 허혈성 심질환, 당뇨병, 대장암과 같은 성인병의 발생률이 높다는 것을 관찰하고 이러한 현상의 원인을 규명하기 위하여 역학적 조사 연구와 실험적 연구 등을 거듭하여 본 결과, 식이섬유가 부족한 식사를 하는 것과 깊은 관계가 있음을 규명함으로써 그 사실을 인정하기에 이르렀다.

2. 식이섬유의 종류

현재까지 알려진 식이섬유의 종류와 그 범위는 매우 넓으며 식품 속에 함유되어 있는 식이섬유의 종류도 다양하다. 일반적으로 물에 대한 용해성에 따라 수용성과 불용성으로 나눈다.

(1) 수용성(가용성) 식이섬유

1) 펙틴질

펙틴질은 식물의 세포와 세포 사이를 접합하는 접착제 역할을 하는 물질로서 프로토펙틴(protopectin), 펙틴산(pectic acid), 펙티닌산(pectinic acid) 그리고 펙틴(pectin) 등의 혼합물을 말한다. 주로 식물의 뿌리와 줄기, 과일, 야채, 밀감 껍질 등에 많이 함유되어 있는 성분으로 뜨거운 물에 풀리고, 알코올을 가하면 침전된다. 펙틴에 당과 산을 첨가하면 젤리가 된다.

① 프로토펙틴

프로토펙틴은 미숙한 과일에 있는 불용성 펙틴질로서 조직을 단단하게 한다. 부분적으로 가수분해되면 펙티닌산으로, 더 진행되면 펙틴산으로 변화하고 과숙 상태에서는 조직은 연화한다.

② 펙틴산

펙틴산은 펙틴질을 구성하는 기본 다당류로서 갈락투론산과 그 올리고당으로 구성되어 있다. 메톡실기($-OCH_3$)는 가지고 있지 않으며 물에 녹지 않는다.

③ 펙틴

펙틴은 갈락투론산과 그 카복실기가 메틸에스테르화된 다당류로 메톡실기 함량이 7% 이상인 것을 고메톡실펙틴이라고 하고, 그 이하를 저메톡실펙틴이라 한다. 과일에는 고메톡실펙틴 형태로 많이 함유되어 있고 고메톡실펙틴 1~2% 농도에 PH 2.6~3.4에서 당 농도 50% 이상 첨가하면 겔gel을 형성한다. 이것을 이용하여 잼, 마멀레이드, 젤리 등의 겔화제로 이용되며, 제과 · 제빵의 노화 방지나 품질 개량제로, 마요네즈 · 아이스크림 등의 유화제, 그리고 바바로아나 무스 등의 안정제로 이용되고 있다.

2) 식물 검(gum)

수피에서 분비되는 점질물의 복합 다당류로 물에 분산되어 용액의 점도를 높이고 겔을 형성할 뿐만 아니라 유화액과 분산계를 안정시키는 친수성 다당류로 수액, 해초 추출물, 식물의 종자, 미생물 등 다양한 급원에 분포되어 있다. 식물 검의 일종인 아라비아검은 아카시아 나무껍질에서 얻는 수액 검으로 D-갈락토오즈(36%), L-아라비노즈(31%), D-글루쿠론산(18%), L-라피노오즈(13%) 이외 단백질 2% 등으로 구성되어 있다. 구아검은 갈락토만난 다당류로서 갈락토오즈와 만노오즈의 구성비는 1:2이며 냉수에 녹아 높은 점성을 띤다. 가공 식품을 제조할 때, 유화안정제, 증점제로 작용하며 젤리, 냉과, 면류, 스프 등 식품 제조에 이용되며 다음과 같다.

검질의 이용

검질명	종류	이용 식품
종실검	구아검 로커스트빈검	치즈, 아이스크림, 케이크, 샐러드드레싱, 소시지, 소프트, 치즈, 냉동, 디저트
수액검	아라비아검 트라가칸트검	케이크, 음료, 아이스크림, 유화식품, 샐러드드레싱, 소스, 과일 파이 필링
해초 추출검	한천 카라기난 알긴	치즈 식품, 육제품, 케이크, 냉동 디저트 아이스크림, 초콜릿밀크, 치즈 제품, 케이크 아이스크림, 인스턴트 푸딩, 인조 과일
미생검물	잔탄검	드레싱, 오렌지주스, 음료, 아이스크림

3) 글루코만난

곤약의 주성분으로 포도당과 만난이 1:2의 비율로 존재하는 복합 다당류이다. 곤약 고구마의 주성분인 글루코만난은 물을 흡수하여 팽윤한다. 여기에 수산화칼슘을 가하여 가열하고 응고시킨 것이 곤약이다. 곤약은 저에너지 식품으로 비만 방지, 독성 저지 효과 기능이 있다 또 사람은 소화 효소가 없으므로 소화시킬 수 없고 거대 분자 상태의 점도가 높은 다당류로서 위와 소장을 통과하므로 정장 작용이나 혈청 콜레스테롤 저하 작용 및 내당성의 개선과 인슐린 분비의 절약 효과를 나타낸다.

4) 알긴산

미역, 다시마, 녹미채 등 갈조류에 들어 있으며 만누론산과 글루쿠론산으로 구성되어 있다. 알긴산은 물에 불용이지만 나트륨염은 수용성이다. 시판되는 알긴산나트륨은 다시마, 미역을 원료로 하여 묽은 황산으로 추출하고 수산화나트륨을 가하여 나트륨염으로 한 다음 정제하고 건조, 분말화한 것이다. 알긴산을 특유의 점성 다당류로서 치즈, 아이스크림의 안정제, 증점제로서 이용되고 있고 혈청 콜레스테롤을 저하시키는 효과가 있어 건강 식품에 이용되고 있다.

5) 한천

우뭇가사리 등 홍조류에서 한천질을 열수로 추출하고 냉각, 탈수하여 건조시킨 것이 한천이다. 한천은 아가로즈(agarose)와 아가로펙틴(agaropectin) 성분으로 되어 있고 아가로즈가 60~80%를 차지한다. 아가로즈는 갈락토오스와 아가로비오스가 결합한 다당류이다. 아가로펙틴은 아가로비오스와 그 외 갈락토오스의 C6DP 황산이 결합한 갈락토오스황산의 중합체이다. 겔 형성 기능이 뛰어나기 때문에 제과, 제빵, 유제품 안정제로 사용되며 그 외 세균 배양, 오블라제, 좌약 등의 기초제로 이용된다. 최근 저칼로리 식품의 소재로 주목받고 있다.

6) CMC(carboxy methyl cellulose)

섬유소를 화학적으로 처리한 결정 섬유소로서 물에 잘 녹고 안정한 점성콜로이드 용액을 만들므로 아이스크림, 잼 등 여러 식품의 안정제나 저칼로리 식품 제조, 착색제 등 식품 첨가물로서 가공 식품에 이용되고 있다.

(2) 불용성 식이섬유

1) 섬유소(cellulose)

식물 세포벽의 주성분으로, 포도당이 β–1,4 결합으로 일직선 사슬 모양으로 연결된 것이다. 사람의 소화관에는 이것을 분해할 수 있는 효소가 없기 때문에 사람은 소화할 수 없다. 그러나 대장 내 세균에 의해 미량 분해될 수 있으며 변통에 효과가 있다. 원활한 변통에는 성인의 경우 1일 체중 kg당 100mg 정도가 필요하다. 또한 섬유소는 비타민B군의 장내 합성을 촉진하고 혈청 콜레스테롤 농도를 저하시키는 작용이 있으며, 당의 흡수 속도를 지연시키므로 당뇨병에도 효과가 있다. 초식 동물은 섬유소를 가수분해할 수 있는 효소(cellulase)를 가진 세균에 의해 섬유소를 영양소와 에너지원으로 이용한다.

2) 헤미셀룰로오스(hemicellulose)

헤미셀룰로오스는 여러 가지의 단당류가 결합한 복합 다당류이다. 셀룰로오스와 함께 식물의 세포막 성분이다. 헤미셀룰로오스도 사람이 소화시킬 수 없으므로 에너지원이 될 수 없다.

3) 리그닌

유관속식물의 목부에 많이 함유되어 있고 세포벽을 강하게 하는 폴리페놀 중합 물질로 식물의 세포막을 이루며 결착체로 작용해 식물 세포막의 목질화를 이룬다. 리그닌은 불용성으로 이온 교환능이나 담즙산 결합능을 가진다. 비발효성인 리그닌은 대변 양을 증가시키고 물리적인 자극에 의해 정장 작용을 한다. 리그닌을 많이 함유하는 식품으로 초콜릿과 카카오를 들 수 있다. 리그닌 양과 식이섬유의 양은 카카오 매스 사용량에 비례하여 증가한다. 즉 밀크 초콜릿은 리그닌 1.51%, 식이섬유소 3%, 비트 초콜릿은 4~8%이다. 그 외에도 피넛츠 1.2%, 녹두 1.1%, 콘플레이크 1.5% 등 리그닌이 함유되어 있다.

4) 이눌린(inulin)

다알리아 뿌리나 돼지감자 등에 들어 있는 저장성 다당류이다. D-프락토오즈로 구성된 프락탄(fructan)으로 말단기는 포도당이 결합하고 있다.

5) 키틴, 키토산(chitin, chitoic acid)

게, 새우 등의 갑각류, 오징어, 조개류의 연체동물 골격 성분으로 아세틸글루코사민의 고분자화합물로서 소화 흡수되지 않는 동물성 식이섬유이다. 키틴의 구성 성분은 N-아세틸키토올리고당, 키토올리고당이다. 키토산은 키틴의 탈아세틸화한 것이다. 키토산이 가지는 항균 작용과 보존료로서 건강 식품에 이용되고 있으며, 혈중 콜레스테롤 개선 작용, 혈압 상승 억제 작용, 면역 활성 작용과 항암 작용을 나타낸다.

3. 식이섬유의 소화 흡수 및 대사

수용성 식이섬유는 장내에서 미생물에 의해서 소화될 수 있으며, 또한 발효되는 경우가 많아 자연히 분변으로 배설되는 것이 줄어들게 된다. 즉, 대장 내의 박테리아는 가용성 섬유질을 산(초산, 프로피온산)과 가스로 생성하며 식사 섬유를 대사한다. 이들 둘 다 흡수되면 1g당 3kcal의 에너지를 발생한다. 박테리아로 생성된 가스 즉, 메탄과 수소가스들은 식사 섬유의 섭취가 증가할 때 호흡에서 증가되는데 몸에 해롭지 않다.

4. 식이섬유의 기능 및 결핍증

식이섬유는 구강의 저작 활동을 자극하여 타액 흐름과 위액 분비를 촉진시키고 위장의 포만감을 유발해 식사량을 적게 섭취하게 하며, 장에서의 물을 흡수하고 팽윤하여 변의 양을 증가시켜 배변량을 많게 한다. 수용성 섬유질은 장에서 음식물이 지나는 속도를 늦추어 주고, 불용성 섬유질은 장에서 음식물이 지나는 속도를 약간 빠르게 하여, 변의 장 내 통과 속도를 정상화시켜주며, 장 내 내용물의 통과 속도를 빠르게 하여 영양소의 흡수율을 저하시킨다. 또한, 대장의 발효를 위한 기질을 제공해 단쇄 지방산을 생성함과 동시에 유효 박테리아 증식을 높이고 혈청 콜레스테롤의 농도 저하 기능도 있어 심혈관 질환에 효과적이다.

(1) 소화 촉진과 포만감 유발

고 섬유소 식사는 구강에서의 저작 운동을 많이 하게 하여 타액의 분비를 증가시키고 턱뼈와 하악골을 튼튼히 하고 뇌기능을 활성화시키며 위액 분비를 촉진시켜 소화 작용을 돕고 물을 흡착하여 포만감을 느끼게 하므로 음식을 적게 섭취하게 하며 식이섬유는 복합 탄수화물로 지방과 단순당이 적으므로 열량이 적어 체중 감소를 촉진한다.

비만, 소화 기능 저하

식이섬유는 체중 조절을 도와 비만을 방지한다. 불용성 식이섬유는 소화되지 않기 때문에 에너지원이 될 수 없을 뿐 아니라 장내에서 팽윤하여 내용물의 부피가 증가된다. 또 수용성 식이섬유는 점성이 높기 때문에 위내 정체 시간이 길어 만복감을 줄 수 있으므로 식사의 섭취량이 줄고 과식으로 인한 비만을 방지할 수 있다. 식이섬유가 부족한 식사는 소화 기능을 약화시킬 수 있으며, 정제된 탄수화물은 식이섬유가 적고 단순당이 많아 열량이 높아짐으로 인해 다량 섭취 시 당질의 소화 · 흡수가 빨라져 과식을 하기 쉽다. 이로 인해 비만이 되기가 쉽다. 반면 성장기 어린이나 저체중 성인에게는 열량 영양소의 흡수율 저하뿐만 아니라 미량 영양소인 비타민과 무기질의 흡수도 저하되므로 너무 많은 양의 섬유소 섭취는 바람직하지 않다.

189

(2) 변의 용적 증가 및 장 내 통과 속도 정상화

불용성 식이섬유는 대장에서 물을 흡수하고 팽윤하여 변의 양을 증가시킨다. 그 결과 배변이 촉진되고 변의 장 내 통과 시간이 단축된다. 한편 수용성 섬유질은 장에서 음식물의 지나는 속도를 늦추어 주며 장에서 담즙산과 결합하여 담즙산의 재흡수를 저해해 콜레스테롤의 배설량을 증가시킨다. 대장에서 박테리아에 의해 분해되어 부티르산, 프로피온산, 초산 등의 단쇄 지방산과 가스(몸에 해롭지 않은 메탄과 수소가스)를 생성하게 되며 흡수되어 간으로 들어가서 콜레스테롤 합성을 감소시키며 콜레스테롤 담석의 형성을 억제한다. 단쇄 지방산의 일부는 에너지를 생성하게 되고 이 발효 분해 산물은 대장을 자극하여 배변을 촉진하고 변의 장내 통과 시간을 단축시킨다. 또한 수용성 식이섬유를 과량 섭취하였을 때, 수용성 식이섬유는 소장의 당 흡수를 느리게 해 당뇨병에 도움을 주며 소장의 콜레스테롤 흡수를 방해해 혈청 콜레스테롤을 감소시킨다.

☞ 결핍증

① 변비, 설사, 치질

대장 근육은 괄약근으로 되어 있기 때문에 자기의 역할을 충분히 하기 위해서는 대변이 적당량의 부피가 있어야 하는데, 불용성 식이섬유나 수용성 식이섬유는 장 내 수분을 흡착해 대변의 크기와 무게를 증가시키고 대장에서 변의 통과 시간을 단축시켜 변비를 방지한다. 식이섬유가 결핍되면 대장 내에서 소화되지 않고 남은 찌꺼기는 장내에서 장시간 정체하게 되며 변은 수분이 빼앗겨 변이 단단하게 되고 대변은 대장을 부드럽게 통과하지 못하고 대장 점막에 붙는 경우가 많아 변비가 생기고 매일 배변할 수 없으므로 정맥류가 생기면서 치질로 이어지게 된다. 또한 수분을 흡착하는 성질이 있어 묽은 변이나 설사 등에도 효과가 있다.

② 당뇨병의 위험 증가

섬유질이 많은 탄수화물을 소화시키는 경우, 포도당이 조금씩 만들어지면서 혈액으로 흡수되기 때문에 혈액의 포도당 증가율도 급격하게 상승하지 않고 포도당을 운반하는 인슐린 작용에도 큰 부담을 주지 않기 때문에 혈당의 조절을 위해서 매우 중요하다. 특히 수용성 식이섬유는 점성이 있으므로 위에서 소장으로의 음식물 이동 속도나 소장에서의 당질의 소화 속도를 지연시킨다. 그 결과 소장 점막 상피 세포를 통한 포도당의 흡수가 완화되거나 식후 급격한 혈당치의 상승은 억제된다. 특히 만난이나 식물 검은 인슐린 분비 자극을 억제하는 내당성을 개선하므로 당뇨병 환자의 증상을 경감시킨다. 한편 불용해성인 식사성 섬유의 경우, 장기간 섭취 시 식 후 혈당의 상승을 억제하기는 하나 인슐린의 분비에는 영향을 주지 않고 글루카곤의 분비를 저하한다고 한다. 따라서 식이섬유는 중년기 이후에 발병하기 쉬운 성인형 당뇨병 환자를 위하여, 또는 그 예방을 위하여 대단히 효과가 있는 것이다. 식이섬유가 결핍되면 당질의 흡수가 잘 조절되지 않아 혈당이 쉽게 상승할 수 있다. 이는 당뇨병의 위험을 증가시킨다.

③ 혈중 콜레스테롤 증가, 동맥경화, 허혈성 심장 질환 위험 증가

정상인은 하루에 약 1g의 콜레스테롤을 배설한다. 이 중 반가량은 담즙 산염으로서 대변을 통해 배설되고 나머지는 중성 스테로이드로서 배설된다. 담즙산은 지질을 유화하여 지질 흡수를 돕는데 효과가 있는 물질이나 이 일을 다 하고 나면 대부분은 소장에서 다시 흡수되어 간으로 돌아오게 되는데, 이것을 '장간 순환'이라 부른다.

불용성 식이섬유는 담즙산의 분변으로의 배설을 증가시킨다. 이 경우는 불용성 식이섬유가 담즙산을 흡착하여 배설하는 경우다. 그러나 같은 불용해성 식사성 섬유라 할지라도 그 종류와 양에 따라서 흡착의 정도가 다르기 때문에 배설에도 많은 영향을 끼친다. 수용성 식이섬유도 분변에 담즙산을 많이 배설하는 효과가 있는데 이러한 경우는 수용성 식이섬유와 담즙산과의 흡착 작용에 의한 것이 아니고 겔형성에 의하여 겔의 구조 속에 담즙산을 포섭하므로 재흡수를 저하시키게 되는 것이다. 또한 리파제의 작용을 저해하여 소장 내에서 중성 지방의 소화를 지연시킨다. 이와 같이 수용성

식이섬유는 혈중 콜레스테롤치를 저하시키고 혈관에 콜레스테롤 침착을 방지하므로 동맥경화증이나 허혈성 심질환의 예방 효과가 있다. 불용성이든 수용성이든 식이섬유가 많은 식사를 하게 되면 간으로 돌아오는 담즙산의 양이 적어진다. 이것은 재이용할 수 있는 담즙산의 양이 적으므로 간장에서는 담즙산을 더 많이 만들어야 하며, 그러기 위해서는 혈액 중의 콜레스테롤을 담즙산의 원료로 빼앗아 오게 된다. 그 결과 혈액 중의 콜레스테롤이 줄어드는 것이다. 식이섬유가 결핍되면 혈중 콜레스테롤 및 중성 지방의 양이 많아져 동맥경화가 발생할 수 있고 이로 인해 허혈성 심장 질환의 위험이 증가할 수 있다.

④ 담석증 위험 증가

담즙 중에 포화지방산이나 콜레스테롤이 담즙산보다 많게 되면 담즙의 용해성이 낮아지고 콜레스테롤 담석의 형성에 좋은 환경이 되며 담즙 속에 담즙산이 콜레스테롤에 비하여 항상 많이 존재하게 되면 담즙의 용해성이 증가하기 때문에 콜레스테롤이 다소 존재하더라도 결정을 만들기 어렵게 된다. 즉, 담석의 생성 방지에 많은 도움을 주게 되는 것이다. 그러나 식이섬유가 결핍되면 담즙산의 배설이 감소하고 이로 인해 혈중 콜레스테롤의 양이 감소되지 않아 담낭 내에 콜레스테롤의 양이 담즙산의 양에 비해 많아지면 담즙의 용해성이 낮아져 담석이 형성되기 쉬운 환경이 된다.

(3) 장내 환경 개선

식이섬유는 장 내 미생물에 의해 부분적으로 발효되어 저급 지방산(부티르산, 프로피온산, 초산 등)을 생성하며 그 일부가 흡수되어 체내에서 생리 작용을 돕고 장내 세균의 종류를 변화시켜 유산균의 증식을 돕는다. 보수성保水性 및 겔(gel)형성 능력이 뛰어나 변의 용적을 증가시키고 변의 경도를 정상화시켜 대장의 연변 상태를 좋게 해 장 내부의 압력이나 복압을 저하시켜 장게실증, 충수염, 탈장, 치질, 결장암등의 발생을 예방해 장내 환경을 정상화시키는 기능도 있다. 또한 식품이나 장 내에 있는 암 유발 물질들(요산, 담즙산, 콜레스테롤 등)의 전환을 막아 암의 발병율을 낮추어 준다. 즉, 이러한 물질들은 장점막 세포와 접촉하는 시간이 충분하기 때문에 암이 발생하게 된다. 담즙 성분 중에 콜린이라는 물질이 정상적으로 배출되지 못하고 대장에서 48시간 이상 체류되면 트리메칠콜란트랜(Trimethylcholanthrene)이란 발암 물질로 변하게 된다. 식이섬유는 담즙을 흡수해 빨리 배변시킴으로 대장암의 발병을 저하시킨다. 식이섬유를 섭취할 때 대장균에 의해 발효되어 생성되는 저급 지방산인 부티르산은 핵의 구성을 조절하며 직장암 세포를 면역학적 기전에 의해 죽이는 에이포토시스(Apoptosis)를 유발시켜 자가 면역 기능에 의한 세포 파괴 기전에 의해 암세포를 파괴시켜 장암을 예방한다. 또한 변질된 엽록체의 구조를 정상으로 변화시켜 변형된 세포 상태를 바로 잡아준다. 즉, 섬유질의 발효 산물은 암세포 발병률을 줄여주므로 장암(대장암, 직장암, 결장암)의 예방에 효과적이다.

☞ 결핍증

대장게실, 충수염, 장암(대장암, 직장암, 결장암)

섬유소를 너무 적게 섭취하면 분변의 양은 적고 단단하다. 이러한 경우 분변의 배설을 위해 압력을 가하게 되고, 이에 따라 대장벽의 일부가 근육층 사이에 작은 주머니를 만들어 장게실을 형성한다. 게실을 가진 사람의 80%는 증세가 없고 장게실증이 있는 환자에게 음식 종자나 껍질이 들어가게 되면 박테리아가 이것들을 대사시켜 산과 가스를 형성하게 되고 게실을 자극하여 염증이 생겨 게실염이 된다. 이때에는 항생제를 복용해 박테리아의 작용을 감소시키고, 식이섬유소 섭취를 낮추어 더 이상 박테리아가 작용하지 못하도록 하여 일단 염증을 가라 앉혀야 되며, 고 섬유소 식사(종자와 껍질은 제거)를 통해 분변의 배설을 높여 재발을 막아야 한다. 또한 식이섬유가 결핍되면 장 내 암유발 물질들의 체류 시간이 길어져 장암의 발병 위험이 높아지며, 대변의 보수성 및 겔 형성 능력이 낮아져 장내 연변 상태가 좋지 않아 장내 압력이나 복압이 높아져 충수염이나 탈장, 치질 등의 발생 위험이 높아진다.

(4) 무기질의 흡수 방해 및 중금속 배설

식이섬유는 이온 교환 기능이 있다. 카르복실기나 황산기를 가진 식이섬유는 칼슘, 마그네슘, 아연, 구리 등의 2가 금속과 결합하여 무기질의 흡수를 저해하는 한편 스트론튬(sr)이나 카드뮴(cd) 등 중금속을 체외로 배출시킨다. 또 식이섬유는 산업폐기물 등에 의한 오염 물질인 다이옥신을 흡착하여 장관에서 흡수를 억제하고 대변으로 배설한다.

☞ 결핍증

중금속 축적 증가 위험

식이섬유가 결핍되면 인체에 해로운 중금속을 배설하는 기능이 약해져서 중금속 중독이 나타날 위험이 증가한다.

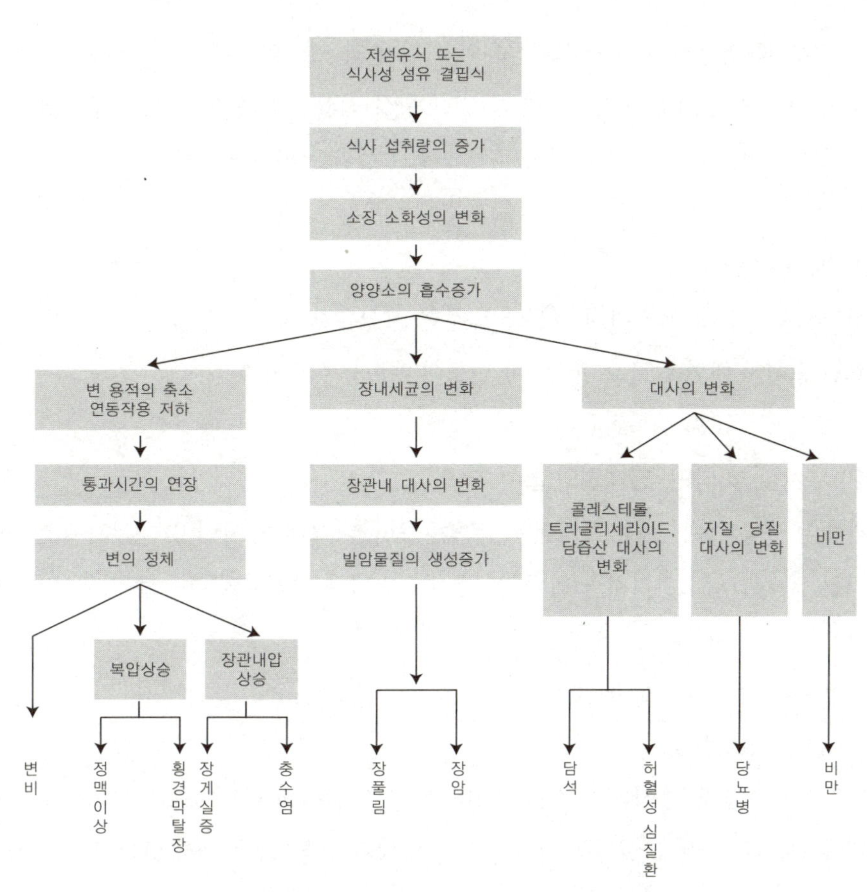

저섬유소 및 섬유소 결핍과 질병과의 관계

5. 식이섬유의 과잉증

너무 많은 양의 식이섬유 즉, 60g 이상은 오히려 건강에 장애가 된다. 당질이나 지질의 경우 과 영양에 처하면 식이섬유의 섭취가 과 영양의 흡수를 차단하는 등 여러 가지 면에서 좋은 효과를 나타낸다. 하지만 항상 섭취가 부족 되기 쉬운 무기질은 고 식사성 섬유식을 하는 경우 각별히 유의하여 그 섭취를 높이도록 해야 한다.

(1) 배변 곤란

식이섬유는 물을 흡수하기 때문에 충분한 고섬유소 식사시 물을 충분히 섭취되지 않으면 오히려 대변을 굳고 단단하게 만들어 배변을 어렵게 한다.

(2) 무기질, 비타민, 단백질의 흡수 저해

과량의 식이섬유는 주요 무기질 즉, 칼슘, 구리, 마그네슘, 아연 및 철분과 결합하여 무기질 흡수를 감소시키기도 한다. 또한 비타민이나 단백질의 흡수를 저해시키기도 한다.

(3) 장내 가스 생성

과량의 식이섬유는 장내 가스를 생성하며 종종 위장에 피토베조르라는 섬유소 덩어리를 만든다. 이는 고섬유소 식사를 하는 당뇨환자나 노인에게서 발견되며, 소장의 흐름을 막을 수 있다.

6. 식이섬유와 다른 영양소와의 관계

(1) 무기질(칼슘, 마그네슘, 아연, 구리 등)

식이섬유는 칼슘, 마그네슘, 아연, 구리 등의 2가 금속과 결합하여 무기질의 흡수를 저해한다.

(2) 단백질

식이섬유가 들어있는 식사를 하면 변으로 단백질의 배설이 증가하여 단백질의 소화 흡수율이 저하되며 이러한 소화, 흡수율의 저하는 식이섬유의 종류나 단백질의 양 등에 따라 다르다.

(3) 지질

식이섬유는 지질을 변으로 나가게 한다. 그러나 일반적으로 지질의 소화 흡수에 미치는 영향은 단백질보다 적다.

(4) 당질

전분이나 설탕 등의 탄수화물은 소화 흡수율이 높아 식이섬유에 의한 소화·흡수율은 단백질이나 지질만큼 받지 않는다.

(5) 비타민

식이섬유에 의해 소화, 흡수가 영향을 받는 비타민은 지용성 비타민이다. 수용성 비타민의 대부분은 오히려 식이섬유의 흡수에 따라 흡수율이 높아지므로 생체에 있어서는 유리하다.

7. 식이섬유의 일일 권장량

우리나라에서 성인의 1일 식이섬유 권장량은 총 식이섬유(불용성 식이섬유와 수용성 식이섬유의 양을 합친 것)로 1000kcal당 10g에 기준하여 1일 20~25g이다. 어린이의 식이섬유질 권장량은 정상적인 배변과 만성 질환의 예방을 위해 연령에 최소 5g을 추가, 또는 안전 범위로 연령에 5~10g을 추가한 양이 제안되어 25~30g을 권장하고 있다.

4부

비타민

비타민은 정상적인 생체내의 대사와 생리기능을 촉매하는 미량의 유기화
합물로써 생명현상을 유지하기 위해 절대적으로 필요한 물질이며 신체내
에서 합성되지 않아(일부는 장내세균에 의해 합성되기도 하나 합성에 의
해 생산되는 양이 많지 않음) 음식이나 다른 공급원에서 공급 받아야만
양호한 건강을 유지할 수 있고 정상적인 성장을 도모하게 된다.
비타민은 생체내에서 대사·산화·환원에 관여하기 때문에 비교적 불안
정하며 특히 산·열·빛·산화제 등에 의해 쉽게 분해되며 비타민의 역
할은 크게 두가지로 첫째는 신체내에서 일어나는 여러 화학반응에 관여
하는 효소의 작용을 촉진하는 보조 효소로서의 신체내 기능조절에 관여
하고, 둘째는 결핍증을 예방하는 일을 한다.
비타민은 20여종이 알려져 있으며 이들은 주로 지용성·수용성 및
비타민 유사인자 등으로 구별한다.

비타민A

1. 비타민A의 정의

처음 비타민을 연구하던 시기에 McCollum은 우유나 버터의 유효 성분에는 지용성인 것과 수용성인 것이 있는데 전자를 지용성 비타민A, 후자를 수용성 비타민B라고 불러서 이것이 비타민A와 비타민B의 유래가 되었다. 비타민A는 1913년 McCollum 및 Davis에 의해 발견되었으며, 식물 색소 베타카로틴은 Moore에 의해 1922년에 발견되었다. 식물체 내의 카로틴carotine이 동물체 내에서 비타민A로 작용한다는 것도 밝혀졌다. 1920년대 초 비타민A 결핍의 특징이 밝혀졌고 30년대에는 베타카로틴과 비타민A의 구조를 결정하였으며, 그 유도체를 합성하였다. 비타민A는 국민 영양 조사 결과에 의하면 아직까지도 충분량을 섭취하지 못하고 있는 영양소 중의 하나이다.

(1) 비타민A의 구조와 성질

비타민A라고 하면 체내에서 전환 과정 없이 활성을 띠는 레티놀과 그 에스테르 형태인 레티닐에스테르들, 그리고 체내에서 전환 과정을 거쳐 활성형으로 전환될 수 있는 불활성의 전구체 형태의 카로티노이드들을 총칭한다. 이중 체내에서 전환 과정 없이 활성을 띠는 비타민A는 주로 동물성 식품에 존재하며, 전구체 형태의 카로티노이드들은 주로 식물성 식품에 존재한다. 레티노이드라고 하면 비타민A 및 그와 구조적으로 관련된 물질들을 종합적으로 말하므로 여기에는 식품 내에 함유된 레티놀이나 레티닐에스테르, 카로티노이드 같은 천연 물질, 이들 물질과 합성된 물질들이 포함된다.

불활성형의 카로티노이드는 체내에서 흡수될 때 장 점막 세포에 의해 비타민A로 전환될 수 있는 비타민A 전구체들이며, 600가지 이상의 카로티노이드가 자연에서 발견되어지고 그들 중 50가지가 비타민A의 활성을 가지고 있으며 프로비타민A(체내에서 비타민으로 변할 수 있는 물질)로 작용한다. 이들 중 가장 생리적 활성이 강력한 것은 β-카로틴이다. 비타민A의 전구체로는 α, β, γ-carotene 과 크롭토크산틴(Cryptoxanthin) 네 가지가 알려져 있으며 이것들은 체내에서 비타민A로 전환된다.

202

※ 비타민A의 전구체의 활성도

α-카로틴 : 53

β-카로틴 : 100

γ-카로틴 : 27

크롭토크산틴(Cryptoxanthin) : 57

이들은 체내에서 산화하거나 부분적으로 분해를 거쳐 retinal(알데히드형), retinol(알코올형), retinoic acid(산형)으로 전환되어 생리적 활성을 갖는다. 이들의 특징은 retinal(알데히드형), retinol(알코올형)은 산화, 환원되어 상호간에 가역 반응(한번 변화한 물체를 원래의 상태로 돌아가게 할 수 있는 변화)을 일으키나 계속 산화되어 형성된 retinoic acid(산형)은 비가역적(가역변화의 반대)이며 어떤 형태의 물질도 생성되지 않는다. 이형은 레티놀의 90%의 생리적 기능을 함유하고 있다.

또한, 이들의 생리적인 기능은 각기 특색이 있다. 즉, 알데히드형인 레티놀은 비타민A의 주요 운반 저장 형태이고, 레티날은 시각 기관의 생리적 과정에 관여하며, 레티노익산(retinoic acid(산형))은 성장과 세포 분화에서 생물학적 활성을 갖고 있으며 체내에 저장되지 않고 쉽게 배설된다. 이밖에 이들 비타민A형이 기타 대사과정과 관계가 있는지는 밝혀져 있지 않다.

2. 비타민A의 흡수 · 대사 · 배설

(1) 흡수와 대사

식이로 섭취한 식품 내에 비타민A의 대부분은 레티놀과 지방산의 복합체로서 레티닐에스테르 형태이며, 우리 체내 비타민A의 주된 저장 형태도 레티닐에스테르 형태이다.

1) 위장에서의 흡수와 대사

위장에서는 펩신에 의해 레티닐에스테르나 비타민A 전구체인 카르티노이드들이 식품으로부터 분리되어 지질 입자와 함께 십이지장으로 이동된 후 담즙과 이자액의 효소에 의해 레티놀과 지방산으로 가수분해된다.

2) 소장에서의 흡수와 대사

가수분해된 레티놀은 소장 내벽 융모 돌기의 점막 세포를 통과해서 흡수된 후 곧 점막 세포에서 다시 에스테르화(팔미트산과 에스테르를 만듦)되어 다시 레티닐에스테르로 되며, 이 에스테르는 주로 중성 지방과 함께, 일부는 인지질과 콜레스테롤에스테르와 함께 카일로마이크론에 함께 합류한다. 형성된 카일로마이크론은 림프계와 순환계(가슴관 → 쇄골하정맥 → 상대정맥 → 심장 → 전신순환 → 간)를 거쳐 간으로 운반되고 간에서는 주로 간의 실질 세포에 의해 비타민A가 흡수되고 대사되며 간의 성상 세포 또는 이토세포에 주로 저장된다.

레티놀이 거의 완전히 흡수되는데 비해 식품 중의 카로테노이드는 약 1/3 밖에 흡수되지 않는다. 일단 β-카로틴을 비롯한 카로티노이드들은 소장강으로부터 장점막 세포로 흡수되며 그 중의 약 1/2이 절단 효소에 의해 레티날로 전환된다. 이렇게 형성된 레티날은 세포 내 레티노이드 결합 단백질과 결합하여 효소에 의해 레티놀로 환원된 후 레티닐에스테르화 되어 주로 중성 지방과 함께 일부는 인지질과 콜레스테롤에스테르와 함께 카일로마이크론에 결합한다. 여기서 가수분해되지 않은 β-카로틴 분자도 레티닐에스테르와 함께 카일로마이크론으로 들어간다. 형성된 카일로마이크론은 림프계와 순환계를 거쳐 간으로 이동되고 저장된다. 가수분해되지 않은 β-카로틴 분자는 간으로 이동된 후 다시 레티닐에스테르로 된 후 저장된다. 즉, 간에 저장이 되는 비타민A의 형태는 레티닐에스테르 형태이다. 신체가 비타민A를 필요로 하면 에스테르가 레티놀로 가수분해되고 수송 수단으로 단백질과 결합된 retinol-binding protein이 되며 이는 prealbumin이라 알려진 혈청 transthyretin에 결합된다. 이들 두 단백질은 간세포에서 합성되는데 만일 간세포에서 이들을 정상적으로 합성하지 못하면 비타민A는 간으로부터 이동할 수 없으며 결국 비타민A의 결핍을 초래하게 된다.

3) 기타 대사

레티놀이 각 조직에서 활성을 나타내려면 세포 내에서 산화 단계를 거쳐 레티날과 레티노익산으로 전환되어야 한다. 레티놀이 활성을 가지려면 레티놀 탈수소와 미크로솜 레티놀 탈수소 효소라 불리는 것들의 작용을 받아야 하고 레티노익산이 되기 위해서는 레티날 탈수소 효소가 필요하다. 이 중에서 미크로솜 탈수소 효소와 레티날 탈수소 효소는 만성 과음이나 약물 복용 등으로 활성이 증가되면 비타민A 결핍이 일어날 수 있다.

정상적인 식사를 하는 건강한 사람의 비타민A 흡수율은 80% 이상이고 카이티노이드의 흡수율은 비타민A의 약 1/3에 불과하며 카로티노이드의 흡수는 비타민A의 흡수에 비해 담즙산염의 존재에 더 많은 영향을 받는다. 비타민A는 장내 온도가 낮으면 세포에 이동체의 중재에 의해 흡수되지만 장내의 온도가 높으면 미셀 상태로 확산에 의해서 흡수가 용이하게 이루어진다. 또한 장내에 비타민E와 같은 항산화제가 충분히 존재하면 이들 두 물질이 산화되어 파괴되는 것을 막음으로써 흡수율을 높일 수 있다.

(2) 저장과 배설

비타민A는 정상 조건에서 간에 90% 이상을 저장한다. 그밖에 약10% 정도가 신장, 지방 조직, 부신, 간 등에 레티닐에스테르로 저장된다.

체내에서 비타민A의 요구가 있을 때에는 간에 저장된 레티닐에스테르형은 먼저 레티놀로 가수분해되고 두 가지의 운반 단백질과 결합된다. 먼저, 가수분해된 레티놀이 결합 단백질(retinol-RBP)과 결합하여 혈액으로 나오게 되며, 혈청의 프리알부민

(prealbumin)과 복합체를 형성하여 혈류를 타고 필요한 조직으로 운반되어 진다. 표적 조직의 세포에는 결합 단백질(retinol-RBP)과 단단히 결합하는 수용체가 존재한다.

이들 두 단백질은 간세포가 합성한다. 만일 간세포가 이들을 정상적으로 합성하지 못하면 비타민A는 간 저장고로부터 떠날 수 없으며 결국 비타민A의 결핍을 초래할 수 있다.

비타민A와 카로티노이드의 배설량은 그 종류와 생체 내 이용률 및 총 섭취량에 의해서 결정된다. 일반적으로 섭취된 비타민A의 약 20%는 흡수되지 않으며 1~2일 내에 변으로 배설되고 80%는 흡수되는데 그 중 20~50%는 결합하거나 산화되어 1주 이내에 변이나 요로 배설되며 나머지 30~60%는 저장된다. 이같이 약 1/3에서 2/3은 1주 내에 배설되고 나머지가 체내 저장된다.

3. 비타민A의 기능 및 결핍증

(1) 시각 기능

척추동물 눈의 뒤쪽에 있는 망막에는 빛에 반응하는 두 종류의 세포가 있다. 이중에서 간상 세포는 낮은 강도의 빛에 예민하여 침침한 광선 중에서 볼 수 있게 하는 것이며, 원추 세포는 높은 강도의 빛에 예민하여 밝은 광선 중에서 볼 수 있게 하면서 동시에 색상을 구분하는 기능을 한다.

여기서 간상과 원추라는 말은 세포의 모양에서 유래된 것이다. 두 종류 세포들의 끝은 색소가 들어있고 신경과 접하고 있는 부분은 내부를 향하고 있다. 시각 조절에서 간상 세포에는 시각 색소인 로돕신을 함유하고 있다. 원추 세포에는 시홍(iodipsin)이라는 색소가 함유되어 있다. 로돕신*과 시홍(iodipsin)은 모두 비타민A 와 단백질인

---

* **로돕신** rhodopsin : visual purple이라고도 함. 눈의 망막에 있는 막대 모양의 감광세포感光細胞에 들어 있는 색소 단백질. 로돕신은 눈이 약한 빛에 적응하게 한다. 눈이 밝은 빛에 노출되면 로돕신의 색이 없어지지만 어두운 곳으로 가면 다시 적자색赤紫色으로 환원된다. 로돕신에서 색을 나타내는 성분은 비타민A의 산화 물질인 레티날이고 단백질 부분은 옵신이다. 밝은 빛에서 로돕신은 레티날과 옵신으로 분리되며, 어두운 곳에서는 다시 결합한다.

옵신이 결합되어 만들어지는데 옵신의 차이로 두 색소가 차이가 난다. 시각 형성에 대한 가설로는 레티날로 분리된 후 남은 옵신의 형태 변화가 일어나 간상 세포막에 나트륨 이온에 대한 이온 투과성이 저하되고 이에 따른 이온 불균형의 변화가 신경을 자극해 사물을 인지하게 된다.

또한 두 색소 물질의 시각 회로는 실제로 같은 것이나 광선에 대한 눈의 반응이 낮 동안보다 밤에 더 뚜렷하게 나타난다. 광선이 간상 세포에 닿게 되면 로돕신은 그의 구성 성분이었던 시스-레티날과 옵신으로 분리됨과 동시에 시스-레티날이 트란스- 레티날로 전환된다. 이러한 과정 중에 광선 에너지가 신경 자극으로 변형되어 두뇌에 영상을 전달하게 된다. 그 후에 시각 회로가 다시 진행되려면 로돕신이 끊임없이 재 생산되어야 한다.

정상적인 눈은 트란스-레티날을 시스-레티날로 전환시켜 옵신과 결합되게 함으로 서 로돕신을 형성한다. 그러나 시각 회로를 거치는 동안 약간의 레티날은 분해되기 때문에 이 소모된 비타민A가 간 저장고로부터 방출되든지 식품으로 섭취되든지 간에 혈액을 통해 적절하게 공급되어야 로돕신의 재생산이 정상적으로 이루어질 수 있다. 결과적으로 비타민A는 시각 조절 세포인 간상 세포와 원추 세포의 로돕신과 시홍을 만드는데 참여함으로써 시각 기능에 작용한다.

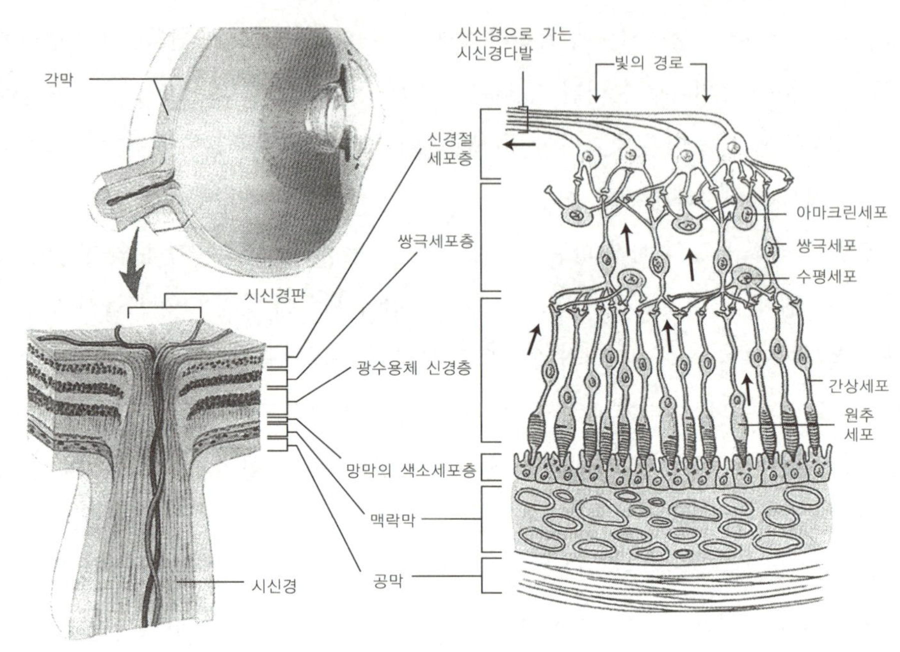

안구의 각막층 구조

☞ **결핍증**

① 야맹증

밝은 곳에서 어두운 곳으로 들어갈 때 어두운 곳에 익숙해지는데 시간이 걸리게 된다. 따라서 밤에 물건이 잘 보이지 않게 되는데 이것이 야맹증으로 된다. 눈의 망막 중에는 밝을 때 작용하는 원추 세포와 어두울 때 작용하는 간상 세포가 있는데 비타민A의 결핍은 간상 세포 중의 로돕신의 합성 능력이 저하되기 때문이다. 비타민A는 상피세포의 형성과 유지에 관여하며 결핍에 의해 피부의 건조와 각화角化*를 비롯하여 결

✳ 각화角化

1. 동물 조직의 일부, 특해 표층의 세포가 각질을 이루는 현상.

2. 식물의 잎 · 줄기 · 열매 따위의 껍질이 굳어지는 현상.

막건조증이나 각막연화 외에 조기早期에 땅거미나 어두운 곳에서의 시력이 쇠퇴되어 야맹증이 된다. 야맹증의 원인은 망막의 간상 세포(간상체) 속에 있는 로돕신視紅의 장애에 의한 것으로서 로돕신은 비타민A 알데히드(레티날)와 단백질이 결합한 것이며 비타민A가 결핍되면 로돕신의 생성과 재생이 방해를 받기 때문에 야맹증이 된다.

② 안질의 변화(눈물 분비의 이상, 망막 파열, 결막염, 안구 건조증, 각막연화증, 실명)

비타민A가 부족하면 뮤코다당류 합성 능력의 저하로 눈물 분비 기관에서 눈물 분비가 잘 안되고 세균이 감염되어 망막에 변화가 일어나 각질화와 더불어 안질 증세가 악화되고 망막 파열 현상이 생긴다. 어린 아동의 경우 떨어져 나간 세포들이 결막의 가장자리 쪽에 흰거품 같은 형태로 축적되는 비토반점*이 나타나며 이 증세가 더욱 진행되면 결막염이 되고 치료하지 않고 두면 상태가 더욱 악화되어 눈동자의 앞부분, 즉 각막이 건조하고 딱딱해지는 안구 건조증이 된다. 각막연화증으로 진행되어 돌이킬 수 없는 시력상실을 초래하기도 한다.

(2) 세포 분화, 상피 조직의 유지

시각에 있어서의 중요한 역할에도 불구하고 체내의 비타민A는 1/1000 정도가 망막에 있다. 훨씬 더 많은 양이 피부와 신체 기관의 내막에 있으며 비타민A의 다른 기능들 대부분이 직접 또는 간접으로 세포 분화에서 비타민A의 역할에 의존하는데, 비타민A는 세포 분화 즉, 전 단계 세포를 특정 기능을 가진 세포로 발달시키는 과정에 관여한다. 최근 세포 분화와 관련해 레티노익산 수용체가 발견되면서 핵의 레티노익산 수용체에 레티노익산이 결합함으로써 유전자의 발현을 활성화 또는 저해하여 세포

---

* 비토반점Bitot's spot : 외측부의 각막 쪽에 저변을 둔 삼각형의 비누거품과 같은 반점.

분화를 조절한다. 이러한 비타민A의 작용은 특히 배아 과정에서 중요하며 또한 세포 분화는 점액 분비 세포와 뮤코다당류의 합성에 매우 중요해 세포막 조직의 구조와 기능을 조절하는 역할을 한다. 이 외에도 정자 형성 과정, 면역 반응 과정, 미각, 청각, 식욕 및 성장 등의 생리적 과정에 필수적인 것으로 알려져 있으며, 이 대부분이 직접 또는 간접적으로 세포 분화와 연결되어 있다.

신체 내ㆍ외부의 모든 표면들은 상피 세포라 알려진 세포의 층들로 덮여 있다. 신체 바깥쪽에 있는 상피 조직은 피부이고 신체 내부를 덮고 있는 상피 조직은 점막이다. 즉 입, 위, 장의내막, 폐와 기관지 내막, 방광과 요도의 내막, 자궁과 질의 내막, 눈꺼풀 내막 등이 점막이다. 체내에서 소화관의 점막만도 축구장 크기의 1/4 이상의 면적을 덮고 있으며 비타민A는 이들의 완전성을 유지하는데 도움이 된다.

비타민A는 상피 세포와 점액을 합성, 분비하는 배상 세포의 분화를 증진한다. 점액은 미생물이나 해로운 물질의 침입으로부터 상피 세포를 보호한다. 위의 점막은 위벽 세포가 위액에 의해 소화되지 않도록 보호한다. 폐의 상부에는 상피 세포들이 미세한 섬모를 가지며 점액 막을 끊임없이 위로 밖으로 밀어냄으로써 우연히 들어온 이물질을 밖으로 운반해 버린다. 질에서도 이와 비슷한 세포들이 점액을 아래, 밖으로 밀어낸다. 이 부위들 중 어디든 감염이 있으면 배상 세포들은 보다 많은 점액을 분비하고 보다 활발하게 되므로 우리가 알아차릴 수 있을 정도의 배설이 일어난다. 즉, 기침, 코풀기 등으로 감염 물질을 몸 밖으로 제거하는 것을 돕는다. 또한 레티노이드 결합 단백질은 비타민A의 전환 과정과 비타민A의 운반에 관여하며, 산화 및 효소 반응으로부터 비타민A를 보호하는 역할을 한다.

☞ 결핍증

① 점액 분비의 저하로 상피 세포의 각질화(피부의 건조, 여드름, 건성, 아토피성 피부염, 각질화, 식욕 상실, 소화 능력 상실, 설사, 호흡기 감염, 비염, 생식 비뇨기관, 귀 내막의 감염)

체내 비타민A의 부족한 저장량은 점액 분비 저하로 각막의 상피 세포, 폐, 피부, 장점막 등의 건조를 일으켜 각질화가 발생할 수 있다. 상피 조직은 특히 침해받기 쉽다. 상피 조직은 피부의 표피, 점막과 위, 장, 방광, 입, 코, 목, 폐, 비뇨, 생식기, 땀선 등의 여러 기관들의 내막을 형성한다. 장기간에 걸쳐 비타민A의 섭취가 낮으면 정상적인 상피 조직 대신 케라틴이라는 거친 단백 물질이 생성되며 케라틴의 축적은 피부와 점막을 건조하고 각질화하게 한다. 그 결과 박테리아와 바이러스가 상피 조직으로 쉽게 들어가 감염 질환을 일으킬 수 있다.

상피 세포가 퇴화함에 따라 맛과 냄새 감각이 저하되고 그 결과로 식욕도 잃게 된다. 또한 비타민A가 존재하지 않으면 위, 장의 배상 세포의 점액 분비가 감소되고 영양소의 정상적인 소화 흡수가 방해되어 소화 능력이 저하되고 설사 등의 증세를 보인다. 이는 식사 중 비타민A의 흡수를 손상함으로써 결핍증을 더욱 악화시킨다. 또한, 기관과 기관지의 외막 피부를 각질화 하여 세균의 침입을 막아주는 점액 분비를 저해한다. 그러므로 비타민A 부족은 감염에 대한 저항력을 약하게 하고 이로 인해 호흡기 감염이 될 수 있다.

그밖에 상피 조직으로의 감염으로 인해 상피 조직으로 이루어진 생식 비뇨기관, 귀 내막 등에 감염과 합병증이 자주 일어날 수 있다.

② 면역 기능 저하-흉선 기능 저하 및 암발병률 상승

비타민A는 감염과의 싸움에 중요한 역할을 한다. 건강한 상피 조직의 유지는 박테리아와 바이러스의 침입을 막는데 도움이 된다. 이 외에도 비타민A는 그 작용이 완전히 이해되어 있지는 않으나 면역계 그 자체에 직접적인 영향을 미치는 것으로 추측되고 있다. 가벼운 비타민A의 결핍이 있는 어린이들은 정상적인 비타민A 상태에 있는 어린이에 비해 2~3배나 높은 비율로 호흡기 질병과 설사를 나타낸다. 레티놀도 중요한 항바이러스 활동을 보여 주며 당성피질성 스테로이군과 중화상, 수술로 인한 면역 억제를 예방해 주어 왔다. 이 효과들 중의 일부는 아마 스트레스성 흉선 쇠퇴를 예방하고 흉선 발육을 촉진시키는 비타민A의 능력과 관계가 있으며 카로틴은 보다 좋은 산화 방지제이므로, 흉선샘 보호에 있어서 비타민A보다는 더 효과적이고 흉선샘이 유리기와 산화성 손상에 아주 민감하므로 특히 더 그렇다. 베타카로틴은 흉선샘 기능을 증강시키고, 인터페론의 면역 체계 자극 활동을 증가시키며 바이러스성 감염에 대항한 보호에서 중심적인 역할을 하는 강력한 면역력 향상 화합물이다. 결핍 시 면역 기능 저하로 인한 흉선 기능 저하, 면역 체계 기능 이상, 바이러스 감염에 대한 저항 약화 등으로 암의 발병률이(특히 폐암, 피부암, 유방암 등) 높아질 수 있다.

③ 식욕 부진, 발육 부진, 성장 저하, 뼈와 치아의 연골 형성 저하

비타민A는 성장을 돕는다. 그러나 성장을 뒷받침하는데 비타민A가 어떻게 작용하는지에 관하여는 명확하게 알려져 있지 않다. 다만 비타민A의 결핍으로 성장이 멈추는 것은 식욕 감퇴가 원인일 수 있다고 생각될 뿐이다. 식욕의 감퇴는 혀 상피 세포가 퇴화됨에 따라 맛과 냄새 감각이 저하되고 혀 세포의 각화로 미뢰가 손상되고 타액선의 변화로 침 분비가 저하되기 때문이며 이로 인해 피로, 발육 부진 및 성장 장애가 올 수 있다.

또한 성장이 제대로 안 되는 증세는 뼈의 성장과 비타민A와의 관계를 유추해 볼 수 있다. 비타민A는 뼈와 치아의 정상 성장과 발육에 필요하다. 정확한 기전은 알려져 있지 않으나 비타민A는 이들 조직의 형성에 관여하는 특정 세포들의 대사 활동에 필수적인 인자인 것으로 믿어진다. 뼈의 형성과 성장과정은 조골 세포라는 특수 세포의 기능이며 비타민A는 뼈의 연골 성장판을 석회질화 할 수 있는 건강한 조골 세포의 발달에 필요한 것 같다. 뼈 조직은 평생 동안 분해, 재형성을 계속한다. 지금까지의 연구 결과는 비타민A가 미성숙 세포를 조골 세포와 뼈 용해에 관련하는 효소를 방출하는 파골 세포로 전환시키는데 관여하는 것으로 보고 있다. 뼈를 부수는 세포들은 분해 효소의 주머니를 포함한다. 비타민A의 도움으로 이들 효소들은 뼈의 특정 부위를 분해해 버리며 뼈가 더 길게 자람에 따라 필요하지 않은 부분을 제거한다.

또한 비타민A는 치아 에나멜모세포의 정상적인 발달과 기능에도 필요하다. 비타민A 결핍 시에는 차이가 불완전하게 발달하고 치아 에나멜이 얇고 부서지기 쉽다.

④ 생식 기능 저하-정충 생성 능력 저하, 불임

비타민A가 결핍하면 동물의 생식 기능이 손상된다. 비타민A 결핍은 스테로이드 합성에 필요한 효소를 감소시킴으로써 프로게스테론을 비롯한 성호르몬의 생성을 저하시킨다. 또한 비타민A가 결핍하면 생식선의 세포들이 변화하며 부신 조직이 쇠퇴되는 경향을 보인다. 이로 인해 정충의 생성 능력이 저하되고 불임 등의 증상이 나타날 수 있다.

(3) 항산화 작용

카로티노이드는 프로비타민A의 작용 이외에도 그 자신이 활성산소 제거, 프리라디칼 제거 등의 항산화 작용을 가지고 있기 때문에 암, 동맥경화, 심근경색 등의 성인병으로부터 체세포를 보호하는 작용을 한다. 이와 같은 비타민A의 작용은 체세포의 모든 기능을 정상으로 유지시키며 점막과 피부를 보호하고 노화를 지연시켜 준다. 특히 카로티노이드 중에서 β-카로틴이 암 억제 작용이 가장 강하고 레티놀로 변화되지 않고 카로티노이드 그 자체가 직접 효과를 나타낸다.

4. 비타민A의 과잉증

비타민A 과잉증은 비타민A의 농축을 장기간 다량으로 어린이에게 투여하였을 때 일어난다고 보고 있다. 비타민A가 많이 함유되어 있는 간유를 다량으로 투여하면 독성이 나타난다고 알려져 있으나 이것은 간유 중의 비타민A 때문이 아니고 생선에 있는 독성 물질 즉 생선 기름 중의 불포화지방산 때문이라고 한다. 따라서 다량의 비타민A를 장기간 섭취하는 경우를 제외하고는 비타민A 과잉증이 일어날 수 없으며, 치료에 사용하는 비타민A의 투여량이 과잉되어 일어나는 위험률은 드물다. 건강한 사람은 비타민A의 급원 식품을 다량 섭취하여도 별 지장이 없다. 카로틴은 위험을 일으킬 정도의 비타민A로 완전히 활성화되지 않으며 너무 많이 먹었을 때에는 피부가 밝은 노랑색으로 변한다. 이는 카로틴이 피부 밑의 황색 지방으로 축적되기 때문이며 일반적으로 급성 과잉증은 어른의 경우, 권장량의 100배가 넘거나 아동의 경우 권장량의 20배가 넘는 양을 짧은 간격을 두고 섭취했을 때 나타나며 그 증상은 오심, 구토, 두통, 현기증, 시력 불선명, 근육 협조 불량 등과 영아의 경우 천문泉門의 융기 등을 볼 수 있으며 더 진행 시 졸음, 권태감, 무력감, 의욕 상실, 가려움증, 피부박리 등의 증상이 나타날 수 있다.

만성 과잉증은 보통 권장량의 10배 또는 그 이상의 양을 몇 주부터 수년까지 계속적으로 섭취할 때 나타나며 증상은 두통, 탈모증, 입술의 균열, 피부 건조 및 가려움증, 비장비대, 골관절 통증, 시력 손상, 간이나 뼈의 손상 등이 영구적으로 남기도 한다. 임신 중 비타민A의 섭취가 과다하면 사산, 출생 기형, 출산 장애, 영구적 학습 장애 등이 나타날 수 있다.

☞ 비타민A는 결핍증이나 과잉증 모두 간의 손상과 관련이 있으므로 간장 질환이 있는 사람에게는 절대로 과량을 투여해서는 안 되며 당뇨병 환자와 갑상선 기능 저하증 환자는 베타카로틴을 비타민A의 형태로 전환시키지 못하므로 베타카로틴을 과잉 섭취해서는 안 된다.

5. 비타민A와 다른 영양소와의 관계

(1) 철분

철분과 비타민A의 상관 관계는 소장강 내에서 철분은 전구체의 산화제로 작용하여 비타민A의 흡수에 기여한다.

(2) 비타민E

비타민E가 결핍된 동물에서 비타민A의 흡수는 부진하고 간의 저장도 불충분할 뿐 만 아니라 더 빠르게 간에서 고갈된다. 또한, 비타민A, 베타카로틴 등의 산화를 방지하는 항산화 작용이 있다. 비타민A의 파괴를 방지하는 비타민E의 양은 알려지지 않았다.

(3) 아연

아연은 간장의 비타민A를 동원하여 혈장 중의 비타민A 농도를 정상화하는 작용이 있다. 즉, 아연 결핍증은 비타민A 대사를 여러 경로로 간섭(interfere)하는 것으로 생각된다.

· 아연 결핍은 순환을 통해 레티놀을 망막 등의 조직으로 운반하는데 필요한 레티놀 결합 단백질(retinol binding protein, RBP)의 합성을 감소시킨다.

· 아연 결핍은 간에서 레티놀의 저장 형태인 레티닐 팔미테이트(retinyl palmitate)로부터 레티놀을 분비시키는 효소의 활동성을 저해한다.

· 아연은 레티놀을 레티날로 전환시키는 효소의 작용을 위해 필요하다.

현재 사람에게 비타민A 영양 상태에 따른 아연 결핍의 결과는 분명치 않다.

(4) 지방

비타민A는 기름에 용해되므로 기름과 같이 복용해야 흡수가 잘 된다. 비타민A와 카로틴(CAROTENE)은 창자 내에서 담즙과 결합되어야 혈액에 흡수된다. 지방을 적게 섭취하면 담즙이 적거나 담즙 분비가 되지 않으므로 비타민A 및 카로틴 90% 이상이 배설물 속에 포함되어 유실되어 버린다.

(5) 비타민B

비타민A는 비타민 B복합체의 하나인 콜린(CHOLINE)이 없으면 체내에 저장되지 않는다. 따라서 비타민A를 섭취할 때는 불포화지방, 즉 가공하지 않은 천연 식물성 기름을 먹으면 비타민E와 콜린이 공급된다.

(6) 비타민 C

비타민A의 과량 복용으로 인한 중독의 예방과 치료로써 비타민C를 동시에 다량 복용하면 좋다.

6. 비타민A에 영향을 주는 요인

(1) 약물

비타민A 대사는 항생제, 진통제 등 자주 섭취하는 약제에 영향을 받는다. 황화합물, 네오마이신은 지방산과 담즙을 침전시키고 지질의 미셀 형성을 방해하여 소장강 내에서 비타민A의 흡수를 저해한다.

반복되는 코티존 등의 섭취는 간의 저장 비타민A를 유의적으로 낮추고 페노바비탈, 카페인, 알코올은 적절한 양이라도 비타민A의 저장량을 낮게 한다. 피임제(에스트로젠-프로제스테론 결합형 피임약)는 몇 가지 비타민과 무기질의 대사에 영향을 주어 지속적인 섭취는 여성에서 holo-레티놀 결합 단백질(RBP)의 수준을 증가시키는데 에스트로젠 성분이 간의 단백질 합성을 촉진하여 혈장 수준을 높이는 것으로 보이며 동시에 간 저장 비타민A를 약간 감소시킨다.

(2) 질병

비타민A와 관련된 질병은 흡수, 저장, 조직 이용, 체순환 등의 과정에 관련된다. 즉 카로티노이드와 비타민A의 흡수는 미셀을 형성하는 담즙염에 의존하고, 이는 에스테르결합이 췌액의 리파제와 에스테라제에 의해 분해되므로 만성 지질 흡수 불량 증세와 열대성 설사, 만성 설사, 급성 단백질 칼로리 불량은 카로티노이드와 비타민A의 흡수를 낮추게 한다.

비타민A의 충분한 이동과 저장은 간의 기능에 의존되므로 간 질환은 흡수와 저장을 저해하며, 약물에 의한 간 중독은 간의 세포막 체계를 파괴하여 비타민A 상태에 현저한 영향을 주고 간경화는 혈장과 간의 비타민A 수준을 낮춘다. 신장의 대사에서도 반응하므로 신세뇨관이나 사구체의 기능 부진은 조직 내의 비타민A 대사 조절에 영향이 있다.

감염에 대한 취약성도 비타민A 결핍이면 더 커지고 여러 가지의 감염은 비타민A의 이동과 이용에 영향을 준다. 즉 감염, 홍역, 상부기도 감염은 혈장의 비타민A와 레티놀 결합 단백질(RBP)수준을 낮추고 심각한 설사에서도 혈장 레티놀과 레티놀 결합 단백질(RBP)값을 높이는 경향이다.

(3) 기생충

기생충 감염은 혈장과 전체 비타민A 수준에 영향을 주어 성인에서 소장과 간의 흡충류의 감염에서는 정상의 혈장 농도가 1/3~1/4 수준에 불과하다. 즉, 소장 기생충은 주로 흡수를 감소시키고 간의 기생충은 간의 기능과 비타민A의 저장을 부진하게 하기 때문이다.

(4) 알코올

반복되는 알코올 섭취는 실험 동물에서 비타민A의 저장을 낮추며, 오랜 기간 동안

간의 기능과 구조에 영향을 준다. 알코올에 의해 유도된 간경화는 간에 비타민A 저장과 RBP의 합성과 분비에 매우 제한적이다.

(5) 나이

어린이는 어른보다 비타민A 결핍에 더 민감하다. 사실 비타민A 결핍의 야맹증 빈도는 대부분 생후 6개월에서 6세까지의 어린이다. 출생 시 어린이는 매우 적은 비타민A를 저장하고 성장과 빠른 세포 분화는 처음 2년에 특히 비타민A 부족에 영향을 주며 어린이의 대사는 영양소의 교체율이 빠르므로 어른보다 빠르게 대사 된다. 나이가 들수록 다른 영양소는 결핍이 증가할 수 있지만 비타민A 결핍은 드물다.

(6) 다른 영양소

급성 단백질 결핍은 비타민A 대사를 방해한다. 식이의 지질은 카로티노이드와 비타민A의 흡수에 큰 관련이 있어 담즙 분비, 지질의 흡수는 비타민A 흡수를 돕는다.

철분과 비타민A의 상관은 소장강 내에서 철분은 전구체의 산화제로 작용하여 비타민A의 흡수에 기여하며, 철분 결핍성 빈혈과 비타민A 결핍증이 유사함을 보여 입맛 상실, 성장률 감소, 상피 세포의 케라틴화 등의 현상과 같이 일어난다.

아연 결핍은 비타민A 혈장 농도를 낮게 유지하고 간의 농도는 증가하는 경향을 보인다.

7. 비타민A의 일일 권장량

단위 : μgRE

연령	남자	여자
0~4개월	350	350
5~11개월	350	350
1~3세	350	350
4~6세	400	400
7~9세	500	500
10~12세	600	600
13~15세	700	700
16~19세	700	700
20~29세	700	700
30~49세	700	700
50~64세	700	700
65~74세	700	700
75이상	700	700
임신 전반		+0
후반		+100
수유		+350

비타민B1(티아민)

1. 비타민B1(티아민)의 정의

티아민은 비타민의 개념이 처음 생기는 시기에 항각기성 인자로 알려졌다. 각기병은 많은 나라(특히 아시아 지역)에서 발생되었으며 도정된 쌀이 주된 음식인 지역에서 수세기 동안 인식되고 고통을 받고 죽은 질병으로 자마이카에 거주하는 독일인 의사인 C. Eijkman은 처음으로 각기와 닮은 다발성 신경염이 닭에게 도정된 쌀을 먹인 경우에 발생됨을 발견하였고 기울을 먹임으로서 예방, 치유됨을 알게 되었다. 10년 뒤 C. Funk는 런던의 Lister연구소에서 쌀 기울 추출물에서 결정형 물질을 얻어 최종적으로 활동적인 항각기물질을 분리하였다. 이것이 아민 기능을 가지고 있으므로 그는 생명에 필수적인 아민 또는 비타민으로 이름하였다. Williams는 이것을 비타민B1이라고 명명하고 정확한 공식을 발표하였으며, 티아민이라는 이름을 제안하였다. 티아민의 이름은 유황을 의미하는 thio와 질소를 의미하는 amine으로부터 유래되었고, 아노이린이라 불리기도 한다.

(1) 비타민B1의 구조와 성질

비타민B1(티아민)은 피리미딘핵과 티아졸 핵이 메틸렌기($-CH_2-$)에 의해 결합되어 있다. 티아민은 자연계에서 자유 티아민(비타민B1)과 인산이 결합한 3종의 에스테르가 존재한다.

3종의 에스테르는 티아민 일인산염(thiamin monophosphate, TMP), 티아민 삼인산염(thiamin triphosphate, TTP), 티아민 이인산염(thiamin diphosphate)으로도 알려져 있는 티아민 피로인산염(thiamin pyrophosphate, TPP) 등의 인산화된(phosphorylated) 형태로 널리 분포하며, 이 중 티아민 피로인산염(TPP)이 가장 풍부하다. 또한, 체내에서의 티아민의 형태도 대부분이 티아민 피로인산(TPP)으로 존재한다.

비타민B1은 무색의 결정체로서 특유의 냄새를 가지고 있으며 약간 쓴맛을 내고 유지에 녹지 않고 물에 녹으며, 가열(건조 상태에서는 100도까지는 안정하나 용액 중에서는 덜 안정하다. 산성 용액(pH5-6에서는 안정한 편이지만, pH7에서는 불안정하고, pH8 이상에서는 빠르게 비가역적으로 파괴된다.)에 대하여 안정하나 알칼리성 용액에 대해서는 아주 불안정하다. 이와 같은 이유로 채소의 색깔 유지를 위해 조리수에 흔히 가해지는 중탄산소다는 티아민의 활성을 저하시키며 알칼리성으로 인해 이 비타민을 또한 불활성화시킬 수 있다. 또한 건조 과일에 사용되는 이산화황은 티아민을 파괴한다.

동물성 식품에서 95~98%는 인산화[*] 되어 있으며, 그 중에서도 80~85%는 활동적인 조효소이다. 식물성 식품에서는 주로 인산화 되지 않는 티아민으로 많은 식품에 널리 분포되어 있지만, 거의 모든 식품은 상대적으로 양이 적다. 일반적인 가열조리에서는 20~30% 정도의 티아민이 파괴(채소 가열 시는 70~80%의 티아민이 손실) 되고, 냉동 식품을 해동할 때는 티아민의 약 10%가 손실된다. 또한, 쌀을 씻을 때는 20~50% 정도 손실된다.

---

* **인산화** : 어떤 물질에 인산이 붙는 반응을 말한다.

티아민은 마늘의 알리신과 결합하여 티아민의 유도체[*]인 알리티아민이 된다. 알리티아민의 형태로 존재하는 티아민은 흡수가 잘 되므로 마늘을 함께 섭취하면 이용률이 높아진다. 티아민은 곡류의 과피, 호분 층 및 배아에 많이 존재한다. 그러므로 도정 또는 제분하면 많은 양의 티아민이 손실된다. 동물의 간, 돼지고기, 현미가 티아민의 좋은 급원이다.

2. 비타민B1(티아민)의 흡수·대사·배설

(1) 비타민B1(티아민)의 흡수

자유 티아민(비타민B1)은 그대로 흡수되며, 인산에스테르형은 소화관의 포스파타제의 작용에 의해 티아민으로 되어 소장에서 흡수된다. 티아민을 다량 섭취 시(2μmol/L 이상)는 수동적 확산에 의해, 소량 섭취 시(2μmol/L 이하)에는 능동적 수송에 의해 흡수된다.

티아민의 능동적 운반기전에는 Na+이온과 특정 운반체가 관여하며 이와 관련하여 대장균의 세포막에서 티아민 운반과 관계된 특이한 티아민 결합 단백질이 발견되었다. 티아민의 능동적 흡수는 주로 공장과 회장에서 가장 크고 회장에서 먼 부분에서 부진하였다.

산소 부족, Na+ 결핍, 낮은 온도는 흡수를 감소시키지만 높은 농도에서는 영향이 없었다. 또한 알코올이 체내에 존재하면 티아민의 흡수를 저해하므로 알코올 중독일 때에는 결핍증이 발생할 수 있다.

223

＊ 유도체 : 어떤 화합물의 일부를 화학적으로 변화시켜서 얻어지는 유사한 화합물을 말한다.

(2) 비타민B1(티아민)의 저장 · 대사

소장에서 흡수된 티아민은 점막 세포로 들어간 후 인산화 반응을 일으켜서 활성 조효소 형태로 전환된 후 문정맥과 간장을 경유하여 일반 순환계로 들어간다. 간에서 각 조직으로 운반될 때 혈액에서 티아민은 주로 알부민과 결합하여 각 조직으로 이동된다.

체내 티아민의 총 보유량은 30~70mg 정도이며, 이 중 80%가 티아민 피로인산(TPP)의 형태이고, 10%는 티아민 삼인산염(TTP)이며, 그밖에 일인산염(TMP)과 유리 티아민으로 존재한다. 혈액에서 적혈구로의 티아민 이동은 촉진 확산에 의해 이루어지나 적혈구 이외 대부분의 조직 세포로는 능동적 운반체에 의해 이동된다.

티아민은 각 조직에 저장되는데 가장 함량이 많은 곳은 심장(0.28~0.79mg/100g)이고, 그 다음이 신장(0.24~0.58mg/100g), 간(0.20~0.76mg/100g), 뇌(0.14~0.44mg/100g) 순이고, 다른 조직은 비교적 작다. 근육은 비율은 낮지만, 근육의 총량이 많으므로 함량은 전체 티아민의 40~50%로서 큰 비중을 차지한다. 또한, 혈액에는 5~12μg/100ml이며, 이 중 90%가 적혈구 및 백혈구에 존재하는데, 그 중 백혈구에는 적혈구 보다 10배 가량 많이 존재한다.

대부분 조직 세포에서 자유티아민은 티아민 피로인산염(TPP)으로 전환되어 조효소로 작용하며, 자유 티아민으로부터 TPP의 합성을 위해서는 마그네슘, 삼인산 아데노신(ATP), 그리고 티아민 피로포스포키나제 효소 등이 필요하다. 뇌와 같은 신경조직에서는 티아민 삼인산염(TTP)으로 전환된다.

(3) 비타민B1(티아민)의 배설

티아민의 배설은 과량의 티아민은 주로 소변으로 배설되며 극히 소량만이 담즙으로 배설된다. 주로 유리 티아민과 티아민 일인산염(TMP)의 형태로 배설된다.

3. 비타민B1(티아민)의 기능 및 결핍증

(1) 보조 효소로서의 기능

티아민은 다른 비타민B 복합체와 마찬가지로 조효소의 구성 성분으로 당질, 지방산, 아미노산이 에너지를 생산하는 과정에서 보조 효소의 역할을 한다. 티아민의 생리작용은 TPP(티아민 피로인산)로서 중요한 역할을 하며, TPP는 당질 대사에 관여하는 카르복실라제를 활성화하므로 일명 코카르복실라제라고도 부르는데 코카르복실라제는 당질 대사에서 3가지 반응에 관여한다.

1) 에너지 대사의 작용

TPP(티아민 피로인산)는 에너지 대사를 돕는다.

탈탄산 반응에 관여

a. 티아민 피로인산(TPP)은 피루브산의 탈탄산효소(탄산(CO_3) 빼는 효소)의 조효소로서 피루브산을 활성 아세틸 코엔자임A(아세틸 조효소A)로 전환시킨다. 즉, 3탄소 화합물인 피루브산으로부터 탄소1개를 제거하여 2탄소 화합물인 아세틸 코엔자임A(아세틸 CoA, 아세틸 조효소A)와 이산화탄소를 생성한다. 이 반응은 포도당의 해당 과정을 Krebs cycle로 연결시켜 대사 과정이 원활하게 진행되도록 하는 에너지 생성

의 주된 경로이다.

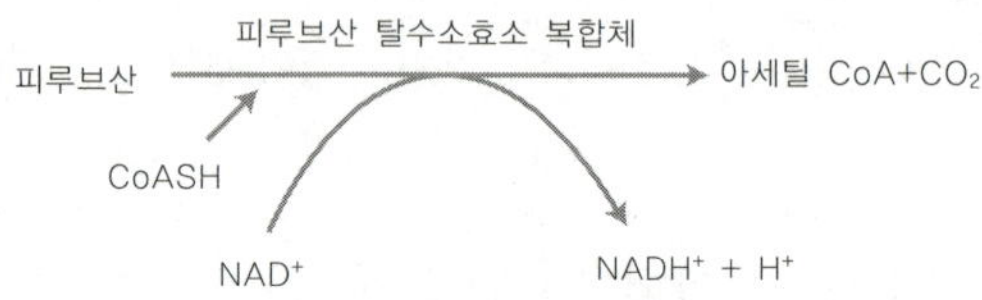

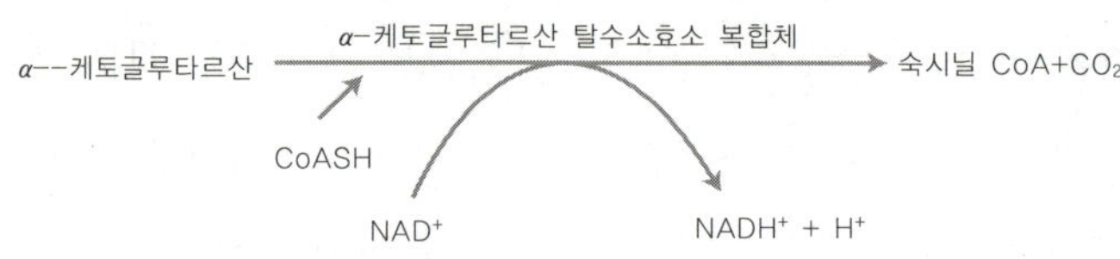

TPP가 관여하는 에너지 대사과정

　　b. 티아민은 체내에서 α-Keto acid(α-케토글루타르산)을 알데히드로 산화적 탈탄산시키는 과정에 조효소로 작용한다. 5탄당 화합물인 α-케토글루타르산으로부터 4탄소화합물인 숙신산 코엔자임(조효소)과 이산화탄소를 생성하는데 관여한다. 즉, 티아민피로인산(TPP)은 α-케토글루타르산의 탈탄산효소(α-ketoglutarate decarboxylase)의 조효소로서의 동일한 반응을 촉매하며 이 반응은 Krebs cycle과정 중의 일부로서 α-Keto acid에서 CO_2를 제거하는 것으로 티아민이 부족하게 되면 포도당의 해당 작용의 지장이 생겨 에너지 대사 과정의 반응 속도가 감소되어 에너지 생성에 장애를 초래하게 되고 피루브산이 아세틸 CoA로 전환되지 못하고 혈액과 조직 내로 축적되며 축적된 과량의 피루브산은 젖산으로 전환되어 인체에 유해한 수준에 도달하게 된다.

c. 펜토오스(리보오스) 인산 경로

티아민 피로인산(TPP)은 5탄당 인산회로에서 케톨기 전이 효소의 조효소로서 작용한다. 즉, 포도당의 일부가 5탄당 인산회로를 통해 DNA와 RNA의 구성 성분인 5탄당인 디옥시리보오스와 리보오스를 생성하는데 관여하며, 또한 이 과정에서 지방산과 5탄당 리보오스가 합성될 때 지방 합성에 필수적인 보조 효소(NADPH)를 생성하는 효소 반응을 돕는 데 관여한다. 오탄당 인산 대사는 체내의 포도당 대사 중 약 10%를 차지하지만, 간세포나 부신에서는 포도당의 60%까지도 5탄당 인산 대사과정을 통해서 대사된다. 성인의 뇌세포에서 존재하는 포도당의 소량만이 5탄당 인산대사에 의해서 이용되지만 어린이의 뇌세포 내에서는 약 50%가 이 과정에 의해서 이용된다. 이것은 성장기의 여러 합성 과정에 필요한 NADPH와 핵산 합성에 필요한 리보오스 등의 요구가 증가하기 때문으로 여겨진다.

☞ TCA회로

TCA회로는 우리 몸의 에너지 생성 과정에서의 한 과정이다. 이 과정을 간단히 설명하면 다음과 같다. 세포들은 자신이 쓸 에너지를 생성하기 위해서는 물과 산소, 포도당 등이 필요한데, 이를 호흡 작용과 소화 작용으로 얻고 있다. 이러한 작용으로 포도당을 얻으면 이것은 혈관을 타고 몸에 있는 세포들에게 전달이 되고, 세포들은 미토콘드리아에서 포도당을 태워 에너지를 얻는다.

쉽게 말하자면 포도당은 땔감과 같고, 미토콘드리아는 아궁이라고 생각하면 이해하기 쉽다. 포도당 한 분자는 탄소 6개와 수소 12개, 산소 6개로 구성된 큰 분자이다. 너무 커서 미토콘드리아라는 아궁이에 들어갈 수 없기 때문에 이를 잘게 쪼개는 장작패기 같은 작업이 진행되는데 이를 해당 과정이라 한다. 즉 포도당은 당(설탕)이므로 당을 쪼갠다고 해서 해당 과정이라 한다. 이 과정을 거친 포도당은 쪼개져서 2개의 피루브산이라는 것이 형성된다. 이때에야 미토콘드리아 내로 들어갈 수 있게 된다. 이때의 피루브산은 탄소 3분자와 수소 4분자, 산소 3분자로 이루어져 있다.

해당 결과 생기는 피루브산은 미토콘드리아 속으로 들어가서 탈탄산효소(탄산(Co_3) 빼는 효소)와 탈수소 효소(수소를 빼는 효소)의 작용을 받아 CO_2와 2H가 이탈되면서 코엔자임A(아세틸 조효소A)라는 물질과 결합하여 2탄소 화합물인 활성 아세틸 코엔자임A(아세틸 CoA, 아세틸 조효소A)라는 것을 만든다. 이때 티아민 삼인산염(TTP)은 탈탄산효소의 조효소로서 작용한다.

아세틸 코엔자임A(아세틸 CoA, 아세틸 조효소A)은 미토콘드리아 안에 자체적으로 있던 옥살 아세트산과 결합하여 시트르산이 되고, 이것은 다시 탈탄산 효소와 탈수소 효소의 작용으로 CO_2와 2H를 잃고 α-케토글루타르산이 된다. 그리고 α-케토글루타르산에서 CO_2와 2H가 이탈하여 숙신산이 되며, 숙신산은 푸마르산, 말산의 과정을 거쳐서 옥살 아세트산이 되며, TCA회로를 완료한다.

이 과정에서 탈수소 효소의 조효소와 함께 수소가 나와서 ($NADH_2$, $FADH_2$라고 한다.) 마지막으로 전자 전달계*라는 과정을 거쳐서 우리 몸에서 에너지로 쓸 수 있는 ATP가 생성되는 것이다.

TCA회로의 존재 의의는 피루브산을 산화하는 과정에서 산화적 인산화 반응과 짝을 이루어 고등 동물의 생명 유지에 필요한 에너지원인 ATP를 생산하는데 있다.

---

* **전자 전달계** : 해당 과정과 TCA회로에서 생성된 수소가 전자 전달 효소를 차례로 경유하고 마지막에 산소와 결합해 물로 만드는 과정을 말한다.

에너지 대사 장애로 인해 크게 소화기계 기능 저하, 심혈 관계 기능 저하, 신경계 기능 저하, 근육계 기능 저하가 발생할 수 있다.

① 여러 가지 소화 장애를 초래(식욕 부진(체중 감소, 성장 저해), 소화 불량, 심한 변비, 위산의 과소 분비, 위무력증, 복부 팽만, 복통)

비타민B1이 없으면 포도당이 에너지로 전환될 수 없어서 에너지 생산이 완만해지고 불완전 연소되어 조직 속에 산이 축적되어 조직을 자극하게 된다. 위에서 말한 것처럼 에너지 생산이 불완전하므로 위와 창자의 근육의 수축 작용이 완만해짐으로 해서 위무력증이 올 수 있다. 또한 음식물 등이 소화 효소 및 소화액과 잘 혼합되지 않고 음식이 영양분을 흡수하는 창자벽에 활발히 접촉되지 못하여 소화 불량이 나타난다. 그리고 위산이 거의 분비되지 않으므로 몇 가지 비타민류가 파괴되고, 이로 인해 단백질이 불완전 소화되고 많은 미네랄류가 흡수되지 못하며, 소화되지 않은 음식물은 부패하여 가스가 차므로 헛배가 부르게 되고 복부 팽만과 복통을 초래한다. 또한 창자의 수축 작용이 완만하므로 배설물이 원활히 배설되지 못하고 대장 내에서 오랫동안 정체하므로 대장 내에서 수분이 흡수되어 변비를 유발한다. 즉 에너지 생산이 비정상이면 언제나 변비가 된다.

혈관벽의 평활근이 약화되어 말초 혈관이 이완된다.

② 심장의 이상(호흡 곤란, 청색증, 처혈압, 고혈압, 심장 비대)

당분이 효율적으로 연소되지 못하므로 심장의 이상을 초래한다. 심장은 일생동안

쉬지 않고 계속 일을 해야 하므로 계속적으로 에너지를 공급해 주어야 한다. 비타민 B1이 결핍되면 초기에는 맥박이 매분 40~50으로 떨어지고 저혈압을 초래할 수 있다 (정상은 72). 점차로 더욱 결핍되면 쉴 때에는 맥박이 대단히 느리고 힘을 쓸 때에는 맥박이 대단히 빨라지는데 때로는 180 이상으로 된다. 비타민B1의 결핍으로 당분이 정상적으로 에너지를 생산하지 못하여 유산과 피루브산이 심장 근육에 축적되어 심장 근육을 자극한다. 그러면 맥박이 빨라져 고혈압을 유발시킬 수 있고, 또한 심장 비대의 원인이 된다.

③ 신경염 (머리 얼굴 신경통, 대상포진, 좌골 신경통, 요통)

신경은 뇌와 마찬가지로 당분에서만 에너지를 공급받을 수 있는데 비타민B1이 결핍하면 당분에 의한 에너지 생산이 원활하지 못하여 신경 계통에 이상을 초래한다.

신경염은 머리 얼굴 신경통, 대상포진, 좌골 신경통, 요통 등으로 나타난다. 이와 같은 통증은 비타민B1이 결핍으로 인해 당분이 불완전 연소하므로 유산과 피루브산이 축적하여 신경을 자극하기 때문에 발생되거나 이들 산이 신경 세포에 실제적인 손상을 초래하여 발생된다.

④ 근육통, 근육 경련, 근육 연약

비타민B1이 결핍되면 당질 대사가 진행되지 않아서 에너지 부족으로 인해 근육이 연약해 질 수 있고 피루브산과 젖산 등의 포도당 중간 대사 물질이 혈액과 근육 내에 과도한 축적으로 인해 일시적 근피로가 올 수 있다. 이로 인해 근육통이 일어날 수 있으며 과도한 피로 물질 축적은 근육 경련을 유발할 수 있다.

⑤ 두통, 메스꺼움, 구토증

비타민B1의 결핍으로 당분이 정상적으로 에너지를 생산하지 못하여 유산과 피루브산이 신경을 자극함으로 인해 초래되는 것으로 인해 두통, 메스꺼움, 구토증을 유발하는 것으로 알려져 있다.

⑥ 피로, 어지럼증

비타민B1이 결핍되면 유산 등의 피로 물질이 축적되어 전신의 저항력이 떨어져 피로, 어지럼증이 일어날 수 있다.

⑦ 갑상선 기능 저하 및 면역력 저하

에너지 대사의 이상으로 신진 대사 기능의 저하가 올 수 있고, 이로 인해 신진 대사의 중추적 역할을 하는 갑상선 기능의 이상과 면역력 저하로 인한 피부의 과민증상이 발생할 수 있다.

(2) 신경 기능

티아민 피로인산(TPP)은 모든 세포의 에너지 대사에 중추적인 역할을 한다. 이외에 신경 세포막의 성분으로서 또 신경 자극의 전달 물질인 아세틸콜린의 합성 과정 중 탈카르복실 반응에서 조효소로 신경계의 기능에 역할을 하는 것으로 보인다. 결과적으로 신경의 작용과 근육에 대한 신경의 반응은 티아민에 크게 의존한다.

또한 카테콜아민의 합성과 세로토닌을 시냅스로 유입하는 과정에 관여함으로써 신경 자극의 전달을 조절하는 것으로도 알려져 있다. 이중 카테콜아민은 신경 조직에서 지방산과 콜레스테롤의 생합성을 조절하거나 자극한다. 즉, 지방 조직에서 카테콜아민은(베타1 수용체를 통한 cAMP를 매개로) 지방 분해 효소를 활성화시켜 중성 지방을 지방산과 글리세롤로 분해한다. 카테콜아민을 정맥 주사하면 일시적으로 혈중 콜레스테롤과 중성 지방 농도가 증가하는데, 이것은 유리 지방산의 증가로 중성 지방의 합성에 필요한 기질 공급이 증가되기 때문이다. 또한, 카테콜아민은 지방 조직에서 포도당 섭취를 촉진시킨다. 티아민 결핍 시 신경 교세포의 지방산 합성량은 정상 수준의 약 13%에 불과하고, 콜레스테롤은 정상의 약60% 정도를 합성하였다.

☞ **결핍증**

① 다발성 신경염(말초신경염)과 각기병

각기병은 건성 각기병과 습성 각기병으로 나눌 수 있다. 건성 각기병은 주로 노인에게 나타나며 신경이 무감각하게 되는 증상으로 하지신경이 둔하여 발과 발가락이 무감각하고 심하면 발의 마비가 와서 보행이 곤란하게 되고 다리 근육의 통증과 무릎 반사 작용 감소로 근육이 위축되며 보행 곤란 등을 초래할 수 있다. 습성 각기병은 주로 심혈관계에 영향을 미쳐 심장 소리가 고르지 못하고 심장 확대, 정맥 혈압 상승에 따른 부종(다리부종), 심장 비대에 의한 직접적 사망이 발생할 수 있다. 각기병은 신경 조직과 근육 조직에 영향을 미치는 질병으로 초기에는 허약증, 식욕 상실, 기억력 감퇴, 불안감, 학대감, 다발성 신경염, 팔과 다리의 불협음 및 변지, 감각의 소실, 근육의 무력, 근육통, 심장의 팽대와 부종 등이 나타나며 심해지면 마비, 다리 마름, 심장이 비대해지고 심장 박동이 불규칙해지며 호흡 곤란 등의 증세로 치료하지 않으면 사망하게 된다.

② 운동 및 반사 기능의 장애

비타민B1의 결핍은 말초 신경계와 근육에 대한 신경 기능의 저하를 초래해 운동 및 반사 기능의 장애가 나타날 수 있다. 이로 인해 안구 운동 장해 및 안근 마비, 발바닥의 따가운 느낌, 장단지 근육의 풀어짐, 근육 경련 및 연약 손발 저림 등의 증상이 나타날 수 있다.

③ 우울증, 불안, 초조, 기분의 침체, 돌발적인 폭력성

인간이 낮에 활동하고 밤에 자는 반복적인 생체 리듬에는 멜라토닌과 세로토닌이라는 중요한 호르몬이 작용하고 있다. 멜라토닌은 해가 지면 분비돼 잠을 편하게 자도록 하는 반면, 세로토닌은 해가 뜨면 분비돼 안정적으로 낮 시간에 활동할 수 있도록 하는 호르몬이다. 이 호르몬들은 뇌신경 세포 속에서 분비되는데 뇌신경 세포 속에는 이들 호르몬을 생산해내는 멜라토닌 생산 유전자와 세로토닌 생산 유전자가 있다. 이들 호르몬이 분비되기 위해서는 호르몬을 생산하는 유전자가 켜졌다가 꺼지는 과정을 반복한다는 사실을 알아냈다. 해가 지면 세로토닌 생산 유전자는 꺼지고 멜라토닌 생산 유전자가가 켜지며 해가 뜨면 반대 현상이 일어나는 것이다. 그런데 어떤 원인으로(신경 세포의 자극 전도 이상 등) 이 대사 과정에 이상이 오면 아무리 자고 싶어도 밤에 멜라토닌이 나와 주지 않아 불면증에 걸리게 된다. 또한 세로토닌은 마음을 평온하게 하는 호르몬이라 하는데 아무리 편안한 마음을 갖고 싶어도 세로토닌이 나와 주지 않아 마음이 불안해진다. 또 너무 과하게 분비돼도 돌발적인 폭력성을 발산하게 되거나 지나치게 잠을 많이 자고 기분이 가라앉게 된다. 티아민 피로인산(TPP)은 세로토닌을 시냅스로 유입하는 과정에 관여함으로써 신경 자극의 전달을 조

233

절하는 것으로도 알려져 있는데 티아민 피로인산(TPP)이 결핍되면 이러한 작용이 안 되어 신경 자극의 전달에 이상을 초래하여 세로토닌과 관계된 여러 증상들이 나타날 수 있다.

④ 시비조, 비협조적, 비능률적, 잘 잊어버림, 소음에 민감

비타민B1이 장기간 결핍되면 신경의 끝 척수막의 손상을 초래하여 시비조, 비협조적, 비능률적, 잘 잊어버리고, 소음에 민감 등의 증상들이 나타날 수 있다.

4. 비타민B1(티아민)의 과잉증

과잉증은 과량 투여(RDA의 100배)하였을 때 호흡 중추가 손상되어 사망한다. 치사량은 생쥐의 경우 125mg/kg이다.

5. 비타민B1(티아민)과 다른 영양소와의 관계

(1) 포도당

포도당을 연소하여 에너지 생산하는데 도움을 주는 효소의 구성 성분이 된다. 따라서 탄수화물을 많이 먹을 때에는 비타민B1의 소모도 증가한다.

(2) 칼슘, 마그네슘

마그네슘은 자유티아민으로부터 티아민 삼인산염(TPP)의 합성에 관여하며, 칼슘, 마그네슘 등의 결핍은 조직의 티아민 수준을 낮추고 티아민의 기능을 방해한다.

(3) 엽산

엽산의 결핍은 티아민의 흡수 불량을 가져온다.

(4) 피리독신, 시아노코발아민

피리독신, 시아노코발아민의 결핍은 티아민의 조직 수준을 감소시킨다.

(5) 비타민 C

비타민C의 항산화 작용은 식품 내 항티아민 인자(ATF)의 불활성화 형태로의 티아민의 산화를 막아 티아민을 보호할 수 있다.

6. 비타민B1(티아민)의 결핍의 원인

티아민 결핍은 섭취 부족, 요구량의 증가, 손실의 과다, 식품의 항티아민 성분 섭취, 또는 이러한 요인이 복합적으로 일어나 나타날 수 있다.

(1) 섭취 부족

부적절한 섭취는 개발도상국에서 티아민 결핍의 가장 주요한 원인이다. 티아민 결핍은 저소득층에서 흔한데 이들은 탄수화물 비율이 높고 티아민이 적은 정제된 백미를 주로 섭취한다. 티아민 결핍중인 어머니로부터 모유를 수유 받는 영아는 영아 각기병이 되기 쉽다. 알코올 중독자는 티아민 섭취가 부족한데 이는 산업화된 나라에서 티아민 부족의 일차적인 원인이다.

(2) 요구량의 증가

티아민 요구량이 증가하는 상황으로는 심한 육체적 활동, 발열, 임신, 수유, 성장기 등이 있다. 이러한 경우 티아민 섭취가 충분치 않은 사람들은 티아민 결핍의 증상이 나타날 위험이 있다.

(3) 손실의 과다

티아민의 과다한 손실은 티아민 결핍을 일으킨다. 혈액 투석을 받는 신부전 환자는 티아민의 손실이 크므로 티아민 결핍에 취약하다. 이뇨제 복용 시에도 증가된 소변 양으로 인해 콩팥에서 티아민의 재흡수가 감소되어 소변으로의 배설이 증가할 수 있다. 많은 양의 술을 마시고 소변 양도 많은 알코올 중독자도 티아민의 손실이 증가하여 티아민 섭취 부족에 의한 증상을 더욱 악화시킬 수 있다. 또한 음식의 조리, 가공에 의하여도 티아민이 손실되기도 한다.

(4) 식품의 항 티아민 성분 섭취

식품의 항 티아민 인자(ATF) 역시 티아민 부족의 위험을 가져온다. 항 티아민 인자(ATF)를 함유한 특정 식물은 체내에서 티아민에 작용하여 산화물을 만들고 티아민이 불활성화 상태로 남아있게 만든다. 많은 양의 차나 커피(카페인이 제거된 커피도 포함하여), 씹는 차 잎이나 빈랑나무 열매(betel nut) 역시 항티아민 인자(ATF)로 인한 티아민 저하와 관련되어 있다.

티아미나제는 식품 속의 티아민을 분해하는 효소로서, 습관적으로 몇몇 민물고기나 조개, 고사리를 날로 먹는 경우 티아민 결핍의 위험이 높은데 이는 이 식품들이 티아미나제를 가지고 있기 때문이다. 그러나 티아미나제는 요리하는 과정에서 가열하면 불활성화 된다. 나이지리아에서의 급성 신경학적 증후군도 전통적으로 식생활에서 고단백질 공급원인 아프리카 누에의 티아미나제에 의한 티아민 부족과 관련되어 있다.

7. 비타민B1(티아민)의 일일 권장량

단위 : mg

연령	남자	여자
0~4개월	0.2(0.3)	0.2(0.3)
5~11개월	0.4	0.4
1~3세	0.6	0.6
4~6세	0.8	0.8
7~9세	0.9	0.9
10~12세	1.1	1.0
13~15세	1.3	1.1
16~19세	1.4	1.1
20~29세	1.3	1.0
30~49세	1.3	1.0
50~64세	1.2	1.0
65~74세	1.0	1.0
75이상	1.0	1.0
임신 전반		+0.3
후반		+0.4
수유		+0.4

비타민B2(리보플라빈)

1. 비타민B2(리보플라빈)의 정의

의학계에서 각기병과 이를 치료 또는 예방할 수 있는 항 각기성 물질에 관하여 연구하고 있던 중, 단일 물질이라고 여겼던 비타민B가 두 가지 복합체임이 알려짐으로서 성장 촉진 비타민인 리보플라빈의 발견 동기가 되었다.

1916년에 McCollum과 Kennedy가 수용성B가 함유되어 있는 층이 항 각기 물질을 함유하고 있다고 보고한 이후 1920년에 Emmett와 Luros, 그리고 1926년에 Smith와 Hendrick 등은 '수용성B' 층이 또한 열에 안정한 항펠라그라 특성을 갖는 성장인자를 함유하고 있다고 하였으며, 이를 B2라고 하였다. 그러나 이 B2층은 단일 물질이 아니라 리보플라빈 외에도 피리독신, 판토텐산, 니코틴산을 포함하는 복합 물질임이 밝혀졌다.

순수한 리보플라빈은 1933년에 효모, 난백, 우유 등으로부터 분리되었으며, 1933~1934년에 그 구조가 밝혀졌고, 1934~1935년에 리보플라빈을 합성하는데 성공하였다. 비슷한 시기에 플라빈 조효소가 발견되었다.

(1) 비타민B2(리보플라빈)의 구조와 성질

리보플라빈은 $C_{17}H_2ON_4O_6$의 분자식을 가지고 있으며, 당의 환원형인 5탄당 리비톨(ribitol)이 플라빈(flavin)과 연결되어 있는 화학 구조를 갖는다. 유리형의 비타민 B2는 리보플라빈이며, 그 외에 생물계에는 보통 인산화(어떤 물질에 인산이 붙는 반응)와 아데닐화 된 형태로 존재한다. 즉, 모노클레오티드 플라빈(flavin mononucleotide, FMN), 아데닌 디뉴클레오티드 플라빈(flavin adenine dinucleotide, FAD)의 2가지 조효소의 형태로 존재한다.

리보플라빈은 등황색의 침상 결정체이며 맛은 쓰고 무취이다. 물에 비교적 녹기 쉽고, 알코올에 녹으며, 에테르, 벤젠에는 녹지 않는다. 산화제, 산성, 열에는 안정하고, 알칼리나 빛(직사광선, 자외선)에는 불안정하다. 건조한 상태의 리보플라빈은 광선의 영향을 받지 않으나, 수용액에서는 독특한 녹황색을 발하며 자외선, 적외선에 극히 예민하여 이런 광선이 조사되면 곧 파괴된다.

그러므로 리보플라빈이 함유되어 있는 식품을 장시간 조리하는 경우는 그 손실이 적지만, 식품을 햇빛에 방치할 때는 그 손실이 크다. 햇빛에 4시간 정도 우유를 놓아 두면 약 70%의 리보플라빈이 손실된다. 따라서 우유에 함유되어 있는 리보플라빈의 손실을 줄이기 위해서 거의 모든 나라에서는 우유를 불투명하게 왁스칠한 종이 팩에 넣어서 판매하고 있으며 쌀가루와 밀가루에 리보플라빈 손실은 도정 과정에서 발생하는데 쌀의 도정은 50% 정도 리보플라본이 없어지며 밀 도정은 리보플라본이 65% 정도가 없어진다.

대부분 식품에는 리보플라빈이 조효소 형태(FMN또는 FAD)로 함유되어 있고, 우유와 영양 강화 곡류 식품에는 유리된 형태로 함유되어 있는데, 형태에 관계없이 모두 체내에서 이용할 수 있다.

2. 비타민B2(리보플라빈)의 소화 · 흡수 · 대사

(1) 비타민B2(리보플라빈)의 소화 · 흡수

리보플라빈은 대부분의 식품에서 FMN(flavin mononucleotide), FAD(flavin adenine dinucleotide) 조효소의 형태로 단백질과 결합하여 복합체로 존재하며, 생체 조직 내에서 리보플라빈은 인산과 결합하여 보조 효소 FMN과 FAD를 만든다. 이들 두 보조 효소는 생체 활성을 갖는 보조 효소로서 대사 과정에 작용한다. FMN, FAD은 위장의 산성화 작용에 의해 단백질로부터 분리된다. 단백질과 분리된 조효소는 소장 내로 흡수되기 위해서 유리 리보플라빈으로 전환되어야 한다. 그러므로 소장의 위쪽 부위에서 보조 효소 피로인산 분해 효소와 포스파타아제의 작용에 의해서 유리 리보플라빈으로 전환된 후 능동 수송에 의해서 상부의 소장점막 세포 내로 들어가 흡수된다. 과량의 리보플라빈을 섭취하게 되면 흡수율이 낮아질 뿐 아니라, 소변을 통한 배설량은 많아지게 된다.

(2) 비타민B2(리보플라빈)의 대사

소화기 장점막 세포 내로 흡수된 리보플라빈의 대부분은 장점막 세포에서 FMN으로 인산화 된 후 문맥으로 들어가 알부민과 결합한 상태로 간으로 이동되며 이 반응은 플라보키나아제에 의해 촉진되고 ATP를 필요로 한다. 인산화 되지 않은 리보플라빈도 문맥으로 들어가 혈장 알부민과 결합하여 간으로 운반된다. 리보플라빈과 FMN은 각 조직의 세포질에서 대부분이 FAD로 전환된 후 조직 내의 플라보 단백질과 결합하여 플라보 프로테인(색소 성분을 함유한 복합 단백질, flavoprotein)의 상태로 저장된다. 대부분의 조직에 있는 총 리보플라빈의 60~95%는 FAD로, 5~22%는

FMN으로 존재하며, 유리 리보플라빈은 2% 이하이다.

간이 주 저장 부위인데 생체 전체 저장량의 1/3 정도이며, 이 밖에 신장, 심장 등이 기타 기관에 비해 많은 양을 함유하고 있다.

조직의 FAD는 필요에 따라 유리 형태 리보플라빈과 FMN으로 가수 분해된다.

(3) 비타민B2(리보플라빈)의 배설

리보플라빈은 주로 요로 배설되고, 담즙과 땀으로 소량 배설된다. 대변을 통하여 나오는 리보플라빈은 식품으로 섭취한 것 중에 흡수되지 않은 것과 장 속의 박테리아에 의하여 합성된 것도 있다. 이 장내에서 합성된 리보플라빈을 비타민K처럼 신체가 흡수하여 이용할 수 있는지 또 이용이 가능한 것이라면 어느 정도까지인지 현재로서는 확실하지 않다.

242

3. 비타민B2(리보플라빈)의 기능 및 결핍증

(1) 산화-환원 반응의 조효소로서의 기능 - 에너지 생성 및 불순물 제거, 세포의 호흡에 관여

리보플라빈은 조효소인 FMN과 FAD의 형태로 많은 대사 과정이나 호흡 과정을 통한 에너지 생성과정에 산화-환원[*] 반응에 관여하므로 탄수화물, 지방, 단백질의 대사에 필수적이다. 몇 가지 예를 들면 다음과 같다.

– 전자 전달계의 조효소로서(세포 내 최종 산화단계) 에너지 대사에 의해 발생된 수소를 모아 산소와 결합시켜 H_2O가 생성될 때 수소 전달 효소의 조효소 역할을 한다.

---

[*] 산화-환원 반응 : 이 반응은 어떤 물질에서 전자와 수소를 떼 내어 그 물질을 산화시키고, 동시에 이 전자와 수소를 다른 물질에 주어 그 물질을 환원시키는 반응이다. 이 반응에 촉매 구실을 하는 효소들을 탈수소효소라 하며, 이 효소들은 조효소를 필요로 한다. 조효소에는 10여종이 있으며, 리보플라빈은 조효소인 FMN과 FAD의 구성 성분이다.

- TCA 회로에서 숙실산에서 퓨마릭산으로 전환 시 디하이드로게나제의 조효소로서의 작용을 한다.

- 피루브산에서 아세틸CoA로 갈 때 지방산의 디하이드로게나제의 조효소로의 작용을 한다.

- 포도당이 세포 내 호기적 산화 과정에 의해 분해되거나 지방산이 분해되는 과정에서 아세틸CoA를 형성할 때 필수적인 조효소로서 작용한다.

- 하이포크산틴을 크산틴으로 전환하여 요산을 형성하는데 몰리브덴과 철을 함유한 메탈로 플라보 단백질이 조효소로서 작용한다.

- 알데히드를 산으로 전환하는 반응에 산화효소로 관여한다.

☞ **결핍증**

조직 구성의 손상, 성장 저해

리보플라빈은 세포 내의 에너지를 생성하는 데 관여하고 불순물을 제거시키고 세포의 호흡에 관여하므로 부족 시 세포의 성장이 저하될 수 있고, 조직의 손상이 일어날 수 있으므로 아래와 같은 증상들이 발생할 수 있다. 조직 중 눈, 피부, 신경과 같은 예민한 기관에 크게 작용한다.

① 구순, 구각염 및 구내염, 인후염-입술 가장자리가 헐고, 염증이 생기며, 입가가 찢어지는 현상, 구강점막에서의 부종과 충혈 등

② 광선 공포증-눈 각막의 모세혈관의 팽창으로 눈은 충혈 되고 아프며 광선에 쪼이면 눈이 부시게 됨, 눈물의 감소, 햇빛에 민감, 각막염, 각막 불투명

③ 각막 혈관 신생(눈의 맑은 외피에 혈관 형성)-각막의 혈관화가 심해지면 백내장

이 발생할 수 있다.

④ 설염-설염은 혀에 염증이 생겨 통증이 심한 증세로서 나이아신, 비타민B6, 리보플라빈, 엽산 또는 비타민B12가 결핍되었을 때 나타난다. 맛에 대한 민감성이 사라지고 대체로 한 가지 이상의 비타민B가 결핍되었을 때 나타나는 경우가 많으며, 영양 결핍 시 다른 질병으로 인해 설염이 나타나기도 한다.

⑤ 비늘 피부-안면, 귀, 기타 신체 부위에 생선 비늘과 같은 기름기 있는 피부 질환이 발생.

⑥ 지루성 피부염-몸통, 사지, 음낭에 주로 발생. 음낭과 외음부의 소양증

⑦ 결핍 시 피부 점막이 약해져 손톱, 발톱, 머리카락 등의 이상(비듬, 탈모) 발생

⑧ 소화기 장애-소화기 점막 조직의 이상으로 소화기 질환이 발생할 수 있으며 이로 인해 식욕 부진, 소화 불량, 성장의 둔화 등의 증상이 발생할 수 있다.

⑨ 말초신경질환-90일 이상 결핍 시 발생, 지각과민, 추위, 통증, 정신 착란 등의 증상 발생.

☞ 비타민B2는 비타민A와 협동하여 소화기 점막을 튼튼히 하여 주며, 피부, 손톱, 발톱, 머리칼 등에 산소의 이용률을 높여준다. 따라서 비듬제거에 도움이 된다.

(2) 세포 분열과 성장 기능-철분과 엽산의 흡수

리보플라빈은 비타민B6와 엽산을 각각의 활성 형태로 전환시키는데 필요한데, 비타민B6와 엽산은 DNA 합성에 필수적이므로 리보플라빈은 세포 분열과 성장에 간접적으로 영향을 미치게 된다. 또한, 리보플라빈은 트립토판이 나이아신의 활성 형태로 전환되는 과정에 반드시 필요한 비타민이다.

아래의 생리기전은 정확하게 밝혀지지 않았으나, 골수에서 적혈구 생성에 관여한다.

☞ 결핍증

빈혈, 망상적 혈구 상실증, 백혈구 감소증, 혈소판 감소증

비타민B2가 결핍되면 적혈구 형성의 지장이 발생되고 철분 합성에 문제가 발생되고 빈혈, 망상적 혈구 상실증, 백혈구 감소증, 혈소판 감소증 등의 증상이 발생할 수 있다.

(3) 항산화 기능

글루타치온 환원제는 글루타치온의 산화–환원 순환에 참여하는 FAD의존 효소이다. 글루타치온 산화–환원 순환은 과산화수소와 같은 반응성 산소종으로부터 생명체를 보호하는 주요 역할을 한다. 셀레늄 함유 효소인 글루타치온 과산화효소는 과산화수소를 분해하기 위해 환원형 글루타치온 두 분자가 필요하다. 환원형 두 분자를 얻기 위해서는 FAD가 필요하다. 즉, 산화형 글루타치온을 환원형 글루타치온 두 분자로 재생산하기 위해 FAD를 필요로 한다. 리보플라빈의 결핍은 증가된 산화 스트레스와 연관이 있다.

☞ 결핍증

스트레스에 대한 저항 약화 및 면역 기능 저하, 편두통

스트레스로 인한 체내 독소가 많이 발생되어 신경성 작용이 약해져 신경 기능 저하

로 인한 편두통 및 면역 기능 저하가 올 수 있다.

아래의 생리기전은 정확하게 밝혀지지 않았으나,

(4) 부신피질에서 코르티코스테로이드 형성에 관여

(5) 간에서 글리코겐 합성에 관여

☞ 결핍증

비만

리보플라빈 부족 시 간에서 글리코겐 합성의 이상이 발생해 간이 커지고 체중이 증가하며 지방 축적이 일어나 비만이 발생할 수 있다.

(6) 효소의 기능을 원활하게 하여 갑상선 기능을 향상

☞ 결핍증

갑상선 기능 저하

비타민B2는 포도당, 지방, 단백질 대사에 영향을 주어 신진 대사에 관여하는데, 부족 시 대사 효소의 기능이 저하되고 대사에 관여하는 갑상선 기능이 저하될 수 있다.

4. 비타민B2(리보플라빈)의 과잉증

다른 수용성 비타민과 마찬가지로 과량의 리보플라빈 섭취로 인한 독성은 거의 일어나지 않는다.

5. 비타민 B2(리보플라빈)와 다른 영양소와의 관계

(1) 비타민A

비타민A와 함께 야맹증을 예방한다.

(2) 유당

식물성 기름을 먹지 않는 사람이 유당을 먹으면 비타민B2의 소모가 증가한다. 따라서 지방 섭취를 제한해야 하는 사람은 분유 특히 분말 유당을 사용하는 것을 제한해야 한다.

(3) 붕산

붕산(Boric acid)는 리보플라빈 결핍을 유도하는데 그 이유는 혈장 단백질을 재배치하고, 비타민의 요 중 배설을 증가시켜 리보플라빈의 결핍을 유도한다.

(4) 2가 금속, 즉 구리, 아연, 코발트, 철, 망간, 카드뮴

2가 금속, 즉 구리, 아연, 코발트, 철, 망간, 카드뮴은 리보플라빈과 젤라틴이 일어나고 이 결합된 화합물은 결합되지 않은 비타민보다 소장관에서 흡수가 떨어지므로 이들 금속을 다량 섭취하면 리보플라빈의 결핍이 일어난다.

(5) 비타민B6, 엽산

리보플라빈은 비타민B6와 엽산을 각각의 활성 형태로 전환시키는데 필요하다.

(6) 트립토판, 나이아신

리보플라빈은 트립토판이 나이아신의 활성 형태로 전환되는 과정에 반드시 필요하다.

6. 비타민B2(리보플라빈)에 영향을 주는 요인

(1) 약물

항콜린성 약제는 위 배출을 지연하고 소장 이동률이 감소하기 때문에 이런 약물의 섭취는 더 오랜 시간을 흡수 부위에 남아 있게 하여 리보플라빈의 흡수는 증가한다. 붕산(Boric acid)는 리보플라빈 결핍을 유도하는데 그 이유는 혈장 단백질을 재배치하기 때문이며, 또 비타민의 요 중 배설을 증가시키기 때문이다. 구강 피임제는 결핍을 유도하는데, 특히 1년 이상 먹은 경우 결핍될 수 있다.

(2) 질병

1) 갑상선 질환

갑상선 질환은 리보플라빈 대사와 생리 작용에 깊이 있는 영향을 가지는데, 티록신은 리보플라빈을 FMN으로 전환하는 플라보키나제를 조절한다. 저갑상선 증의 쥐에서는 FMN으로 전환율이 떨어지며, 이 경우에 간의 FMN과 FAD수준은 낮아진다.

2) 당뇨

당뇨가 있을 때 리보플라빈 결핍의 발현은 주목할 만큼 높다. 또한 당뇨 환자의 경우 야채를 칼로리 제한 식사에 따라서 섭취 제한한다면 리보플라빈 섭취 감소가 올 수 있다.

3) 과빌리루 빈혈증

과빌리루 빈혈증이 있는 신생아 혈장의 리보플라빈은 광치료(자외선 치료)동안 감소한다.

(3) 알코올

만성 알코올 중독 환자에게서 리보플라빈 결핍 빈도가 높음을 볼 수 있는데 현재까지는 알코올이 리보플라빈 대사를 방해하는 증거는 없으나 한 가지 가능성은 적혈구 글루타치온 환원 효소 활성이 알코올로 인한 간의 장애가 있으면 감소하므로 리보플라빈과의 관련성을 생각할 수 있다. 결핍 상태는 빈약한 식이 습관과 알코올 습관이 맞물려 일어나고 복합적인 영양 결핍을 가져오는 것으로 알려졌다.

(4) 나이

결핍 증상은 노인에서 자주 일어나는데 이것은 아마도 이 인구 집단이 우유, 계란, 육류나 녹색 잎 채소 등 리보플라빈 풍부 식품을 적게 섭취함으로써 나타나며 또한 노인인 당뇨, 심질환 등 만성 질환을 가지고 있어 결핍을 유도하기도 한다.

(5) 스트레스

급성 기아, 힘든 일, 열, 스트레스는 요 중 리보플라빈 배설을 증가시키며, 특히 식이에 경계상의 양을 섭취하면 혈액 투석 진행 환자는 많은 수용성 비타민을 잃게 되므로 리보플라빈을 포함하여 비타민의 추가 공급이 필요하다.

7. 비타민B2(리보플라빈)의 일일 권장량

단위 : mg

연령	남자	여자
0~4개월	0.3(0.4)	0.3(0.4)
5~11개월	0.5	0.5
1~3세	0.7	0.7
4~6세	1.0	1.0
7~9세	1.1	1.1
10~12세	1.3	1.2
13~15세	1.5	1.3
16~19세	1.6	1.3
20~29세	1.5	1.2
30~49세	1.5	1.2
50~64세	1.4	1.2
65~74세	1.2	1.2
75이상	1.2	1.2
임신 전반		+0.3
후반		+0.4
수유		+0.5

비타민B3(나이아신)

1. 비타민B3(나이아신)의 정의

펠라그라는 괴혈병보다는 근래에 알려진 병으로서 옥수수를 주식으로 하는 주민들 사이에서 흔히 볼 수 있는 질병이다. 펠라그라는 1735년 스페인 사람에 의해 처음으로 알려졌는데, 18세기 이탈리아 도처에서 크게 유행하였으며, 이 병명은 이탈리아어 'rough skin' 이라는 의미에서 유래되었다. 이것은 이탈리아뿐만 아니라 옥수수를 주식으로 하는 유럽 각 지역과 루마니아, 헝가리, 터키, 그리스, 이집트 등지에서 유행하였다(옥수수는 미 대륙이 발견된 이래 유럽에 소개된 곡류이다).

옥수수가 펠라그라를 일으키는 것은 옥수수 내에 니코틴산과 트립토판(나이아신의 전구체)의 함량이 낮기 때문이라고 할 수 있다. 식이 내 니코틴산이나 트립토판 결핍만이 펠라그라의 원인은 아니다. 과량의 루신도 펠라그라의 유발 요인 중의 하나이다. 이는 루신이 트립토판을 니코틴산으로 대사시키는 몇몇 효소의 활성을 감소시키기 때문으로 보인다. 그러나 루신이 트립토판을 니코틴산으로 전환하는 과정을 방해하기보다는 장내 트립토판의 흡수를 방해하는 것으로 보인다.

실험을 통해 항펠라그라성 요인(pellagra-preventive factor : P-P factor)이 비타민B 복합체로 존재한다는 것을 발견하였다. 1937년 공동 연구로 니코틴아미드(nicotin-amide)를 분리하고, 이것이 사람의 펠라그라와 유사한 개의 흑사병을 치료하는 요소라는 것을 알아냈으며, 니코틴아미드(nicotin-amide), 니코틴산(nicotin acid) 등이 사람의 펠라그라도 치료할 수 있다는 것을 발표하였다. 또한, 1945년 Krehl은 트립토판이 니코틴산 결핍의 처방에 니코틴산과 같은 활성을 가진다는 사실을 쥐 실험으로 밝혀냄으로 비타민과 아미노산간의 관계를 설정하였다. 이어서 많은 연구들이 이루어졌으며, 트립토판이 니코틴산으로 전환됨을 보여주었다.

나이아신은 3-피리미딘 카르복실산(3-pyridine carboxylic acid), 피리미딘-베타-카르복실산(pyridine-β-carboxylic acid), PP인자(펠라그라 예방 인자), 비타민PP, 안티펠라그라 비타민(antipellagra vitamin) 등으로 알려졌다.

(1) 비타민B3(나이아신)의 구조와 성질

나이아신은 2가지 유사 물질 즉, 니코틴산과 니코틴아미드를 포함하는 일반명이다. 니코틴아미드는 니아신아미드라고도 불리어 진다. 니코틴산과 니코틴아미드의 생물적 활성은 동일하다. 담배의 성분인 니코틴과의 혼동을 피하기 위하여 나이아신이라 불리어 졌다. 나이아신은 니코틴이 산화된 생성물로서 처음 확인되긴 했으나, 담배의 성분인 니코틴은 비타민의 활성이 없다. 아미노산인 트립토판이 나이아신의 전구체가 된다는 점에서 다른 수용성 비타민들이 가지지 않는 독특한 특성을 나타낸다. 인체를 대상으로 실험한 바에 의하면 성인 남녀에 있어서 나이아신으로 전환되는 트립토판의 비율은 1/60이라고 한다. 즉 식품에 들어있는 트립토판 60mg은 나이아신 1mg에 해당된다는 것이다. 일반적으로 사람은 식이 트립토판의 2.8%를 나이아신의 생합성에 이용하며, 이렇게 합성된 나이아신은 요구량의 2/3를 공급한다. 즉 양질의 단백질을 충분히 섭취할 때 트립토판은 인체의 나이아신으로 전환되며, 이 과정에는 비타민B군인 티아민, 비타민B2(리보플라빈), 비타민B6(피리독신) 등 여러 비타민이 관여하며 비오틴의 관계 여부도 논의되고 있다.

나이아신은 냄새가 없고 비 흡습성(물질이 공기 속의 습기를 흡수하지 않는 성질)의 흰색 결정 화합물로 공기에 안정하지만, 물, 희석산, 알칼리용액, 수용성 에탄올 등에 녹는다. 산화시키는 물질이 있어도 안정한 상태를 유지할 수 있으나, 알루미늄, 칼슘, 구리, 나트륨 등 금속과는 염의 형태를 형성한다.

☞ 트립토판으로부터 나이아신으로의 전환 과정

나이아신은 트립토판이 포르밀카이뉴레닌, 카이뉴레닌, 3-히드록시 카이뉴레닌산, 3-히드록시 안트라네이트를 거쳐 니코틴산과 니코틴아미드로 합성된다. 이때 3-히드록시 카이뉴레닌산이 3-히드록시 안트라네이트로 전환되는 과정에서 인산피리독살(PLP)를 요구하는 효소인 키뉴레니나제가 작용한다.

2. 비타민B3(나이아신)의 소화 · 흡수 · 대사

1) 비타민B3(나이아신)의 소화 · 흡수

식품 중의 나이아신은 대부분 니코틴 아미드 아데닌 디뉴클레오티드(NAD)와 니코틴 아미드 아데닌 디뉴클레오티드 포스페이트(NADP) 형태이며, 유리형의 나이아신은 매우 적은 양으로 나타난다. 곡류의 나이아신은 탄수화물(niacytin)이나 펩티드(niacinogen)의 결합형이나 거대 분자로 존재하기 때문에 생체 이용률이 낮다. 식품 중에 존재하는 NAD와 NADP는 소장 점막 세포에 있는 효소에 의해 니코틴아미드로 분해된 후 흡수된다. 또한, 니코틴아미드의 일부는 소화기장 내 박테리아에 의해 니코틴산으로 분해된다. 나이아신은 두 가지 성분인 nicotinic acid(niacin)와 nocotinamid(niacinamid)로 나눈다.

니코틴산과 니코틴아미드 모두 소화기장에서 흡수된다. 이들은 농도가 낮으면 나트륨 의존적이고 운반체를 매개로 하는 촉진 확산에 의해 흡수되고, 고농도에서는 단순 확산에 의해 위나 소장 상부에서 흡수되는데 주로 소장 상부에서 흡수된다.

또한, 트립토판에서 니코틴산으로 합성된 경우는 트립토판 60mg에 니코틴산 1mg의 비율로 생합성되며, 니코틴산과 같은 경로로 소화 흡수된다.

2) 비타민B3(나이아신)의 대사

소장 내로 흡수된 후 혈관을 통해 간으로 이동된 후 각 조직으로 이동된다. 혈액에서는 유리 형태의 니코틴산과 니코틴산 아미드로 운반된다. 니코틴산과 니코틴산 아미드는 대부분의 조직으로 단순 확산에 의해 운반되지만, 신장의 세뇨관이나 적혈구에서는 촉진 확산에 의해 운반된다.

나이아신이 일단 조직 세포 내로 이동되면 이들은 NAD(H)나 NADP(H)로 전환된다. 각 조직에는 NAD(H)가 NADP(H)보다 더 많은 양으로 존재하며 NAD는 주로 산화된 형태로, NADP는 거의 환원된 형태로 존재한다. 주로 혈구와 신장, 뇌, 간 등 대부분의 조직에 존재한다. 쥐의 경우 간, 심장, 신장에 NAD의 함량이 높다.

신체는 제한된 양을 저장하며 과잉분은 소변으로 배설한다.

3. 비타민B3(나이아신)의 기능 및 결핍증

나이아신의 결핍증은 단백질과 나이아신의 섭취가 부족한 지역인 동남아시아, 아프리카에서 주로 발병되고 있다. 최근 연구에 의하면, 주로 알코올 중독자, 당뇨 환자, 만성 설사·흡수 불량 환자에서 나이아신이 결핍되기 쉽다. 나이아신 결핍을 유발하는 가장 흔한 요인은 식이의 불균형과 비타민B6, B1, B2의 결핍이고, 약물 투약, 알코올 중독, 갑상선 기능 항진, 스트레스, 외상, 만성 열병, 임신, 수유기, 당뇨병 등의 상황에서 결핍되기 쉽다. 식사에 나이아신이 결핍되지 않은 경우에도 펠라그라와 같은 증세를 나타내는 경우도 있는데, 이것은 트립토판 대사의 이상으로 인하여 트립토판의 나이아신으로의 전환이 감소되었기 때문이다.

(1) 조효소로서의 기능

나이아신은 NAD와 NADP의 성분으로 인체 내에서 작용하고 NAD와 NADP는 약 200여종의 대사 과정에 관련하고 있다. 세포에서 NAD는 산화된 형태(NAD^+)로, NADP는 주로 환원된 형태(NADPH)로 존재한다. NAD와 NADP는 구조가 매우 비슷하고 같은 방식으로 반응하지만 세포에서의 역할은 매우 다르다. NAD와 NADP는 수소 운반의 조효소로서 체내 대사에서는 산화·환원 과정에 관여한다. NAD의 작용은 에너지 대사의 해당 과정이나 TCA 과정에서 전자나 수소 수용체로 작용해 NADH(전자 전달계로 수소를 이동시키는 수소주개*로서의 역할을 함)를 형성하고 에너지 생성에 기여한다. 혐기성(산소를 싫어하여 공기 속에서 잘 자라지 못하는 성질) 상태에서는 환원형인 NADH가 피루브산이 젖산으로 전환되는데 조효소로 관여하면서 자신은 NAD로 산화된다. 그밖에 지방산의 베타-산화(지방산이 아세틸-CoA로 변환되는 반응), 에탄올의 산화 등에 참여하여 NADH로 환원되고 전자전달계로 운반되어 ATP를 형성한다.

---

* **수소주개** : 산화·환원 반응에서 스스로 가지고 있는 수소를 다른 물질(수소 수용체)에 주어 그것을 환원시킴과 동시에 스스로 산화되는 물질이다. 수소 공여체라고도 한다.

또한 호기성(산소를 좋아하여 공기 속에서 잘 자라는 성질) 상태에서 환원형 NADH는 미토콘드리아 전자 전달계에서 전자 수용체에 수소 또는 전자를 전달하는 역할을 한다.

NADP의 작용은 피루브산 말단 회로, 지방산 합성, 콜레스테롤 및 스테로이드 합성, 아미노산의 분해와 합성 및 DNA합성에도 관여하며 NADPH를 형성하고 세포내의 합성 과정에 기여한다. 나이아신은 조효소의 형태로 체내에서 200여 개 이상의 대사 작용에 참여하는데 특히 에너지 해당 과정에 관여하며 TCA 회로와 호흡 연쇄계의 반응에 필요하므로 모든 조직 세포에 에너지를 공급함으로써 정상적인 생명 현상을 유지시켜 나가는 데 없어서는 안 되는 물질이다.

☞ **결핍증**

① 펠라그라 증상

나이아신이 결핍되면 펠라그라의 증세가 나타난다. 대표적으로 피부, 입, 혀, 위장관, 신경계에 변화가 생긴다. 펠라그라의 증상은 종종 코에 선명한 나비 모양의 발진과 함께 살이 불그스레한 색으로 딱딱하게 변하면서 시작된다. 또한 혀끝이 딸기처럼 선홍색으로 되는 설염 등이 생긴다. 이것은 소위 4D-dermatitis(피부염), diarrhea(설사), dementia(치매), death(사망)로 일컬어지는 펠라그라의 네 가지 증상 중 첫 번째에 불과하다. 두 번째 단계에서는 설사와 함께 내장과 입에 궤양이 생긴다. 세 번째 단계에서 환자는 치매로서 어지러움, 기억 상실, 혼란을 일으키고, 환각이 보이고, 결국에는 미쳐버린다. 적절한 치료가 되지 않으면 마지막 단계인 죽음이 불가피하다. 펠라그라 환자들은 역사상 나병 환자와 같이 취급해왔다. 치사율은 50%에 이른다.

　나이아신의 결핍은 에너지 대사의 이상으로 허약함, 피로, 근육 강도의 저하(근 무력), 관절 기능의 저하, 연골의 약화, 퇴행성 관절염, 육체적 평형 감각 이상(체형을 바꾸거나 위치를 바꿀 때 육체적 기능 상실 : 몸의 균형을 이루는 것은 척추를 오르내리는 신경 섬유들이 신체 각 부분에 위치 및 각도를 뇌에 전달함으로써 조절된다. 평형 감각은 비타민B1, B6, B12 등이 함께 관여한다)

　나이아신이 결핍되면 피부의 이상이 발생된다. 피부가 갈라지고 표피가 탈락되며 피부의 감각이 이상해지고 피부의 색이 황색이나 갈색의 색소로 침착되어 고 케라틴 축적증과 고도 색소 침착증 등의 증상이 대칭적으로 목, 얼굴, 손, 팔, 다리 등 노출된 면에서 나타난다. 또한 피부 조직인 점막 세포의 이상으로 소화 기관 점막에 장애가 생겨 입, 혀, 질 점막 등의 점막이 변질되기 쉽고 구강염, 구순염, 설염 등의 증상이 나타날 수 있다. 이로 인해 식도, 위, 소장 등의 소화관에 이상이 생겨 소화, 흡수가 잘 되지 않고 피가 섞인 설사를 하게 되며 지속되면 탈수, 체중감소, 악성 빈혈이 초래되어 망각, 방향 감각 상실, 환각의 정신 장애가 와서 사망하게 되는 경우도 있다.

④ 신경계 이상

나이아신은 신경계의 수용체에 친화력을 가지고 있어 부드러운 신경 안정제로 작용하면서 부작용이 나타나지 않는다. 부족 시 초기에는 걱정, 우울증, 무관심, 불안, 두통, 편두통, 초조, 걱정, 떨림 등의 증상이 나타나고 심해지면 중추 신경의 장애로 정신의 혼란(정신분열), 현기증, 건망증, 흥분, 환상, 치매 등의 신경계 증상이 나타날 수 있다.

⑤ 소화 불량(가스 참, 헛배부름, 변비, 설사, 창자 내 염증)

나이아신의 가벼운 결핍은 소화기의 이상을 초래한다. 나이아신이 결핍되면 소화액이 과소 분비된다. 나이아신 결핍 시 위에서 위산의 생산이 거의 되지 않는다. 나이아신의 결핍은 소화기의 이상을 초래하고, 심한 결핍일 때는 소화 불량이 자주 발생하는데, 소화 불량이 되면 섭취한 음식물에 함유된 영양분이 잘 흡수될 수 없고 소화되지 않은 음식물에 부패성 박테리아가 번성하여 창자 내 염증이 생기고(직장과 질과 항문 주위에 염증이 가장 많이 생긴다), 가스가 차고 헛배가 부르며 변비 또는 설사가 생긴다.

(2) 모세혈관 확장 및 콜레스테롤 저하

나이아신은 말초혈관을 확장하며 혈중 HDL콜레스테롤은 증가시키고 LDL콜레스테롤은 저하시켜 혈액 순환을 촉진시키는 작용이 있다. 나이아신을 복용하고 나서 얼굴 및 목, 가슴 등으로 열감을 느끼며 붉게 되면서 두피 부분이 따끔거리는 증상이나 몸의 발진이 나타날 수 있는데, 이는 나이아신 플러스 현상으로 말초혈관이 확장되어 혈액 순환이 좋아지면서 나타나는 현상이다.

☞ 결핍증

결핍 시 혈액 순환 저하로 인해 수족 냉증, 팔·다리 통증, 콜레스테롤 증가로 인한 고지혈증 및 고혈압 등이 발생할 수 있다.

(3) 염산 생성

탄수화물, 지방, 단백질 대사에 코엔자임 보조 효소로 작용하며 위장에서 염산(HCl)의 생성을 돕는다.

☞ 결핍증

위장 장애

부족 시 위액의 부족으로 식욕 부진 및 소화 불량, 소화기 내 부패균의 번식으로 인한 소화기 장애, 입 냄새 등이 올 수 있다.

(4) 포도당 내성 인자의 구성분

나이아신은 또한 인슐린의 작용을 강화시키는 포도당 내성인자(GTF)의 구성분(나이아신 두 분자와 크롬복합체는 GTF(Glucose Tolerance Factor)의 역할을 함)이나, 포도당 내성인자(GTF) 성분으로서 나이아신의 기능은 정확히 알려져 있지 않다.

4. 비타민B3(나이아신)의 과잉증

권장량인 20mg의 5배를 섭취하는 경우 손과 목, 얼굴에 혈액류를 증가시켜 붉게 상기시키거나 홍조를 띠게 하는데 이렇게 모세혈관으로 혈액이 모이는 현상을 '나이아신 훌러신' 이라고 한다. 장기적인 과잉 섭취는 간 기능을 방해하여 혈당량을 비정상적으로 높이게 하고 소화성 궤양을 일으키며 당뇨병의 증세가 나타난다.

☞ 주의 사항

나이아신은 혈당을 상승시킬 수 있고 혈중 요산량을 증가시킬 수 있으며, GOT, GPT 등의 효소를 증가시킬 수 있고, HCl의 생성을 증가시킬 수 있기 때문에 당뇨 환자, 통풍 환자, 간염 환자, 위궤양, 녹내장 환자에게는 섭취량을 조절해야 한다.

5. 비타민B3(나이아신)와 다른 영양소와의 관계

(1) 비타민B6

비타민B6가 결핍되면 트립토판으로부터 나이아신으로의 전환이 느려진다.

(2) 비타민B2(리보플라빈)

리보플라빈이 결핍되면 트립토판으로부터 나이아신으로의 전환이 느려진다.

(3) 루신

루신은 트립토판이 NAD로 대사되는 과정을 방해하는 것으로 알려져 있다.

6. 비타민B3(나이아신)의 일일 권장량

단위 : mgNE

연령	남자	여자
0~4개월	2(3)	2(3)
5~11개월	5	5
1~3세	8	8
4~6세	11	11
7~9세	12	12
10~12세	15	13
13~15세	17	14
16~19세	18	14
20~29세	17	13
30~49세	17	13
50~64세	15	13
65~74세	13	13
75이상	13	14
임신 전반		15
후반		17
수유		

* 나이아신 권장량의 단위는 나이아신 당량(niacin equivalent : NE)으로서 표현된다.
* 1NE = 1mg나이아신 = 60mg트립토판

비타민B5(판토텐산)

1. 비타민B5(판토텐산)의 정의

판토텐산은 1938년 Dr. Williams에 의해 효모에서 분리되었다. 1940년 메르크회사 실험실에서 연구진에 의해 합성되었다. 판토텐산의 기능은 동물 실험을 통해 연구되었는데, 여기에서 피부염을 방지하고 성장을 촉진할 수 있다는 사실을 밝혀 냈으나, 1946년까지 별로 흥미로운 연구가 계속되지 않았다. 1946년 Lipmann과 그의 공동 연구자들은 이 비타민이 체내에서 코엔자임A의 형태로 존재하며, 체내 ACP(아실기 운반단백질)의 반응에 관여하는 물질임을 밝혀서 이의 영양학적 중요성에 대해 학계의 주목을 끌었다. 판토텐산은 1933년 모든 곳으로부터라는 뜻의 그리스어인 Panthos('어느 곳에나' 라는 뜻)에서 유래되었다. 그 이유는 이 비타민이 어느 식품에나 모두 존재하기 때문이다. 이 물질이 처음 발견되었을 때는 비타민B5라 불리었다.

(1) 비타민B5(판토텐산)의 구조와 성질

판토텐산은 유리산으로서 불안정한 점액성의 담황색 기름이지만 물에는 잘 용해된다. 판토텐산은 β-알라닌과 판토산(Pantoic acid)이 결합된 구조를 하고 있다. 판토텐산은 ATP의 일부와 시스테인과 결합하여 보조 효소인 코엔자임A를 형성한다.

판토텐산은 수용성으로서 습열과 중성 용액 중에서 안정하나 건열과 산, 알칼리에서는 비교적 불안정하다. 정상적인 온도에서는 조리 동안 거의 손실이 없다. 순수한 판토텐산은 결정화되지 않은 황색의 기름이다. 합성된 유도체[*]인 칼슘 판토텐산은 결정체로 이용 가능하며 영양 보충제로서 사용되는 형태이다. 조직 중의 판토텐산의 대부분은 CoA(코엔자임A) 구조의 일부로서 존재한다.

2. 비타민B5(판토텐산)의 소화 · 흡수 · 대사

(1) 비타민B5(판토텐산)의 소화 · 흡수

판토텐산은 다른 비타민B 복합체와 같은 양상으로 소장의 점막을 통해 흡수되어 문맥으로 들어간다.

(2) 비타민B5(판토텐산)의 대사

간으로 이동 후 각 필요한 조직으로 이동한다. 판토텐산은 살아 있는 모든 조직 속에 존재하며 간, 신장, 부신, 뇌, 심장 등에 비교적 많은 양이 들어 있다. 혈액 내에서 판토텐산은 CoA 형태로 적혈구 속에 존재하며, 혈장에서는 CoA 형태로는 존재하지 않고 유리된 형태인 판토텐산으로 존재한다.

체 조직 세포에서 대부분의 판토텐산은 보조 효소인 코엔자임A를 생합성하는데 사용되지만, 또한 상당량은 지방산의 대사에서 매우 중요한 역할을 하는 ACP(아실기 운반 단백질)의 구성 성분으로 작용한다.

판토텐산은 모든 조직에 있으며 간, 신장, 뇌, 부신, 심장 등에는 비교적 많이 저장되어 있으나 전체적인 체내 저장량은 적으며 소변으로 배설한다.

---

[*] 유도체 : 어떤 화합물의 일부를 화학적으로 변화시켜서 얻어지는 유사한 물질을 말한다.

(3) 비타민B5(판토텐산)의 배설

판토텐산의 배설은 주로 소변을 통하여 일어난다.

3. 비타민B5(판토텐산)의 기능 및 결핍증

판토텐산의 가장 중요한 기능은 코엔자임A와 ACP(Acyl Carrier Protein-아실기를 운반하는 단백질)의 구성 요소로 존재하여 기능한다. 판토텐산은 세균에 의해 장내에서 합성되므로 사람에게는 결핍 증상을 거의 볼 수 없으나 심각한 영양 결핍 사례에서만 발견된다. 또한 알코올 중독자, 당뇨환자, 궤양성 대장염 환자에게서도 가끔 나타난다. 이 환자들의 경우 판토텐산 이용률이 낮았으며, 판토텐산의 소변 내 배설량이 높았다. 판토텐산의 결핍증은 엽산, 비타민B1, B2 등과 같은 다른 비타민B의 결핍 증상에 포함되어 때때로 감지되지 못하는 경우가 많다. 제 2차 세계 대전 당시 필리핀, 버마, 일본의 죄수들은 발에 타는 듯한 통증, 무감각(numbness)과 저린감(tingling)을 경험했으며 이는 판토텐산에 의해 완화되었다. 결핍증을 가진 사람들에서 판토텐산 섭취를 증가시키면 스트레스를 견디는 능력이 개선되는 것으로 알려져 있다.

(1) 조효소A(CoA)의 성분으로서의 기능

코엔자임A는 신체 대사에 가장 중요한 요소 중의 하나로 당질, 지질, 아미노산의 중간 대사 과정에 필수적인 요소로 작용한다. 코엔자임A와 아세틸기가 결합하여 형성된 아세틸 CoA는 열량 발생에 관여하는 TCA 회로, 지방산 합성과 분해 및 스테롤(콜레스테롤을 포함한 스테로이드 호르몬) 합성에 관여한다. 또한 헤모글로빈의 색소 물질인 porphyrin 합성에 관여하고 신경 전달 물질인 아세틸콜린이 합성될 때도 관여한다. 판토텐산은 많은 대사와 조절에 관여하는 반응 과정에서 중요한 역할을 한다.

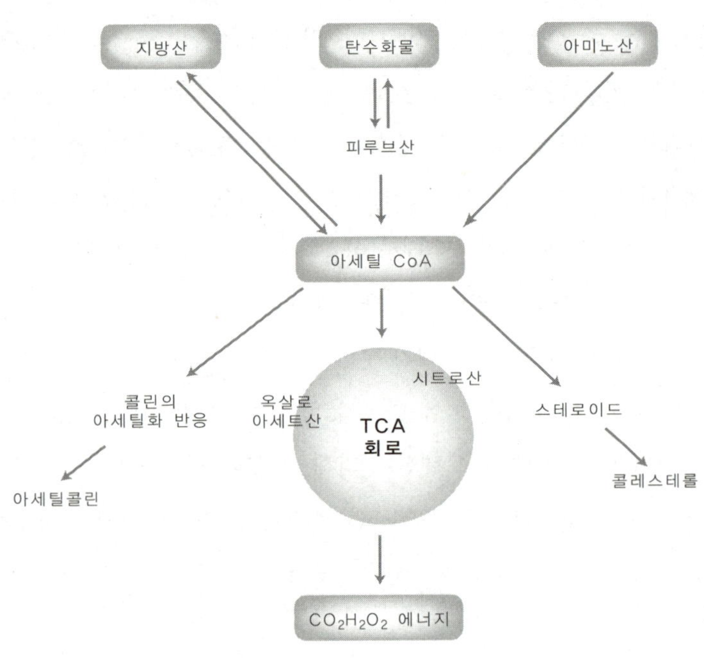

아세틸 CoA의 체내 대사 기능

1) 아세틸기의 활성화 반응(ATP 형성)

비타민B5는 세포 내에서 대사를 활성화하는데, 비타민B1, B2, B3 등과 같이 보조효소로서 작용해 아세틸기를 완전 산화시켜 탄수화물, 지방, 단백질 등을 대사시켜 에너지를 만드는 데 관여한다. 또한 트립토판과 루신은 케톤 생성 아미노산으로서 분해 과정을 통해 아세토아세틸 CoA를 거쳐 아세틸 CoA가 된 후 TCA 회로로 들어간다. 또한 발린과 이소루신 등도 아미노산으로서 분해 과정을 통해서 아세틸 CoA가 된 후 에너지 대사 과정으로 들어간다.

☞ 결핍증

① 피로, 항염, 소화기계 이상, 스트레스 저항력 저하

결핍 시 대사 과정의 이상으로 인해 쉽게 피로해지고 권태감 등의 증상과 찰과상을 비롯한 모든 상처, 화상, 욕창, 염증(후두염, 기관지염, 편도선염의 부종 등), 궤양(위궤양, 십이지장궤양 등) 등이 잘 치유되지 않으며 소화기계의 이상을 일으키고(식욕부진, 소화 불량, 복부의 통증, 오심, 복부 경련, 상복부의 불쾌감, 구토, 팽만 등) 스트레스에 저항할 수 있는 힘과 인내력이 감소되는 등의 증상이 나타날 수 있다. 판토텐산을 항스트레스 비타민이라고 한다.

② 인슐린에 대한 과민성 증가

결핍 시 인슐린에 대한 과민성이 증가한다.

2) 지방산의 합성 및 콜레스테롤과 스테로이드 호르몬을 합성

CoA는 아세테이트와 결합하여 아세틸CoA를 형성하고 다시 아세틸CoA는 옥살로아세트산과 결합해서 시트르산을 형성하여 TCA 회로로 들어갈 수 있도록 도와준다. 또한, 아세틸 CoA는 이산화탄소와 결합하여 3탄소 분자인 말로닐 CoA를 형성하여 지방산을 합성하고 아세틸기로부터 콜레스테롤과 스테로이드 호르몬을 합성하는데 관여한다. 또한 판토텐산은 아실기를 운반하는 단백질(ACP)에 결합하여 존재하면서 기능하는데, 아실 운반 단백은 효소로서의 활동을 위해 4′ -인산화 판토테인 형태의 판토텐산을 필요로 한다. 이러한 아실 운반 단백은 CoA와 같이 지방산의 합성에 필요하다. 지방산의 합성은 탄소 사슬의 길이가 단계적으로 2개씩 길어지면서 이루어지게 되는데, 이때 2-탄소 구성 단위의 재료로 아세틸CoA를 사용하면서 동시에 전체 지방산 합성의 효소 체계는 ACP를 필요로 한다.

☞ 결핍증

심혈 관계 질환의 이상

결핍 시 심혈 관계 질환(심장 근육의 출혈과 손상, 심장 마비 등)의 이상이 올 수 있으며 간에 지질이 퇴화되는 현상이 나타날 수 있다.

3) 헴(헤모글로빈의 색소 부분)의 합성에 관여

헴의 구성 성분인 프로토포르피린*은 숙시닐 CoA와 글리신의 결합으로 생성된다. 숙시닐산에 조효소A가 작용하여 숙시닐 CoA가 생성되고 여기에 글린신의 결합으로 헴의 구성 성분인 프로토포르피린이 생성된다.

☞ 결핍증

두통, 적혈구 수의 감퇴, 헤모글로빈의 감퇴

결핍 시 적혈구 수의 감퇴, 헤모글로빈의 감퇴로 인한 두통 및 항체 형성의 저하, 면

---

* 포르피린 : 생체 내에서의 산화 환원 반응에 중요한 구실을 하는 혈색소 · 시토크롬 · 엽록소 등의 색소 성분을 구성하는 화합물이다.

역 기능 저하 등의 증상이 나올 수 있다. 동물의 경우, 빈혈 및 흉선의 변화, 출혈성 적
색색소가 축적될 수 있다.

4) 신경 건강에 기여

조효소A는 콜린과 결합하여 신경 전달 물질인 아세틸콜린을 형성하여 신경 건강에
기여한다.

☞ 결핍증

신경 및 감각 기능의 저하, 우울증 등

결핍 시 신경근의 이상으로 손의 지각 이상, 손의 쑤심, 발과 다리의 경련 및 운동
의 부조화, 말초신경염으로 인한 팔과 다리의 경련, 발이 화끈거리고 쑤시는 증세,
수족 마비나 통증, 정신신경증, 우울증, 불면증, 감각 기관의 기능 저하 등이 발생할
수 있다.

5) 부신피질 호르몬 생성에 관여

판토텐산은 부신을 자극하여 부신피질 호르몬 생성량을 증가시키며 이는 피부 및
신경의 건강에 대단히 중요한 일이다.

☞ 결핍증

부신 기능의 저하, 탈모증, 에디슨씨병

부족 시 부신피질 호르몬 기능의 저하가 발생할 수 있으며, 부신의 출혈이 나타날

수 있고, 눈 가장자리에 피부염, 탈모증(탈모에는 비오틴과 PABA 등과 같이 이용된다)이 나타날 수 있으며, 에디슨씨병이 발생할 수 있다.

몇몇 과학자들은 판토텐산 결핍 시 부신피질이 손상되는데 이로 인한 ADDISON씨병(피부가 갈색으로 되는 부신의 병)이 발생하는 원인으로 믿고 있다. 이 병은 부신이 손상되면 부신 호르몬인 코티솔 생산이 되지 않아서, 혈액 중 당분이 고갈되었을 때 조직 단백질을 파괴하여 당분을 보충시키는 역할을 하지 못한다. 따라서 극도의 피로를 느끼게 된다.

(2) 그 밖의 기능

· 점성다당류의 합성
· 코티솔(부신피질 호르몬제), 스트렙토마이신, 스트리친, 설파제 및 ddp(살충제의 종류)등의 체내 중독 현상을 해독시키는 역할을 한다.

☞ 판토텐산 부족 시 동물의 경우는 닭의 입, 눈, 발 등의 가장자리에 피부염 발생과 성장 정지 및 생식 불능 현상, 척추의 퇴화, 흉선의 변화, 간에 지질이 퇴화되는 현상이 나타나며, 쥐, 개, 원숭이 등은 털이 회색으로 변하며 돼지의 경우 감각 기관의 변화가 초래되고 궤양이 자주 발견되며 성호르몬의 병적인 변화가 있고, 심장마비로 죽게 된다.

4. 비타민B5(판토텐산)의 과잉증

판토텐산의 독성은 알려진 바는 없지만, 10~20g을 섭취할 때 설사나 부종이 나타
난다고 보고되었으므로 비교적 독성이 낮다.

5. 비타민B5(판토텐산)와 다른 영양소와의 관계

(1) 시스테인

판토텐산은 아미노산인 시스테인과 결합하여 코엔자임A를 형성한다.

(2) 아실 운반 단백질(ACP)

판토텐산은 아실 운반 단백질의 구성 성분이 되어 지방산 합성에 이용된다.

(3) 비오틴

고용량의 판토텐산은 비오틴의 흡수를 경쟁적으로 방해할 수 있다.

6. 비타민B5(판토텐산)의 일일 권장량

모든 식품에 판토텐산이 많이 함유되어 있어 결핍 현상이 거의 없기 때문에 권장량
은 정하지 않고 있다. 우리나라의 경우 성인에 있어 일일 5mg 정도가 적당하다는 견
해가 일반적이다.

비타민B6(피리독신)

1. 비타민B6(피리독신)의 정의

비타민B6는 1934년에 효모 중에서 생쥐의 피부염 치료 인자로 발견되었으며, 60개 이상의 효소계가 이 비타민에 의존하는 것으로 알려져 있다. 1938년에 순수한 형태로 분리되었으며, 그 이듬해에 구조가 밝혀지고 화학적으로 합성되었다. 비타민B6는 수용성 비타민B로 분류되며 주로 단백질의 대사에 작용한다.

(1) 비타민B6(피리독신)의 구조와 성질

비타민B6는 동물의 체내에서 이 비타민의 기능을 가진 여러 관련 화합물들에 사용되는 일반명이다. 비타민B6의 기능을 갖는 천연 물질은 피리독신(피리독솔), 피리독살, 피리독사민 등 세 가지가 있다. 비타민B6를 아직까지 피리독신이라는 이름으로 많이 사용하는데, 피리독신을 비타민B6 활성을 나타내는 물질 중의 하나에 불과하므로 비타민B6라고 부르는 것이 더 정확하다. 또한, 이 물질들에 인산이 결합된 형태인 인산피리독살(PLP)과 인산피리독사민(PMP), 인산피리독신(PNP)으로도 존재한다. 체내에서는 이 비타민은 주로 인산화된 형태인 인산피리독살(PLP)이나 인산피리독사민(PMP)으로 존재하며 주요 조효소형은 인산피리독살이다.

피리독사민과 피리독살은 산성 조건에서는 열에 대해서 안정하지만, 알칼리 조건에서는 열에 불안정하고 비타민B6는 광선에 의해 빠른 속도로 분해된다. 동물성 식품에는 주로 피리독살이나 인산피리독살(PLP)이 단백질에 결합된 형태로 존재하며, 식물성 식품에는 피리독신과 피리독사민이 당과 결합된 형태로 존재한다.

동물성 식품의 경우 가열, 조리 및 가공을 하면 비타민B6는 50% 정도가 파괴된다.

2. 비타민B6(피리독신)의 소화 · 흡수 · 대사

(1) 비타민B6(피리독신)의 소화 · 흡수

소장 내에서 비타민B6의 인산화형은 알카린 포스파타아제 효소에 의해 탈 인산화된 후 식품 중의 탈 인산화형과 함께 장 세포에 의해 흡수된다. 속도는 인산피리독살(PLP), 인산 피리독사민(PMP), 인산피리독신(PNP) 순서로 빨리 흡수되며, 흡수는 주로 소장의 중간 부위인 공장에서 수동적 확산에 의해 일어난다. PLP와 PMP는 소장의 장관 내에서 인산기가 제거된 후 흡수되지만, 흡수 형태에 대해서는 지금까지 논란이 되고 있다.

비타민B6는 혈장 단백질 중 주로 알부민에 결합되어 순환계를 통해 모든 세포에 운반되고 이용된다.

(2) 비타민B6(피리독신)의 저장 · 대사

흡수된 비타민B6의 대부분은 간에 들어가 순환계를 통해 모든 세포에 운반되고, 이용된다. 흡수된 비타민B6의 대부분은 간에 들어가 그 곳에서 다시 인산화 된 형태로 전환된다. 세포막을 쉽게 통과하기 위해서 비타민B6는 탈 인산화형이 되어야 한다. 이것은 이 비타민의 인산화가 이 물질을 세포 내에 효과적으로 잡아둘 수 있는 방법임을 의미한다. 이 인산화 반응은 피리독신키나아제에 의해 촉매 된다.

피리독신키나아제외에도 대부분의 세포들은 피리독신옥시다아제를 가지며 이 효소는 인산피리독신(PNP)이나 인산 피리독사민(PMP)을 모두 인산피리독살(PLP)로 전환시킨다. 혈액 내 비타민B6의 주된 형태도 PLP로서 60%를 차지한다. 이 효소는 리보플라빈을 필요로 하며 이와 같은 대사적 관련성 때문에 리보플라빈의 결핍은 비타민B6 결핍증의 특징적 증세 중 많은 것을 나타낸다.

근육은 비타민B6의 가장 주된 저장소로서 체내에 인산피리독살(PLP)의 2/3 정도가 글리코겐 인산 분해 효소에 결합된 형태로 존재한다. 유리된 형태로 적혈구에 들어온 비타민B6는 인산피리독살(PLP)로 전환된 후 헤로글로빈과 결합한다. 저장량은 근육이 850~900μmol로 가장 많고, 간은 18~24μmol, 혈장은 0.12~0.24μmol이다.

(3) 비타민B6(피리독신)의 배설

비타민B6는 간과 신장에서 4-피리독신산으로 전환되어 배설되고, 소량은 인산피리독신(PNP), 인산 피리독사민(PMP), 인산피리독살(PLP) 형태로 배설된다. 과량의 비타민B6가 흡수되면 대사적으로 불활성인 피리독스산으로 산화되어 소변으로 배설된다. 또한 소량이 대변 중에 배설되나 이는 주로 장내 미생물에 의해 생산된 것이며 식이 피리독신의 손실을 의미하지는 않는다.

3. 비타민B6(피리독신)의 기능 및 결핍증

비타민B6의 결핍의 위험이 높은 사람들은 경구피임약 복용자, 노인, 만성 알코올 중독자, 고단백 식사를 취하는 사람들이다. 이외에도 비타민B6의 길항제인 결핵약

INH나 류마티스 관절염약(페니실라민)을 장기간 사용하는 사람들도 결핍의 위험이
높다. 비타민B6의 대사 기능은 보조 효소로서 탄수화물, 지방, 단백질 대사에 관여하
지만 주요 기능은 단백질 및 아미노산의 대사와 관계가 깊고 현재까지 60여종이 넘는
여러 가지 효소의 활성화 작용에 관여하며 특히 RNA, DNA와 같은 핵산 합성에 필요
한 성분이다.

(1) 단백질 대사

비타민B6의 가장 중요한 기능은 단백질 대사에 관여하는 것이다. 비타민B6가 결여
되면 모든 아미노산은 생체 내에서 합성이 불가능하므로 필수아미노산이 될 것이다.
그러나 정상 상태에서 우리는 20여 가지 아미노산 중 11가지를 생체 내에서 합성하는
데 이들 가운데 어느 것도 PLP없이는 불가피하다. 모든 아미노산 대사는 활성화된
보조효소인 인산피리독살(PLP)을 필요로 하는데 이는 아미노산에서 아민기를 유리
시켜 아미노기를 전이하는 작용에 관여하기 때문이다.

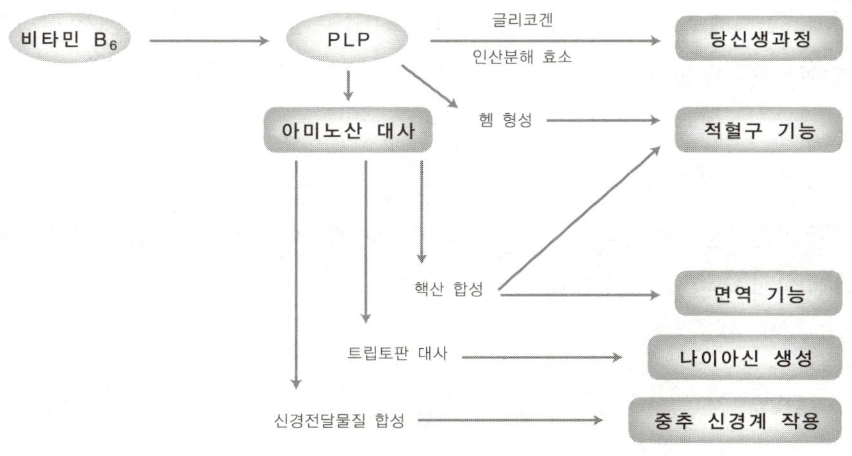

PLP(피리독살 5′-인산)가 조효소로서 참여하는 생체내 반응

1) 아미노기 전이 반응

PLP는 아미노 그룹을 탈아미노화하여 알파-케토산에 전달하여 주므로 새로운 아미노산을 합성하는 과정에 관여하는 아미노기 전이 효소를 활성화시켜 불필수 아미노산을 형성한다.

아미노기 전이 효소를 예로는 해당 반응의 최종 산물인 피루브산에 한 아미노산의 아미노기가 치환되어 알라닌을 형성하는 과정을 들 수 있다.

2) 탈탄산 반응

아미노산에서 카르복시 그룹을 이탈시키는 탈탄산 효소에 인산피리독살(PLP)이 작용하여 글루탐산을 탈탄산시켜 중추 신경의 자극을 전달, 신경 세포를 조절하는 작용이 있는 감마-아미노부티르산으로 전환시킨다.

3) 탈 아미노 반응

PLP는 L-세린 하이드로라아제, D-세린 하이드로라아제, L-호모 세린 하이드로라아제, L-트레오닌 하이드로라아제 등의 조효소로서 이들 아미노산에서 아민기를 제거하는 작용을 돕는다.

4) 유황 전이 반응

함황 아미노산에서 황을 이전시키는 과정으로 메티오닌이 시스테인으로 전환할 때 비타민B6의 보조 효소가 관여한다.

5) 트립토판으로부터 나이아신으로의 전환

트립토판으로부터 나이아신으로 직접 전환되는 과정에는 PLP를 요구하는 효소인 카이뉴레니나제가 관여한다.

☞ 결핍증

① 면역 기능 저하

결핍 시 아미노산 대사의 이상으로 인해 단백질 흡수에 문제가 발생하고 면역 기능 저하 및 항체 생성의 저하 등이 나타나 각종 염증성 질환(피부염, 구각염, 구내염, 관절염, 신경염 등)이 발생할 수 있으며, 머리가 빠지고, 아미노산 대사의 이상으로 메스꺼움, 현기증, 간질성 혼수 등의 증상이 나타날 수 있으며 특히, 피부 질환의 발생이 현저하게 나타날 수 있다.

② 피부염의 특징

비타민B6가 결핍되면 피부 내에 있는 유선이 정상 기능을 할 수 없어 피지가 피부에 나타나 눈, 눈썹, 코밑 언저리 및 귀 뒷부분에 습진 등의 지루성 피부염이 발생한다.

(2) 적혈구 생성 촉진

인산피리독살(PLP)은 적혈구에서 산소를 운반해주는 헤모글로빈(미오글로빈)의 포르피린 고리 구조를 합성하는데 중요한 역할을 해 적혈구 생성에 관여하고 또한 면역력 기능에 중요한 백혈구 형성에도 필수적으로 관여한다.

☞ 결핍증

① 저혈색소 빈혈

인산피리독살(PLP)은 적혈구에서 산소를 운반해주는 헤모글로빈의 합성에 중요한데 인산피리독살(PLP)이 결핍되면 저 혈색소 빈혈을 일으킨다. 저 혈색소 빈혈이란 헤모글로빈 함량이 부족해 크기가 작은 적혈구를 형성하여 산소 운반 능력이 감소되어 나타나는 빈혈 증세를 말한다.

② 면역 기능 저하

비타민B6는 면역 기능에 중요한 백혈구 형성에 필수적이다. 따라서 비타민B6가 결핍되면 면역 기능이 저하된다.

(3) 신경계와 뇌세포의 정상 기능 유지

인산(ABA), 노르에피네프린, 에피네프린, 세로토닌, 도파민 등과 같은 뇌세포 활성 및 신경전달 물질을 피리독살(PLP)은 탈탄산 효소(탈카르복시화)의 조효소로서 감마 아미노 부트릭산(GABA)을 합성하는 생화학 반응에 작용하는 효소의 보조 효소로 이용된다.

☞ 결핍증

인산피리독살(PLP)은 중추 신경 조절 및 뇌 활동에 관여하는 세로토닌과 감마아미노 부트릭산(GABA)[*]의 형성에 직접 관련하고 있으므로 이 비타민의 부족은 신경성 장애를 초래한다. 두 가지의 작용으로 인한 증상은 다음과 같다.

＊ 감마아미노 부트릭산(GABA) : 감마아미노 부트릭산(GABA)는 뇌의 글루탐산이 감마아미노 부트릭산(GABA)로 되며, 이것은 신경계의 시냅스 이동을 조절하는 역할을 한다.

① 두통, 혼란, 메스꺼움, 구토, 경기, 신경 과민, 현기증, 학습 능력의 저하

PLP는 탈탄산효소의 조효소로서 신경 전달 물질의 합성 과정에 관여한다. 신경 전달 물질은 신경 세포간의 정보 전달에 관여하는 중요 물질이고 이러한 물질들이 결핍되면 우울, 두통, 혼란, 메스꺼움, 구토, 경기, 신경 과민, 현기증 등과 같은 뇌신경 장애가 생긴다. 정신 분열증 환자는 Kryptopyrrole이라는 인자가 피리독신과 결합하여 소변으로 배설되므로 더 많은 비타민B6를 필요로 하며 망간과 아연도 충분히 보충해 주는 것이 좋다.

② 우울증, 불안 , 초조, 기분의 침체, 불면증, 흥분, 복부의 통증, 허약감, 보행 곤란(팔과 다리의 경련), 돌발적인 폭력성, 발작 증상(전신 경련)

낮에 활동하고 밤에 자는 반복적인 생체 리듬에는 멜라토닌과 세로토닌이라는 중요한 호르몬이 작용하고 있다. 멜라토닌은 해가 지면 분비되어 잠을 편하게 자도록 하는 반면, 세로토닌은 해가 뜨면 분비되어 안정적으로 낮 시간에 활동할 수 있도록 하는 호르몬이다. 이 호르몬들은 뇌신경 세포 속에서 분비되는데 뇌신경 세포 속에는 이들 호르몬을 생산해내는 멜라토닌 생산 유전자와 세로토닌 생산 유전자가 있다. 이들 호르몬이 분비되기 위해서는 호르몬을 생산하는 유전자가 켜졌다가 꺼지는 과정을 반복한다는 사실을 알아냈다. 해가 지면 세로토닌 생산 유전자는 꺼지고 멜라토닌 생산 유전자가 켜지며 해가 뜨면 반대 현상이 일어나는 것이다. 그런데 어떤 원인으로(신경 세포의 자극 전도 이상 등) 이 대사 과정에 이상이 오면 아무리 자고 싶어도 밤에 멜라토닌이 나와 주지 않아 불면증에 걸리게 된다. 또한 세로토닌은 마음을 평온하게 하는 호르몬이라 하는데 아무리 편안한 마음을 갖고 싶어도 세로토닌이 정상

적으로 분비되지 않아 마음이 불안해진다. 또 너무 과하게 분비되어도 돌발적인 폭력성을 발산하게 되거나 지나치게 잠을 많이 자고 기분이 가라앉게 된다.

PLP는 탈탄산효소의 조효소로서 신경 전달 물질인 세로토닌과 감마아미노 부트릭산(GABA)의 합성 과정에 관여한다. 그러므로 PLP가 부족하게 되면 신경 자극 전달에 이상을 초래하여 세로토닌과 감마아미노 부트릭산(GABA)에 관계된 우울증, 불안, 초조, 기분의 침체, 불면증, 복부의 통증, 허약감, 보행 곤란, 돌발적인 폭력성 등의 증상들이 나타날 수 있다. 또한, 뇌의 글루탐산에서 감마아미노 부트릭산(GABA)의 생성이 저해되면 발작 증세를 일으킨다.

③ 월경 전 증후군

비타민B6의 결핍 시 세로토닌의 생성이 감소되어 월경 전 증후군이 발생할 수 있으며 정신적 신경 증상(우울, 걱정, 감정변화, 무기력, 두통, 구역질 등)과 육체적 증상(부종, 천식, 유두팽창, 여드름 등), 월경 불순 등이 나타날 수 있다. 월경 전 증후군에 효과가 있다하여 비타민B6를 여성 비타민이라고도 하며 폐경기 여성에게 호르몬 요법의 경우, 비타민C와 비타민B6 두 가지의 비타민 부족 현상을 주의해야 한다.

(4) 탄수화물 대사

간과 근육으로부터 글리코겐이 분해되어 포도당으로 되는 과정에 관여하는 글리코겐인산 분해 효소의 보조 효소로 작용해 에너지를 만드는 데 도움을 주고 육체적 활력에 필수 성분이며 아미노산에서 당을 만드는 당의 신생 과정에도 관여한다.

☞ 결핍증

① 당대사의 이상-저혈당

결핍 시 혈당이 떨어지고 내당성이 감소되고 인슐린에 대한 감수성이 저하된다. 또한 에너지 대사의 이상으로 육체적 활력이 떨어져 쉽게 피로하고 무기력하며 허약감 등의 증상이 나타날 수 있다.

② 입덧 및 임신 당뇨

결핍 시 임신 초기에 입덧이 발생할 수 있으며 임신 시 호르몬 변화가 포도당 내성을 저하시켜 당뇨병을 유발할 수 있다.

(5) 과호모시스테인 혈증의 방지

호모시스테인이 메티오닌으로 전환되는 과정에 PLP가 조효소로 작용하는데, 호모시스테인은 동맥벽에 작용하여 동맥경화를 유발하는 원인 물질이기도 하므로 호모시스테인이 메티오닌으로 전환되는 것은 혈관 질환 예방을 위해서 중요하다. 특히, 노인인 경우 비타민B6, 엽산, 비타민B12 등이 부족한 식이를 섭취할 경우 과호모시스테인증으로 인해 심장병에 걸릴 확률이 높아진다.

☞ 결핍증

심혈 관계 이상-동맥경화, 심장병

비타민B6의 결핍은 동맥벽에 플러그를 축적시키므로 콜레스테롤을 침착시켜 동맥경화를 일으킬 수 있으며 심근을 손상시키고 협심증이나 심근경색증 등의 심혈관 질환 등이 발생할 수 있다.

(6) 수분 대사에 관여

피리독신은 나트륨과 칼륨의 균형을 유지시켜 체내의 수분 조절에 관여하고 천연 이뇨제의 작용을 해 신장 결석을 예방해 준다.

☞ 결핍증

수분 대사의 이상, 신장 기능 저하, 결석

부족 시 수분 대사의 이상으로 체내의 수분 저류 현상이 일어나 몸이 붓거나 신장기능의 저하가 발생할 수 있으며 이로 인해 결석이 생길 수 있다.

(7) 비타민B12의 흡수에 관여

비타민B6는 비타민B12의 흡수 및 필수 지방산이 체내에서 충분한 기능을 하도록 돕는다. 즉 필수 지방산인 linoleic acid로부터 arachidonic acid로의 전환에도 관여한다.

☞ 결핍증

빈혈

결핍 시 비타민B12의 흡수 저하가 발생해 빈혈이 발생할 수 있다.

(8) 그 밖의 기능

호르몬 수용체의 리신에 인산피리독살(PLP)이 결합하여 스테로이드 호르몬 역할을
수행할 수 있도록 도와준다.

4. 비타민B6(피리독신)의 과잉증

비타민B6의 과잉증은 흔하지 않지만 과량으로 오랜 기간 동안 섭취한 경우에는 습
관성이 될 수 있고 관절경직 증상이 생길 수 있다. 하루에 2~6g씩 2개월 이상을 섭취
할 경우, 혹은 하루에 500mg씩 장기간 섭취하면 돌이킬 수 없는 뇌신경 장애를 일으
킬 수 있다. 체력 단련자나 월경 전 증후군 환자를 치료하기 위해서 과량의 비타민B6
를 복용할 경우 걷기가 어렵다든지, 손과 발의 떨림 증세가 나타날 수도 있다.

5. 비타민B6(피리독신)와 다른 영양소와의 관계

(1) 나이아신

비타민B6의 한 형태인 인산피리독살(PLP)은 트립토판에서 나이아신을 합성하는데
필수적인 보조 효소이다.

(2) 단백질, 지방

비타민B6는 단백질을 보전한다. 또한 비타민B6는 단백질과 지방의 활용에 필요한
효소의 구성 성분이 된다.

(3) 알부민

비타민B6는 혈장에서 알부민에 결합되어 순환계를 통해 모든 세포에 운반되고 이용된다.

(4) 엽산

비타민B6는 엽산과의 상승 작용으로 호모시스테인을 감소시킨다.

(5) 비타민B2

비타민B2 결핍은 비타민B6가 보조 효소 형태로 전환되는 것을 감소시킬 수 있다.

(6) 비타민B12

비타민B6는 비타민B12와의 상승 작용으로 호모시스테인을 감소시킨다.

6. 비타민B6(피리독신)의 일일 권장량

단위 : mg

연령	남자	여자
0~4개월	0.1(0.2)	0.1(0.2)
5~11개월	0.4	0.4
1~3세	0.5	0.5
4~6세	0.6	0.6
7~9세	0.8	0.8
10~12세	1.1	1.1
13~15세	1.4	1.4
16~19세	1.5	1.4
20~29세	1.4	1.4
30~49세	1.4	1.4
50~64세	1.4	1.4
65~74세	1.4	1.4
75이상	1.4	1.4
임신 전반		1.9
후반		1.9
수유		2.0

비타민B9(엽산, 폴산Folic acid, 폴라신Folacin)

1. 비타민B9(엽산)의 정의

엽산염이나 폴라신, 폴산이라고 불리는 엽산은 비타민B9로 불리는 비타민B의 한 종류이다. 엽산 즉, 폴라신은 1941년 박테리아의 성장 인자로 발견하였으며 시금치 잎에서 처음 분리되었고, 녹색 잎 채소에 널리 분포한다. 폴라신은 라틴어로 잎을 뜻하는 folium에서 유래한다. 혈액 중에 크고 비정상적인 적혈구 세포가 존재하는 거대 적아구성 빈혈의 치료법을 찾다가 폴라신을 발견하게 되었다. 알려진 어떤 비타민도 이 유형의 빈혈을 치유할 수 없었으나, 특별한 효모 제재가 치료에 도움이 되는 것이 알려졌으며, 이 새로운 비타민 폴라신이 효모 중의 항 빈혈 인자임이 판명됐다.

(1) 비타민B9(엽산)의 구조와 성질

엽산은 프테리딘, 파라아미노벤조산, 글루타민산의 세 가지 물질이 결합되어 이루어진 수용성의 황색 결정체이다. 프테리딘과 파라아미노벤조산이 결합된 것을 프테로산(pteroic acid)이라 하며 여기에 글루타민산이 1분자에서 11분자까지 결합된다. 인간을 비롯한 동물의 세포는 엽산의 구조 중 파라아미노벤조산 부분을 합성하지 못하므로 엽산은 반드시 식품을 통해 얻어야 하는 필수 영양소가 된다.

식품에서 엽산(folic acid) 분자의 3/4 이상이 한 개 이상의 글루타민산을 부착하고 있다. 엽산(folic acid)은 산성 용액 내에서 쉽게 산화되고, 광선에도 약하므로 식품의 저장 및 조리 과정에서 상당히 손실된다.

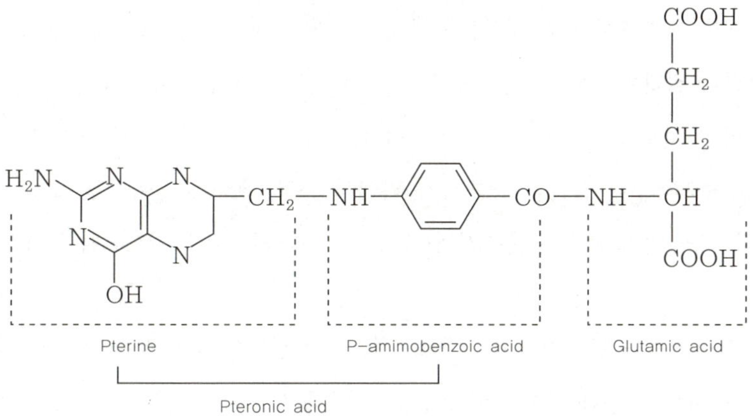

COOH | CH$_2$ | CH$_2$ | OH | COOH

H$_2$N — N — N — CH$_2$ — NH — CO — NH

N — N — OH

Pterine   P-amimobenzoic acid   Glutamic acid

Pteronic acid

Folic acid

2. 비타민B9(엽산)의 소화 · 흡수 · 대사

(1) 비타민B9(엽산)의 소화 · 흡수

식품 중의 엽산은 글루타메이트가 여러 개 결합되어 있는 폴리글루타메이트 형태이나 흡수되기 위해서는 모노글루타메이트 형태가 되어야 하며, 십이지장과 공장에서 흡수되는데 소장점막에는 이를 가수분해하는 folyl polyglutamate hydrolase가 있어 모노글루타메이트를 형성한다. 엽산은 흡수될 때 장점막 세포 내에서 화학적 변화를 일으켜 5-methyl tetrahydrofolic acid가 된 후 문맥으로 가서 간으로 운반된다. 흡수된 엽산 중 약 50%는 알부민과 약하게 결합하여 간으로 이동하고 친화력이 높은 혈장 단백질과 결합하는 엽산도 약 5% 정도 된다. 간에서는 신체 각 조직에 운반될 때 적합한 운반물질을 만들어 엽산과 함께 혈장으로 내어놓음으로써 조직에 엽산이 쉽게 들어가도록 한다. 혈장과 체세포 내에는 5-methyl tetrahydrofolic acid가 단백질과 결합된 상태로 들어있다. 엽산을 저장하기 위해서 세포들은 글루타민산을 첨가하여 모노글루타메이트형을 다시 폴리글루타메이트형으로 전환하여 저장한다. 세포들에 저장된 엽산을 방출하기 위해서는 모노글루타메이트형으로 다시 가수분해한다. 과잉의 엽산을 처분하기 위해서 간은 과잉분의 대부분을 담즙 중으로 분비한다.

이와 같이 복잡한 엽산의 운반과 전환 시스템은 위장관의 장애 시에 침해받기 쉽다. 한 예로 엽산은 담즙과 함께 장관으로 분비되기 때문에 반복하여 재 흡수되어야 한다. 과도한 음주로 인한 위장관 점막이 손상된 사람에게 이러한 경우가 일어난다. 이들에서는 엽산의 결핍이 빠르게 발생하고 위장관의 손상이 더욱 심하게 된다. 그 이유는 엽산의 조효소가 세포의 증식을 돕는 역할을 하기 때문이다. 위장관의 내막 세포를 만들지 못하면 장관은 빨리 손상되어 엽산을 더욱 빠르게 잃을 뿐 아니라 다른 영양소들의 흡수도 또한 저해된다.

인체 저장량은 5~10mg이며 신체의 모든 세포에서 발견되지만 간에서의 함량이 특히 높아서 총 신체 저장량의 1/3이나 1/2 정도가 간에 존재하고, 그 형태는 7~9개의 글루타민산이 결합된 폴리글루타메이드형으로 되어 있다.

(2) 비타민B9(엽산)의 배설

엽산은 주로 간에 저장되고 담즙에 농축되어 있어 장간 순환을 통하여 재흡수 및 재사용이 가능하며 주로 배설되는 경로는 담즙을 통한 변으로의 배설이고 요 중 배설량은 매우 적다.

3. 비타민B9(엽산)의 기능 및 결핍증

엽산 결핍은 엽산의 섭취가 부적절하거나 흡수가 손상될 때, 또는 대사적으로 이 비타민에 대한 요구량이 비정상적으로 높거나 세포 증식이 빨라지는 어떤 경우에도 일어날 수 있다. 즉, 쌍둥이나 세 쌍둥이를 가진 임부, 암, 수두, 홍역과 같은 피부가 파괴되는 질병들, 화상, 혈액 손실, 위장관 내막의 손상 등에서 일어날 수 있다.

엽산은 여러 가지 효소의 작용을 돕는데, 이 중 가장 중요한 것은 조효소 테트로 히드로 폴라신(THF)를 형성하여 단일 탄소체를 이전시켜주는 것이다. 예를 들어, THF는 어떤 화합물로부터 단일 탄소체인 formyl($-CH=O$), methynyl($-CH=$), methylene($-CH2-$), methyl($-CH_3$), hydroxymethyl($-CH_2OH$)기들을 떼어내어 또 다른 화합물로 운반하며, 이 작용에 의하여 신체 내에서 여러 중요한 화합물을 합성하게 된다. 테트라히드로폴라신(THFA)를 조효소로서 요구하는 중요한 생체 내 반응은 다음과 같다.

(1) DNA, RNA 합성에 필요한 퓨린(구아닌과 아데닌)과 피리미딘(티민과 시토신) 염기 합성에 관여함으로써 세포의 증식을 돕는다.(DNA 합성 및 세포 분열)

엽산은 퓨린 및 피리미딘의 생합성에 중요한 작용을 하며, 퓨린과 피리미딘의 생합성은 Nucleotide 및 Ribonucleotide, Deoxyribonucleic acid, 모든 세포의 기능적 요소와 직접적 관계가 있다. 퓨린 구조의 기본이 되는 퓨린핵의 합성 과정에서 엽산 조효소 THF가 하는 역할은 어떤 물질로부터 단일 탄소 단위를 받아 퓨린핵의 2번과 8번 위치로 운반함으로써 퓨린핵을 합성하게 된다. 이와 같은 엽산 조효소의 역할을 통하여 엽산은 핵산의 합성과 세포의 증식에 관여해 모든 세포의 정상적인 형성, 분열, 복제 작용에 필수적인 성분이다. 이러한 엽산의 작용은 적혈구와 신경 조직의 구성뿐 아니라, 세포내의 유전 정보를 운반하는 분자인 핵산의 합성에도 관련이 있고, 세포 분열에 중요한 인자로 작용해 성장, 신경계, 골수가 제대로 기능을 유지하는 데 필수적인 성분이다.

☞ **결핍증**

① 위장관의 퇴행, 성장 저하, 생식 불능, 신경계와 골수의 기능 저하

엽산이 결핍되면 성장하는 조직에서 중요한 과정인 세포 분열과 단백질 합성이 손상되어, 특히 세포의 수명이 짧은 적혈구 세포와 위장관 세포의 대체가 손상된다. 이로 인해 위장관의 퇴행성 현상(소화 작용 장애, 구토, 설사, 혀의 감염, 설염, 구내염 등)이 나타나고 세포 분열의 이상으로 성장 저하, 신경계와 골수의 기능이 저하되어 뇌의 손상과 척추의 치명적 영향으로 태아에게 잠재성 척추 파열, 무뇌아 등의 손상을 가져올 수 있으며 기억력 감퇴, 편집증, 생식 불능 등의 증상이 나타날 수 있다.

② 임신 중의 엽산 결핍은 태아의 신경관 손상 · 조산 · 사산 · 저체중아 출산율 증가

태아의 신경관 손상은 엽산의 결핍과 유전적인 소인에 의해 영향을 받는 것으로 알

려져 있다. 초기 태아의 등쪽에 있는 신경 조직이 태아가 성장 발달함에 따라 뇌, 척수 및 말초신경으로 분화되는 과정에서 척추뼈가 서서히 척수를 둘러싼다. 이 과정에 이상이 생기면 여러 가지 신경관 손상 증세가 나타난다. 손상 상태가 가장 심한 경우는 무뇌증이며 출생 후 곧 사망한다. 무뇌증보다 더 빈번하게 나타나는 손상 상태는 이분 척추로서, 척추골이 척수를 보호할 수 있는 고리 구조를 형성하지 못하는 증세이다. 이때 나타나는 증세는 마비, 배변실금, 뇌수종, 지능 장애 등이다. 미국의 경우 매년 2500~3000명의 유아가 신경관 손상을 나타내며, 임신 초기에 엽산 영양 상태가 불량하면 신경관 손상률이 증가한다.

③ 암, 피부, 탈모, 흰 머리

엽산의 결핍은 세포의 증식이 빨라지는 경우에 일어날 수 있는 데, 암세포는 신체에서 가장 빠르게 세포 분열을 하기 때문에 가장 먼저 영향을 받고 그 다음에 빠르게 분열하는 세포인 소장 및 피부 세포들도 영향을 받는다. 암 치료제인 methotrexate는 엽산의 구조와 비슷해 섭취 시 암세포의 DNA 합성을 저하하게 된다.

(2) 헤모글로빈의 구성 성분이 되는 헴 구조의 형성을 도움

적혈구를 만들기 위해서는 헤모글로빈이 필요한데, 헤모글로빈 안에는 철분을 갖고 있는 헴이 있다. 엽산은 헴을 형성할 때, 탄소를 운반하여 헤모글로빈의 구성 성분이 되는 porphyrin의 형성을 돕고 백혈구의 형성과 기능을 도와서 면역력을 증가시키는데, 백혈구 형성은 적혈구 형성만큼 크게 영향을 받지 않는다.

거대적아구성 빈혈

엽산의 기능 중 가장 중요한 것은 DNA 및 RNA의 기초가 되는 퓨린과 피리미딘의 구성에 관여하는 것으로 엽산 결핍으로 일어나는 중요한 변화 중의 하나는 적혈구 합성의 초기 과정에 나타난다. 적혈구 전구 세포는 새로운 DNA를 구성할 수 없어서 분열되지 못하고 이로 인해 세포는 점점 커지고 거대한 megaloblast로 알려진 미성숙 상태의 적혈구를 만든다. 즉, 엽산이 결핍되면 빠른 속도로 교체되어야 하는 적혈구 등의 세포들이 DNA를 합성할 수 없다. 그렇기 때문에 성숙한 적혈구로 분열되지 못하여 비정상적으로 크면서도 미숙한 상태의 거대적아구 상태로 있게 된다. 거대적아구 가운데 일부는 비정상적으로 크면서 파괴되기 쉬운 적혈구인 거대적혈구로 성숙되기도 한다. 엽산이 부족한 사람의 골수에서는 혈액 내로 방출되는 성숙한 정상 적혈구의 수가 감소되어 산소 운반 능력이 저하되는 빈혈이 발생하는데, 이를 거대적아구성 빈혈이라 한다. 이 과정에 비타민B12 또한 연관되어 있다. 환자는 설염과 설사를 동반하고 신경증세는 없는데, 엽산의 복용으로 쉽게 부족증을 개선할 수 있다.

(3) 여러 아미노산들의 상호 전환

페닐알라닌으로부터 티로신으로의 전환에 관여하고, 글리신으로부터 세린으로 전환하는 데 관여한다. 또한 히스티딘 대사의 중간 대사 물질인 포르미니노–글루탐산의 대사 과정에 관여한다. 즉, 단백질 대사에 관여한다.

결핍 시 단백질 대사의 이상으로 면역력 저하나 성장 부진 등의 증상이 나타날 수 있다.

(4) 호모시스테인으로부터 필수 아미노산 메티오닌을 합성한다

메티오닌 대사 중 부산물로 생성되는 호모시스테인을 다시 메티오닌으로 전환시키기 위해서는 엽산이 코엔자임으로 작용해 메틸기의 공급원으로 필요하다. 이 효소는 호모시스테인을 메티오닌으로 변화시키는 데 작용한다. 이때 엽산의 부족은 고호모시스테인혈증(혈전색전증, 관상동맥과 경동맥 및 말초혈관의 맥관 구조에 죽상 경화 유발, 혈관 폐색 질환, 관상 심장 질환 등)으로 인한 혈관의 비정상적인 모습을 나타내며 또한 코발아민이 메틸코발아민으로 변하는 과정에 메틸기의 공급원으로 작용한다. 체내에서 엽산이 장기적으로 부족할 경우 신경계의 이상을 가져오게 된다. 이때, 치매증상을 동반한 우울증, 정신분열증, 치매와 같은 증상 등이 나타날 수 있다. 이 반응은 유일하게 엽산과 비타민B12를 동시에 필요로 하는 반응이다. 엽산과 비타민B12의 대사 과정은 생화학적으로 상호 관련되어 있다.

엽산이 결핍되면 호모시스테인으로부터 메티오닌을 합성하는 반응이 적어져서 호모시스테인이 많아지게 되고 과호모시스테인혈증이 나타날 수 있다. 과호모시스테인

혈증은 동맥 손상을 유발하기도 하고 엽산이 장기적으로 부족할 시 신경계의 이상을 가져와 치매 증상을 동반한 우울증, 정신분열증, 치매와 같은 증상 등이 나타날 수 있다.

(5) 뇌에서 신경 전달 물질을 합성할 때 필요한 s—아데노실 메티오닌의 합성 과정에 관여하고 에탄올아민으로부터 콜린의 합성에 관여함

☞ 결핍증

신경계 이상

결핍 시 신경 전달 물질의 합성에 이상이 생겨 정신적 혼란 및 신경 정신 장애 등의 신경계 질환이 발생할 수 있다.

(6) 그 밖의 결핍증

자궁경부형성 장애증 등이 발생할 수 있다.

☞ 엽산 결핍 시 섭취할 때는 항상 비타민B12를 겸용하고, 비타민B 그룹과 비오틴, 비타민C, 비타민E, 에스트로겐, 테스토스테론 등과는 잘 협동하므로 함께 사용하면 효과적이다.

4. 비타민B9(엽산)의 과잉증

과잉증은 거의 없으나 중추 신경계의 질병을 초래하여 불면증을 유발시킬 수 있다.

또는 비타민B12의 결핍을 은폐시키므로 거대적혈구성 빈혈을 유도시킬 수도 있다.

5. 비타민B9(엽산)과 다른 영양소와의 관계

(1) 비타민B12

비타민B12의 도움이 없이는 엽산은 세포 내에 메틸-테트라히드로폴레이드로(THF) 형태로 갇히게 되고 DNA의 합성과 세포 성장을 위해 이용될 수 없다. 또한 엽산은 비타민B12와의 상승 작용으로 호모시스테인을 감소시킨다.

(2) 비타민B6

엽산은 비타민B6와의 상승 작용으로 호모시스테인을 감소시킨다.

(3) 비타민B2

엽산은 비타민B2와의 상승 작용으로 호모시스테인을 감소시킨다.

(4) 비타민C

비타민C는 엽산이 산화로 인해 파괴되는 것을 보호하는 역할을 한다.

6. 비타민B9(엽산)의 일일 권장량

단위 : μg

연령	남자	여자
0~4개월	60(100)	60(100)
5~11개월	70	70
1~3세	80	80
4~6세	100	100
7~9세	150	150
10~12세	200	200
13~15세	250	250
16~19세	250	250
20~29세	250	250
30~49세	250	250
50~64세	250	250
65~74세	250	250
75이상	250	250
임신 전반		500
후반		500
수유		350

비타민B12

1. 비타민B12의 정의

1849년에 영국의 T.Addison이 악성 빈혈증에 대하여 보고한 이후 이 병에 대한 규명이나 치료법이 없어 1920년대까지 악성 빈혈은 치명적인 질병이었다. 1926년 미국의 Minot와 Murphy는 악성 빈혈증에 걸린 환자에게 다량의 간(110~120g/day)을 먹여 악성 빈혈을 치료하였으며 1948년에 간에서 비타민B12를 분리했으며, 1962년에 구조가 규명되었다. 1974년 Ricker에 의해 간에서 악성 빈혈에 유효한 적색 결정을 추출하여 비타민B12라 명명하였다. 비타민B12는 작고 붉은 바늘 모양의 결정체로 물과 알코올에 용해되는 수용성 비타민으로 장수의 필수성분인 코발트를 함유한 물질로 에텔아세톤에는 불용성이다. 또한 비타민B12를 항악성 빈혈인자, 동물 단백 인자(APE), 발육 촉진 인자(LLD)라 한다. 비타민B12는 동물성 식품에만 함유되어 있으며 박테리아나 곰팡이 등의 미생물들은 비타민B12를 합성할 수 있으므로 토양에는 비타민B12가 풍부하나 식물성 식품에는 비타민B12가 함유되어 있지 않다. 채식주의자들은 건강을 유지하기 위하여 비타민B12를 보충 섭취하여야 한다.

(1) 비타민12의 구조와 성질

비타민 중에서 가장 복잡한 구조를 지니고 있는 비타민B12는 헤모글로빈과 클로로

필 I 구조와 유사하나 철이나 마그네슘 대신 무기질인 코발트를 분자 구조에 함유하고 있다. 이것을 코발아민이라고 하며 자연계에는 코발트에 메틸기가 결합한 메틸코발아민이나 디옥시아데노실이 결합한 디옥시아데노실코발아민 등의 보조 효소 등으로 존재한다. 비타민B12는 암적색의 침상 결정형 물질이며 중금속, 강산화제, 환원제 등에 의하여 파괴되며 물에 약간 녹으며, 내열성으로 100°C에서 가열하여도 분해되지 않는다. PH4-7에서는 안정되지만 PH9 이상에서 가열하면 분해한다. 알칼리, 광선에 매우 약하며 일반 조리 과정에서 손실은 적다. 비타민B12의 상업적 제제는 코발트 원자에 시안기(-CN)가 결합된 합성형 사이아노코발아민이다. 인체에 조효소의 기능의 비타민B12는 메틸코발아민과 5′-디옥시아데노실코발아민의 2가지가 있다. 비타민B12의 다른 코발아민은 메틸코발아민이나 5′-디옥시아데노실코발아민으로 전환되어야 체내에서 생리학적 활성이 있다.

298

2. 비타민B12의 소화 · 흡수 · 대사

비타민B12가 흡수되기 위해서는 위의 점막세포에서 분비되는 당단백질인 내재적 인자(intrinsic factor)인 뮤코프로테인이 필요하다. 뮤코프로테인은 비타민B12와 결합하여 소장벽을 통과하는 역할을 하는데, 비타민B12와 내재적 인자(intrinsic factor)의 결합은 비타민B12의 흡수에 첫 단계이다. 그리고 소장 내에서 비타민B12와 내재적 인자의 결합은 칼슘이나 혹은 소량의 마그네슘과 결합하여 복합체를 형성하고 소장 세포내로 들어간다. 여기서 비타민B12는 비타민B12와 내재적 인자의 결합으로부터 이탈되어 세포 내 단백질과 결합하고 소장벽을 통과하여 모세관과 림프관으로 들어가게 된다. 혈액 내에서 비타민B12는 글로불린과 결합하게 된다. 흡수된 비타민B12는 혈장에 존재하는 비타민B12 운반 단백질인 트랜스코발아민Ⅱ에 의하여 간과 다른 조직으로 운반된다. 혈장과 간에는 또 다른 비타민B12의 결합 단백질인 트랜스코발아민Ⅰ과 같은 물질이 존재해 간에서 비타민B12를 효율적으로 저장시키고 체내에 저장되었던 비타민B12가 혈액에 의해 운반될 때도 트랜스코발아민Ⅰ을 이용하는 것으로 알려져 있다. 다른 수용성 비타민과는 달리 상당히 많은 양을 체내에 저장할 수 있어서(하루 필요량의 1000배 정도를 저장) 식사를 통해 비타민B12를 부족하게 섭취하여도 결핍증은 쉽게 나타나지 않는다. 비타민B12의 결핍증인 악성 빈혈은 유전적인 결함으로 내재적 인자(intrinsic factor)가 체내에서 합성되지 못하여 초래되는 경우가 많다. 인체에 흡수된 비타민B12의 약 50~90%는 간에 저장되며, 저장량은 5~12mg이다. 인체의 대장 내 미생물은 비타민B12를 합성할 수 있으나 비타민B12의 흡수 지점을 넘어서서 생산되므로 사용할 수 없다.

식사로 섭취되는 비타민B12는 신체의 요구에 따라 약 15~70% 흡수되며, 흡수 방해 요인은 다음과 같다.

※ 흡수 방해 요인

A. R-단백질, 췌장의 트립신, 내재적 인자의 합성이 부족되거나 합성이 불량일 때

B. 내재적 인자/비타민12 복합체가 회장 내의 수용체에 결합이 잘 안될 때

C. 위, 소장, 회장의 일부 또는 전부가 외과적으로 절제되었을 때

D. 소장 내 박테리아의 과잉 성장

E. 촌충에 감염되어 있을 때

F. 벽세포의 산생성을 감소시키는 궤양 치료법이 사용될 때

비타민B12 결핍의 95%는 섭취보다 흡수 장애 때문이다. 특히 가령에 따라 위의 내재적 인자 합성 능력이 저하하므로 노인들에게 결핍될 수 있다.

3. 비타민B12의 기능 및 결핍증

포유류의 세포는 체내에서 코발아민을 두 가지 효소의 조인자로 사용한다. 하나는 아데노실코발아민(Adenosylcobalamin)으로 체세포에서 수소 운반체로 작용하며, Methylmalonyl CoA mutase에 의해 Methylmalonyl CoA를 Succinyl-CoA로 바꾸어주는 데 관여한다. 또 다른 하나는 메틸코발아민(Methylcobalamin)으로 메틸기($-CH_3$)의 운반체로 작용하며 메티오닌을 합성할 때 필요한 효소인 Methioninesynthase의 보조 효소로 작용하여, 5-Methyltetrahydrofolate라는 물질로부터 메틸기를 이동하여 호모시스테인으로 옮겨서 메티오닌을 만들어 준다. 즉, 이 효소는 메틸 그룹의 운반자이다.

(1) 메틸코발아민(Methylcobalamin)의 작용

메틸코발아민은 메틸기 그룹의 운반자 역할로서 메틸기 전이 효소로 작용해 체내에서 수없이 많은 보조 효소로서의 기능을 한다. 즉, 단백질 기본 구조에 DNA의 지시를 따라 기능을 정상화하고, 인지질의 생성, 호르몬 및 신경 전달 물질을 만들 때도 필요하며 그 외에 수많은 생화학 반응에 관여한다. 메틸코발아민은 호모시스테인을 생산하는 과정을 차단하여 메티오닌을 합성하는 반응에 관여하는데, 엽산(folic acid) 대사 과정과 상호 연관되어 있다. 엽산 보조 효소가 메틸 그룹과 결합되면 메틸 그룹을 제거시키게 되는데 비타민B12가 없으면 엽산 보조 효소는 메틸 그룹과 빨리 결합한다. 따라서 세포 대사에 필요한 유리 엽산 보조 효소가 불충분해지면 이 부족은 다른 중요한 대사 작용 즉, 세포에서 일어나는 DNA 합성을 방해한다. 이와 같이 비타민 B12가 결핍되면 2차적인 엽산 결핍 상태를 가져와서 골수에서 적혈구 형성 물질인 적아 세포가 형성될 때, 비타민B12 보조 효소는 DNA 합성을 위해 메틸기를 제공한다. 만약 DNA가 생성되지 않으면 적아 세포는 분열되지 않고 계속 RNA를 형성하여 단백질을 합성한다. 이로 인해 세포의 크기만 거대해져서 거대적아 세포를 형성하게 된다. 이러한 형태의 적혈구를 소유하는 것이 거대적아구성 빈혈이다.

또한 메틸코발아민은 신경 섬유에서 Myeline sheath를 유지하는 데 관여한다. 코발아민의 부족은 척추 후 외측 신경에 Myeline sheath가 파괴되는 특성을 가지고 있어 마비를 일으키며, 심하면 사망에 이른다. 이는 메틸코발아민에 의한 Methioninesynthase라는 효소의 작용의 이상으로 Nitrogen oxide의 실험에 의해서 밝혀졌다. 즉, Nitrogen oxide는 메틸코발아민의 성분 중 코발트를 산화시켜 Cobalt oxide로 만들며 이 Cobalt oxide는 생화학적으로 불활성의 성격을 가져 Methioninesynthase라는 효소의 작용을 방해해 인체의 신경 장애를 유발시킨다. 뇌에서 Methioninesynthase라는 효소가 부족할 경우에도 중추 신경 조직의 이상을 가져올 수 있다.

또한 비타민B12는 글루타치온 형성에 필요하며 콜린을 합성해 메틸기 그룹을 제공하여 주며 당질 대사에 관여하는 여러 효소와도 밀접한 관계가 있다. 중추 신경 조직의 활동이 전적으로 당질에서 오는 에너지에 의존하므로 어떤 경우든지 당질 대사에 지장이 있으면 신경 기능에 장애가 오게 된다.

(2) 아데노실코발아민(Adenosylcobalamin)의 작용

아데노실코발아민은 Methylmalonyl CoA를 Succinyl-CoA로 전환시키는 반응에 조효소로 작용해 Methylmalonyl CoA가 TCA 회로에 의해 대사될 수 있도록 도와주며, 지방과 단백질에서 에너지를 생산하는 데 중요한 역할을 하며, 분자구조를 전환하는 데 작용한다. 또한 Succinyl-CoA는 적혈구에서 산소를 운반하는 혈색소를 합성하는 데에도 필요하다. 비타민B12 결핍 시 Methylmalonyl CoA가 Methylmalonic acid(MMA)라는 비정상적인 물질로 분해되어 혈장과 소변 내에 MMA 농도가 크게 증가된다. 이는 임상적으로 비타민B12의 결핍을 판정하는 데 이용되고 있다.

☞ **결핍증**

① 악성 빈혈-거대적아구성 빈혈

비타민B12가 결핍되면 엽산이 그의 활성형으로 전환되지 못함으로써 DNA의 합성이 느려지고 결국 세포 분열이 원활히 되지 못하기 때문에 미성숙한 적혈구가 골수로부터 혈류로 방출되므로 적혈구의 부족을 초래하게 된다. 이때 미성숙한 적혈구인 거대적혈구 모세포가 성숙 적혈구로 변화할 수 없기 때문에 핵을 가지고 있는 성숙하지 않은 큰 적혈구가 출현하게 된다. 악성 빈혈의 특징은 정상적인 위액 분비의 저하(무산증)로 거대성 적혈구를 나타내고 적혈구 수의 저하로 인해 헤모글로빈을 보유할 능력이 부족하게 된다. 악성 빈혈의 증상은 창백한 피부, 기력 부진, 만성 피로, 복부의 통증, 무산증, 미각과 후각의 상실에 의한 식욕 부진, 근무력증, 설염, 간 비대, 비장 비대, 적혈구 감소증, 혈소판 감소증, 우울증, 호흡 곤란, 심계 항진, 이명, 체중 감소, 혼돈, 불안정 등으로 나타나며 이 외의 임상적 증상으로는 허약증, 뼈아픔, 감정 둔화, 사지의 진통 등이 있으며 악성 빈혈 환자의 결과는 사망이다. 신경 파괴 증상으로 발전되려면 약 3년의 기간이 필요하다. 빈혈 증세와 밀접한 관계가 있는 비타민은 엽산, 비타민B12, 비타민B6, 비타민C 등이다.

② 신경계 손상–척추의 이상, 척추 퇴화, 알츠하이머(치매)

또한 메틸코발아민은 신경 섬유에서 수초(Myeline sheath)를 유지하는 데 관여하는데 이는 메틸코발아민에 의한 Methioninesynthase라는 효소의 작용 이상으로 인체의 신경 장애를 유발시키고 뇌에서 Methioninesynthase라는 효소가 부족할 경우에도 중추 신경 조직의 이상을 가져올 수 있다. 코발아민의 부족은 척추 후 외측 신경에 Myeline sheath가 파괴되는 특성을 가지고 있어 마비를 일으킬 수 있다. 두뇌 성장 지연, 척추 퇴화, 지적 능력의 발달 부진 등, 신경계 장애가 나타나며 심하면 사망에 이른다.

또한 비타민B12가 결핍되면 탄수화물 대사에 관여하는 몇 효소의 구성 성분인 글루타치온의 정상적인 형성에 문제가 생겨 신경 세포에 에너지 공급이 원활치 못하여 신경 세포에 이상이 생길 수 있다. 신경 세포 수초 부분의 합성이 불충분하게 되어 신경계에 손상이 일어난다. 비타민B12 결핍의 신경학적 증상은 팔과, 더 흔하게는 다리의 무감각과 저린감 증상을 비롯하여 걷기가 힘들고 기억 상실, 지남력 장애(시간, 장소, 사람들을 알아보는 정신 기능의 장애), 치매 등이 있으며 이는 기분의 변화와 동반될 수도 있다. 신경학적 합병증의 진행은 일반적으로 순차적이지만, 비타민B12 결핍을 치료한다고 해서 특히 오랫동안 지속된 경우에는 항상 가역적으로 회복되는 것은 아니다. 신경학적 합병증이 항상 거대적혈모구 빈혈과 동반되는 것은 아니며, 약 25%에서는 비타민B12 결핍의 유일한 임상 증상이다.

4. 비타민B12의 과잉증

비타민B12는 알레르기 반응을 제외하고는 독성이 매우 낮은 수용성 비타민이다. 비타민B12를 경구 또는 주사로 투여하면 항체가 생겨 피부 반응이나 과민성 쇼크를 일으키는 경우도 있다. 과량의 비타민B12는 암세포의 성장을 촉진한다는 연구 결과도 있다.

5. 비타민B12와 다른 영양소와의 관계

(1) 메티오닌

메티오닌의 합성에 메틸기를 제공하여 준다.

(2) 콜린

콜린의 합성에 메틸기를 제공하여 준다.

(3) 비타민C

과량의 비타민C(500mg)는 식품으로부터 얻는 비타민B12의 유용성을 저하시킨다.

(4) 칼슘

소장에서 흡수될 때 칼슘과 결합하여 복합체를 형성하여 흡수된다.

6. 비타민B12의 일일 권장량

비타민B12의 권장량은 매우 소량으로, FAO/WHO에서는 위장관의 기능이 정상이면 하루에 1μg 무산증이 있으면 2μg을 적정 섭취 범위로 설정하였다. 인간은 나이가 들어 노화가 진행되면 혈청 비타민B12 농도가 점차 감소하여 무산증과 악성 빈혈의 빈도가 높아진다. 이때에는 비타민B12 흡수율의 감소로 발생하는 결핍 증세이므로 주사로 투여하는 것이 효과적이다.

비타민C

1. 비타민C의 정의

'항궤혈병 비타민' 이라 불리는 비타민C는 1907년 Holst와 Frolich가 동물의 괴혈병 증상에 오렌지주스를 투여하여 치료시킨 후부터 연구가 본격화 되었으며 1928년 Albert Szent-GyOrgyi에 의해 비타민C가 발견되었지만, 1932년까지는 그것이 비타민C인지를 몰랐다. 1932년 미국 피츠버그 대학의 Dr.C.G.King이 레몬즙에서 비타민C의 결정을 분리하였으며, 시기를 같이 하여 Dr.Szent-GyOrgyi가 고추에서 항궤혈성 물질을 분리하는 데 성공하여, 이 물질을 'Ascorbic acid' 라 부르게 되었고 이를 비타민C라 하였다.

비타민C는 모든 생물 조직 내에 함유되어 있으며 대부분 동물의 체내에서 포도당(D-glucose) 및 기타 단당류로부터 합성된다. 그러나 사람, 기니피그, 원숭이, 조류, 박쥐, 생선류 등과 같이 굴로락톤 산화효소가 없는 동물은 비타민C를 자체 생산하지 못하므로 식품을 통해 공급받아야 한다.

(1) 비타민C의 구조와 성질

비타민C는 화학 구조가 포도당과 비슷한 흰색 결정체이며 구조적으로 단당류와 연결되어 있다. 체내에서 비타민C 활성을 지니는 물질로는 환원형인 아스코르브산(L-ascorbic acid)과 이것이 산화되어 만들어진 산화형 디히드로 아스코르브산(dehydro-L-ascorbic acid)이 있는데 이 두형은 서로 가역적이다. 디히드로아스코르브산에서 더 산화되면 디케토굴론산이 생성되는데 이것은 생리활성을 잃어버리게 되고 비가역적이다. 이 두 형은 살아있는 세포 내에서 상호 전환되며 산화형은 환원형의 약 80%에 해당되는 활성을 나타낸다.

식품 중의 비타민C는 주로 환원형인 아스코르브산의 형태로 존재하는데 소량의 디히드로아스코르브산도 존재한다. 또한 두 물질 모두 활성을 가진 항 괴혈병 인자로 괴혈병을 막거나, 괴혈병의 처방에 쓰인다.

아스코르브산은 건조된 상태나 산성용액(ph4-6)에서는 비교적 안정하나 수용액에서는 쉽게 산화되며, 특히 가열하거나 금속 이온(미량의 구리 이온이나 철), 알칼리 환경에서는 산화가 촉진된다. 채소나 과일 등을 벗겨 공기 중에 방치하였을 때는 식물체 조직에 함유되어 있는 효소에 의해 쉽게 산화되어 비타민의 기능이 상실된다. 이런 효소의 활성을 줄이기 위해서 냉동, 냉장 저장 방법이 있다. 과일이나 채소의 비타민C 함량은 성숙도, 수확 시기, 저장 방법, 저장 기간, 조리 방법에 따라 다르다.

(2) 비타민C의 생합성

비타민C는 몇몇 동물의 체내에서 합성되나 식물성 식품 특히 신선하고 빨리 자라는 과일과 채소에서 주로 합성되는데, 합성되는 과정을 살펴보면 D-글루코스 → D-글루노산 → D-글론산 → L-글루노락톤 → 2-케토-L-글로노락톤을 거쳐 아스코르브산(L-ascorbic acid)으로 합성된다.

반면, 위에서 언급한 것처럼 사람이나 원숭이, 몰못은 비타민C가 합성되지 못하는

데, 사람의 경우에는 사람의 몸 속에는 비타민C의 합성과 관련된 여러 효소들이 모두 존재하기는 하지만 가장 마지막 단계를 촉매 하는 굴로락톤 산화효소가(L-gulonolactone oxidase) 변성되어 그 기능을 발휘하지 못하기 때문이다.

즉, L-글루노락톤 → 2-케토-L-글로노락톤으로 전환되는데 필요한 굴로락톤 산화효소(L-gulonolactone oxidase)가 변성되어 그 기능을 발휘하지 못한다. 그러므로 음식을 통해 섭취해야 한다. 그 외에도 곤충, 무척추 동물, 생선은 합성할 수 없으며 양서류와 파충류는 신장에서 포유동물과 조류는 간에서 합성한다.

2. 비타민C의 소화 · 흡수 · 배설

(1) 비타민C의 소화 · 흡수

사람에서 아스코르브산은 능동 수송에 의해 주로 소장에서 흡수된다. 그러나 이 능동 수송 이외에도 수동 수송인 단순 확산에 의해서도 낮은 속도로 흡수된다. 아스코르브산은 능동적으로 흡수되고, 디하이드로아스코르브산은 수동적으로 흡수된다는 증거가 제시되고 있다.

펙틴, 아연, 구리, 철 함량이 높은 식품 중의 비타민C는 흡수율이 낮은 것으로 나타나는데, 그 이유는 잘 알려지지 않았지만, 흡수율이 떨어지거나 흡수되기 전 비타민C가 산화되기 때문인 것으로 추정되고 있다. 소장에서 흡수된 아스코르브산은 문맥을 통해 간으로 가서 전신의 조직으로 신속하게 전달된다.

☞ 과량으로 섭취 시 문제점

비타민C는 100~250mg 정도까지 소량으로 섭취될 때는 섭취량의 80~100%가 흡수되나 2000mg 정도를 투여했을 경우에는 50% 정도밖에 흡수되지 않을 수 있다. 예를 들어, 하루에 6g의 비타민C를 복용할 경우 아침, 저녁 3g씩 복용하는 것보다는 1.5g씩 4회로 나누어서 복용하는 것이 좋다. 즉, 개인이 흡수할 수 있는 비타민C의 장내성 한계에 따라 흡수율이 달라진다. 아스코르브산의 섭취량이 과량으로 증가하면 소화기장 내에서 흡수되지 않은 아스코르브산은 설사 변, 복통, 불쾌감을 유발시킨다. 소화기장 내에서 흡수되지 않은 아스코르빈산은 장내의 수용액 내에서의 농도가 장내막 세포보다 높아지므로 삼투압에 의해서 장내막 세포로부터 수분이 장내로 유출되어 수분의 배설량을 증가시키고, 대장으로 가면서 세균의 영양급원이 되어 소위 삼투압성 설사변과 복통을 일으키거나 장내의 팽배로 불쾌감을 느끼게 된다. 아스코르브산의 섭취는 한번에 1g 이상을 섭취하기보다는 같은 양이라도 몇 번에 나누어서 간격을 두고 섭취하면 흡수율을 증가시킬 수 있다.

한편, 아스코르브산의 흡수를 위해서는 아스코르브산 운반체가 관여한다고 보며, 이 운반체의 농도는 아스코르브산 섭취량에 비례하여 무한정 증가하는 것이 아니라 정상 조건에 비해서 약 1~30% 정도 증가하는 것으로 추정되고 있다. 그러므로 다량의 아스코르브산을 섭취하면 운반체와 결합되지 못한 많은 양은 분해된다. 신체 내의 아스코르브산 포화율도 아스코르브산이 결합 가능한 운반체와 결합되는 수준으로 본다. 그러므로 시간 간격을 두고 한 번에 적은 양을 여러 번에 나누어서 섭취하면 매회 운반체와 결합하는 율이 증가되어서, 지속적으로 섭취할 때마다 운반체와 결합하기 때문에 결국 지속적인 아스코르브산의 이동이 이루어지게 되며, 혈액 내의 아스코르브산 함량이 약 121~165%까지 증가하는 양상을 나타나게 된다.

섭취량에 따른 흡수율

섭취량	흡수율
100mg 섭취	80~100% 흡수
180mg 섭취	70% 흡수
1,500mg 섭취	50% 흡수
12,000mg 섭취	12% 흡수

(2) 비타민C의 대사와 배설

간으로 이동된 비타민C는 전신의 각 조직으로 이동되는데, 체내 분포도를 보면 다음과 같다. 먼저 뇌하수체 조직 내에 가장 많이 함유되어 있고, 다음이 부신피질, 백혈구, 수정체, 그리고 뇌 조직 순이며, 기타 간, 폐, 췌장, 지라, 신장, 흉선, 고환, 근육 등에 함유되어 있다. 가장 낮은 양이 함유된 곳은 혈청과 타액 내이다.

근육의 경우는 비타민C의 농도는 낮지만 근육의 총량이 크기 때문에 70kg 체중의 사람에게 근육 중 비타민C 총량은 약 600mg이나 된다. 이 수준의 비타민C 양은 90일 동안 괴혈병으로부터 신체를 보호하기에 충분한 양이다.

(3) 비타민C의 배설

비타민C 섭취량이 하루에 100mg 정도로 보통 수준일 때, 신체 대사를 마친 비타민C는 대부분 수산으로 전환되어 요를 통해 배설되며, 섭취량이 혈청을 과포화시킬 정도로 많으면, 아스코르브산 형태 그대로 배설된다.

3. 비타민C의 기능 및 결핍증

비타민C는 다양한 생화학적 작용 중에서 주로 환원제로 사용되며, 비타민C의 기능들을 살펴보면 다음과 같다.

(1) 콜라겐 형성의 기능

아스코르브산의 가장 중요한 역할은 혈관, 근육, 인대, 뼈 등에 중요한 구성 성분인 콜라겐의 합성에 필수 성분이다. 콜라겐은 체내 단백질의 연결 물질로서 결합 조직을 뜻하며 세포와 세포 사이를 연결시키는 시멘트와 같은 일을 하는 물질이다. 만일 콜라겐이 연약하면 모세혈관도 약하게 형성되어 가벼운 충돌에도 멍이 들거나 출혈하게 된다. 콜라겐은 피부, 연골, 치질, 골질, 세포간질, 모세혈관, 근육 등의 구성 요소이고 총 단백질의 약 25~33%를 차지하고 있다. 콜라겐의 아미노산 조성 중 특히 많이 함유되어 있는 아미노산은 글리신, 알라닌, 프롤린, 히드록시프롤린, 히드록시라이신 등이다.

콜라겐 조성은 다른 단백질의 합성 과정과 같으나 특히 이 단백질의 합성 과정에는 비타민C가 개재된다. 즉 콜라겐 합성 시에는 프롤린이 히드록시화(수산기 그룹이 결합되는 반응)되어 히드록시프롤린으로 전환하게 되는데 이 히드록시화에 관여하는 히드록시라아제(수산화 효소)는 보조 인자인 비타민C와 Fe^{2+}에 의해 활성화된다. 라이신의 히드록시화 과정도 같은 과정을 통해 완성된다. 어떤 경우이든지 히드록시화가 잘 일어나지 않을 때는 콜라겐 형성에 지장을 초래한다. 비타민C는 콜라겐 합성에 관여해 피부, 뼈, 인대, 혈관 등의 모든 결합 조직을 튼튼히 하며, 치아의 구조, 뼈의 형성, 동맥, 혈관벽의 세포들을 건강하게 해주므로 심박동을 일정하게 해주고 모세혈관벽 등의 정상적 유지와 관계가 깊다. 이로 인해, 괴혈병(괴혈병은 세포간의 콜라겐 조직이 무너지면서 콜라겐 섬유가 없는 상태로 압력이 가해지는 부분에서 출혈이 발생하는 상태), 피하 출혈(피하 조직에 압력이 가해지면서 모세혈관벽이 약해지면서 파괴되는 현상), 상처 치유의 지연, 성장 지연, 뼈의 부스러짐, 잇몸의 스폰지화, 잇몸 출혈, 치아의 이상 등이 나타나게 된다.

☞ 결핍증

① 모세혈관의 파열로 인한 피하 내출혈(창자벽의 출혈, 골수의 출혈, 관절의 출혈,대퇴부의 큰 규모의 혈종, 늑연골 접합부의 확대, 가슴 류머치스 통증)

비타민C는 콜라겐 합성에 필요한데, 만약 비타민C가 부족하게 되면 콜라겐의 형성이 저하되어 세포벽의 신축성이 약화되며, 이로 인해 외계에서의 자극에 쉽게 연결조직이 파괴되고, 출혈을 일으키게 된다. 특히 단세포로 되어 있고, 미량의 연결 조직으로 연결된 모세혈관이 가장 심한 영향을 받아 쉽게 파열되어, 조직 속으로 피가 스며든다. 이러한 출혈이 창자벽, 골수, 관절에서 제일 먼저 발생하고 또한 대퇴부의 큰 규모의 혈종, 늑연골 접합부의 확대 및 가슴 류머티스 라고 하는 통증을 초래한다.

② 쉽게 멍

콜라겐 조직이 연약하면 모세혈관도 약하게 형성되어 가벼운 충돌에도 쉽게 멍이 든다.

③ 손톱 밑 출혈, 손의 압통

콜라겐이 함유되어 있는 부위는 발톱이나 손톱, 물렁뼈 등으로 동물의 외계를 보호하고 있는데 비타민C는 콜라겐의 합성에 관여한다. 그러므로 비타민C가 결핍되면 손톱이 약해져서 손톱 밑 출혈 및 손의 압통이 올 수 있다.

④ 상처 치유의 지연

외상에서 회복되기 위해 새로운 조직을 형성하려면 주로 콜라겐으로 구성되어 있는 새로운 결체 조직이 형성되어야 한다. 그런데, 비타민C가 결핍되면 콜라겐 형성이 저하되고, 이로 인하여 외상에서의 회복이 지연된다.

⑤ 피부가 무르다

비타민C의 결핍은 정상적인 콜라겐의 합성이 방해되므로 신체전체에 분포되어 있는 결합 조직에 변화를 주어 피부가 무르게 된다.

⑥ 성장 지연

비타민C의 결핍으로 인한 정상적인 콜라겐의 합성이 안 되므로 결합 조직에 변화를 주어 골격 형성에 방해되기 때문에 성장기 어린이의 성장 지연 현상을 가져온다.

⑦ 연약한 골격 형성, 골격의 골절

지주뼈의 세포간질도 콜라겐에 의해 형성되어 있으므로 비타민C가 결핍되면 골격 형성에 지장을 초래한다. 즉, 긴 지주뼈의 끝에 골격의 석회화를 위한 칼슘과 인의 보유 능력이 부족 되면 이로 인해 연약한 골격이 형성되고 특히 뼈와 뼈를 이어주고 있는 연골의 50%가 콜라겐으로 구성되어 있다. 비타민C가 결핍되면 뼈와 뼈 사이에 50%의 콜라겐으로 구성되어 있는 연골이 너무 약해져서 칼슘과 인의 미네랄류를 붙들어 둘 수 없으므로 미네랄류를 골격 내에 비축해 둘 수 없게 된다. 이로 인해 뼈가 희박성을 가지게 되어 깨지기 쉽고 탄성과 강도를 잃는다. 그러한 골격은 쉽게 골절된다.

⑧ 잇몸의 출혈, 치아가 발달정지, 충치(이빨이 죽게 됨)

콜라겐의 형성이 저하되면 세포벽의 신축성이 약화되고 따라서 연약해진 세포벽으로 인해 외계에서의 자극에 의해 쉽게 피하 내 출혈을 일으키게 되는데, 특히 기계적 동작이 심한 잇몸에서 일어나며, 비타민C가 결여되었을 때 괴혈병의 초기 증세로 출혈성 잇몸을 흔히 볼 수 있다.

비타민C가 결핍되면 발달 중에 있는 치아에 심한 변화를 초래한다. 특히 어린아이들에게 비타민C가 결핍하면 치아 발달이 늦거나 정지된다. 치아는 상아질의 18%, 잇몸이나 치근막도 콜라겐으로 되어있는데, 콜라겐 합성에 관여하는 비타민C의 결핍 중에 형성된 치아는 상아질을 보호하고 있는 에나멜질(법랑질)도 쉽게 파괴되고, 齒髓(치수, pulp)가 쉽게 빠지며 이빨이 죽게 된다. 이것은 충치가 되며 치아 발달이 정지할 수도 있다.

(2) 항산화 작용의 기능

식품이나 신체에 들어 있는 물질들은 산화에 의하여 파괴되며, 이러한 산화 현상은 항산화제에 의하여 억제될 수 있다. 항산화제는 산화될 수 있는 조건에서 자신이 먼저 산화됨으로써 다른 물질이 산화되는 것을 막는데, 비타민C의 항산화 작용이란 쉽게 산화되는 성질이 있어 자신은 산화되면서 상대방을 환원시키는 역할이다. 즉 이미 산화된 구리나 철 같은 물질을 환원시키면서 비타민C 자신은 산화된다. 비타민C는 실제로 식품 가공 시에 산패를 막기 위한 목적으로 이용되고 있다. 신체 내에서도 비타민C는 리록릭산을 비롯한 다불포화 지방산, 비타민E, 비타민A 등이 산화되는 것을 막는 것으로 생각된다. 다불포화 지방산이나 비타민E는 세포막의 정상적인 유지에 필수적인 성분들이므로 비타민C의 항산화 기능은 생리적으로 매우 중요하다.

비타민C와 비타민E는 서로 상승 작용이 있는데, 비타민C가 체액 내에 생성된 프리 라디칼 chain을 파괴할 때 비타민E는 세포막을 공격하는 유해한 활성산소를 제거한다. 비타민C는 비타민E를 재생시키는 역할도 한다.

☞ **결핍증**

① 노화

노화의 가장 큰 원인은 활성산소로 보고 있는데, 비타민C의 항산화 효과로 노화를 예방할 수 있는데 비타민C가 결핍되면 이런 작용이 안돼 노화가 촉진될 수 있다.

② 치매

알츠하이머병이 발생하는 초기에는 활성산소를 많이 생성시키면서 자신의 뇌세포를 파괴시키는데 뇌세포는 특히 활성산소의 공격에 약하다. 활성산소는 세포의 지용성 성분에 부착하여 파괴 작용을 하거나 세포의 수용성 성분에 부착하여 파괴 작용을 한다. 비타민C와 비타민E를 단독으로 각각 투여하였을 경우, 치매에 대한 효과가 없었으나, 함께 투여한 경우 치매 예방 효과가 78%나 되었다. 비타민C는 세포의 수용성 성분에 부착된 활성산소를 제거해주고, 비타민E는 세포의 지용성 성분에 부착된 활성산소를 제거해 주어, 뇌세포의 파괴를 막아 준다.

③ 주름

나이가 들어감에 따라 우리 몸에서 대사의 결과로 생기는 각종 유해 산소들에 의해 진피를 가득 채우고 있는 콜라겐 단백질의 양이 급격히 줄어들게 된다. 이러한 이유로 피부에 비교적 큰 주름이 생기는 것으로 알려져 있다. 비타민C는 진피에서의 이러한 항산화 효과에 의해 산화적 손상을 막아 줄뿐만 아니라 콜라겐 합성을 도와주기 때문에 피부 노화를 지연시킬 수 있다. 즉, 비타민C가 결핍되면 이러한 작용이 되지 않아 주름이 발생하기 쉬워진다.

④ 기미, 주근깨

생체에 있어 자외선은 일종의 이물異物이기 때문에, 피부 세포 · 조직을 지키기 위해서 활성 산소가 생성되며 이것이 외적外敵인 자외선을 퇴치한다. 그런데 이 때의 활성 산소는 자주 필요 이상으로 남아 자신의 피부를 손상시키며, 자외선에 노출된 안면이나 노출부에 이러한 멜라닌 형성이 증가하여 기미나 주근깨가 발생한다. 비타민C는 자외선에 의한 항산화 효과에 의해 표피의 손상을 예방해 주는데, 비타민C가 결핍되면 이러한 작용이 안돼 기미와 주근깨의 발생을 초래할 수 있다.

※ 비타민C는 자외선으로부터 피부 색소인 멜라닌 색소를 억제시켜 주고, 항산화 작용이 있어 피부의 미백 효과를 나타낸다.

⑤ 피부암

대량으로 적군(자외선)이 덮쳐 오면, 아군(활성 산소)도 대량으로 나가지 않으면 안 된다. 이렇게 하여 방대한 적과 아군이 피부 안에서 싸우니까 당연히 그 주위는 참담한 상태가 된다. 게다가 직접 태양에 접할 때마다 이 싸움이 표피 피부나 진피 피부로 반복하게 되어 목덜미나 그 주위가 피부암 증상이 되어 버리는 것도 무리는 아니다.

비타민C는 식물에서와 마찬가지 기전으로 자외선에 의한 항산화 효과에 의해 표피의 산화적 손상을 막아줄 수 있다. 피부암에 걸린 사람들을 대상으로 피부에서의 면역 기능을 조사해 보면 거의 90% 이상의 환자에서 면역 기능이 감소되어 있음을 관찰할 수 있다. 즉, 피부가 태양 광선 중 자외선에 많이 노출되면 피부에서의 면역기능이 억제된다는 사실이다. 흥미롭게도 이러한 환자에게 비타민C를 국소적으로 공급해 주면 면역 기능이 다시 항진되는 것이 관찰되어 결국 피부에서 비타민C의 또 다른 기능을 암시하고 있는 것이다. 즉 비타민C의 결핍은 피부암을 초래할 수 있다.

(3) 정상적 시력 유지(백내장 예방, 눈의 질환 예방)의 기능

비타민C는 정상적인 눈을 유지하는 역할을 한다고 한다. 눈의 수정체에 프리라디칼*(free radi cals)이 축적되면 백내장을 일으킬 수 있는 수정체 단백질의 산화적 손상을 야기할 수 있다고 한다. 담배 연기와 같은 산화 물질과 태양 광선에 대한 노출은 프리라디칼 형성에 기여하는 것으로 여겨지며 수정체에 항 산화 물질인 비타민C가 고농도로 존재하는 것은 산화적 손상으로부터 수정체 단백질을 보호하기 때문에 백내장의 위험을 감소시킬 것이라고 하였다. 이 연구에서는 Second National Health and Nutrition Examination Survey(NHANES II)에 등록된 60~74세의 남녀 4001

---

* 프리라디칼 : 짝을 이루지 못한 전자를 가지고 있으면서 매우 불안정한 성질을 가진 물질을 통틀어서 프리라디칼이라고 한다. 프리라디칼을 우리말로 번역하면 자유기가 된다.

명을 대상으로 비타민C의 혈장 농도와 백내장 발생 사이의 관계에 대하여 평가하였다. 연구 결과 연령 증가, 흡연, 당뇨와 같은 다른 요인과 관계없이 혈액 내 비타민C농도가 높은 것은 백내장 발생률 감소와 관련이 있다는 사실을 발견하였다. 또한 다량의 비타민C를 복용하면 눈의 질환 및 염증이 현저히 개선된다.

☞ 결핍증

백내장, 눈의 염증

수정체에 항산화 물질인 비타민C가 고농도로 존재하는 것은 산화적 손상으로부터 수정체 단백질을 보호하기 때문에 고농도로 존재한다. 그런데 비타민C가 결핍되면 이러한 작용이 안 되어 백내장을 유발시킬 수 있고 눈에 염증성 질환이 발생할 수 있다.

(4) 엽산의 이용 기능

불활성 상태로 존재하는 비타민의 엽산이 활성화되는 과정에서 비타민C가 필요하다. 그러므로 거대적아구성 빈혈증을 예방할 수 있다.

☞ 결핍증

거대적아구성 빈혈–안면 창백

거대적아구성 빈혈이란 비타민B12 결핍이나 엽산 결핍 및 그 외의 원인으로 세포 내에 DNA 합성 장애가 발생하여, 세포질은 정상적으로 합성되지만 핵의 세포 분열이 정지하거나 지연되어 세포의 거대화를 초래하는 빈혈 질환이다. 비타민C는 엽산

의 활성화에 관여하므로 비타민C의 결핍은 엽산의 생성 저하 요인이 되어 거대적아
구성 빈혈을 초래할 수 있다.

(5) 철과 칼슘의 이용 기능

철분은 소장벽에 흡수될 때 산화형인 Fe^{3+}은 환원형인 Fe^{2+}로 환원되어 흡수되는
데 이때 비타민C가 관여한다. 그러므로 식사에서 오렌지 즙 50mg은 철의 흡수를 촉
진한다. 또한 비타민C는 칼슘이 불용해성 염을 형성하여 침체되는 것을 방지하여 칼
슘의 흡수를 증가시킨다.

☞ 결핍증

괴혈병의 거대적아세포성 빈혈

비타민C는 산화형의 Fe이 환원형의 Fe로 전환되는 것을 돕는다. 그런데 비타민C
가 심하게 결핍되면 철이 산화되어 조효소로서의 활성이 상실됨으로써 괴혈병의 거
대적아세포성 빈혈이 초래될 수 있다.

(6) 세포 구성 물질 합성

비타민C는 갑상선 호르몬인 티록신 합성을 위하여 필요하다. 티록신뿐만 아니라
에피네프린, 노르에피네프린, 세로토닌 등의 합성에 필요하며 이들의 합성은 수산기
의 첨가를 요구한다. 에피네프린과 노르에피네프린은 뇌에서와 같은 과정을 통하여
부신에서도 합성된다. 부신에 비타민C가 매우 높은 농도로 함유되어 있는 것은 스테
로이드 호르몬의 산화를 방지하고 생합성을 촉진하기 때문이다. 노르에피네프린과

에피네프린이 부신수질에서 분비되면 호르몬으로서 작용하는데 신체적 또는 강한 정서적 스트레스는 이 두 물질의 분비를 일으키고 이들은 힘든 신체의 능력을 증가시키는 것으로 알려져 있다. 비타민C는 노르에피네프린의 합성에 필요하기 때문에 스트레스를 받는 상황에서 체내 비타민C의 이용률이 증가하고 결국 식사를 통해 섭취해야 하는 필요량을 높이게 된다. 그러나 모든 형태의 스트레스가 비타민C의 필요량을 증가시키는 것은 아니며, 정상적으로 건강한 사람이 일상생활 가운데 받는 스트레스 정도로 이 비타민을 더 섭취할 필요는 없다. 또한 트립토판의 히드록시화에 의하여 신경 전달 물질인 세로토닌이 합성되는데 이때에도 비타민C가 필요하다.

☞ **결핍증**

① 우울증, 무관심, 불면, 불안

우울증의 생화학적 가설은 간뇌, 뇌간 변연계 등 정동에 관계하는 뇌의 부위에서 신경 전달 물질의 대사가 장애를 받거나 전달 기구가 장애를 받기 때문에 발생한다는 것이다. 신경 전달 물질 중에서 우울증의 원인이 된다고 생각되는 것으로 모노아민, 특히 카테콜아민, 인돌아민 등이 거론되고 있고 갑상선 호르몬인 티록신은 기초 대사를 촉진시키고 중추 신경 활동을 자극하며 카테콜아민을 늘리는 작용을 나타낸다. 비타민C는 카테콜아민을 늘리는 티록신 합성에 조효소로 작용한다. 그러므로 비타민C가 결핍되면 카테콜아민의 부족으로 우울증이 올 수 있으며 세로토닌은 우울증 및 불면, 불안 등의 원인이 될 수 있다.

② 스트레스로 인한 기미, 주근깨의 생성

스트레스를 받으면 이에 대응하기 위하여 부신 피질에서 아드레날린이 분비되며 이로 인하여 멜라닌 색소의 활동이 증가하며 기미, 주근깨가 생기게 된다. 이 생화학 반응을 비타민C가 저해함으로써 멜라닌 색소의 생성을 방해하는데 비타민C가 결핍되게 되면 이런 작용이 일어나지 않아 멜라닌 색소가 다량 생성되어 기미, 주근깨가 생성된다.

(7) 면역과 항균 기능

아스코르브산이 가지는 면역과 항균 기능을 보면 백혈구의 이동을 증가시키고 세포 내에서의 육탄당 인산 경로에서의 에너지 생성을 촉진하며 백혈구 막의 산화 손상에서 보호하는 역할이 보고 되고 있으며, 인터페론 형성을 증가시키는 기능을 가진다고 한다. 또한, 바이러스의 이중 나선 구조를 절단하여 바이러스를 격멸하는 작용이 있다고 한다. 간염 바이러스도 아스코르브산의 고농도 혈액 중에서는 1시간 정도면 99%가 불활성화 한다는 사실을 1975년 일본의 무라다 박사팀이 보고하였다.

최근에 체내에서의 비타민C의 작용 방식에 관한 새로운 발견들은 감기와의 가능한 연관성을 제시한다. 즉, 하루 2mg씩의 비타민C를 2주일 동안 복용했을 때 혈중 히스타민이 감소된다는 사실이 일부 연구에서 제시되었다. 감기 중 콧물, 코 막힘 등의 비강 충혈은 혈중 히스타민의 상승에 대한 반응으로 일어나며 이 증세의 완화를 위해 항히스타민제를 복용한다. 비타민C는 항히스타민제처럼 히스타민을 불활성화 시킨다.

면역력 저하-바이러스성 질환(감기, 간염 등)

아스코르브산은 백혈구 막의 산화 손상에서 보호하며 인터페론 형성을 증가시키고, 바이러스를 격멸하는 등의 작용으로 면역력에 기여하는데 아스코르브산이 결핍하게 되면 면역력 저하가 올 수 있고 세균이나 바이러스에 대한 저항력이 떨어질 수 있다.

(8) 항암 작용의 기능

비타민C는 항암 작용이 있는 것으로 알려져 있다. 강한 발암원성 물질인 니트로아민이 위 내에서 합성되는 것을 억제하고, 헬리코박터 파이로리균을 박멸시키는데 도움이 되며, 위액 분비를 증가시켜 위암 예방에 비타민C가 중요한 역할을 한다. 또한 인터페론 형성을 증가시키는 기능이 있고, 백혈구막의 산화를 막는 기능이 있어 암 예방에 도움이 된다. 그 외에도 구강암, 후두암, 식도암, 직장암, 폐암, 유방암 등에도 효과가 있다.

☞ 결핍증

① 암에 대한 발병률 증가

비타민C 결핍 시 위암 및 각종 암(구강암, 후두암, 식도암, 직장암, 폐암, 유방암 등)에 걸릴 확률이 높아진다.

② 식욕 부진

비타민C는 경구 투여 시 위액 분비를 증가시켜 소화와 식욕을 증진시키는 효과가 있으나, 부족 시 위액 분비의 감소로 식욕 저하가 올 수 있다.

(9) 해독 작용의 기능

독 또는 유해한 물질이 체내에 들어왔을 때 비타민C를 다량 투여하면 독을 해독 또는 무력화시킨다. 유독 물질이 비타민C와 결합된 것을 ascorbigen이라고 하며 소변으로 배설된다. 질병에 걸렸을 때 혈액과 소변 중에 비타민 C가 보이지 않는다. 비타민 C를 많이 복용하는 사람은 일반적으로 질병에 잘 걸리지 않고, 질병에 걸리더라도 빠르게 회복된다. 질병에 걸려 있는 동안 비타민C를 체내조직에 포화시키려면, 건강 시 섭취하는 량의 20~40배를 더 섭취해야 한다. 비타민C가 부족하면 항체도 박테리아를 무해시킬 수 없다. 비타민 C를 풍부하게 투여하면 바이러스균, 박테리아균은 물론이고 통풍(gout), 관절염, 위궤양, 십이지장궤양 등과 같이 무균성 질병에도 유효하다. 또한, 비타민C가 충분히 공급되면, 납, 부롬화물(bromide), 비소(arsenic), 벤젠(benzene) 및 그 외 유해 물질로 인한 중독을 중화시킬 수 있다.

☞ 결핍증

① 통풍, 신장 기능 장애, 혈압 상승

체내의 유해 물질 축적으로 행동 장애, 신장 기능 저하, 학습 능력 장애, 저능아, 혈압 상승, 통풍 등의 증상이 발생할 수 있다.

② 헤로인 금단 증세에 효과

비타민C의 정맥주사로 마약 중독자의 금단 증세를 감소시킬 수 있다(이는 아편 수용체를 비타민C가 막아준다는 가설에 의한 임상 실험한 내용임).

(10) 예방의 기능

인체 실험 예로서, 군인에게 비타민 C를 체내에 포화되도록 다량 투여하고 심한 훈련을 시켰는데 별로 피로하지 않고 피로 회복도 빨랐으며 다리에 쥐도 나지 않았다. 반면에 투여하지 않은 군인에게 같은 정도의 훈련을 시켰는데 심한 피로와 다리에 쥐가 발생했고 피로 회복에 수일간 걸렸다. 피로의 주원인은 지방이 불완전연소로 생긴 재(ash), 아세톤(acetone)이 체내에 축적하기 때문인데 비타민C는 아세톤을 해독시킨다.

☞ 결핍증

피로 누적

피로의 주원인은 지방이 불완전연소로 생긴 재(ash), 아세톤(acetone)이 체내에 축적하기 때문인데 비타민C는 아세톤을 해독시키는데 비타민C가 결핍되면 아세톤이 과량 축적되어 피로가 누적된다.

(11) 카르니틴의 생합성의 기능

카르니틴은 심장 근육과 골격근, 간, 그리고 조직의 구성 성분으로서 긴 사슬 지방산이 세포질로부터 미토콘드리아 내로 운반되도록 돕는 지방산의 이동체 역할을 하는 물질이다. 미토콘드리아 안으로 들어간 지방산은 여기서 산화된다. 이 카르니틴은 아미노산 리진과 메티오닌으로부터 두 개의 히드록시화 효소에 의하여 합성되는데 이들 두 효소들은 모두 철과 비타민C, 비타민B12, 그리고 나이아신을 조효소로 작용해 콜레스테롤을 저하시켜, 동맥경화증을 예방하며 혈압이 높은 사람은 혈압을 낮출 수도 있다.

☞ 결핍증

① 중성 지방의 축적으로 인한 비만

비타민C는 카르니틴의 생합성에 필요한데 카르니틴은 심장, 골격 근육, 간 또는 다른 조직의 구성 성분으로서 지방산이 세포질로부터 미토콘드리아 내로 운반되도록 돕는 역할을 하는 물질이고 지방산은 미토콘드리아 안으로 들어가 산화된다.

인체에서도 카르니틴은 지방의 분해를 돕는 역할을 한다. 따라서 카르니틴이 부족할 경우, 지방산의 분해가 제대로 이루어지지 않아 지방산이 분해될 때 나오는 에너지가 발생하지 않게 된다. 에너지가 발생하지 않는다는 것은 지방이 축적된다는 것을 의미하고, 지방이 축적된다는 것은 곧 비만을 의미하며 콜레스테롤 축적으로 인한 동맥경화, 고혈압 등의 심혈 관계 질환의 위험이 높아진다.

② 근육의 쇠약

카르니틴의 주기능은 긴사슬지방산을 미토콘드리아에 수송하는 임무이며, 지방의 에너지화를 촉진하여 근육에서 에너지를 만들도록 주선하는데, 카르니틴의 생합성에 비타민C가 관여한다. 그러므로 비타민C가 부족하게 되면 카르니틴의 생합성에 지장이 와서 근육의 쇠약이 올 수 있다.

③ 권태감

기전은 확실하지 않으나 카르니틴의 생합성이 저하되므로 인해 올 수 있다는 보고
가 있다.

(12) 지질대사와 심혈관 질환에 효과

일부의 실험 결과와 역학 조사에서 아스코르브산이 심장병 예방이나 치료에 효과
가 있는 것으로 발표되었다. 이들은 아스코르브산이 지방대사와 건강한 혈관 조직의
유지, 또한 혈전 형성 방지에 영향을 미친다고 보고하고 있다. 아스코르브산 섭취가
콜레스테롤과 중성 지방 대사에 미치는 효과는 아스코르브산은 간세포 마이크로좀
내에서 콜레스테롤의 수산화 작용에 관여하며, 이 과정은 콜레스테롤을 담즙산으로
배설하기 위한 필수 과정이다. 그러므로 아스코르빈산이 결핍된 상황에서는 담즙산
으로의 콜레스테롤의 배설에 지장이 온다. 또한, 체조직 내에서 중성지방 분해 작용
에 영향을 미침으로써 얻어지는 것이다.

또 다른 연구 보고에 의하면 아스코르브산 섭취가 혈청 내의 지방 함량 수준을 낮추
지는 못한다고 한다. 그러나 전체적으로 심장병 발병 방지와 이병의 병인에 대한 아
스코르브산의 효과에 대해서 결론을 내리기는 아직 연구가 미흡하다고 생각된다.

동맥경화, 고혈압

비타민C는 콜레스테롤이 분해되어 담즙산이 되는 대사에 관여하기 때문에 혈중 콜레스테롤 저하 작용이 있다. 그러나 비타민C가 부족하거나 결핍되면 혈중 또는 간장의 콜레스테롤이 증가하여 동맥경화나 고혈압을 유발시킬 수 있다.

4. 비타민C의 과잉증

(1) 설사변, 복통, 불쾌감

아스코르빈산의 섭취량이 과량으로 증가하면 설사 변, 복통, 불쾌감을 유발시킨다. 소화기장 내에서 흡수되지 않은 아스코르빈산은 장내의 수용액 내에서의 농도가 장 내막 세포보다 높아지므로 삼투압에 의해서 장 내막 세포로부터 수분이 장내로 유출되어 수분의 배설량을 증가시키고, 대장으로 가면서 세균의 영양급원이 되어 소위 삼투압성 설사변과 복통을 일으키거나 장내의 팽배로 불쾌감을 느끼게 된다.

(2) 목과 위의 화끈거림

비타민C는 산이므로 다량 복용 시 목구멍과 위가 심하게 화끈거리게 된다.

(3) 거대적아구성 빈혈

비타민C의 과잉섭취는 비타민B12의 흡수를 감소시켜 거대적아구성 빈혈을 일으킨다.

(4) 요도의 화끈거림

체내에서 포화된 비타민C 이상의 여분이 소변으로 배설될 때 요도가 화끈거린다.

(5) 소변의 산성화

필요량을 초과한 과도한 비타민C는 소변을 산성화시킨다.

(6) 이뇨 작용, 탈수증, 목의 갈증

비타민C를 과량 섭취하면 가벼운 이뇨 작용이 있는데, 이뇨 작용 때문에 과량의 소변이 나오고, 탈수증과 목이 심하게 마르는 증세가 있기도 하다.

(7) 불임증

사람이 임신을 원하지 않을 때에는 비타민C를 과량 복용하면 월경이 생겨 임신할 수 없다. 이것은 비타민C가 에스트로겐 분비를 증가시키기 때문이다.

특히 동물의 경우는 임신이 안 된다.

(8) 유아 괴혈병

임신중 비타민C를 과량복용하면 태어난 아기는 유아괴혈병이 발생하는데 그 이유는 태아가 과량의 비타민C에 의해 순응되었기 때문에 출생 후기에는 비타민C가 감소되는 현상 때문이다.

(9) 적혈구의 파괴

비타민C의 과잉 섭취는 적혈구의 파괴가 증가한다.

(10) 신장에 결석

비타민C를 너무 많이 복용하면 비타민C가 신진대사를 방해해 옥산살염과 요산이 많이 생성되고 이 성분들이 잘 녹지 않고 결석을 형성하기 때문에 신장 결석이 생길 가능성이 높아진다. 옥산살염과 요산은 신장 결석 형성의 요인이다.

기타 비타민C의 과잉 시 증상으로는 생식 기능의 저하, 소변에 요산(uric acid) 배설물의 증가, sideroblastic 빈혈(정적아구성 빈혈) 등이 발생할 수 있다.

11) 기타 주의 사항

A. 관절염, 천식, 또는 다른 만성적인 질환을 갖는 사람은 대개 수개월 또는 수년동안 약을 복용하고 있는데, 그 약들은 비타민C가 체내 조직에 이용되기 전에 중화시켜 버리므로 다량의 비타민C 공급이 필요하다.

B. 체내에서 비타민 C의 소모량은, 각종 질병이 걸렸을 때는 물론이고 음료, 소독약, 매연, 스모그, 흡연, 비소(arsenic), DDT, 각종 약품, 화공 약품, 살충제 등과 접하는 량에 따라 비타민C 소모량이 증가한다. 미량의 살충제 및 소독약 등이 채소류, 과일류, 육류 등에서 발견되고 있으므로 주의를 요한다.

C. 담배 한 개를 피우면 비타민 C 25mg이 체내에서 소모된다.

D. 아스피린은 몸에 해로운 영향을 미치는데, 비타민C를 복용하면 병을 치료하고 높은 체온을 정상으로 내리게 하는 해열 작용이 있으므로 아스피린 대신에 항상 비타

민C를 상비약으로 비치해 두었다가 필요한 때에 이용하면 좋다.

또한, 널리 사용되고 있고 별로 해가 없다고 생각하는 시중의 의약품류, 특히 아스피린 같은 것을 단 한 알이라도 복용해도 3주일 동안 체내에서 비타민C를 파괴하고 있음이 밝혀졌다.

5. 비타민C와 다른 영양소와의 관계

(1) 철

철분 흡수와의 관계에서 비타민C는 산화형의 Fe이 환원형의 Fe로 전환되는 것을 돕기 때문에 흡수를 돕는다. 마찬가지로 철이 환원형을 그대로 유지하는 데에는 비타민C의 도움이 있어야 한다.

(2) 비타민P

신선한 감귤류에 다량 함유된 비타민P가 있어야 비타민C가 체내에서 산소에 의해 파괴되는 것을 방지할 수 있으며,

(3) 칼슘

비타민C가 콜라겐을 형성할 때에는 칼슘이 있어야 한다. 따라서 비타민C를 섭취할 때는 감귤류 등과 칼슘을 같이 복용해야 좋다. 비타민C는 칼슘 활동을 돕고 철분의 흡수 및 활용을 증진시키고 골격 내에서 미네랄류를 유지시킨다.

(4) 동분

동분은(copper)는 체내에서 비타민C를 경제적으로 쓰이게 한다.

(5) 비타민B12

비타민C의 과잉섭취는 비타민B12의 흡수를 감소시켜 거대적아구성 빈혈을 일으 킨다.

(6) 엽산

엽산의 흡수와 활성화에 필요하다.

6. 비타민C의 일일 권장량

단위 : mg

연령	남자	여자
0~4개월	35(50)	35(50)
5~11개월	35	35
1~3세	40	40
4~6세	50	50
7~9세	60	60
10~12세	70	70
13~15세	70	70
16~19세	70	70
20~29세	70	70
30~49세	70	70
50~64세	70	70
65~74세	70	70
75이상	70	70
임신 전반		+15
후반		+15
수유		+35

비타민D

1. 비타민D의 정의

비타민D는 1922년 Funk와 McCollm 등에 의해 북유럽과 북미 지역에서 자주 발생하였던 구루병 치료에 효과적인 항구루병성 인자로서 간유 중에 존재함이 발견되었다. 1932년에 참치에서 분리하였으며 52년에 합성되었다. 이후 화학적 구조가 밝혀지면서 자연계의 몇몇 식품에 함유되어 있는 비타민A와 구별하여 비타민D라는 영양소로서 분류되었다. 비타민D는 지용성 비타민으로 2가지 측면에서 다른 비타민들과 구별된다.

첫째, 비타민D는 모든 사람들이 반드시 식사를 통하여 먹어야만 되는 물질이 아니라는 점이다. 일상 생활 가운데 태양 광선을 충분히 쬐면 그들의 피부에서 필요한 만큼의 양을 만들 수 있는데 피부에서 비타민D의 전구 물질인 스테롤이 햇빛의 자외선에 의해서 합성되므로 이 점에서 비타민D는 비타민의 정의를 벗어난다고 볼 수 있다.

둘째, 이 비타민은 체내에서 작용기전이 스테로이드 호르몬과 유사하여 프로호르몬으로 분류되기도 한다. 우리가 식품을 통해 섭취하였거나 또는 피부에서 합성된 비타민D는 그대로 기능을 하는 것이 아니라 간, 또는 신장에서 활성 대사 물질로 먼저 전환된 다음에야 기능을 할 수 있다.

(1) 비타민D의 구조와 성질

비타민D는 비타민A와 같이 탄소, 수소, 산소로 구성된 유기 화합물로서 비타민D의 활성을 가지고 있는 물질은 스테롤에 속한다. 지금까지 밝혀진 비타민D의 종류는 프로비타민(provitamin) D2에서 D3, D4, D5, D6 등 적어도 10개의 자연물이 발견되었으나 그 중에서 생물학적 활성이 높은 것은 D2와 D3뿐이다. 일반적으로 비타민D라고 부르는 것은 비타민D3를 말한다. 인체에서 D2, D3 모두 유효하다. 식물계에 있는 프로비타민D는 대부분 에르고스테롤*이며 햇빛의 자외선에 의해 비타민D2로 전환된다. 효모, 혹은 버섯류에는 에르고스테롤이 풍부하며, 효모 중에는 약 0.2~1.0%, 버섯에는 약 0.2~0.4%가 함유되어 있다. 동물 및 인체 내의 피부 조직은 7-디하이드로 콜레스테롤(7-dehydro-cholesterol)이라는 프로비타민D를 함유하고 있어 자외선에 조사되면 비타민D3로 전환된다. 전환율은 나이에 따라 차이가 있는데 유아에서는 약 0.15%, 성인에서는 약 0.43% 정도이다. 비타민D는 유기용매나 지방에 녹고 물에는 녹지 않으며 열에 대하여 안정하고 산화에도 비교적 안정하나 자외선 조사가 심하면 불활성화된다.

(2) 피부에서의 비타민D의 합성

체내에서 비타민D3는 피부에 존재하는 콜레스테롤의 유도체인 7-디하이드로콜레스테롤의 고리 구조가 열려 중간 물질을 합성하고 이 중간 물질은 비타민D3로 전환된다.

햇빛을 과량으로 받으면 비타민D3뿐만 아니라 루미스테롤과 같은 관련 물질이 합성되어 햇빛에 오랫동안 노출되었을 때 비타민D3가 과량으로 합성되는 것을 막기 때

---

* 에르고스테롤 : 스테로이드 계열에 속하는 유기화합물. 효모나 다른 몇 종류의 곰팡이에서 만들어진다. 자외선 조사照射에 의해 에르고칼시페롤(비타민D2)로 전환된다. 비타민D2는 조류(비타민D3가 필요함)를 제외한 모든 동물에서 정상적인 뼈 발달을 촉진하는 영양소이다. 이 화합물과 비타민D의 연관관계는 1927년에 사실은 조사照射된 에르고스테롤이 음식물 섭취 가운데 비타민 D가 부족해서 생기는 구루병을 완화시키는 데 사용된다는 사실이 증명된 후 밝혀졌다.

문에 비타민D의 독성으로부터 우리 몸을 방어할 수 있다. 시간이 지나면 이러한 부산물들은 다시 비타민D3로 전환된다. 성인의 경우 피부의 상피에는 프로비타민D3의 약 60%가 저장되고, 나머지 40%는 진피에 저장된다. 신생아에서는 약 50%의 프로비타민D3가 각각 상피와 진피에 저장되어 있다. 신생아의 상피는 얇아서 빛이 상피를 지나서 진피로 들어가기 때문에 진피도 프로비타민D3 합성의 중요한 부위가 된다. 비타민D3로 전환시키는 자외선의 효과는 피부에 닿는 자외선의 강도에 따라 달라지게 된다. 즉 계절과 거주 위치에 따라 자외선의 강도가 다르며 체모, 창문의 유리 또는 연기, 안개, 먼지 등 대기 오염과 입고 있는 의복은 자외선을 흡수해 들인다. 피부색에 따라서 흑인은 백인에 비하여 자외선의 투과율이 떨어진다.

2. 비타민D의 소화 · 흡수 및 대사

(1) 비타민D의 소화 · 흡수

식사를 통해 섭취한 비타민D는 주로 소장의 공장과 회장에서 흡수된다. 소장 점막에서 흡수된 비타민D는 중성 지방이나 콜레스테롤의 경우처럼 카일로미크론의 형태로 림프계와 순환계를 거쳐 간으로 수송된다. 피부에서 합성된 비타민D3는 비타민D 결합 단백질에 결합되어 혈중으로 운반되고 지방질 속에 저장되거나 간으로 가서 식사로부터 섭취한 비타민D와 합쳐진다.

2) 비타민D의 대사

비타민D가 생리적 효과를 발휘하기 위해서는 체내에서 활성 형태로 대사 되어야만 한다. 즉 장과 골격 그리고 기타 기관에서 효과를 발휘하기 위해서는 간과 신장에서 전환되어야 하는데 먼저 간에서 전환이 된다.

1) 간에서의 전환

비타민D가 간으로 이동되면 비타민D25-하이드록시라제(hydroxylase)에 의해 활성형태인 25-히드록시 비타민(HCC)으로 전환된다. 혈액 내를 순환하는 주요 형태이다. 간의 주요 부분에 질환을 가지고 있거나 담즙 생산이 되지 않는 환자는 혈액 내의 25-히드록시 비타민(HCC)의 농도가 낮다.

2) 신장에서의 전환

혈액 내를 순환하는 비타민D의 주요 형태는 25-Hydroxycholecalciferol(HCC)이지만, 생리적으로 불활성이다. 25-히드록시 비타민은 다시 특별한 운반 단백질에 의하여 혈액을 타고 운반되어 신장 세포 내로 이동되어서 25-HCC-1α-하이드록시라제(hydroxylase)에 의해 1, 25 Dihydroxycholecalciferol(DHCC)로 전환되어야 한다. 실제로 체내에서 비타민D의 기능을 행하는 물질은 이 두 물질이기 때문에 이 들을 비타민D의 활성 대사 물질이라고 한다. 정상적인 경우 1, 25 Dihydroxycholecalciferol(DHCC)를 생산하는 주요 기관은 신장이지만 임신 중에는 태아의 칼슘 요구량에 따라 태반도 1, 25 Dihydroxycholecalciferol(DHCC)의 생성에 중요한 역할을 한다. 비타민D는 신장이나 간장의 기능이 정상이 아닌 경우에는 활성형의 비타민D로 전환되지 못한다. 활성화된 비타민D는 체내에서 이용된 후 대부분은 담즙의 형태로 배설되고 약 3% 정도는 소변을 통해 배설된다.

3. 비타민D의 기능 및 결핍증

(1) 혈중 칼슘 농도의 조절

1) 소장에서의 칼슘과 인산염의 흡수 촉진(뼈의 석회화)

세포나 신경 기능의 조절을 위해서 혈장 칼슘은 항상성을 유지하고 있는데 혈액에서 칼슘 농도가 낮아지면 부갑상선 호르몬(PTH)이 분비되어 신장에서 활성형 비타민의 합성을 촉진한다. 비타민D는 점막세포에서 칼슘 결합단백질(CaBP) 을 비롯해 칼슘 흡수에 필요한 단백질을 합성하고 세포막의 유동성을 증가시켜 칼슘과 인이 쉽게 세포막을 통과할 수 있게 하여 소장 점막세포에서 칼슘과 인의 흡수를 촉진한다. 비타민D의 작용으로 소장에서 이들 두 무기질의 흡수가 증가되면 결국 혈청의 칼슘과 인산염의 농도가 높아져서 골격의 정상적인 석회화가 이루어지도록 하며, 어린이의 성장 및 뼈나 치아의 발육에 관여하고 근육의 약해짐을 방지하며 심박동을 정상화하고, 골다공증 및 저 칼슘 혈증을 치료하고, 정상적인 혈전을 생성시키고, 갑상선 기능을 돕고, 면역력을 증가시킨다.

2) 뼈에서의 칼슘이온과 인의 용해

비타민D는 골격 칼슘의 방출을 증가시킴으로써 혈청의 칼슘과 동시에 인산염의 농도를 적절한 수준으로 유지시킨다. 혈청의 칼슘 또는 인산염의 농도가 떨어지게 되면 부갑상선이 반응하여 부갑상선 호르몬 (PTH)이 분비된다. 이 호르몬은 신장의 히드록시화 효소를 자극하여 25-hydroxycholecalciferol(HCC)이 1, 25 Dihydroxy-cholecalciferol(DHCC)로 전환되도록 도와 체내에서 가장 강력한 비타민D의 활성 물질이 필요한 만큼 만들어지게 함으로써 골격으로부터 혈액으로 칼슘과 인산염이 방출되는 것을 촉진한다. 동시에 장과 신장에서의 대사 촉진 기능을 행하게 된다.

3) 신장에 의한 칼슘과 인산염의 재흡수 촉진

비타민D는 신장에서 칼슘과 인산염이 재흡수되는 것을 도움으로써 이들을 체내에 보유한다. 특히 인산염이 소변으로 배설되는 것을 감소시키는 비타민D의 기능이 중요하다. 혈액 내에 칼슘과 함께 인산염의 농도가 적절하게 유지되는 일은 골격의 석회화 과정을 위하여 필수적이다.

☞ 결핍증

비타민D의 결핍 시에는 소장의 칼슘 결합 단백질의 생성이 느려진다. 심지어 식사 중의 칼슘이 적절할 때 조차도 칼슘은 흡수되지 않고 장을 빠져나간다. 따라서 비타민D의 결핍 증세는 칼슘의 결핍 증세와 같다.

구루병, 골연화증, 골다공증

비타민D 결핍증인 구루병은 뼈 중에 칼슘과 인이 부적절하게 침전됨으로써 일어나는 질병이다. 혈중 칼슘과 인의 공급을 조절하고 유지하기에 충분한 비타민D가 없을 때 뼈가 정상적으로 석회화하지 못하여 체중을 견딜 수 없는 무른 뼈가 형성되어 성장지연과 골격의 비정상을 초래한다. 걸을 정도의 나이가 된 구루병 어린이는 안짱다리가 된다. 이는 구루병의 가장 분명한 표시이다. 구루병의 진전은 이외에도 무릎 관절 확대, 두개골 형태 변화, 근육 무력감, 신경성 과민, 치아의 형태 변화 등의 증세를 나타낸다.

성인 구루병이라 불리는 골연화증은 칼슘의 섭취가 낮으며 햇빛에 거의 노출되지 않고 출산 경험이 많은 여성들에서 가장 자주 발생하며 비타민D의 결핍은 간이나 신장의 장애로 비타민D가 활성화되지 못하여 발생할 수 있는데 골연화증은 비타민D와 칼슘의 흡수 저하를 수반하는 지방 흡수 불량증 환자, 신장, 간장 질환, 담낭질환, 소장 부분 절제 환자, 위장 환자 등에서 골연화증이 자주 발생된다. 일반적인 증세는 골다공증의 증가와 골밀도의 저하로 인해 뼈가 약화되므로 다리뼈에 통증이 있고 전반적인 신체의 약화로 걷기가 힘들게 되며 골절이 일어나기 쉽다. 다리뼈의 연화로 20세에 키가 크고 자세가 곧던 여성이 잦은 임신에 의해 뼈가 굽어지고 안짱다리가 되며 30세 이전에 등이 굽을 정도까지 된다. 소량의 비타민D 활성형의 보충이 골연화를 수정하는데 도움이 된다.

비타민D의 부족은 또한 골격과 치아의 성장, 발육을 저해시키며, 골소실률을 증가시킨다고 보고 되고 있다. 골다공증 환자에서 혈청 비타민D 농도가 저하되어 있음이 발견되고 있다. 따라서 골밀도의 증가 및 골소실의 방지를 위해서는 칼슘의 섭취와 함께 비타민D 공급의 필요성이 대두되고 있다. 특히, 노년층의 경우 노화로 인한 퇴행성 질환이 많아 햇빛에 노출이 제한되고 성인에 비하여 피부에서 비타민D3의 합성 능력이 절반밖에 되지 않으며 25-hydroxycholecalciferol(HCC)가 신장에서 1, 25-Dihydroxycholecalciferol(DHCC)로 전환되는 과정에서 손상을 받을 수 있어 25-hydroxycholecalciferol(HCC)와 1, 25-Dihydroxycholecalciferol(DHCC) 수준이 연령과 함께 감소되어 이로 인해 골밀도가 감소하고 골다공증과 골절률이 높아진다.

(2) 세포 분열에 중요한 여러 가지 유전 인자의 기능을 정상화

비타민D는 면역 조절 세포, 상피 세포, 악성 종양 세포, 각질 세포 등 여러 세포의 증식과 분화의 조절에도 관여하고 신장에서 아미노산의 재흡수에 영향을 미친다.

☞ 결핍증

설사, 면역력 저하

비타민D의 부족 시 면역 세포나 상피 세포의 분화, 성숙과 악성 종양 세포의 성숙과 억제 조절 등이 제대로 되지 않아 입과 목이 타는 듯한 느낌, 식욕 부진, 체중 감소, 설사, 시력 장애, 근육 발달 저하, 면역력 저하 등으로 인한 유방암, 결장암, 전립선암 등의 발생이 증가할 수 있다. 또한 각질 세포의 분화가 제대로 되지 않아 프로락틴, 칼시토닌을 포함한 몇몇 호르몬의 합성 저하, 인슐린 분비 저하, 케라틴 형성의 저하 등의 증상이 나타날 수 있다.

4. 비타민D의 과잉증

모든 비타민 중 비타민D는 독성이 가장 강하다. 과잉 섭취한 비타민D는 칼슘의 흡수를 증가시키고 혈중 칼슘의 농도를 높게 한다. 과잉분은 지방 조직, 간장, 기타 다른 조직에 저장이 된다. 섭취량이 신체의 실제 필요량을 훨씬 초과할 때 과잉의 비타민D는 고칼슘 혈증과 연조직의 석회화를 일으킨다. 심장, 혈관, 기관지, 신장의 세뇨관에 칼슘의 침착이 일어날 수 있다. 손상은 비가역적이며 만일 고칼슘혈증이 장기간 지속되면 치명적이다. 연조직의 칼슘 침착과 경화가 심장과 폐의 주요 동맥에 일어나면 죽음을 초래할 수 있다. 고칼슘 혈증에 수반되는 증세로는 식욕 부진, 메스꺼움, 체중

감소, 과다한 소변, 혈중 요소의 증가 등이 있으며 어린이들에서는 성장 지연이 일어
날 수 있다.

5. 비타민D와 다른 영양소와의 관계

(1) 비타민C

비타민D 과량 섭취 시에 비타민C를 풍부하게 공급해 주면 비타민D과량 섭취로 인
한 중독은 예방된다.

(2) 칼슘과 인

튼튼한 골격과 치아 발달에 필수적인 미네랄인 칼슘과 인의 흡수, 효과 증진 및 적
절한 이용을 돕는다. 비타민D를 복용하지 않고 칼슘만 복용하면 먹은 량의 칼슘보다
많은 량의 칼슘이 배설 되어 버린다. 그런데 비타민D를 칼슘과 동시에 복용하면 량에
비례하여 칼슘이 혈액에 흡수된다.

(3) 지방

비타민D는 비타민A와 마찬가지로 기름과 담즙이 없으면 체내 혈액 중에 흡수가 되
지 않는다. 따라서 섭취 시에는 기름이 많이 함유된 식사 후에 복용하던지, 기름을 소
량 같이 복용하면 체내에 흡수가 잘 된다.

(4) 당분

비타민D는 당분의 효과적 이용을 돕는다.

6. 비타민D에 영향을 주는 요인

(1) 질병

비타민D의 내분비계에 대한 복잡한 작용으로 보아 많은 질병 상태가 비타민D와 관련되는 것을 추측할 수 있다.

1) 소장의 질환

소장 기능은 식이 비타민D의 흡수 부위로서 호르몬적인 1, 25- Dihydroxychole-calciferol(DHCC)에 대한 일차 조직이 된다. 비타민D의 소장에서 흡수 부진은 지방 흡수 부진에서 오는 결과이며 이런 질환은 열대성 설사, 지역적으로 생기는 장염, 복합적인 공장게실증 등이며, 흡수 불량으로 보이는 골연화증으로 발달될 수 있다. 수술 상태에서 위를 절단하거나 비만 치료를 위해 십이지장, 회장을 수술하여도 비타민D의 흡수를 나쁘게 한다.

2) 간 질환

간은 비타민D의 내분비 작용에 기여한다. 25-hydroxycholecalciferol(HCC)를 생산하는 부위일 뿐만 아니라 소장 비타민D 흡수에 도움을 주는 담즙염의 생성 장소이기도 하다. 또 결합 단백질이 합성되는 장소이다. 간의 기능 부진은 아마도 비타민D의 흡수, 이동, 대사 모두를 방해하고, 칼슘의 흡수 불량과 뼈 질환은 간경화나 폐쇄성 황달로 고통 받는 환자에게서 주로 보인다.

3) 신장 질환

신장기능이 1, 25-Dihydroxycholecalciferol(DHCC)에 대한 내분비선과 같으므로 신장의 질병 상태는 칼슘의 항상성을 위한 호르몬의 생성에 변화를 준다. 신장 기능 부진 환자는 골격의 비정상으로 인해 오는 고통이 동반되기도 한다. 신장골이영양증은 신장에서 오는 뼈의 기능 부전이며, 섬유성 골염, 골연화증, 골다공증, 골경화증 등의 골격 비정상을 포함한다.

4) 부갑상선 질환

PTH[*]는 1, 25-Dihydroxycholecalciferol(DHCC)의 생성에 영향을 준다. 부갑상선의 높은 활성에서는 골연화증과 유사한 뼈의 질병이 생기며, 이 때 칼슘 혈증이 일어난다.

(2) 약물

항경련성 약물이 칼슘대사의 변화와 구루병 또는 골연화증으로 발현될 수 있는데 혈청 25-hydroxycholecalciferol(HCC)수준이 이런 약물을 받은 환자에서 현저히 감소되는 것이 보고 되고 있다. 또 여러 비타민의 상태에 영향을 주는 구강 피임약은 1, 25-Dihydroxycholecalciferol(DHCC)의 혈장 수준의 상승이 있다.

(3) 알코올

만성 알코올 중독으로 고통받는 환자는 혈장의 25-hydroxycholecalciferol(HCC) 수준이 낮고 소장의 칼슘 흡수가 달라지며 뼈에서는 무기질 농도가 감소한다. 소장

* PTH란? : PTH는 뼈에서의 Ca의 동원을 촉진하여 혈청 Ca을 상승시키고 신세뇨관에서 P의 재흡수를 억제해서 혈청 P를 저하시킨다. PTH의 이상치는 혈중 Ca 치 특히 이온화 Ca 치와 비교하여 평가하며 양자가 다 높으면 원발성부갑상선기능항진증, 다 낮으면 속발성부갑상선기능저하증, Ca은 높고 PTH가 낮으면 악성종양에 의한 고 Ca 혈증, 비타민 D 중독증, Ca은 낮고 PTH가 높으면 2타성 부갑상선기능항진증을 생각할 수 있다.

칼슘 흡수 부진은 25-hydroxycholecalciferol(HCC)의 농도 감소에서 온다고 지적하고 있다.

(4) 나이

비타민D 대사의 변화는 노화와 함께 일어난다는 사실은 식이 칼슘의 나이에 따른 흡수 능력 감소로 관찰됨을 보아 추정한다. 또한 뼈의 손실은 노인에서 증가하고 뼈세포의 위축이 일어나므로 노인에서 비타민D 권장량은 증가된다고 추정하고 있다.

7. 비타민D의 일일 권장량

단위 : μg

연령	남자	여자
0~4개월	5(10)	5(10)
5~11개월	10	10
1~3세	10	10
4~6세	10	10
7~9세	10	10
10~12세	10	10
13~15세	10	10
16~19세	10	10
20~29세	5	5
30~49세	5	5
50~64세	10	10
65~74세	10	10
75이상	10	10
임신 전반		+5
후반		+5
수유		+5

비타민E

1. 비타민E의 정의

1922년 Evans Bishop에 의해서 쥐의 생식에 대한 연구를 하면서 발견되었다. 즉 비타민E가 결핍된 순수 사료를 동물에게 먹였을 때 그 동물에게서 불임증이 나타났으므로 비타민E는 '항 불임 인자' 인 것으로 믿어지게 되었다. 그러므로 비타민E의 화학명을 토코페롤이라 하게 되었는데 희랍어에서 'tokos' 는 자손을 'pherein' 은 임신한다는 것을 뜻하고 'ol' 은 알코올을 의미하므로 새끼 생산에 필요한 알코올류에 속하는 물질이라는 뜻에서 붙여진 이름이다.

그 후에 이 비타민은 암컷에서 뿐 아니라 수컷의 성적 능력과 관계있는 비타민으로서 또는 어떤 근육이나 심장 질환의 치료제로서 심지어는 노화, 피부 질환, 암 등의 치료 효과가 있는 것으로 알려지기도 했으나 이러한 주장은 모두 과학적 실험 근거가 매우 빈약한 실정이다. 더구나 대부분의 실험 결과는 동물을 대상으로 한 것으로서 인체에서 비타민E가 어떠한 역할을 하는지에 관하여도 아직은 확실치 않은 부분이 많다.

(1) 비타민E의 종류와 구조

자연 식품에 들어있으면서 비타민E 활성을 나타내는 것으로 알려진 물질은 8가지가 있으며, 이들은 서로 다른 생물학적 활성을 가지며, 모두 묶어서 비타민E라 부른다.

즉 여기에는 α토코페롤, β토코페롤, γ토코페롤, δ토코페롤 과 α토코트리에놀, β토코트리에놀, γ토코트리에놀, δ토코트리에놀 이 포함된다. α, β, γ, δ토코페롤은 포화곁사슬로 구성되며, 화학적으로 관련되는 화합물의 다른 군인 토코트리에놀은 불포화 곁사슬을 가진다. 토코트리에놀은 토코페롤보다 식품 중에 덜 풍부하고 생물적으로 활성이 낮으며 영양적으로도 덜 중요하다. 이 8가지의 물질들은 생체 활성이 서로 다른데 이들 중에서 자연계에 가장 많이 분포되어 있으면서 동시에 서로 생체활성이 가장 큰 물질은 α토코페롤이다. α토코페롤의 활성을 100%라 하면 β토코페롤은 약 50%, γ토코페롤은 약 26%, δ토코페롤은 약 10%이다. 토코트리에놀의 활성도는 약 25%의 활성을 갖는다. 비타민E는 연황색의 점성 있는 기름이며 지용성이고 상온에서는 액체로 존재하며 높은 온도에서는 안정성을 유지하나 철이나 부패된 지방과 같이 있을 때는 쉽게 산화되고 자외선에 의해 쉽게 파괴된다. 비타민E는 화학 구조상 매우 빠른 산화를 겪게 되어 있다. 그러므로 몇 개의 산화될 수 있는 물질이 함께 존재할 때 비타민E가 다른 물질보다 더 빨리 산화됨으로서 다른 물질이 산화되는 것을 막는다.

2. 비타민E의 소화 · 흡수와 대사

(1) 비타민E의 소화 · 흡수와 대사

1) 입에서의 흡수와 대사

구강에서 섭취된 비타민E의 20~40%는 토코페롤 또는 에스테르로 흡수되며, 지방산이나 중성 지방과 함께 흡수된다. 다른 지용성 비타민처럼 지방과 담즙이 비타민E

의 흡수에 필요하며 섭취량의 증가는 흡수율을 낮춘다. 흡수율은 지질을 함께 섭취하면 높아진다. 중간 사슬 지방산[*]은 특히 흡수에 도움을 주지만, 긴 사슬 불포화지방산[*]은 흡수율을 낮게 한다.

2) 소장에서의 흡수와 대사

비타민E의 소장 상피에서의 흡수 과정은 다른 지방이나 지용성 물질들의 흡수 과정과 같다. 소장 점막에서 흡수되며, 흡수될 때 담즙과 췌액을 필요로 한다. 평균적으로 20~40% 정도 흡수되며 70%까지 흡수될 수 있으나, 권장량(1일 권장량 : 7.4~9.0mg) 이상으로 흡수되면 흡수율이 10% 이하로 감소될 수 있다. 소장 상피에서 흡수된 비타민E는 콜레스테롤이나 비타민A와는 달리 유리 상태의 토코페롤은 다시 에스테르화 되지 않고, 카이로미크론의 구성 성분으로 결합되어 림프관을 거쳐 순환계로 들어간다.

3) 혈액에서의 대사

림프계와 순환계로 들어 온 비타민E는 결합 단백질과 결합되어 이동되며, 혈액에서 비타민E의 형태는 주로 α-토코페롤로서 전체 혈액 토코페롤 중의 83%를 차지한다. 그 다음 많이 들어 있는 것이 γ-토코페롤이다. 림프계로 흡수된 토코페롤은 섭취한 것의 약 20~40% 정도이며, 분변으로 배설되는 것은 약 35~85% 정도이다.

4) 간에서의 대사

림프계와 순환계를 거친 비타민E는 간으로 이동되어 저장된다. 간에 저장된 비타

---

[*] 중간 사슬 지방산, 긴 사슬 불포화지방산 : 지방산의 탄소수에 의해 나누어진 것으로써 중간 사슬 지방산은 탄소수가 8~12개를 가진 지방산을 말하고 긴 사슬 지방산은 탄소수가 14~26개로 이루어진 지방산을 말한다.

민E는 각 조직으로 운반될 때 혈장지단백(LDL, VLDL, HDL)이 주로 운반하고 일부는 적혈구에 의해 중성 지방이나 다른 지방과 함께 체내 각 조직으로 운반된다. 이때 혈장지단백질 중 LDL에 65%, HDL에 24%, VLDL에 8% 정도의 비율로 운반된다. 대부분이 LDL이 주요 운반체이다. 따라서 LDL이 낮은 사람이나 체내의 지질이 부족한 사람은 비타민E가 체내에 적다고 할 수 있다.

(2) 비타민E의 저장과 배설

간에서 체내 각 조직으로 이동되어 저장되는데, 특히 혈장, 간, 지방 조직, 골격과 근육, 심장, 폐, 뇌하수체선, 부신, 성선 등에 저장되고, 인지질이 풍부한 세포막과 같이 다량의 지방을 포함한 구조에서 쉽게 농축되어 분포하고 있다. 비타민E의 섭취가 높을 때에는 간이 주된 저장고의 역할을 하지만, 비타민E의 전체 축적량은 지방 조직에 훨씬 많다. 그러나 지방 조직에 존재하는 비타민E는 쉽게 다른 조직에서 이용할 수 없다. 또한, 비타민E는 다른 지용성 비타민에 비해 대체로 몸 전체에 고루 분포되어 있다고 볼 수 있다. 식이에서의 비타민E의 섭취가 부족하게 되면, 저장된 비타민E를 사용하게 되는데 저장된 비타민E를 사용할 때는 먼저 혈장과 간에 저장된 것이 이용되고, 그 다음이 골격과 심장근이며, 마지막으로 지방 조직에 저장된 것이 이용된다. 비타민E의 배설은 1% 이하만이 요로 배설되고 주요 경로는 대변이다.

3. 비타민E의 기능 및 결핍증

비타민E가 수많은 대사 과정 중에 중요한 역할을 하는 것은 확실하나 인체에서 어떠한 생리 기능을 나타내는지에 관하여는 정확하게 밝혀져 있지 않다.

(1) 항산화 기능

　항산화제 이론에 의하면 비타민E는 세포막과 기타 다른 세포 내부의 작은 구조물 즉, 미토콘드리아, 마이크로좀, 리소좀 등을 둘러싸고 있는 막에 집중되어 있으면서 막의 주요 구성 물질인 인지질이나 콜레스테롤과 접촉하게 된다. 이 두 물질들은 모두 다가불포화지방산을 함유하고 있으며 다가불포화지방산은 세포 내의 유리라디칼에 의해 쉽게 산화되는데, 비타민E는 이러한 산화 과정을 중단시키고 유리라디칼을 제거하므로 세포막의 다가불포화지방산을 산화적 손상으로부터 보호할 수 있다. 즉, 산화·환원제로 작용하여 자신이 산화되면서 다른 물질의 산화를 막기 때문에 산화제의 공격으로부터 다른 분자나 세포 일부분을 보호하는 역할을 한다. 활성산소(자유라디칼, 자유기)는 매우 불안정하고 반응도가 매우 높아 수분 내에 수천 개의 라디칼들을 생성하는 연쇄 반응을 일으켜 세포나 조직을 손상시키고 기능을 상실하게 한다. 또한 세포 내에 활성 산소와 과산화물은 시토크롬 산화효소나 잔틴 산화 효소와 같은 막부착 효소에 의해 외인성 또는 내인성 물질이 산화됨으로써 생성된다. 다른 단백질과 반응하여 히드록시 라디칼을 생성한다. 히드록시 라디칼은 미토콘드리아막이나 소포체막, 세포막에 존재하는 인지질의 불포화지방산을 산화시켜 막안정성을 변화시키는 산화물과 분해 산물을 생성한다. 비타민E가 항산화성이 큰 것은 비타민E가 라디칼을 형성해 과산화라디칼을 매우 빨리 포착하여 유리라디칼의 연쇄 반응을 중단시킴으로써 지질 과산화 반응을 막을 수 있기 때문이며 작용 후 기능적으로 비타민E로 환원될 수 있다. 즉, 유리라디칼 연쇄 반응 속도보다 비타민E 라디칼의 생성 속도가 커서 항산화 작용이 강하게 나타나며 또한 비타민E는 주로 생체막에 존재한다. 생체막의 과산화 반응은 막 외부로부터의 라디칼공격에 의해서도 일어나고 막 내부에서 발생한 라디칼의 공격에서도 일어나는데, 비타민E는 어떤 경우에도 항산화제로서 작용하고 막의 연쇄적 산화 반응을 억제한다. 우리 몸에는 많은 항산화제(비타민C, 글루타치온 등)가 있으나 이들은 막의 내부에서 발생한 유리라디칼의 반응에 대한 억제 능력이 거의 없는 반면 비타민E는 막 안에 있는 유일한 항산화제로서 막의 산화 반응을 억제한다. 그리고 비타민E의 항산화 작용은 간장 세포가 변성되는 것을 막아 주기도 하며 간경변에 걸리면 비타민E가 결핍되기 쉬우므로 충분히 보충해 주어야 한다. 이로 인해 적혈구막을 보호하고 면역 기능을 향상시키며 심혈관 질환을 예방하고 신경과 근육의 기능 유지 및 운동 기능을 개선시키며 노화를 지연시키고 지용성 영양소의 이중 결합을 보호한다. 또한 암 예방 및 분변 내 돌연변이원 생성을 억제시킨다.

☞ **결핍증**

① 노화–피부 기능 저하(검버섯), 체력 저하, 노년기 색소, 간의 괴저, 적혈구 파괴

비타민E가 결핍되었을 때 자유기에 의하여 중추 신경계, 폐, 신장, 지방 세포, 근육 등의 세포막이 손상되면 지방 조직 속에 지방 갈색소라고 부르는 노란색 내지 짙은 갈색을 띠는 형광성 색소 물질이 쌓이게 되어 피부에서는 검버섯이 발생하게 되며 이러한 물질들은 생체막의 산패 결과 생성되는 것으로 생각된다. 사람을 비롯한 여러 동물이 늙었을 때 나타나는 경향이 있기 때문에 노년기 색소라고 말하기도 한다. 동시에 단백질마저 결핍하면 피부 기능 저하 및 체력 저하와 간의 괴저 및 적혈구 파괴가 발생한다.

② 저 체중아, 용혈성 빈혈

비타민E는 혈액 세포막을 보호하는 기능과 적혈구가 골수에서 형성되는 과정에 특히 필요하고, 헤모글로빈 구성 성분인 헴 합성 과정에 관여하는데 부족할 경우 특히 영아에게서 적혈구의 파괴 현상(용혈현상)을 일으킨다. 적혈구 세포점막에 있는 다가불포화 지방산은 자유기에 의한 공격에 대단히 예민하며, 이로 인해 용혈 현상이 발생할 수 있는데, 적혈구 세포의 용혈 현상은 일반적으로 미숙아에서 흔히 볼 수 있다. 출생 시에는 상대적으로 비타민E의 농도가 상당히 낮다. 특히, 미숙아는 정상적으로 비타민E의 저장량이 많지 않고 소화관으로부터 비타민E를 충분히 섭취하지 못한다. 반면 출생 후 성장 속도가 빨라 저장고는 정상아에 비해 더 빨리 고갈되어 저 체중아가 되고 세포는 쉽게 산화적 손상을 받게 된다. 적혈구는 지질 막에 있는 다가불포화 지방산이 산화되어 세포막이 파괴되고 적혈구 세포가 손실되어 적혈구의 생명 기간이 단축된다. 이렇게 계속 적혈구가 소실되면 빈혈 및 부종 증상이 발생하는데 이를 용혈성 빈혈이라고 한다. 비타민E는 이들의 요인을 중화할 수 있기 때문에 적혈구 세포 점막을 손상 과정에서 보호할 수 있다. 출생 후 1, 2, 7, 8일 후 비타민E를 적당하게 섭취해주면 용혈* 현상을 없앨 수 있다.

③ 거대 적혈구 생성

비타민E는 피리미딘이 핵산(뉴클레오티드)으로 되는데 조절 역할을 해준다. 비타민E가 부족하면 핵산(뉴클레오티드) 형성을 조절 못하므로 거대한 적혈구를 형성한다. 이로 인해 적혈구의 수명이 짧아지게 된다.

---

* **용혈** : 적혈구가 붕괴하여 헤모글로빈이 혈구血球 밖으로 용출하는 현상이다.

④ 망막증(후 수정체 섬유 증식)

미숙아는 비타민E의 결핍으로 인해 각막 세포의 세포막이 산화되어 장님이 된 후 수정체 섬유 증식이 일어날 수 있다. 또한 비타민E는 항산화 작용으로 인해 백내장을 예방할 수 있다.

⑤ 신경 질환

담낭 폐쇄나 다른 이유로 인해 담즙 분비가 정지된 어린이들과 β-지단백 혈증 및 담낭 섬유증 환자들의 경우, 동물에서 발생되는 것과 유사한 신경 질환이 발생할 수 있다는 것이 알려졌다. 비타민E가 만성적으로 결핍되면 신경 손상 및 신경 근육의 이상을 가져올 가능성이 매우 높아진다. 담즙 분비가 정지된 어린이들에게서의 신경 질환의 진행 과정을 보면 18~24 개월에는 반사 기능이 감퇴하고 3~4세에는 진성 신경 기능 부전이 나타나며 10세에는 완전한 신경 결손을 보인다. 이와 같은 신경 병리 증상들이 비타민E가 결핍된 동물 실험에서 나타난 증상들과 매우 유사한 데 비타민E 결핍으로 인한 신경 질환 및 신경 근육 질환은 부분적으로 세포막의 지방 과산화에 의한 것으로 생각된다. 이런 환자들에게 비타민E로 치료를 하면 신경증상 및 신경 근육 증상이 많이 개선된다.

⑥ 면역력 감소

비타민E는 흉선샘의 손상을 막아주며, 백혈구와 적혈구의 세포 지질의 과산화 반응에 대한 보호 작용을 함으로써 신체의 면역 기능을 증진시키는데 비타민E 결핍 시 병균이 침입하면 T와 B림프구의 증식 정도가 감소하여 면역 기능이 저하된다.

⑦ 기관지 폐형성장애

비타민E가 항산화 효과를 나타내는 중요한 장소는 산소에 대한 세포의 노출이 최대가 되는 폐이다. 폐 조직 자체의 세포들뿐만 아니라 폐를 통과하는 적혈구, 백혈구들도 비타민E의 보호를 받는다. 폐는 이산화질소나 오존과 같은 대기 오염물에 노출된다. 이들 오염물은 조직의 손상을 초래하는 활성산소(자유라디칼, 자유기)를 유발시켜 일차적으로 폐를 손상시킬 수 있다. 비타민E는 이러한 것들로부터 폐를 보호해주는데, 결핍 시 폐 세포의 세포막이 산화되어 일어나는 기관지 폐형성장애 등의 증상이 발생할 수 있다.

⑧ 심혈관계 질환-동맥경화, 뇌출혈, 고혈압, 뇌경색, 심근경색, 협심증, 뇌졸중

비타민E는 콜레스테롤과 그 단백질 이동체의 산화를 저지시켜 혈액 순환을 원활히 해주어, 동맥에 대한 초기 손상을 막아 동맥경화를 예방해준다. 지방질과 콜레스테롤은 활성산소(자유라디칼, 자유기) 손상에 특히 민감하다. 활성산소(자유라디칼, 자유기)에 손상되면, 지방질과 콜레스테롤은 각각 지질 과산화물로 알려진 유독성 유도체와 산화 콜레스테롤을 형성한다. 그러나 비타민E와 다른 산화 방지제들은 이들 손상 화합물 형성을 방해하여 혈액 순환을 원활히 해준다. 모든 산화 방지제들 중에서 비타민E가 쉽게 LDL 분자 속으로 섞여 들어가 산화에 대항해 가장 큰 보호효과를 해준다. LDL 콜레스테롤은 혈관 내벽에 혈전, 혈소판 퇴적을 유발하고 원활한 혈류를 방해하여 혈관 자체의 위험과 함께 심장과 다른 기관에 심각한 문제를 야기시켜 동맥경화, 뇌출혈, 고혈압, 뇌경색, 심근경색, 협심증 등을 유발시키는 요인이 된다. 그러므로 비타민E의 결핍은 동맥경화, 뇌출혈, 고혈압, 뇌경색, 심근경색, 협심증 등을 유발

시킬 수 있다. 또한, 비타민E는 혈소판 응집을 감소시키는 '프로스타사이클린' 의 합
성을 증가시켜 혈소판 응집을 감소시키고 혈관을 확장시키는 기능이 있다. 혈액의 응
고를 담당하는 혈소판에는 혈소판을 응집시키고 혈관을 수축하는 물질 '트롬복산' 과
이와 반대 작용을 하는 '프로스타사이클린' 이라는 물질이 있는데, '프로스타사이클
린' 은 '트롬복산' 과는 반대 작용을 한다. 즉 비타민E가 결핍 되면 혈소판의 응집으로
인해 뇌졸중 환자에게는 치명적일 수 있다. 그리고 비타민E는 심장에서 산소 이용률
을 증가시킴으로 적은 산소의 양으로 많은 운동을 할 수 있도록 하기 때문에 협심증
이나 혈전성 정맥염, 심장마비 증상에 도움이 된다.

⑨ 유방암, 폐암

비타민E는 강력한 항산화제로 암 예방 및 분변 내 돌연변이원 생성을 억제시키는
작용이 있어 암을 예방하는데 효과가 있으며 특히 유방암, 대장암, 폐암 예방에 좋다
고 한다. 정확한 생리기전은 밝혀지지 않았으나, 여러 가지 실험 결과 비타민E의 혈
액 중 농도가 낮은 환자들에게서 암 발생률이 높았다고 한다.

⑩ 근육 기능 저하(근육마비, 근위축증), 신경 세포의 손상

비타민E는 근육의 세포막을 보호해주어 퇴화를 방지하고, 모든 근육의 효과적인
활동에 유익한 작용을 하며, 근육을 유리기로 인한 피해를 줄여 힘을 저장해준다. 또
한 근육의 색조를 보전하고, 근육 속에 축적된 젖산을 배출함으로써 염증의 통증을
완화시켜 주고, 산소를 혈관 내에 보존함으로써 근육의 내구력을 증대시키는 작용을
한다. 비타민E가 결핍되면 불포화 지방산의 산화가 세포막을 따라서 쉽게 확산되어

세포의 손상을 가져오고, 결국 근육 기능 저하로 인한 근육 마비와 근 위축 현상이 올 수 있으며 진행 시 신경 세포의 손상까지 가져올 수 있다.

⑪ 자발성 안면 마비

자발성 안면 마비는 얼굴과 입이 본의 아니게 움직이는 증상이다. 이 질병은 정신 분열병 치료에서 사용되는 약에 대한 반응으로 가장 많이 발생한다. 이들 약품들이 안면 근육의 통제와 관련이 있는 신경 세포에 활성산소(자유라디칼, 자유기) 손상을 일으킬 수 있기 때문이다. 그런데, 여러 연구들의 결과 비타민E가 활성산소(자유라디칼, 자유기) 손상으로부터 신경 세포를 보호해 주기 때문에 자발성 안면 마비 치료에 매우 효과적이라는 것이 증명되었다.

(2) 산소 저장, 정신적 능률 향상, 육체적, 정신적 능률 향상, 심장 스트레스 감소, 향상된 기민성

비타민E는 철분 대사에 관여해 혈액 중 헤모글로빈의 산소 운반 능력을 높여 적은 량의 산소로 신체를 유지해 나가게 하고, 사용될 산소의 수요를 위해 저장소의 역할을 해 세포가 이용할 수 있는 산소를 약 43%나 절약해 육체적, 정신적 능률 향상, 심장 스트레스 감소, 향상된 기민성을 발휘하게 한다. 운동 선수의 경기 능력을 향상시키며 결핍 시 쉽게 피로하고 스트레스에 대한 저항력이 감소되며 육체적, 정신적 기민성이 저하된다.

(3) 내분비 기능 조절(불임, 태반 기능 활성화, 습관성 유산. 불임증 여성 생리 불순)

내분비 기능을 조절하여 불임을 막고 태반 기능을 활발하게 하고 정자 수를 증가시키는 작용이 있어 습관성 유산, 여성의 생리 불순 및 원인 불명의 남녀 불임증에 관여하는데 아직 확실하게 실험적으로 증명된 것은 아니나 생식 기능에 관여하기 때문에 비타민E를 생식 비타민이라 한다.

☞ **결핍증**

불임, 월경 전 증후군, 자연 유산, 전립선비대증

동물에서의 비타민E 결핍은 수컷의 정세관 상피 세포를 퇴축시켜 정자 생산 조직 기능이 마비되어 정자 생산이 중단되며 고환이 수축되고 암컷의 자궁 기능을 손상시켜 자궁에 착상이 안 되며 태자胎仔를 다시 재 흡수시킨다. 그러나 인체에서는 쥐에서와 같은 결핍 증세는 일어나지 않으나 불임의 한 원인으로 작용하고, 월경 전 증후군과 자연 유산에 관여하며 남자의 경우 전립선 비대증에 관여해 결핍 시 불임, 월경 전 증후군, 자연 유산, 전립선비대증 등의 증상이 나타날 수 있다.

4. 비타민E의 과잉증

비타민E는 비교적 독성이 적어 일일 권장량의 50배 정도의 양을 섭취하여도 안전하다. 어떤 보고에 의하면 비타민E를 하루에 500mg 이상을 장기간 섭취하였을 때 면역계의 기능, 특히 백혈구의 기능이 손상되며 혈소판 응집을 감소시키고 구토증, 허약증, 두통, 설사, 피로를 느낀다. 그러나 다른 연구에 의하면 2,100mg 이상 수개월을 섭취하여도 아무 일이 없었다고 한다. 혈액 응고가 쉽게 나타나는 정맥염*을 가

---

* **정맥염** : 정맥벽의 염증. 정맥과 인접한 조직의 감염, 외상, 외과수술이나 분만 시에 생길 수 있다. 또한 장기간의 침상 안정 시 혈액순환을 충분히 시켜주지 않았을 때도 생길 수 있다. 정맥류성 정맥·비만·동맥경화증 등도 소인이 될 수 있다. 그러나 많은 경우에 그 원인이 알려져 있지 않다. 이 질환은 수년 간 지속되기도 하는데 만약 장기간 계속되면 감염된 정맥내벽을 자극해 혈액의 여러 성분을 고착시켜 혈액응괴를 형성하기도 한다. 이 경우를 혈전성정맥염

진 사람은 다량의 비타민E를 섭취함이 유리할 수 있으나 이러한 치료는 전문인의 지도를 받아야 하며, 그렇지 않으면 출혈이 일어날 수 있다.

5. 비타민E와 다른 영양소와의 관계

(1) 비타민C

비타민C를 합성할 능력이 있는 동물이 체내에서 비타민C를 합성할 때 비타민E는 필수적인 보조 효소로 관여한다.

(2) 당질, 지질, 단백질

비타민E는 당질, 지질, 단백질에서 에너지가 방출되는 일련의 화학 반응에 관여하는 필수 효소(코엔자임Q)의 합성을 촉진한다.

(3) 비타민A

비타민E는 비타민A가 부족할 때 비타민A의 흡수를 증가시키는데 도움을 주며, 이때 비타민A의 이중 결합이 손상되는 것을 보호하는 역할을 한다.

(4) 셀레늄

세포내에 존재하는 효소 글루타치온 페록시다아제는 체조직에 과산화물을 무해한 알코올과 물로 전환시키는 기능이 있다. 과산화 물질은 자유기를 형성하는 경향이 있으므로 이의 축적은 세포를 손상시키게 된다. 글루타치온 페록시다아제는 결과적으로 비타민E의 필요량을 감소시키고 또한 세포 내에 자유기의 축적을 막아준다. 글루

(thrombophlebitis)이라고 한다.

타치온 페록시다아제는의 구성 물질인 셀레늄을 적절히 섭취하면 체내 과산화물질의 생성 방지 및 파괴에 참여하므로 비타민E의 필요를 절감시켜 주는 역할을 한다. 따라서 생체막을 보호하는 역할에서 비타민E와 셀레늄은 상호 보완적인 작용을 한다. 또한 비타민E와 셀레늄은 백혈구 중 호중구의 식균 작용을 높여줌으로써 유방염 발생의 원인을 감소시켜 준다고 한다.

(5) 필수 지방산

필수 지방산과 비타민E는 콜레스테롤이 동맥벽에 쌓이는 것을 줄여 주고, 산소 공급을 도와 심장 근육을 강화시킨다.

(6) 레시틴

비타민E는 레시틴의 흡수를 빠르게 해준다. 레시틴은 비타민E와 함께 혈중의 콜레스테롤과 지방을 녹여 동맥경화를 비롯한 심혈관계 질환을 예방해준다.

(7) 아연

혈중 비타민E의 농도를 적정 수준으로 유지시키려면 아연이 반드시 필요하다.

(8) 비타민B12

비타민B12를 가장 활성적인 형태로 전환시켜주는데 필요하다.

(9) 비타민 K

비타민K의 항응혈 기능을 증대시킨다.

(10) 기타

* 항응혈성 약품

비타민E는 코마딘(Comadin)과 워파린(Warfarin)같은 항응혈성 약품의 효력을 더
해준다.

* 아스피린

아스피린에 의한 혈소판 응집 억제도 증가시킨다.

6. 비타민E의 일일 권장량

단위 : mg

연령	남자	여자
0~4개월	3	3
5~11개월	4	4
1~3세	5	5
4~6세	6	6
7~9세	7	7
10~12세	8	8
13~15세	10	10
16~19세	10	10
20~29세	10	10
30~49세	10	10
50~64세	10	10
65~74세	10	10
75이상	10	10
임신 전반		+0
후반		+2
수유		+3

비타민H(비오틴)

1. 비타민H(비오틴)의 정의

1936년에 간과 효모에서 얻은 물질을 일명 비타민H이라 하였는데, 이것이 비오틴이다. 판토텐산과 같이 비오틴도 효모의 성장 촉진에 필요한 물질이란 것에서부터 알려지기 시작하였다. 비오틴은 다른 비타민B 복합체에 비해 그리 잘 알려져 있지는 않으나, 체내 기능은 대단히 중요하다. 장내 미생물이 1일 필요량 이상의 비오틴을 합성하므로 식사에서 공급받는 양은 그다지 중요하지 않다.

(1) 비오틴의 구조와 성질

비오틴은 두 가지 형태로 되어 있다. 즉 비타민 그 자체의 비오틴과 비오시틴으로 존재한다. 비오시틴은 단순히 비오틴에 아미노산 리신(lysin)이 부착되어 있는 생물적으로 활성인 비오틴의 유도체이다.

비오틴의 성질은 메탄올, 에탄올, 아세톤, 크로로프롬에 잘 용해되나 물에는 잘 용해되지 않으므로 염 형태의 비타민으로 하여야만 용해가 잘된다. 비오틴은 단순한 화합물로서 환상 구조를 하고 있으며, 황을 함유하고 있다. 비오틴은 열, 광선, 산에 대해서는 안정하나 알칼리와 산화에 의해 활동 능력을 상실한다.

음식물에 함유되어 있는 비오틴은 주로 단백질과 결합되어 있는데, 동물 조직 내에 함유되어 있는 비오틴은 지용성이다. 좋은 급원 식품으로는 간, 콩팥, 난황 등을 들 수 있다.

달걀흰자에는 아비딘(avidin)이라는 물질이 함유되어 있다. 이 물질은 당단백질로서 비오틴과 결합하여 장내에서 비오틴의 흡수를 방해하나 열처리되면 그 기능을 상실한다.

2. 비타민H(비오틴)의 소화 · 흡수 및 대사

(1) 비타민H(비오틴)의 소화 · 흡수

식품 속의 비오틴은 유리 상태와 결합 상태로 존재하는데 주로 단백질과 결합된 형태로 존재하고, 이것은 유리 상태의 비오틴으로 분리되어야 소화기장 내에서 흡수가 가능하다. 소화기장 내에서 비오틴-단백질 결합체는 단백질의 소화에 의해서 분해되어 유리 비오틴으로 분리되기보다는 주로 비오시틴으로 분리된다. 비오시틴은 비오시틴 효소에 의해서 유리 비오틴과 리신으로 분리된다.

또한 비오틴은 장내 세균에 의해서도 합성된다. 이렇게 식사로부터 섭취한 비오틴과 장에서 세균에 의해서 합성된 비오틴은 주로 십이지장과 공장의 윗부분에서 나트륨 의존성 능동 운반에 의해서 대부분이 흡수되며, 소량 섭취 시는 단순 확산에 의해서 흡수되어 문맥으로 들어가 각 조직으로 이동된다. 단, 대장에서 미생물에 의해서 합성된 비오틴은 대부분은 흡수되지 않고 배설된다.

(2) 비타민H(비오틴)의 대사

혈액 내에서는 대부분 혈장 단백질(알부민, 글로블린)과 결합된 형태로 운반된다.

비오틴은 소량이지만, 모든 체세포에 존재하며 간과 신장 내에 함량이 극히 높다.

(3) 비타민H(비오틴)의 배설

비오틴의 배설은 신장과 대변을 통하여 이루어진다. 방사선표지를 한 비오틴을 정맥 주사하여 배설 경로를 관찰한 결과 주요 부분이 요로 배설되고 변이나 호흡으로는 배설되지 않음이 밝혀졌다. 대변으로 배설되는 비오틴의 양은 장내에서 합성된 것이고 소변으로 배설되는 것은 식사에서 섭취한 것이라 믿는다. 많은 인체 실험에서 소변으로 나오는 비오틴의 양이 식사를 통하여 섭취된 양보다 많았으며, 대변으로 나오는 배설량이 섭취량의 3~6배나 더 많았다고 한다. 이 사실은 장내 박테리아에 의하여 합성된 비오틴이 신체의 필요량을 충당하기 위하여 상당한 공헌을 하고 있음을 나타낸다.

3. 비타민H(비오틴)의 기능 및 결핍증

비오틴은 황을 함유한 비타민으로서 생체 내 대사 과정 중 CO_2를 고정시키고 카르복실기를 제공하는 카르복실화 효소의 조효소로 작용하며 카르복실기 전이 효소로도 작용한다. 또한 CO_2를 제거하는 탈탄산효소의 조효소로 작용해 포도당 합성 및 지방산 합성 과정에 작용하며 아미노산으로부터 에너지를 생성하는 과정과 DNA 합성 과정에도 중요한 역할을 한다. 여러 식품에 비오틴이 함유되어 있으므로 비오틴의 결핍증은 흔하지 않다. 하지만 정맥 영양 공급에 장기간 의존할 경우나 비오틴 함량의 낮고 다량의 생 난백을 함유하는 식사를 하는 경우(성인 하루 12~24개 먹을 경우), 또는 선천적으로 비오틴 분해 효소, 카르복실라제가 결핍된 유아에게 나타날 수 있다. 성인의 경우는 진정제를 장기간 복용할 때 비오틴 분해 효소의 활성 저해로 비오틴의 흡수가 저해되어 결핍을 나타낼 수 있다. 그 밖에 알코올 중독자나 장 절제 수술 환자, 무염산증, 술폰아미드(세균성 질환 치료제) 투여, 임신, 수유기, 간 질환, 간질 환자의 발작을 예방하기 위해 사용하는 항경련제의 복용 등에서도 나타날 수 있다. 정맥 영양 공급을 받는 영아나 성인의 비오틴 결핍증은 TPN*혼합액에 비오틴을 첨가함으로써 쉽게 예방될 수 있다.

(1) 카르복실화 반응

비오틴은 체내의 생화학 반응에 필요한 효소로 작용하는데, 생화학 반응에 필요한 효소 중 카르복실라제라는 것이 있어 비오틴은 4종류의 카르복실라제에 접촉하여 효소를 활성화하는 조효소로서의 작용을 한다. 포유동물의 조직 세포에 존재하는 비오틴을 포함하는 4가지의 효소는 아세틸 조효소 카르복실라아제(Acetyl-CoA carboxylase), 피루브산염 카르복실라아제(Pyruvate carboxylase), 메틸크로토닐 조효소A 카르복실라아제(Methylcrotonyl-CoA carboxylase), 프로피오닐 조효소A 카르복실라아제(Propionyl-CoA carboxylase) 등이다.

1) 아세틸 조효소 카르복실라아제(Acetyl-CoA carboxylase)

아세틸 조효소A 카르복실라아제는 원형질에 존재하는 효소이고, 아세틸 조효소A와 중탄산염의 결합을 촉매하여 말로닐 조효소A(Malonyl-CoA)를 형성한다. 말로닐 조효소A는 지방산 합성에 필요하다.

* TPN(total parenteral nutrition ; 완전 비 경구 영양)혼합액이란?
인체에 필요한 영양소의 일부 혹은 전체를 위장관을 거치지 않고 내경정맥이나 쇄골하정맥 같은 중심정맥을 통해서 공급하는 것

☞ 결핍증

피지 축적 및 혈청 콜레스테롤 증가

비오틴의 결핍은 피부와 두발에 주로 영향을 미치는 데 결핍 시 위의 기능 저하로 피부에 피지가 축적되며 혈청 콜레스테롤의 증가가 나타난다.

2) 피루브산염 카르복실라아제

피루브산염 카르복실라아제는 간과 신장 세포의 미토콘드리아에서 피루브산에 이산화탄소를 첨가하여 옥살로아세트산을 형성하는 카르복실화 반응에 참여하는 비오틴을 함유한 효소이다. 이 효소는 포도당을 합성하는 과정의 첫 번째 반응에 관여해 탄수화물보다는 아미노산이나 지방과 같은 영양소로부터 포도당을 형성한다. 또한 피루브산염 카르복실라아제는 간, 지방 조직, 젖 분비선 및 부신과 같은 지방을 합성하는 조직 세포 내에 존재하고, 세포 내에서 미토콘드리아와 원형질 사이에 아세틸기를 이동시키는 역할을 하며, 이는 지방 합성에서 중요한 역할을 한다.

☞ 결핍증

피로, 졸림, 식욕 부진, 오심

부족 시 위의 기능 저하로 인해 이러한 증상들이 나타날 수 있다.

3) 메틸크로토닐 조효소A 카르복실라아제

메틸크로토닐 조효소 A 카르복실라아제는 필수적인 아미노산인 루신이 분해되는 과정에서 중요한 역할을 한다. 즉, β-메틸크로토닐 CoA를 β-메틸글루타코닐 CoA로 전환시키는 반응을 촉매하고, 이 반응은 루신이 분해되는 과정에서 중요하다. 또한 malate에서 pyruvate로의 전환과 ornithine에서 citrulline으로의 전환에도 관여한다. 엽산, 판토텐산 및 비타민B12와 대사적으로 관련이 깊다.

☞ 결핍증

부족 시 위의 기능저하로 인해 피부(판상반점성 피부병, 갈색의 피부 벗겨짐, 탈모-특히 눈 가장 자리에 털이 빠져 마치 안경을 쓴 것같이 보이는 현상, 피부 발진, 피부염, 거친 피부) 손상, 근육통, 빈혈, 낮은 헤모글로빈 수치, 골수의 이상 등이 나타날 수 있다.

4) 프로피오닐 조효소A 카르복실라아제

프로피오닐 조효소A 카르복실라아제는 이소루신, 트레오닌, 메티오닌, 발린과 홀수의 탄소 수를 가진 지방산의 대사를 촉매 작용을 한다. 프로피오닐 조효소A 카르복실라아제는 프로피오닐 CoA를 메틸말로닐 CoA로 전환하는 반응을 촉매하고, 메틸말로닐 CoA는 숙실 CoA를 통해서 TCA 회로로 들어간다. 프로피오닐 조효소A 카르복실라아제는 아미노산, 콜레스테롤, 외사슬 지방산대사의 필수적인 단계를 촉매한다.

☞ 결핍증
① 피로, 근육통
비오틴이 부족하게 되면 TCA 회로의 중요 화합물이 고갈되어 재 보충될 수 없게

되고 따라서 TCA회로가 효율적으로 순환될 수 없을 것이다. 이로 인해 포도당 대사가 느려지면서 혈액 중에 혐기적 해당 과정의 부산물인 젖산의 농도가 높아질 것으로 추정된다. 이로 인해 극도의 피로와 근육통을 일으킨다.

② 고 콜레스테롤 혈증

(2) 카르복실기 전이 반응

메틸말로닐-CoA 카르복실기 전이 효소에 비오틴이 필요하며 이 효소는 탄수화물이 프로피온산으로 발효되는 과정 중 Co2를 이동시키는 데 관여한다.

☞ 결핍증
기면, 환각

결핍 시 탄수화물 대사의 이상으로 신경계에 이상이 올 수 있고 기면, 환각 등의 증상이 나타날 수 있다.

(3) 히스톤의 비오티닐레이션

히스톤은 DNA에 결합하는 단백으로 DNA를 압축하여 치밀한 구조인 염색체를 형성한다. DNA의 치밀한 압축은 DNA 복제와 전사 과정을 통해 풀려야 한다. 아세틸 또는 메틸기의 부착을 통한 히스톤의 변형은 히스톤의 구조에 영향을 미치는 것으로 보이며 따라서 DNA 복제와 전사에 영향을 미친다. 단백질과 같은 다른 분자에 비오틴이 부착되는 것을 '비오티닐레이션' 이라 한다. 최근 효소 비오티니다아제가 히스톤의 비오티닐레이션을 촉매한다는 것이 밝혀져, 비오틴이 DNA 복제와 전사에 중요한 역할을 하는 것으로 생각되어지고 있다.

☞ 결핍증

결핍 시 위의 기능 저하로 인해 피부 발진, 탈모증, 경련과 뇌 손상, 성장 저해 등의 증상이 나타날 수 있다.

(4) 탈아미노화 반응 및 소화 효소 활성화

비오틴 보조 효소는 트레오닌, 세린, 아스파라긴산과 같은 아미노산의 탈아미노화 반응에 관여하며 또한 췌장에서 분비되는 소화 효소인 아밀라아제의 활성을 위해서도 필요하며, Pancreatic amylase 합성 과정, 항체 형성에도 비오틴 보조 효소는 필요하다.

☞ 결핍증

메스꺼움, 식욕 감퇴, 위장병

결핍 시 메스꺼움, 식욕 감퇴, 위장병 등의 증상이 나타날 수 있다.

이러한 기능 저하는 단일로 나타나는 것이 아니라 복합적으로 나타나며 이로 인한 증상 또한 단일 증상이 아닌 복합 증상으로 나타난다.

(5) 그 밖의 기능

그 밖에 나이아신의 합성에 관여하고 프로스타글란딘의 합성에도 관여한다.

☞ 결핍증

· 심장 부근에 통증 또는 불쾌감, 사지의 무감각과 저린 증상

· 적어도 다섯 가지의 아미노산(발린, 로이신, 이소로이신, 메티오닌, 트레오닌)의 대사에 관여한다.

(6) 그 밖의 결핍증

의기소침

결핍 초기에는 정신적으로 의기소침하게 된다. 의기소침은 점차 원인이 분명치 않은 돌연한 공포증으로 되고 자살하기도 한다.

〈동물 실험 결과〉

동물에게 비오틴이 결핍되면 습진, 피부염이 발생하고, 털이 빠지며, 특히 심장 이상과 폐질환이 발생되기 쉬우며, 암 세포가 대단히 빨리 번식한다. 또한 수명이 짧고 여위며 새끼는 발육이 저하된다. 쥐에서 나타난 증세로는 피부에 피지가 축적되며 특히 눈가장자리에 탈모 현상이 심해 안경 쓴 것 같은 모습이 된다 하여 '안경 모양의 무늬가 있는 눈(spectacled eye)' 이라고도 한다.

4. 비타민H(비오틴)의 과잉증

비타민H(비오틴)의 과잉으로 인한 독성은 아직까지 알려진 바 없다.

5. 비타민H(비오틴)와 다른 영양소와의 관계

(1) 지방

지방의 소화 및 동화에 필요한 영양소이다.

(2) 황

비오틴은 유황을 함유하며 효소 단백질과 강하게 결합하고 있다.

(3) 마그네슘

비오틴은 ATP와 마그네슘의 도움을 받아 카르복실라제의 조효소로서 작용한다.

(4) 단백질, 라이신

작은 단백질과 아미노산인 라이신으로부터 비오틴의 방출을 촉매하여 비오틴을 순환시킨다. 비오티니다아제가 부족하면 식이 단백으로부터 비오틴의 방출이 방해를 받아 장 흡수가 감소된다.

(5) 판토텐산

고용량의 판토텐산은 비오틴의 흡수를 경쟁적으로 방해할 수 있다.

6. 비타민H(비오틴)의 일일 권장량

식품 내에서 비오틴의 생체 이용률이나 소장 내 박테리아에 의한 합성 과정은 확인되지 않았으나, 성인에게 하루에 30~100μg을 권장하고 있다. 식사를 통한 평균 1일 섭취량은 100~300μg 정도이다.

비타민K

1. 비타민K 정의

1929년 덴마크의 과학자 Henrik Dam은 지용성 비타민 중 마지막으로 비타민K를 발견하였다. 그는 갓난 병아리에서 출혈병을 발견하였으며 혈액 분석 결과 혈액 응고에 관여한 인자 프로트롬빈의 수준이 낮다는 것을 발견했다. 사료용 알파파라는 목초가 출혈병의 예방에 효과가 있음을 발견하고 이 혈액 응고 인자를 비타민K라고 명명하였다.

(1) 비타민K의 구조와 성질

비타민K는 퀴논류에 속하는 황색의 결정체 화합물군이다. 자연에서 발견되는 2가지 주요 형태는 비타민K1(필리퀴논(phylloquinone))과 비타민K2(메나퀴논(menaquinone))이다. 비타민K1은 식물에 의해서만 합성되는 것으로서 녹색 잎에 함유되어 있고 비타민K2는 어류나 육류에 함유되어 있다. 사람의 장내(위장관)에서 세균에 의해 합성되기도 한다. 자연계에서 나타나는 두 형태의 비타민K보다 활성이 강한 것이 인공적으로 합성한 비타민K3(메나디온(menadione)) 비타민이다. 동물은 체내에서 이 합성형 비타민K3에 긴 곁사슬을 결합시킴으로써 비타민K2로 전환시키며, 이때에 비로소 활성을 갖게 된다. 또한 비타민K3는 수용성이어서 혈액 응고 치료제로 사용하기 쉬우며, 비타민K1의 2배, 비타민K2의 3배의 효력이 있다. 위의 세 비타민K 형태의 구조식에서 기본적인 고리 구조는 모두 동일하다. 단지 곁사슬의 구성과 길이가 다를 뿐이다. 곁사슬은 비타민K의 활성에 필요하지만, 동물의 체내에서 합성할 수 없다. 그렇기 때문에 이 고리 부분이 식품이나 장내 박테리아의 합성에 의해 적절하게 제공되어야 한다.

2. 비타민K의 소화 · 흡수 · 대사

(1) 비타민K의 소장에서의 흡수

비타민K의 흡수와 초기 대사는 다른 지용성 비타민들과 아주 유사하다. 소화기장 내에서 K1(필리퀴논), K2(메나퀴논)의 효과적인 흡수를 위해서는 담즙과 췌장액이 꼭 필요하다. K3는 수용성이므로 담즙과 췌액이 없이도 흡수된다. K1은 능동적인 이동에 의해서 소장 상부에서 흡수되고, 반면에 K2와 K3는 수동적(확산) 이동에 의해서 흡수된다. 창자의 박테리아에 의해 합성된 비타민K도 소장 상부에서 흡수된다.

(2) 비타민K의 간에서의 대사 · 저장

소장상부에서 흡수된 비타민K는 카이로미크론에 포함되어 림프계를 거쳐 순환계로 들어가 간으로 이동한다. 간으로 이동한 비타민K의 일부는 간세포에 저장되고 일부는 VLDL(β-lipoprptein)에 영합되어 신체의 여러 조직으로 이동된다. 비타민K는 간에 짧은 시간 동안 저장되기는 하나 체내 저장량은 최소량이다. 소량이 피부, 근육, 신장, 심장 등에 나타난다. 또한 간에 저장된 비타민K는 일반적으로 K1(필리퀴논), K2(메나퀴논)가 절반씩 존재하나 혈청에서는 대부분이 K1(필리퀴논) 형태로 존재한다. 미네랄 오일이나 흡수되지 않은 지방은 비타민K의 흡수를 방해하므로 식후 바로 이러한 것들은 섭취하지 않는 것이 좋다. 신체에서 대사 후 비타민K의 대사물은 담즙과 소변을 통해 배설된다.

3. 비타민K의 기능 및 결핍증

비타민K의 기능에는 혈액 응고 작용과 뼈의 발달 등이 대표적이다. 또한, 비타민K는 필요량이 적고 장관의 박테리아에 의해 합성되며 여러 식품에 널리 분포되어 있으므로 비타민K와 관련된 다음과 같이 임상적인 상황을 제외하고는 비타민K의 적정량이 쉽게 확보되어 결핍증이 잘 발생하지 않는다. 몇몇 약제는 비타민K의 작용에 영향을 미친다. 네오마이신 같은 항생 물질 및 설파기를 가진 제제를 투여하면 장내 살균을 하므로 비타민K의 합성이 되지 않아 결핍 증세를 일으킨다.

(1) 혈액 응고 작용

비타민K는 간에서 혈액 응고에 관계하는 인자로서 프로트롬빈 합성에 작용한다. 혈액의 응고기전은 혈중에 용해하여 있는 피브리노겐이 불용성의 피브린으로 변화하면서 혈액 응고가 된다. 이 반응에는 트롬빈이 필요하며 트롬빈은 프로트롬빈, 칼슘, 트롬보키나아제(트롬보플라스틴)로부터 생성된다. 이 프로트롬빈의 생성에는 비타민K가 필요하다. 프로트롬빈 안에 존재하는 글루탐산이 카르복실화되어 감마 카르복시 글루탐산으로 전환되어야 한다. 이때 비타민K가 글루탐산을 감마 카르복시 글루탐산으로 전환시켜 프로트롬빈을 활성화시킨다. 이렇게 활성화된 프로트롬빈은 응혈 작용에 필수적인 또 다른 인자인 칼슘 인자와 결합한다. 만약 프로트롬빈이 감마 카르복실 글루탐산으로 전환되지 않으면 칼슘과 작용하지 못하게 된다. 또한 트롬보키나아제(트롬보플라스틴)도 프로트롬빈의 변화를 촉진시켜준다. 이런 작용으로 인해 프로트롬빈은 트롬빈으로 되고 트롬빈은 피브리노겐이 피브린이라는 섬유로 바뀌게 해주며, 형성된 피브린은 일종의 그물 형태를 만들고 여기에 적혈구와 백혈구가 모여 혈액 응고가 완성된다. 또한, 트롬빈은 간장에서 만들어지는데 이때 비타민K가 부족하면 간장에서 트롬빈이 제대로 안 만들어지며, 비타민K는 궤양으로 인한 출혈을 저지하는 효과가 있다.

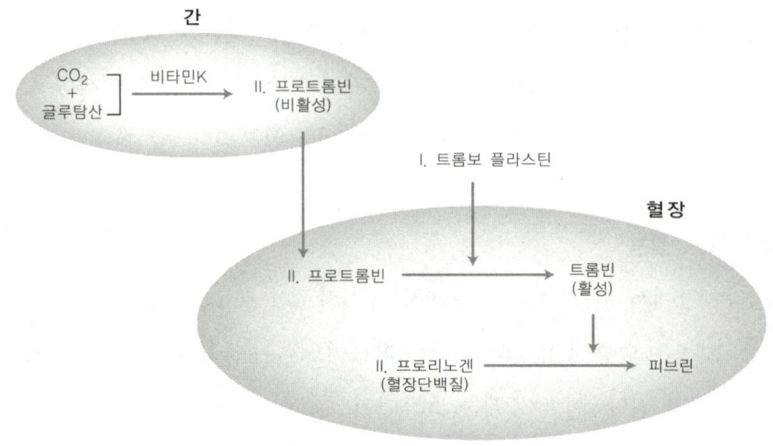

비타민K의 기능

① 출혈(신생아 출혈, 코피 출혈, 궤양성 출혈, 간 질환으로 인한 식도 정맥류 출혈)

신생아는 출생 시 장관이 무균 상태라 박테리아가 정상적으로 성장하여 비타민K를 합성할 때까지 생후 며칠간은 비타민K를 공급할 수 없으므로 이 시기에 신생아 출혈이 야기될 수 있다. 따라서 출생 직후 유아에게 비타민K를 투여하기도 한다.

앞에서 말했듯이 비타민K는 혈액 응고에 관여하는데, 비타민K가 모자라면 혈액 응고가 잘 안되어 상처에서 피가 쉽게 잘나고 코피가 한번 나면 멎기도 어렵다.

위에서는 강력한 소화 작용을 가진 위산과 펩신이 나와 음식을 소화시킨다. 우리가 섭취한 음식물은 위산, 펩신과 섞여 십이지장으로 내려가게 된다. 십이지장은 위산과 펩신으로부터 스스로를 지키는 점막 보호 기능이 있어 십이지장 벽이 소화되는 것을 막는다. 그런데 점막 보호 기능이 약해지면 십이지장 점막이 위산과 펩신에 의해 소화되어 헐게 되면 출혈이 생길 수 있다. 이렇게 위산과 펩신에 의해 소화되어 생긴다는 뜻에서 십이지장궤양을 소화성 궤양이라고 말하기도 하는데 소화성 궤양은 십이지장궤양은 물론 위궤양, 식도궤양 등 위산과 펩신에 소화되어 생기는 궤양을 모두 일컫는 말이다. 궤양의 가장 큰 원인은 위산과 펩신으로부터 장 점막을 보호하는 점막 보호 기능이 저하되었기 때문이다. 또한 비타민K는 간에서 혈액 응고 인자의 합성에 관여하므로 간 기능 저하 시 비타민K가 간에서 합성되지 않아 간경변 등으로 인한 식도정맥류 출혈 등의 증상이 나타날 수 있다. 비타민U에는 점막의 회복을 촉진하는 효과가 있고, 비타민K에는 궤양으로 인한 출혈을 저지하는 효과가 있는데 비타민K가 부족 시에는 출혈이 잘 멈추지 않을 수 있다. 또 다른 비타민K의 부족은 프로트롬빈의 생성을 억제시켜 혈전 생성을 억제시키는 효과가 있어 혈액 응고 시간이 길어지게

375

되고 수술이나 상처가 있을 경우, 출혈이 더 심해질 수 있다.

② 흡수 불량증

모든 지용성 비타민은 흡수되는데 어느 정도의 지방과 담즙을 필요로 하므로 지방 흡수가 부족하면 비타민K의 흡수에도 문제가 생겨 혈액 응고에 걸리는 시간이 연장된다. 이러한 문제 때문에 일반적으로 담관 폐쇄 환자에게는 수술 전에 비타민K를 투여한다. 마찬가지로 담낭을 제거한 후 담즙 분비에 문제가 생기므로 비타민K가 흡수되지 못한다.

(2) 뼈의 발달

비타민K는 칼슘 결합 단백질의 합성에 참여한다. 즉, 조골 세포(골아 세포)에 뼈 형성 시 칼슘의 침착에 관여하는 특이한 단백질 오스테오칼신이 존재하는데 이 생성반응에 비타민K는 필수 인자로 작용한다. 이 단백질은 뼈에서 합성되어 칼슘과 결합하고 뼈의 결정을 형성하여 뼈 발달을 돕고 골다공증 예방 및 정상적인 골형성과 연골 조직의 유지를 위해서 필요한 성분이다.

☞ 결핍증

골다공증

결핍 시 뼈 단백질인 오스테오칼신이 합성이 되지 않아 뼈에 칼슘 침착이 부족되어 골다공증 등의 증상이 발생될 수 있다.

(3) 기타(모세혈관 결체 조직 강화, 미토콘드리아에서의 대사 관여)

비타민K는 피부의 모세 혈관과 정맥의 결체 조직을 강화시켜 주는 역할을 한다. 또한, 생체 내의 산화 환원에 관여하며 특히 미토콘드리아에서는 수소 전달에 관여한다. 글루코스를 글리코겐으로 바꾸어 간에 저장시키는 데 관여하기도 한다.

4. 비타민K의 과잉증

비타민K는 지용성 비타민이지만 체내에서 빨리 배설되므로 거의 독성을 보이지 않는다. 그러나 임상적으로 쓰이는 합성 비타민K인 수용성의 비타민K3는 영아에게서 황달과 출혈성 빈혈 같은 독 증상을 나타낼 수 있다.

5. 비타민K와 다른 영양소와의 관계

(1) 비타민D

조골 세포(골아세포)에는 뼈 형성 시 칼슘의 침착에 관여하는 특이한 단백질 오스테오칼신이 존재하는데 이 생성 반응에 비타민K는 필수 인자로 작용한다. 이 단백질은 뼈에서 합성되어 칼슘과 결합하고 뼈의 결정을 형성하여 뼈 발달에 관여한다. 이것은 활성형 비타민D가 조골 세포를 자극하여 형성과 분비를 촉진시키며, 칼슘과 결합하고 뼈의 결정을 형성하여 뼈 발달을 돕는다.

(2) 칼슘

비타민K는 혈액 응고에 관계하는 인자로서 프로트롬빈 합성에 작용한다. 혈액의 응고기전은 혈중에 용해하여 있는 피브리노겐이 불용성의 피브린으로 변화하면서 혈액 응고가 된다. 이 반응에는 트롬빈이 필요하며 트롬빈은 프로트롬빈, 칼슘, 트롬보키나아제(트롬보플라스틴)으로부터 생성된다. 이 프로트롬빈의 생성에는 비타민K가 필요하다. 프로트롬빈 안에 존재하는 글루탐산이 카르복실화되어 감마 카르복시 글루탐산으로 전환되어야 한다. 이때 비타민K가 글루탐산을 감마 카르복시 글루탐산으로 전환시켜 프로트롬빈을 활성화시킨다. 이렇게 활성화된 프로트롬빈은 응혈작용에 필수적인 또 다른 인자인 칼슘인자와 결합한다. 만약 프로트롬빈이 감마 카르복실 글루탐산으로 전환되지 않으면 칼슘과 작용하지 못하게 된다.

(3) 지방

모든 지용성 비타민은 흡수되는데 어느 정도의 지방과 담즙을 필요로 하므로 지방 흡수가 부족하면 비타민K의 흡수에도 문제가 생겨 혈액 응고에 걸리는 시간이 연장된다.

(4) 비타민U

비타민U에는 점막의 회복을 촉진하는 효과가 있고, 비타민K에는 궤양으로 인한 출혈을 저지하는 효과가 있다.

6. 비타민K의 일일 권장량

우리나라의 경우 비타민K의 필요량은 정해지지 않았는데 일반 식품 중에 널리 분포되어 있어 성인에게는 결핍증이 거의 나타나지 않기 때문이다. 미국의 경우 성인의 비타민K의 권장량은 하루 $60 \sim 80 \mu g$이다.

〈비타민 유사물질〉

I 리포산Lipoic acid

1. 리포산의 정의

리포산은 항산화 물질이며 지용성, 수용성의 양쪽 기능을 가지고 있는 물질로 화학식은 $C_8H_{14}O_2S_2$이다. 간·효모의 추출액 속에 들어 있는 미지의 미량 성분이 젖산균의 발육 인자라는 사실이 알려져 새로운 비타민으로 등장하였다. 1951년 L.J.리드가 처음으로 이 미량 성분을 간에서 결정 분리하여 α―리포산이라고 명명하였다. 그 후, 합성에 의해 구조가 확립되었으며 구조는 담황색의 판상 결정이고, 여덟 개의 탄소로 만들어진 지방산에 두개의 유황이 붙어있으면서 이들이 고리를 형성하고 있고 간단한 구조에 분자량도 206밖에 안되므로 인체에 흡수되는 데 전혀 문제가 없다. 구조가 간단하지만 이 물질이 어떻게 체내에서 합성되는지, 그 기초 대사를 위해 필요한 인자들이 무엇인지는 잘 모르고 있으며 녹는점은 47.5℃이다. 리포산은 고체 상태에서는 비교적 안정하지만 녹는점 가까이까지 가열하거나, 용액 상태에서의 빛, 특히 H+ 존재 하에서는 신속하게 고무 모양 또는 수지상의 중합체가 된다. 리포산은 인체 내에서 생합성이 가능한 대사의 필수 물질로 인정되고 있지만 생합성되는 양이 충분한 양이 아니므로 음식에 의존하여 우리의 건강을 유지시키도록 해야 한다. 즉, 젊고 건강한 사람이라면 음식으로부터 그 전체를 섭취하지 않아도 되지만 질병을 앓던 지, 나이가 많아짐에 따라 리포산의 생성량은 감소되므로 음식으로부터의 섭취량을 증가시켜야 한다. 동물에서의 리포산 결핍 실험은 아직 완전히 성공을 거두지 못하고 있다.

2. 리포산의 기능 및 결핍증

(1) 에너지 대사의 보조 효소 기능

생리적으로는 피루브산이나 케토산의 탈탄산 반응에서 티아민과 밀접한 관련을 가지는 조효소로서 작용한다. 예를 들면, pyruvate가 Acetyl CoA로 전환되는 과정에서 리포산은 탈탄산 과정을 촉매하는 효소의 보조 효소로 관여해 음식을 열량으로 바꾸는 작업에 참여하며, 열량을 지방으로 축적시키기 보다는 에너지를 만들어 주는 방향으로 이끌어 준다. 이로 인해, 혈당을 정상화시키고 조직에서 당분해를 감소시킨다. 조직으로부터의 당분해는 노화를 촉진시키고, 심장 질환을 일으키며, 당뇨에도 나쁜 영향을 미치게 되므로 인슐린 의존성 및 인슐린 비의존성 당뇨, 당뇨성 신경염, 정상 혈당의 유지, 당뇨성 망막염 및 신장염 등에 리포산을 사용한다.

(2) 항산화 기능

체내의 대사 과정 중에 생성되는 대사산물인 유리기(free radical)의 공격으로부터 인체를 보호하고 비타민C와 비타민E의 항산화제들과 협동하여 항산화제의 작용을 강화시켜 준다. 리포산은 체내에서 수용성, 지용성의 양쪽 기능을 가지고 있는 물질로 몸 안의 어느 부분에나 쉽게 침투하여 활동하는 항산화제이다. 리포산은 구조상 한쪽은 카르복실기를 가지고 있는데, 이는 비타민E보다 물과 친할 수 있는 성격을 가지고 있는 반면 비타민C보다는 많은 수의 탄소를 갖고 있기 때문에 비타민C보다는 기름과 친할 수 있는 성격을 가지고 있다. 즉, 리포산은 비타민C만큼 수용성은 아니지만 비타민E보다는 수용성이다. 이는 분자량을 통해서도 알 수 있는데, 리포산의 분자량은 206이고 비타민C의 분자량은 176이며 비타민E의 분자량은 431나 되어 비타민C만큼 움직일 수는 없으나 체내의 어느 부분이나 침투할 수 있는 조건은 된다.

또한 리포산에 붙어있는 유황이 다양한 보조 효소로 작용해 자신이 복잡한 효소에 붙어서 고분자 단백질의 구성 효소가 된다. 동시에 효소가 작용할 때는 소모되는 것이 아니라 다시 보조 인자로 재생되는 특성을 갖고 있다. 리포산의 또 다른 특성은 유황으로 연결된 –S–S– 상태의 결합으로 다른 물질의 영향을 받아 환원될 수 있다. 리포산이 환원되면 –S–S–결합이 떨어지면서 각각의 유황원소에 수소가 하나씩 첨가된다. 이 물질을 Dihydrolipoic acid라 하는데, 리포산보다 더 강력한 항산화력을 가지며 비타민C와 비타민E가 항산화 역할을 수행한 후 산화된 상태의 비타민C와 비타민E를 본래 상태로 회복시키는 역할을 담당한다. 즉, 리포산은 환원형이든 산화형이든 상관없이 체내에서 자신들의 역할을 수행하는 물질이다.

☞ 결핍증

노화, 암, 심장 질환

유해 산소는 심장 질환, 암, 노화 등 전체 질환의 80~90%에 직간접적으로 관여한다. 특히 인체의 노화 현상은 세포 내의 미토콘드리아의 노화와 직결된다고 한다. 미토콘드리아가 약해지는 이유는 체내에서 에너지를 생산하면서 부산물로 생성되는 유해 산소의 해독력이 떨어져 유해 산소로부터 공격을 받게 되기 때문이다. 이들 유해 산소가 처리되어 과산화수소로 처리되었다 하더라도 체내에 과잉된 철, 구리 성분이 존재할 경우 이들 과산화수소는 수산화기라는 강력한 유리기의 형태로 바뀌어 미토콘드리아를 공격하게 된다. 이 때 유해 산소를 처리하는 가장 강력한 물질이 바로 리포산이다.

(3) 간을 보호하고 독성 물질을 해독하는 기능

리포산은 간과 조직을 보호하며 과잉 축적된 철 및 구리와 독성 중금속인 카드뮴, 납, 수은 등의 독성 물질을 킬레이터로 작용하여 독성 물질들을 체외로 배설시켜 조직을 보호한다.

3. 리포산의 권장량

리포산의 권장량은 아직 명확하게 정해져 있지 않다.

II 유비퀴논(코엔자임 큐10)

1. 코엔자임 큐10의 정의

코엔자임(Co-enzyme : 조효소)이라고 하면 비타민들처럼 단백질과 결합하여 효소가 되는 물질을 말한다. 코엔자임 큐10으로 알려져 있는 유비퀴논은 화학적으로 비타민E 및 K와 관련성이 크며 적정량이 체내에서 합성되므로 반드시 급원 식품을 통해 공급해야 할 필요는 없다. 코엔자임 큐10은 세 가지 형태로 존재하는데 환원형인 Ubiquinol(Reduced Ubiquinone), 산화형인 Ubiquinone(Oxidized ubiquinone), 중간형인 Semiquinone radical(Ubisemiquinone)이다. 유비퀴논은 밝은 노란색으로 빛과 열에 약하고 미토콘드리아의 막을 형성하는 인지질의 한 요소이다. 전자 전달 체계에서 아주 중요한 역할을 하는 물질로 비타민E와 비슷한 성질을 가지고 있으나, 훨씬 더 강력한 항산화제이며 나이가 들수록 조직 중 농도가 점점 감소하므로 반드시 보충해주어야 한다.

2. 코엔자임 큐10의 기능 및 결핍증

(1) ATP 생성, 항산화 작용, 리소좀 기능, 항히스타민 기능

세포는 미토콘드리아 내벽에서 탄수화물, 지방, 단백질 등을 태워 에너지를 생산한다. 코엔자임 큐10은 체내 모든 세포 안의 미토콘드리아에서 전자를 옮겨주는 기능을 가지고 있는 물질로 에너지 생성 과정에 대단히 중요한 역할을 담당해 ATP를 생성할 때 많은 양이 필요하다. 크렙스 회로(Kreb cycle)의 마지막 단계에서 비타민E와 같이 지용성 항산화제의 기능을 하여 분출되는 활성산소나 과산화물을 제거해 세포벽의 지방산 및 LDL들이 과산화지질로 변질되지 않도록 산화를 막아준다. 따라서 미토콘드리아막과 세포핵(DNA)의 산화를 막아 정상적인 상태로 보존하여 주며 항산화제로 작용한 후에 비타민E를 원상태로 복구하여 주는 역할도 담당해 면역 기능을 향상시키고 노화를 지연하며 암 예방 및 뇌기능, 심혈 관계 등의 기능을 향상시키며, 또한 리소좀(Lysosome)의 기능을 향상시키는 역할을 한다. 리소좀 안에 들어있는 소화 효소는 세포 안의 쓰레기를 청소하는 역할을 하는 데 이때 많은 양의 코엔자임 큐10을 필요로 하며 리소좀 안의 소화 효소들은 산성이므로 많은 양의 양성자를 필요로 한다. 이때 코엔자임 큐10은 최적의 PH 유지를 위하여 양성자를 리소좀 안으로 유입시키는 역할도 담당한다. 그리고 항히스타민 작용을 가지고 있어 알레르기, 천식, 호흡기 질환의 치료에 효과적이며 내벽을 보호하는 기능을 가지고 있어 위·십이지장궤양 치료에 좋다.

☞ **결핍증**

　결핍 시 면역 기능 저하와, 노화, 각종 암(특히 유방암), 암세포의 전이, 신경 정신의 이상(정신 분열증), 알츠하이머(치매), 신경 쇠약, 비만, 당뇨, 다발성 경화증, 칸디다 증상, 근디스트로피, 성장 저하, 울혈성 심질환, 고혈압, 위·십이지장 궤양, 잇몸 질환, 정자의 활동성 저하 등의 증상이 나타나며 항히스타민 작용이 있어 부족 시 알레르기 천식, 호흡기 질환 등의 질병이 발생할 수 있다.

3. 코엔자임 Q10과 다른 영양소와의 관계

(1) 비타민E

비타민E와 코엔자임 큐10은 지용성 항산화제로 세포막, 핵막, 미토콘드리아막, 리소좀막, 골지체막의 보호 및 지질의 산화 방지를 위해 서로 돕는다.

(2) 비타민B6

코엔자임 큐10의 합성에 비타민B6가 필수 성분이다.

4. 코엔자임 큐10의 권장량

코엔자임 큐10의 권장량은 정하여지지 않았다.

Ⅲ 이노시톨Inositol

1. 이노시톨의 정의

이노시톨은 1850년대부터 식품에 널리 분포하고 있으며, 포도당과 관련이 있는 것으로 알려져 왔다. 처음에는 근육당이라 불렸으나 동물 실험으로 1940년에 영양적 필수 인자로 알려져, 이를 비타민B군으로 분류하였다. 오늘날 인체에서 합성할 수 없다는 증거는 없지만, 비타민으로 분류하는 데에는 논란이 있다.

(1) 이노시톨의 구조 및 특성

이노시톨은 6개의 탄수화물이 6개의 수산기를 가지는 매우 포도당과 유사한 물질로서 9가지 형으로 존재하지만 한 가지 myo-inositol만이 생물적 활성을 가진다. 색이 없고 수용성이며, 단맛을 가지는 결정형으로 산과 알칼리 및 열에 저항성을 갖는다.

2. 이노시톨의 대사

이노시톨은 포도당과 비슷한 구조를 가지고 있고 체내에서 포도당으로부터 합성되는데, 소장의 박테리아에 의해 이루어지는 것으로 보이나 증명되지는 않았고 신장에서 약 4g 이상이 합성되며 하루 평균 섭취량은 약 1g이다. 사람의 경우 이노시톨의 결핍이 보고 되지 않았으나 당뇨병으로 인한 고혈당 상태에서는 이노시톨의 운반이 저하되며 다발성 경화증, 심부전증, 암질환 등의 경우 이노시톨이 비정상적으로 대사되므로 외부로부터 공급해주어야 하며 다량의 커피(카페인)는 체내 저장된 이노시톨의 함량을 낮추어 결핍증을 초래할 수 있다. 정상적인 동물 세포에서는 인산화된 형태인 이노시톨 3인산(IP3) 형태로 세포질에 주로 존재하며 일부는 세포막에 인지질의 구성분으로 인을 포함하는 물질과 지방산, 질소염기를 구성해 존재한다. 식물 세포에서는 피틴산으로 발견되며, 이는 칼슘, 철분 및 아연과 결합하여 불용성 화합물을 형성하고 흡수를 방해한다. 많은 양이 심장근, 골격근에 저장되며, 약간은 뇨로 배설되는데, 당뇨환자는 정상인보다 많은 이노시톨을 뇨로 배설한다.

3. 이노시톨의 기능 및 결핍증

(1) 항탈모, 항지방성 기능

이노시톨은 항탈모 인자로 머리털의 성장에 필요한 성분이며, 또한 항지방성 인자로 inositol phospholipid의 구성 성분이다. 콜린과 더불어 항지방성 인자로 작용해 동맥의 지방성 경화를 예방하고 심장을 보호하며 체내에서 레시틴의 생성을 촉진해 레시틴이 간에서 세포로 지방의 이동을 도와주는데, 이노시톨도 함께 지방 대사를 돕고 혈중 콜레스테롤을 감소시킨다.

☞ 결핍증

탈모, 체중 감소, 성장 지연, 심혈 관계 질환(동맥경화), 피부염, 지방간

비오틴과 동시에 부족하여 탈모 현상(눈 주위에 털이 빠지는 현상)이 일어나며, 체중 감소, 성장 지연, 눈의 변화도 나타나고 장내에 지방이 축적되며 고지혈증, 동맥경

화, 혈중 콜레스테롤 증가, 거친 피부, 피부염, 지방간 등의 증상이 나타난다.

(2) 뇌 구성 물질로서 신경 세포에 작용

인 이노시톨(phosphatidyl inositol)은 두뇌에서 높은 농도로 발견되고 뇌 구성 물질의 일부로 형성되어 있다. 세포 내에 칼슘 저장소로부터 칼슘이온을 동원해 세포 내의 칼슘이온의 농도를 상승시켜 신경 세포에 의한 자극을 인지하고 전달하는 반응에 관계하며 정신적으로 차분하게 하여 준다.

☞ 결핍증

신경과민

부족 시 신경과민의 증상이 나타날 수 있다.

4. 이노시톨의 권장량

사람과 고등동물은 필요한 양 모두를 합성하는 능력이 있는 것으로 보고 있어 인체에서의 역할이 아직 불분명해 권장량은 정해져 있지 않으나, 보통 하루 1g의 이노시톨을 섭취한다.

5. 이노시톨의 함유 식품

자연계에서 널리 존재하고 풍부한 식품으로는 동물의 신장, 뇌, 간, 효모, 심장, 밀배아, 감귤류 등이 있으며, 좋은 급원으로는 살코기, 과일, 전곡류, 너트, 콩류, 우유, 채소 등이 포함된다.

Ⅳ 카르니틴(Carnitine, 비타민BT)

1. 카르니틴의 정의

동물 조직에서 지방 대사와 관련된 활성형 조효소로서 비타민 유사물질로 1905년 육류 추출물에서 분리되었으나, 1927년까지는 구조를 잘 알 수 없었고, 그 후 20년 후 Fraenkel은 곤충에서의 엽산 연구를 하던 중 곤충에서의 성장 인자가 필요함을 발견하여 이를 비타민BT라 하였다. 그러나 비타민으로서의 기능이 증명되지 않아서 카르니틴이란 이름으로 바뀌어 졌으며, 비타민B7으로 적기도 한다. 카르니틴은 화학 구조가 아미노산과 유사하여 비필수아미노산의 범주에 넣기도 하나 작용은 비타민B그룹에 속해있는 성분들과 비슷한 특성을 갖고 있는 물질이다. 또한 수용성 비타민과 유사하여 물과 친화력이 매우 강하고 물과 쉽게 알코올에 녹으며 유리형이나 에스테르형 모두 쉽게 흡수된다. 심장과 골격근, 지방 조직, 간에 다량 함유되어 있으며 신장과 뇌에서도 소량 발견된다. 체내의 골격근의 카르니틴 농도는 혈액 농도보다 약 40배가 많다. 카르니틴은 요로 배설되며 체내에서 만들어 지는 데 이때 필요한 성분들은 비타민B1, 비타민B6, 철 및 아미노산인 리신, 메티오닌을 원료로 충분한 비타민C가 공급되는 환경에서 합성되나 그 양이 충분치 않아 섭취되어야 한다.

2. 카르니틴의 기능 및 결핍증

카르니틴은 심한 영양실조 상태의 어린이나 성인, 단백질의 섭취량이 부족한 경우, 간경화증 환자, 심한 외상을 입은 환자, 조산아의 경우는 외부로부터 카르니틴을 공급받는 것이 필수적이다.

(1) 지방대사와 에너지 생성에 관여

카르니틴은 D-Carnitine, L-Carnitine, DL-Carnitine의 형태로 존재할 수 있으나, DL-Carnitine은 독성의 원인이 되므로 복용하지 못하도록 되어 있고, 체내에서 자연적으로 만들어 질 수 있는 카르니틴 유도체인 Acetyl-L-Carnitine(ALC)이 있는데, 이 카르니틴은 탄수화물 대사와 단백질 대사에 참여하며 긴 사슬의 지방산을 세포 안의 미토콘드리아 안으로 옮겨주는 역할을 해 미토콘드리아에서 에너지를 만들어서 근육에서 사용할 수 있도록 한다. 즉, 지방산의 산화에 중요한 역할을 해 에너지를 생성하고 지방의 이용률을 높여 준다. 또한 위의 작용과 반대 방향으로 작용함으로써 아세틸기를 세포질로 이동하게 하여 지방 합성이 일어나게 하며 아세토아세트산의 산화를 촉진하여 케톤체를 이용하도록 하는 데 작용한다. 그리하여,

① 탄수화물, 단백질 특히, 지방대사에 관여해 에너지 생성에 중추적 인자로 작용한다. 그 결과, 심장, 간, 골격근 등에 축적되는 지방을 감소시키며 만성피로증후군을 예방하고 당뇨로 인한 지방대사의 부전을 막아줄 수 있으며 알코올로 인한 지방간 증상을 예방하고 심장 질환의 위험을 줄여줄 수 있다. 또한 혈액의 중성 지방량을 낮추어 주고 체중 감량을 돕는다. 남성에게는 정자의 움직임을 좋게 하여 주고 신체적 근육을 강화하여 준다.

② 노화현상을 지연시키는 강력한 인자로 작용해 신체의 뇌의 노화현상을 늦추어 준다.

③ Acetyl-L-Carnitine(ALC)가 신경 전달 물질인 아세틸콜린의 원료로 이용되어 뇌와 신경계의 기능에도 작용해 기억력 상실을 막아주며 주의력 및 행동 장애도 좋게 해준다. 또한 치매의 진행을 늦추어 주며, 인지력을 향상시키고 우울증의 개선 효과, 당뇨와 좌골신경계와 관련된 신경 질환들을 막아주기도 한다.

☞ 결핍증

만성 피로 증후군, 지방 대사의 이상, 근육 약화, 노화, 신경계 이상

결핍 시 에너지 대사 작용의 이상으로 만성 피로 증후군, 지방간, 중성 지방의 증가, 죽상동맥경화, 비만, 심장 질환, 근육 약화, 근무력증, 정자의 운동성 저하, 근디스트로피, 노화, 정신적 혼미, 기억력 상실, 주의력 산만, 우울증, 인지력 부족, 치매, 신경 질환 등의 증상이 발생할 수 있다.

(2) 뇌세포의 미토콘드리아에 항산화 작용하여 노화 억제

카르니틴은 항산화제인 비타민E와 비타민C의 작용을 증진시키고, 항산화제와 협동하여 뇌세포의 미토콘드리아 안에서 Carnitine acetyl -transferase라는 효소를 만들어서 세포의 에너지 생성에 관여해 노화 과정을 느리게 하여주는 역할을 한다. 또한 항산화 작용을 가지고 있는 효소의 작용을 도와주기도 하며 세포 내외의 모든 막이 손상되지 않도록 해주며, 육체적 스트레스에 의한 변화된 호르몬의 균형에 도움을 주기도 하며, 면역계의 기능을 좋게 하고 산소 부족에 의한 상처를 최소화해주기

도 한다.

면역 기능 저하, 뇌기능 저하, 노화

결핍 시 면역 기능 저하로 인해 상처 치유 지연이나 갑상선 기능 저하, 피로, 암, AIDS와 같은 퇴행성 질병, 뇌기능 저하, 노화 등의 질병이 발생할 수 있다.

(3) 선천적 대사 이상에서의 해독 작용

카르니틴은 선천적으로 대사에 이상이 있는 사람에게 화학 물질들을 제거해주는 약리 작용을 한다. 진행성 근육 질환이나 심근변질 증세 등을 일상적인 섭취량의 10배 정도 섭취하면 호전시키는 것으로 알려져 있다.

3. 카르니틴의 권장량

필수 영양소로 생각하면 결핍 시의 증상이 있어야 하나, 사람에서 이러한 현상이 나타난 바 없어 정상 상태에서는 권장량이 없으나 대사 이상이 있을 때에는 섭취해주어야 한다.

V 콜린 Choline

1. 콜린의 정의

콜린이란 말은 담즙을 의미하는 'chole'에서 왔다. 콜린은 구조적으로 음이온은 인지질과 결합하여 인산콜린 상태로 레시틴, 스핑고미엘린, 신경 전달 물질인 아세틸콜린과 같은 생체 화합물의 중요한 구성 성분으로 무색의 시럽형 액체 형상이며, 조직 내에서 아세틸화하여 아세틸콜린으로 되고, 인산화하여 인산콜린과 인지질의 형태를 이루거나 산화하여 베타인(betain)의 형태를 이룬다. 콜린은 아주 단순한 구조를 가지고 있으며, 간 조직에서 세린으로부터 합성된다. 콜린의 합성 과정에 비타민B6, 엽산, 비타민B12의 도움을 받아 메티오닌으로부터 메틸기를 받아 합성된다. 콜린을 충분히 섭취하지 못하더라도 메티오닌*을 함유한 단백질을 섭취하면 신체는 필요한 콜린을 만들 수 있다.

2. 콜린의 대사

거의 모든 조직은 콜린을 축적하고 있으며 주로 인지질 내에 존재한다. 간과 신장, 유선 조직과 태반 및 뇌는 특히 중요하다. 조직에서는 단순 확산과 촉진 확산의 방법으로 받아들인다.

---

* 메티오닌 : 대부분의 흔히 볼 수 있는 단백질을 가수분해하여 얻을 수 있는 황을 포함한 아미노산. 1922년에 카세인으로부터 처음으로 분리되었으며 알卵 알부민 중량의 5%를 차지한다. 카세인 이외의 단백질은 이보다 훨씬 적은 양의 메티오닌을 함유하고 있다. 메티오닌은 포유류와 조류의 필수 아미노산 중 하나이다. 즉 포유류와 조류는 메티오닌을 다른 아미노산으로부터 합성하지 못한다. 반면 미생물은 아미노산인 시스테인과 아스파르트산으로부터 메티오닌을 합

3. 콜린의 기능 및 결핍증

대부분 동·식물성 식품에 콜린과 메티오닌이 들어 있기 때문에 콜린의 결핍증은 사람에게서 거의 발생하지 않는다. 그러나 고도로 정제된 가공식을 많이 한 영유아나 지방간과 출혈성 신장 괴사가 있는 환자, 콜린 성분이 부족한 정맥 영양을 실시한 환자 등에서는 결핍증이 발생할 수 있다.

(1) 신경 전달 물질로서의 기능

콜린은 아세틸콜린의 전구 물질로서 아세틸콜린은 신경근을 자극시키는 신경 전달 물질로 대단히 중요하며, 두뇌의 기능을 활성화시키고 기억력을 향상시키는 데 있어 신경계의 질환에 필수적인 성분이다.

☞ 결핍증

신경계 이상

결핍 시 신경계 기능 저하로 인한 두뇌 기능의 저하, 기억력 저하, 파킨슨병, 지발성 운동 이상증, 운동 실조증, 알츠하이머(치매) 등의 증상이 나타날 수 있다.

(2) 항지방간 작용

콜린은 지방과의 친화력이 뛰어나다. 즉, 콜린이 레시틴[*](lecithin: phosphatidyl choline)으로 되기 위해 지질과 결합하는 성질이 뛰어나 지방이 체내에 축적되는 것을 막아주고 간장에서 지방을 제거시키는 항지방간 작용이 있으며, 담즙의 구성성분으로 콜레스테롤과 잘 어울려 지방 대사에 관여하며 또한, 이노시톨, 타우린, 베타인,

---

성한다. 메티오닌은 다른 화합물에 메틸기($-CH_3$)를 붙이는 메틸화 반응에 중요한 아미노산이며 시스테인과 시스틴의 선구물질이기도 하다.

* 레시틴 : 포스파티딜콜린이라고도 함. 세포구조와 대사작용에 중요한 인지질(포스포글리세리드)의 일종. 레시틴은 인산·콜린 및 글리세롤의 에스테르와 두 분자의 지방산으로 구성되어 있다. 레시틴의 종류는 지방산의 사슬길이, 위치, 지방산의 불포화 정도에 따라 달라지며 이에

hydrochlorid 등과 함께 항지방성 인자로 작용한다.

☞ 결핍증

지방간, 간 기능 저하, 담석, 간암

결핍 시 인산콜린이 합성되지 못함으로써 혈장의 리포지질의 합성과 분비가 잘 되지 않아 간에서 지방 대사의 이상이 오고 이로 인해 지방간이 발생하며 지방 대사의 이상 및 간 기능의 저하, 담석 등의 증상이 올 수 있다. 또한 콜린 결핍은 세포 증식과 지방과산화물의 형성, DNA의 메틸화감소, Diacyglycerol의 누적으로 세포막을 통과하는 정보를 방해하게 되어 발암촉진상태를 만들어 간암을 유발시킬 수 있다.

(3) 메틸기의 공급원으로 단백질을 합성하는 데 관여

인체 내의 대사 과정과 호르몬의 생성을 위해서는 Methylation이 필요하고 Methylation은 메틸기의 공급이 필요한 데, 콜린은 메티오닌의 대사에 메틸기 공급원으로 작용한다. 메티오닌은 대사 중 시스테인으로 바뀔 수 있는데, 이때 Methylation이 정상적으로 행해져야 한다. 이 작용이 제대로 행해지지 않을 때 부산물로 호모시스테인이 생성되고 호모시스테인은 동맥경화증의 원인 물질이 된다. 이 호모시스테인은 메티오닌으로 원위치 시키는 데도 메틸기의 공급원이 필요하다.

☞ 결핍증

심혈 관계 질환(동맥경화)

결핍 시 동맥경화, 콜레스테롤 증가 등의 심혈 관계 질환이 발생할 수 있다.

따라 생체기능도 각기 다르다. 순수한 레시틴은 희고 부드러우며, 공기 중에 방치하면 검어진다. 상업용 레시틴의 색깔은 갈색에서 연노랑색까지 다양하며, 점성도도 플라스틱부터 액체에 이르기까지 다양하다.

(4) 신장 기능 및 아드레날린을 합성

콜린은 부신호르몬인 아드레날린을 합성하며, 신장 기능을 정상화시키는 데도 관여하는데 정확한 메커니즘이 밝혀지지 않았으나 결핍 시 만성 신장 장애나 스트레스 상태에 있어서의 신장 질환 징후를 나타낸다.

☞ 결핍증

신기능 저하, 고혈압

결핍 시 요농축능과 물의 재흡수, 나트륨 배설 및 사구체의 여과율 등의 기능이 비정상적이 되며 신장 출혈성 비대와 고혈압 등의 신장 장애가 나타날 수 있다.

4. 콜린의 과잉증

하루 약 20~30g의 콜린을 섭취하면 신체는 생선 비린내 같은 냄새와 설사, 토사, 구토증, 메스꺼움, 타액 분비 촉진, 땀 분비 증가, 우울증, 졸음 등을 일으킬 수 있으며 심해질 경우 떨림, 청색증, 경련, 호흡 곤란 등의 증상이 발생할 수 있고 많은 양의 콜린 투여는 위암 발생을 촉진시킬 우려도 있는데, 그 이유는 화합물이 강력한 발암물질인 nitrosamine으로 대사될 수 있기 때문이다.

5. 콜린의 권장량

콜린이 사람에게 필수적인 영양소라고 추정하고 있으나 콜린이 반드시 식사로 공급받아야 하는가에 관한 것은 명확하게 성립되어 있지 않다. 이는 콜린이 체내에서 필요한 양만큼 충분히 형성되기 때문인 것으로 보고 있기 때문이다. 보통 평소 식사에서 충분한 양(600~1000mg)을 섭취하고 있다.

6. 콜린의 함유 식품

콜린이 함유되어 있는 식품은 동물의 간, 뇌, 신장, 밀의 배아, 난황, 우유 등이다.

VI 타우린Taurine

1. 타우린의 정의

타우린(β-aminoethan sulfonate)은 1827년 독일의 Tiedemann과 Gmellin 박사가 황소의 담즙(쓸개즙)으로부터 분리하여 '아스파라긴'으로 명명하였다. 술폰기를 산기로 하는 황 아미노산의 일종으로 분자식은 $H_2NCH_2CH_2SO_3H$이다. 그로부터 11년 후 Demacay에 의해 타우린(taurin)이란 명칭이 처음으로 사용되게 되었다.

2. 타우린의 특성

타우린은 분자량이 적고(MW125.1), 자연계에서 쌍극이온으로 존재하며, 다른 아미노산과는 구별되는 특이한 화학적, 생물학적 특성을 지니고 있다. 첫 번째로 타우린은 β-아미노산이며, 두 번째로 다른 아미노산에 비해 더 낮은 PH에서도 쉽게 이온화하는 성질이 있다. 세 번째로 타우린은 단백질 합성에 사용되지 않고, 대부분의 동물 조직과 생체 액에서 가장 풍부한 유리아미노산으로 존재한다.

타우린은 황 함유 아미노산인 시스테인과 메티오닌으로부터 합성되며 근육, 혈소판, 신경 조직에 많이 함유되어 있으며, 담즙산에도 결합되어 있다. 생리학적 기능에 관해서는 잘 알려져 있지 않으나 최근 들어 생리활성에 관한 많은 연구가 이루어지고 있어 다음과 같은 여러 가지 중요한 기능과 관련이 있다. 망막의 광수용체 활성, 면역계의 유지 및 혈구내의 항산화 작용, 심장 근육의 수축, 삼투압 조절, 생식 기능, 세포 분화 및 성장 발달, 두뇌 발달, 중추 신경 기능, 혈소판 응집, 폐조직의 산화 방지 작용, 인슐린 작용 등에도 관련이 있어 다양한 생물학적 기능이 새로이 보고되면서 영양학, 생화학 및 약리학적 측면에서 그 중요성이 재조명되고 있다.

3. 타우린의 기능 및 결핍증

타우린의 생합성은 동물의 간과 뇌에서 일어나는데, 신생아와 미숙아의 경우 타우린 합성 경로가 발달되지 않아 합성량이 제한될 수 있기 때문에 외부로부터 공급되어야 한다. 실제 타우린이 없는 합성 조제유로 키운 미숙아 및 영아의 소변 중 타우린 수준이 감소되기도 하였으며 낭포성 섬유증이 있거나 조산아의 경우, 타우린의 결핍이 발생할 수 있다. 타우린은 동물성 식품 특히 조개류에 매우 풍부한 것으로 알려져 있다. 따라서 채식주의자들은 타우린 섭취에 불리한 것으로 예상할 수 있지만 철저한 채식주의자들에게서 타우린 결핍증이 확실하게 나타난 적이 없는 것으로 미루어 보통 사람들의 경우 체내 타우린 합성량이 필요량을 충족시키는 것으로 알려져 있다. 그리고 일단 성인이 되어 성장률이 떨어지게 되면 타우린의 필요량도 감소한다.

(1) 지질 저하 기능

가장 오래전부터 알려진 타우린의 생물학적 기능 중의 하나는 글리신과 함께 간에서 담즙산을 포합시켜 장으로 배설시킴으로써 섭취된 지방의 유화와 흡수를 도와주는 역할을 담당하는 것이다. 담즙산의 포합을 위하여 타우린과 글리신을 모두 사용하는 인체나 쥐의 경우 간에서 담즙산의 포합을 촉매하는 효소의 타우린에 대한 친화력은 글리신에 대한 친화력보다 약 50~100배 더 높은 것으로 알려져 있다. 타우린의 섭취는 총 콜레스테롤과 LDL 콜레스테롤 농도의 증가폭을 완화 시켜주고 혈청 alanine transferase 활성을 감소시켜 준다.

☞ 결핍증

간기능 저하 및 콜레스테롤 증가, 담석

결핍 시 콜레스테롤이 증가하고 지방 대사의 이상으로 인해 담석 및 간기능 저하 등이 올 수 있다.

(2) 망막 기능

타우린은 망막, 특히 광수용체(photoreceptor) 부분에 다량 함유되어 있다. 1975년 Hayes 등은 고양이를 대상으로 장기간 타우린이 결핍된 식이를 섭취시킨 결과 망막의 광수용체 세포에 구조적 변화가 초래되었음을 최초로 발견하였으며, 그 후 여러 연구자들에 의해 타우린 결핍이 지속되면 망막 기능이 퇴화하여 실명에 이를 수 있음이 보고 되었다. 망막의 광수용체 세포막에 존재하는 인지질에는 다른 세포막에 비해 특히 다가 불포화 지방산이 다량 존재하며, 타우린은 이러한 다가 불포화 지방산이 자외선이나 기타 산화제에 의해 과산화되는 것을 억제시킴으로써 결과적으로 막 구조를 안정화시키게 된다는 것이다. 세포막의 안정화 기능 이외에도 타우린은 두뇌에서와 비슷하게 망막에서 신경 전달체의 기능을 담당한다. 또한 당뇨로 인한 백내장 또는 노인성 백내장을 일으키는 원인으로 수정체를 이루는 단백질이 당과 결합하여 일어나는 것을 들고 있는데 이러한 산화성 백내장 또는 당뇨병성 백내장의 예방에 타우린이 우수한 작용을 나타냄이 최근의 연구 보고에서도 밝혀지고 있다.

☞ 결핍증

결핍 시 눈에 신경 전달체의 기능 이상으로 망막의 광수용체의 기능이 저하되어 시력 저하 및 망막 기능 저하, 산화성 백내장 등의 눈 기능 저하의 증상이 나타날 수 있다.

(3) 두뇌 기능

포유류의 중추 신경계에 다량 함유된 타우린이 두뇌 기능과 밀접한 연관이 있을 것이라는 것이 여러 연구자들에 의해 제기되었으나, 그 작용 기전에 관하여는 아직 거의 대부분이 베일에 가려져 있다. 1960년대 초반 Curtis와 Watkins는 타우린이 강력한 신경 전달 억제제인 gamma amino butyrate acid(GABA)와 구조적으로 매우 흡사하다는 것에 착안하여 타우린이 중추 신경계에서 신경 자극 전달의 억제제로 작용한다는 가설을 제안한 바 있다. 그 후 여러 연구자들에 의해 다양한 종류의 동물 실험에서 실제로 타우린이 신경 자극 전달을 억제하는 기능을 나타냄이 발견되었다. 즉, 신경 조직에 저산소 또는 산화적 스트레스를 가하면 흥분성 신경 전달 물질이 과도하게 유리되어 흥분 독성을 나타내는데, 이때 타우린은 inhibitory neurotransmitter로 작용하여 흥분 독성을 억제하고 신경 조직을 보호한다. 타우린은 또한 유전적인 간질병 환자와 실험적으로 유도된 간질 발작 동물에서 발작을 안정화시키는 효과(anticonvulasnt effect)를 나타낸다고 보고 되면서 한때 간질 치료제로서 사용되기도 하였다.

☞ 결핍증

결핍 시 신경 기능 저하로 인해 흥분, 발작, 불안, 초조 등의 증상이 나타날 수 있다.

(4) 심장 기능

Pion 등은 고양이에게 타우린 결핍 식이를 장기간 시행하여 만성적인 타우린 결핍 유도를 시킨 경우 퇴행성 심근 질환인 확장성 심근 질환이 나타났고, 타우린을 섭취시키자 심근 질환이 완전히 치유되었음을 발표하였다. 타우린의 결핍은 곧 심장 근육이 쉽게 손상을 입게 됨을 많은 과학자들이 실험에 의해 증명하였다. 이러한 타우린의 심장 보호 효과에 대한 기전에 대하여 대부분의 연구자 들은 세포막을 통한 칼슘 이온에 의한 것으로 심근 세포의 흥분-수축 과정에 필수적인 요소로서 세포질에 칼슘이 과량 축적되면 심근 세포의 괴사를 유발시키게 된다. 현재까지 보고 된 연구 결과들에 의하면 타우린이 심근 세포 내에 칼슘이 과잉 축적되는 것을 막아줌으로써 심장 근육을 보호해주는 기능을 담당하는 것으로 알려져 있다. 심근 보호 기능에 관한 또 다른 기전으로는 망막 기능에서와 마찬가지로 타우린의 항산화 기능에 의한 것으로써 타우린이 활성산소를 제거시키고 지질과 산화를 억제함으로써 세포막을 안정화시키기 때문인 것으로 해석되고 있다.

☞ 결핍증

심장 기능 저하

결핍 시 심근 세포 내 칼슘이 과잉 축적되어 심장 수축, 부정맥, 혈압 상승, 협심증, 심근경색 등의 증상이 나타날 수 있다.

(5) 생식 기능

거의 모든 동물 세포에서 고농도로 발견되는 타우린은 주요 조직 또는 기관의 정상적인 발달과 밀접한 연관이 있다. 특히 임신 기간 중의 타우린 결핍은 유산과 사산의 확률을 높이고, 태아의 두뇌 및 망막 등을 비롯한 주요 기관의 정상적인 발달을 저해하며 구조적인 변화를 초래할 수 있음이 밝혀졌다. 임신 기간 중에는 태반의 타우린 운반체를 통해 다량의 타우린이 모체에서 태아로 전달되며, 특히 태아나 신생아의 두뇌에서는 성인기에 비해 타우린이 더 높은 농도로 존재한다. Sturman 등은 6개월 이상 타우린이 결핍된 식이를 임신 중인 고양이에게 섭취시킨 결과 임신이 성공적으로 진행되지 못하였고, 유산 또는 사산율이 증가하였으며, 태어난 새끼 고양이도 저 체중인 경우가 많았고, 중추 신경계의 발달이 비정상적이었음을 관찰하였다.

☞ 결핍증

태아의 발육 및 성장 저하

결핍 시 유산과 사산의 확률이 높아지고, 태아의 두뇌 및 중추 신경계, 망막 등의 주요 기관의 정상적인 발달이 저하되며 저 체중인 경우가 발생할 수 있다.

(6) 항산화 기능

화학 물질, 농약, 오존, NO_2 등과 같은 산화 촉진제에 노출되면 신체는 염증 관련 세포(다형핵호증구, 대식세포, 단핵구 등)가 활성화되고, 염증 매개 물질의 생성 및 분비가 증가하게 되어 염증 반응을 유발하고 결과적으로 조직 손상을 유발한다. 이외는 또 다른 경로로 산화 촉진에 의해 산소라디칼이 형성되면 H_2O_2로 전환되고, 후자는 myeloperoxidease의 촉매 하에 Cl 및 H+이온과 결합하여 세포 독성이 매우 강한 HOCl(hypochiorite)을 형성하여 세포를 파괴시키게 된다. 조직 손상 시 생성이 증가된 HOCl은 체내에서 일차 아민과 반응하여 클로라민을 형성하는데, 이 때 주로 사용되는 것이 타우린이다. 즉, 타우린이 HOCl과 반응하여 타우린클로라민을 형성함으로써 일차적으로 독성이 강한 HOCl을 제거하고 세포를 보호하게 된다. 위염과 위궤양의 원인으로 헬리코박터 균주에 감염되면 호중구가 활성화되고, urease에 의한 암모니아 분비가 촉진되면서 이것이 HOCl과 결합하여 모노클로라민과 같은 강력한 산화제를 생성함으로써 위점막의 손상을 가져와 질병을 유발하게 된다. 타우린이 헬리코박터 감염에 의한 위 점막 손상에 대하여 보호 효과를 갖는 것은 타우린이 우선적으로 HOCl과 결합함으로써 모노클로라민으로 전환되는 것을 억제하기 때문이다.

☞ 결핍증

피로, 위장 장애, 폐 기능 약화

결핍 시 몸에 독소가 많이 생겨 조직 점막을 산화시키므로 피로하고 무기력해지며 위염과 위궤양, 폐조직의 산화 작용 및 혈구 내 독소가 많이 발생할 수 있다.

(7) 그 밖의 기능

그 밖에 당뇨 예방 및 알코올 장애 개선, 세포 분화 및 성장, 면역력 강화 등의 기능
에 관여한다.

3. 타우린의 권장량

아직까지 타우린의 권장량은 정하고 있지 않다.

VII 비타민B13 Orotic acid

1. 비타민B13의 정의

1905년 G.비스카로와 E.베로니에에 의해 우유의 유장(젖에서 지방과 단백질을 빼고 남은 성분)에서 처음 발견되었고, 1948년 Novak와 Hauge가 분리하여 비타민B13라 명명하였으나 비타민으로 인식하지 않고 있다. 젖산균으로 우유 등을 발효시켜서 산미와 특수한 풍미가 있는 음료로 만든 산유酸乳, 채소류에도 들어있는 것으로 알려져 있으며 성장 촉진 인자로 기능과 근원에 대해서는 알려져 있지 않다.

2. 비타민B13의 기능 및 결핍증

(1) 갈락토스 대사에 관여한다.

(2) 핵산(DNA, RNA)을 구성하는 피리미딘 염기의 생체 내 합성 과정에서 중요한 중간 체 역할을 한다. 즉, 핵산 합성에 관여한다.

(3) 세포의 재생 과정에 관여한다.

(4) 간의 기능을 돕는 작용이 있다.

☞ 결핍증

결핍 시 간장 질환, 다발성 경화증, 세포 노화 촉진 등의 증상이 나타날 수 있는데, 특히 다발성 경화증 치료에 특효가 있는 비타민으로 알려져 있고 간 기능을 돕는 작용이 있어 간장 치료약으로도 사용되며 백혈병에도 효과가 있다는 보고가 있으나 아직은 확실하지 않다.

3. 비타민B13의 권장량

일일 최저 필요량은 설정되어 있지 않다.

Ⅷ 비타민B15 Pangamic Acid

1. 비타민B15의 정의

비타민B15는 과학적인 용어로는 판가민산이라고 불린다. 판이라고 하는 것은 전 지역의 의미이고, 가민은 씨앗을 뜻하는 것으로 지구상 어느 씨앗에도 소량이지만 함유되어 있다. 판가민산은 비타민B17과 같이 1952년에 행인의 화학적 성질을 연구하던 E.T.크레브스 박사가 발견했다. 비타민B15는 미국에서는 비타민으로 인정되지 못하여 보급되지 않고 있다. 소련에서 많이 연구되고 있다.

2. 비타민B15의 기능 및 결핍증

(1) 지방대사촉진

저산소혈증에 대한 내성을 증가시키고, 조직 세포에 대한 산소 공급을 원활하게 해 지방의 대사를 촉진한다. 이로 인해, 순환계 및 심장의 부전, 혈액 중의 콜레스테롤 증가, 동맥경화, 협심증, 순환 장애 등에 대한 치료 효과를 증진시킨다.

(2) 항산하작용

항산화 작용이 있어 비타민A, E와 공존할 때 효과가 증대된다. 이로 인해, 노화 억제, 피로 회복, 숙취, 상처 치유, 만성 피로, 두통, 녹내장 등에 대한 치료 효과를 증진시킨다.

(3) 일산화탄소 중독 해독

환경 오염 물질로부터 보호력이 있고 일산화탄소 중독을 해독시킨다. 이로 인해, 간장 질환(간염, 간경변 등), 중독, 피부 질환, 알코올 등의 약물 중독, 기관지 천식, 알레르기, 미세뇌 장애, 정신분열증, 자폐증, 선 및 신경 조직 장애 등의 치료 효과를 증진시킨다.

☞ 결핍증

순환 장애, 간기능 장애, 기관지 천식, 선 및 신경 조직 장애 등

결핍 시 세포의 산소 결합력이 떨어져 심근 세포에서는 순환 장애 및 심장병을 악화시키고 두통, 만성 피로, 간기능 장애, 기관지 천식, 선 및 신경 조직 장애 등을 유발할 수 있다.

3. 비타민B15의 권장량

권장량은 선정되어 있지 않으나 치료의 양으로는 성인 1일 100mg을 아침저녁으로 분복하거나 그 이상을 사용한다.

IX 비타민B17 Laetrile, amigdalin

1. 비타민B17의 정의

레트릴 또는 아미그달린으로 불리는 비타민B17은 살구씨나 복숭아씨, 사과, 포도, 앵두, 쌀겨, 알팔파 등의 씨앗에 풍부하게 들어있는 물질로 암 치료를 연구하던 ET 크렙스 박사에 의해 발견되었다. 세계적인 장수촌인 훈자 지방 사람들이 매일 10~20개의 살구씨를 생식하는가 하면 음식물에 살구씨 기름을 넣거나 몸에 직접 바르는 것을 보고 연구를 시작해 살구씨 속에 들어있는 비타민B17 성분을 결정체로 분리해 레트릴로 명명하였으며, 1952년 비타민B17에 항암 성분이 있음을 밝혀냈다. 이 성분은 수용성 성분이므로 씨앗의 기름에는 존재하지 않는다. 예전부터 살구씨는 기관지천식, 변비 및 각종 암 치료제로 사용되어 온 한약재로 비타민B17이 많이 함유되어 있다. 비타민B17 분자는 두 단위의 포도당과 각각 한 단위의 벤조알데히드와 시안화합물(청산가리)이 단단하게 결합되어 있는 구조이다. 만약 사람의 몸 안에서 이 고리가 분리될 경우 맹독성을 그대로 나타내어 위험하다고 본다. 살구씨 핵은 β-glucosidase가 있어 시안화합물을 무독화하며 동물 세포는 이 효소가 없어 분자 구조에 든 시안독성 때문에 죽음에 이를 수도 있다. 따라서 정통 의학계나 미국의 국립 암 연구소, 미국식품의약국(FDA) 등은 비타민B17의 시안화합물(청산가리) 성분에 맹독성이 있다는 이유로 임상 적용을 금지시키고 있는 실정이다. 그러나 크렙스 박사에 의하면 비타민B17이 체내에 들어가면 정상 세포에는 없고 암세포에만 많이 있는 β-glucosidase에 의해 청산(cyanic acid)을 방출하여 암세포를 죽이며 정상 세포에는 비활성효소인 Rhodanese가 있어서 이것이 청산(cyanic acid)을 Thiocyanate로 전환시켜 준다. 이 Thiocyanate는 독성이 없다. 결국 비타민B17은 암세포만을 선택적으로 죽이고 정상 세포에는 해를 입히지 않는다는 이론으로 하루에 50mg 이상의 비타민B17을 섭취했을 시, 암 치료에 효과가 있다고 주장한다. 살구씨 한 개에 약 4~5mg의 비타민B17을 함유하고 있으므로 1일 10~15개의 살구씨를 먹으면 50mg의 비타민B17을 섭취하는 것이 된다. 국내에서 쉽게 구입할 수 있는 살구씨의 경우 하루 15개를 넘지 않는 것이 좋다고 하며 대체로 한국산이 미국산보다 독성이 강할 것으로 여겨지기 때문이다. 비타민B17은 항암 효과 말고도 탁월한 진통 효과, 혈압 조절 작용, 조혈 작용 등을 발휘해 류머티즘, 고혈압, 충치, 위장 장애, 빈혈 치료에도 큰 도움을 주는 물질이라고 주장한다.

411

2. 비타민B17의 기능

(1) 항암 작용으로 암종을 치료한다.

(2) 진통 작용으로 통증을 완화시킨다.

(3) 혈압 조절 작용으로 혈압을 정상화시킨다.

(4) 조혈 작용으로 혈색조가 증가해 얼굴 혈색이 좋아지고 식욕이 증진되고 암 환자의 불쾌한 냄새가 제거된다.

3. 비타민B17의 권장량

비타민B17의 권장량은 설정되어 있지 않다.

X 비타민L

1. 비타민L의 정의

비타민L은 유즙 분비(lactation)를 촉진하는 비타민이라 하여 비타민L이라 명명하였으며 비타민L은 유즙 분비 호르몬인 prolactin의 분비를 촉진시키는 기능이 있다. 결핍 시 프로락틴*의 분비가 저하되어 유즙 분비가 억제될 수 있다.

---

* 프로락틴 : 황체자극호르몬(luteotropic hormone/LTH), 젖분비자극호르몬(luteotropin)이라고도 함.

뇌하수체에서 생성되는 단백질성 호르몬. 다른 호르몬과 함께 젖샘에서 젖이 분비되도록 촉진하며, 여성 호르몬인 프로게스테론을 분비하는 황체를 유지시킨다. 수컷에서의 기능은 알려지지 않았다. 인간에게는 프로락틴이 성장호르몬과 비슷하게 작용한다.

XI 비타민P (Bioflavonoid)

1. 비타민P의 정의

Szent-Gyogyi 등은 마못(쥐의 일종)의 괴혈병 치료에 비타민C보다 레몬즙을 급여하였더니 효과가 우수하다는 것을 알았는데, 레몬즙에서 모세혈관의 투과성을 정상적으로 지니고 있는 물질을 발견하고 이것을 비타민P 또는 비타민C2라 하였으며 후에 플라보노이드의 혼합물로 알려졌다. 플라보노이드는 색깔이 있는 페놀화합물로서 식물에 널리 존재하며 800여종이 식물체에서 분리되었다. 바이오 플라보노이드는 비타민으로서의 완벽한 정의를 가지고 있는 물질들은 아니다. 과일이나 식물에서 물에 녹아있거나 식물의 꽃, 잎, 줄기에 색깔을 나타내는 적색, 푸른색, 황색 색소 물질(카로티노이드는 제외)들의 그룹으로 비타민C와 같이 있음으로 동시에 발견된다. 비타민P의 함유는 껍질이 내부보다 더 짙은 색을 나타냄으로 껍질 부분에 많은 함량을 가진다. 그들의 성분은 Rutin, Hesperidine, Hesperetin, Eriodictyol, Quercetin, Citrin, Flavone, Flavonal 등으로 이루어진다. FDA는 바이오 플라보노이드와 같은 성분을 비타민으로 인정하지 않고 있다.

2. 비타민P의 대사

바이오 플라보노이드는 소장에서 흡수되기 전에 소장 미생물에 의해 공급되는 가

수 분해 효소에 의해 가수 분해되어 흡수되며, 흡수된 플라보노이드는 페놀화합물로 분해되어 24시간 내에 요로 배설되며, 적은 양은 담즙으로 재흡수 또는 배설된다.

3. 비타민P의 기능 및 결핍증

바이오 플라보노이드는 모세혈관의 투과성을 증진시켜 혈관 유지 기능이 강하다. 또한 항산화 활성 물질로서 항산화 활성이 친수성과 소수성 물질 모두에서 발견되며 비타민C의 보조적 작용을 하여 항산화 작용을 강화시켜준다. 또한 많은 플라보노이드는 금속 이온을 킬레이트화하는데, 구리나 철분 등을 복합체로 가지고 있다.

(1) 모세혈관을 강화하고 모세혈관의 투과성을 조절한다

비타민P는 인체 내의 모세 혈관과 연결 조직을 튼튼히 하여 출혈이나 혈관 벽의 파괴를 막아 감염으로부터 보호해 혈액이 부드럽게 흐르도록 해주며, 모세 혈관을 튼튼하게 해주는 작용을 한다. 이로 인해 출혈 방지(약한 혈관에서 빈번히 발생되는 출혈성 질환인 치질이나 혈액 순환에 문제가 되는 정맥류, 협심증의 치료에 유효하다), 모세혈관 파열 방지(모세혈관 파열로 인해 발생되는 피부 발적-출혈 및 멍, 피부의 습진, 잇몸 출혈, 고혈압, 궤양, 피임 기구 삽입 후에 발생하는 출혈 등의 치료에 유효하다), 감염으로부터 보호 장벽 유지 작용 등이 있다.

☞ 결핍증

멍, 잇몸 출혈, 치질, 고혈압, 궤양성 질환

결핍 시 모세혈관 벽의 투과성이 커져서 출혈이 쉽고 혈액이 침출되어 피부에 자색 반점이 생기게 되고(자반병) 치질, 정맥류, 협심증, 피부의 습진, 잇몸 출혈, 피하 출혈, 망막 출혈, 천식, 관상동맥혈전증, 동맥경화증, 고혈압, 비홍증, 궤양, 피임 기구 삽입 후에 발생하는 출혈, 동상 등의 증상이 발생할 수 있다.

(2) 항산화 작용과 비타민C의 보조 작용

비타민C는 세포 간격의 성분인 콜라겐을 합성할 때 필요한 성분인데, 이때 비타민 P는 비타민C의 역할을 도와서 튼튼한 콜라겐을 만들어 주며 비타민C가 파괴되지 않게 하고 비타민E의 작용을 극대화시킨다. 이로 인해 비타민E는 비타민C로 인해 과산화 지질의 제거 기능을 반복적으로 수행할 수 있게 되어 항산화 작용을 증진시켜 준다. 이로 인해, 비타민C와 비타민P는 항바이러스 인자로 작용이 되고 항염증인자, 항경련 인자 및 면역력을 도와주는 인자로 작용해 암세포의 유전자를 조각내는 기작을 유도하여 암세포를 소멸시키는 작용을 한다. 감기 및 천식, 알레르기, 염증성 질환(간염), 류마티스열 및 류마티즘, 암 등의 치료에 유효하다.

☞ 결핍증

감기, 알레르기, 천식, 염증성 질환, 암

결핍 시 감기 및 유행성 독감, 알레르기, 천식, 염증성 질환인 간염, 피부염, 류마티즘, 각종 암 등이 발생할 수 있다.

(3) 금속 이온을 킬레이트화 하는 데 관여

바이오 플라보노이드의 성분인 루틴은 금속 이온을 킬레이트화 하여 구리를 함유한 효소로부터 아드레날린의 산화를 막아 주고 조직에서 필요 이상으로 축적되어 있는 구리를 제거시켜 혈장 구리의 양을 떨어뜨린다. 이로 인해, 뇌에서의 흥분을 안정시키는 효과가 있어 우울증 환자나 정신 분열증 환자의 치료에 효과가 나타난다.

☞ 결핍증

신경계 이상

결핍 시 우울증이나 정신 분열 증상이 나타날 수 있다.

(4) 호르몬 조절 기능

바이오 플라보노이드의 한 성분인 Flavone 화합물은 호르몬 분비를 조절하는 기능이 있어 월경통이나 월경 불순, 습관성 유산 등의 치유 효과가 있다.

(5) 솔비톨의 손상으로부터 백내장을 예방

혈당치가 높아지면 당으로부터 만들어지는 알코올류의 물질인 솔비톨(Sorbitol)이 체내 조직에서 만들어진다. 이 솔비톨이 혈관벽 속에 이동해서 세포를 파괴한다. 솔비톨은 눈의 렌즈에도 동일한 손상을 입혀 백내장을 일으킨다. 이러한 손상은 비타민 P의 투여에 의해 막을 수 있다.

(6) 담즙 생성을 촉진

바이오 플라보노이드는 체내에서 합성되지 않으며 담즙 생성을 촉진한다.

4. 비타민P의 일일 권장량

비타민P의 일일 권장량이 정해져 있지는 않으나 1일 60mg 정도가 필요하며 비타민C와 같이 존재하지만 합성 비타민C는 바이오 플라보노이드를 가지고 있지 않다.

XII 비타민U (Cabagin)

1. 비타민U의 정의 및 기능

비타민U는 양배추(cabbage)에서 얻어진 물질로 Cabagin이라고도 하며 이 성분이 발견된 것은 1940년이다. 비타민U의 U는 Ulcer(궤양)의 머리글자인데, 궤양에 효과가 있는 비타민이라는 뜻으로 붙여진 것이다. 비타민U는 항위궤양 인자로서 세포분열을 활발하게 하여 위장 점막의 신진 대사를 촉진시켜 점막을 정상적으로 생성유지하고, 위산의 분비를 억제하는 비타민류 물질로 위벽의 점막을 튼튼히 한다. 또한 상처 난 위벽의 회복을 도와주며, 궤양을 억제하는 효과가 있다. 점막의 신진 대사에는 새로운 단백질이 필요한 데, 비타민U는 단백질의 합성을 촉진하는 효과도 있다. 특히 위궤양과, 십이지장궤양의 회복 작용을 촉진시킨다. 양배추 생즙, 양배추 등에 많이 함유되어 있다.

XIII PABA (Para-Aminobenzoic acid)

1. PABA의 정의

파라 아미노벤조익산은 알코올에는 잘 녹으나 물이나 클로로포름에는 약간 녹는 수용성으로 흰색 또는 약간의 미색을 띄는 무취의 결정체로 공기와 빛에 의해 변색되기 쉬운 비타민으로 엽산의 구조 안에 포함되어 있어 '비타민 속의 비타민' 이라고 말한다. 체내의 조직에 저장되어 있으며 컨디션이 정상일 때는 장내에서 만들어지기도 하나 사람이나 동물에게는 필수적인 비타민으로 인정되지 않는다.

2. PABA의 기능 및 결핍증

(1) 엽산의 구성 성분

엽산의 구성 성분으로 적혈구 생성에 관여하고 항산화 작용이 있어 빈혈을 예방하고 발육에 중요한 역할을 하며, 장내에서 우리 몸에 유익한 균의 번식을 촉진하는 작용을 한다.

☞ 결핍증

빈혈, 소화 불량, 발육 부진, 화상, 피부병

부족 시 빈혈, 소화 불량, 발육 부진 등의 증상이 나타날 수 있다.

(2) 단백질 대사의 보조 효소로서의 작용

단백질의 분해 및 합성 대사에 보조 효소로 작용한다.

☞ 결핍증

피로, 신경과민

결핍 시 피로, 신경과민, 우울증, 정신 분열 등의 증상이 나타날 수 있다.

(3) 비타민B5(판토텐산)의 작용을 보조

판토텐산의 작용을 도와서 머리카락의 색깔을 원래대로 되돌리고 피부의 노화를 막아서 주름이 생기는 것을 막아주며, 비타민C와 판토텐산과 합동하여 저혈당 증세를 없애주는 작용을 한다.

☞ 결핍증

백모증, 화상, 피부의 병변, 저혈당

PABA가 결핍되어 있거나 스트레스를 많이 받으면 머리가 탈색되어 백모증이 나타나며, 피부에 주름이 생기고 햇빛으로 인한 화상, 백반, 피부의 병변 및 피부암, 저혈당 증상 등이 나타날 수 있다.

3. PABA의 권장량

PABA가 사람이나 동물에게 필수적인 비타민으로는 인정되지 않아 정확한 권장량은 설정되어 있지 않다.

5부

무기질

무기질은 신체를 구성하는 요소이며 체내에서 유기물질이
완전히 산화된 후에도 남아있는 생명체의 회분의 구성성분이다.
인체내에서 유기물질을 구성하는 탄소, 수소, 산소, 질소는
체중의 96%를 차지하며 무기질은 단지 4%를 차지한다.
무기질은 여러 생리기능을 조절하고 건강을 유지하기 위해 비타민처럼
절대적으로 필요한데 그 필요량에 따라 다량무기질과 미량무기질로 구분한
다.

다량무기질은 체중의 0.01% 이상 존재하는 무기질을 말하며,
미량무기질은 체중의 0.01% 및 그 이하로 존재하는 무기질을 말한다.
여러 무기질도 체내에서 다양한 역할을 담당하고 있는데 다음과 같다.
첫째는 인체의 산 - 알칼리 평형 유지에 관여하고,
둘째는 생체내에서 일어나고 있는 여러 가지 반응에 촉매로서 관여하고,
셋째는 체내에서 합성되는
신체의 필수적인 구성요소로써 신체기능에 관여하고,
넷째는 수분 평형의 유지에 관여하고,
다섯째는 신경의 자극전달 기전에 관여하고,
여섯째는 근육의 수축성 조절에 관여하고,
일곱째는 성장에 필요한 체 조직 구성 및 열량 방출에 관여함으로써
직 · 간접적으로 인체의 생명과 건강 유지에 관여한다.

〈무기질-다량무기질〉

Ⅰ 나트륨

1. 나트륨의 정의

나트륨은 소디움이라고도 하며 체내에 풍부하게 함유된 무기질로서 세포 외액의 주된 양이온이다. 체중의 0.15~0.2%를 차지하고 있으며(체중이 70kg인 경우 약 105g 정도), 이 중 50%는 세포 외액에, 40%는 골격에, 약 10%는 세포 내에 존재한다. 뼈 나트륨의 반 정도는 세포 외액의 나트륨 양이 줄어들 때 이를 채워줄 수 있는 나트륨 저장고로 작용한다. 혈액에서는 대부분 혈청에 존재하며, 310~340mg/dl이 들어 있으며 뇌척수액에는 440mg/dl이 존재한다. 혈청 내의 나트륨은 세포 내액에 비해 14배나 더 함유되어 있다.

2. 나트륨의 흡수와 대사

(1) 나트륨의 흡수

섭취한 나트륨은 일부 위에서 흡수되고 나머지 대부분은 소장 상부에서 흡수된다. 에너지를 필요로 하는 능동 수송에 의해 흡수된다. 나트륨의 섭취량이 많으면 흡수율은 떨어진다. 섭취한 95%의 나트륨은 염소와 같이 대부분 소장에서 흡수되고 약 5%만이 대변을 통해 배설된다. 소장에서 나트륨의 흡수는 포도당, 염소와 함께 흡수될 때 촉진된다. 흡수된 나트륨은 혈액을 통해 신장으로 운반되고 여과되어 체내 정상수준 유지에 필요한 양만 혈액으로 되돌아온다. 흡수된 나트륨 수준은 섭취한 나트륨의 양에 영향을 받는다.

(2) 나트륨의 재흡수

흡수된 나트륨은 혈액을 타고 체내에 운반되는데 혈액이 신장을 통과할 때 나트륨이 여과되면서 혈액의 나트륨 수준을 유지할 수 있는 만큼만 재흡수된다. 신장에 의한 나트륨의 재흡수 정도는 부신피질의 알도스테론 호르몬과 신장의 레닌 효소에 의해 조절된다. 혈액의 나트륨 농도가 정상 이하로 떨어지면 신장의 사구체 근접 세포에서 정보를 받아서 레닌 효소가 혈액으로 분비되는데, 이 효소는 간에서 혈장으로 분비된 안지오텐시노겐 단백질을 안지오텐신 I 로 바꾸는 역할을 한다. 안지오텐신 I 은 폐에서 안지오텐신 II 로 활성화되어서 신장의 부신피질에서 알도스테론의 분비를 자극한다. 알도스테론 호르몬은 신장에서 나트륨의 재흡수를 증가시키고 나트륨의 배설을 감소시킨다.

(3) 나트륨의 배설

섭취한 나트륨의 약 85~90% 정도가 소변으로 배설되며 약 5%는 대변으로 배설된다. 나트륨의 섭취량이 많으면 소변으로 배설되는 나트륨 양이 증가하고, 섭취량이 적으면 배설량도 적어진다. 날씨가 더우면 피부를 통하여 땀으로 0.5~3g/ℓ 의 나트륨을 배설한다. 나트륨은 담즙이나 췌액 등의 소화액에도 함유되어 있으나 대부분 재흡수 된다. 요중의 나트륨 양은 식사 중의 나트륨의 양과 비례한다. 요중으로 배설될 수 있는 나트륨의 양에는 한계가 있으므로 만일 나트륨의 섭취가 신장이 여과 배설할 수 있는 양 이상으로 높아지면 혈액과 세포 외액의 나트륨 양이 증가하게 된다. 혈액 나트륨 양이 증가되면 뇌의 시상하부에 존재하는 갈증 감각을 자극하여 갈증을 느끼게 하며, 갈증으로 인한 다량의 수분 섭취는 요의 배설량을 증가시키는 동시에 나트륨을 체외로 방출하게 한다. 그 결과 혈액 나트륨 양이 감소되며 갈증도 가라앉게 된다.

3. 나트륨의 기능 및 결핍증

(1) 체액의 조절

나트륨 이온은 세포 외액의 주된 양이온으로 나트륨 이온의 농도에 따라 세포 내외의 삼투압에 의하여 수분의 이동이 결정된다. 세포 내외의 삼투압 유지는 주로 나트륨 이온과 칼륨 이온에 의하여 조절되며, 이밖에 칼슘, 마그네슘, 인, 단백질 등도 삼투압 조절에 관여하고 있다.

세포 외액의 나트륨과 칼륨 이온의 비율이 28:1의 비율로 유지되고, 세포 내액의 나트륨과 칼륨 이온의 비율이 1:10으로 유지될 때, 혈장 및 세포 내의 삼투압이 정상으로 유지된다. 이는 나트륨과 칼륨 펌프 작용에 의해 이루어지며, 체내의 세포 외액 중 나트륨이 감소하여 삼투압이 내려가면 세포 내로 수분이 이동한 결과로 세포의 팽화를 초래하게 되고 반대로 외액 중의 나트륨 농도가 높아지면 삼투압이 높아져서 세포 내에서 세포 외로 수분이 이동해 부종이 된다. 이와 같이 나트륨과 칼륨의 농도의 차이는 전기 화학적으로 세포막의 잠재력을 유지시킨다. 건강한 세포벽은 신경 전달, 근육의 수축, 심장 기능을 원활하게 하여 준다.

저혈압, 모유 분비 감소, 피부의 윤택의 감소

체내 나트륨 함량이 낮아지면 세포 외액 내 나트륨 농도가 낮아져 세포 외액의 삼투압이 낮아진다. 이에 따라 세포 외액이 세포 내로 이동하고 세포 외액과 혈액량이 감소됨으로써 혈관의 압력이 낮아져 저혈압이 되고 체내에 수분 부족으로 인해 피부에 윤택이 없어지며 산모에게서는 모유의 분비 감소가 일어날 수 있다.

(2) 산과 염기의 균형 유지

나트륨은 칼슘, 마그네슘, 칼륨과 함께 세포 외액 중에서 알칼리성 반응을 하며 염소는 인산염, 탄산염, 황화합물, 유기산, 단백질 등과 함께 산성 반응을 해 체내의 산, 염기 평형에 직접적으로 관여한다.

나트륨은 알칼리성을 띠는 OH와 결합해서 알칼리를 형성하는 물질로 알려져 있다. 나트륨은 세포 외액의 산 염기 평형 유지 및 완충 작용의 주요 인자이다. 세포 외액에서 나트륨은 $NaCl$(염화나트륨), $NaHCO_3$(중탄산나트륨), Na_2HPO_4(제2인산나트륨)으로 존재하며 이 중에서 뒤의 2가지는 세포 외액의 PH를 조절한다. 중탄산나트륨과 제2인산나트륨은 강산의 수소 이온과 결합하여 약산으로 변화시켜 PH를 알칼리성으로 조절한다. 또한 소화기관 중 췌장에서는 중탄산나트륨이 분비되어 위에서 내려온 산성인 내용물을 중화시켜 알칼리성 환경 유지에 큰 작용을 한다.

☞ 결핍증

산성 체질, 식욕 부진

나트륨 결핍 시 산, 염기 평형 유지의 이상으로 산성화될 수 있으며, 소화관 내 환경의 이상으로 식욕 부진, 메스꺼움, 오심, 구토, 설사 등의 증상이 나타날 수 있다.

(3) 영양소의 흡수 및 전달

세포막에 존재하는 나트륨 · 칼륨 펌프는 당질과 단백질 흡수 시 세포막 통과의 통로이다. 포도당과 아미노산은 흡수 시 소장 점막 세포를 통과하기 위해서 나트륨 · 칼륨 펌프를 반드시 이용한다. 나트륨은 영양소와 함께 세포막의 운반체에 결합해서 나트륨의 농도 차에 따라 세포 안으로 들어갈 때 영양소가 따라서 들어가게 된다.

☞ 결핍증

성장 저하 및 체중 감소

나트륨 결핍 시 세포 안으로 영양소의 흡수가 이루어지지 않아 성장 부진이 일어난다.

(4) 신경 자극의 전달

나트륨은 근육에서도 자극이 전달될 때 작용하기도 하지만 신경 세포에서 자극이 전달될 때에도 작용한다. 신경 세포는 뉴런이라고도 하고 길게 늘어진 모양을 하고 있다. 뉴런은 앞부분인 축삭원추에서 전기적 흥분이 발생되어 축삭을 타고 끝부분으로 전달된다. 흥분이 전달되는 것은 축삭의 막에 존재하는 나트륨 통로와 칼륨 통로를 통해 나트륨 이온과 칼륨 이온이 들락날락거리면서 이때 생긴 전압이 옆으로 전달되는 것이다. 나트륨 이온이 신경 세포 안으로 들어오고 칼륨 이온이 밖으로 나가면서 신경 세포막의 전압이 높아지고 이는 옆으로 전달되어 같은 과정을 반복한다. 신경 세포는 시작 부분에서 끝 부분까지 무수히 많은 나트륨, 칼륨 통로가 있어서 자극이 주어지면 시작 부분에서부터 칼륨과 나트륨 이온이 들락날락거리고 전압차가 생기고 다음 통로로 이어져서 결국 축삭의 끝부분인 종말까지 신호가 이어지게 되는 것이다. 축삭의 끝부분인 종말로 신호가 전달되면 다음 뉴런이나 효과기 세포(근육, 피부, 분비선)로 신호가 전달되어 작용이 일어난다. 결국 나트륨이온은 신경 세포에서 신호를 전달하는 과정에 중요한 역할을 하는 것이다.

☞ 결핍증

신경 전달 저하-우울, 기억 감퇴, 피로

나트륨 결핍으로 신경의 신호 전달 과정에 문제가 생기면 원활한 신경 전달 작용이 저하된다.

(5) 정상적인 근육의 자극 반응을 조절

나트륨 이온은 근육에서 화학적 자극을 전달하므로 정상적인 근육의 흥분성과 과민성을 유지한다.

근육이 수축하기 위해서는 전기적 자극과 화학적 자극이 필요한데, 골격근의 경우 주로 화학적 자극에 의하여 작동된다. 화학적 자극은 어떤 화학 물질을 통하여 일어나는 것이다. 신경의 말단에서 신경 전달 물질인 아세틸콜린이 분비되어 골격 근육 세포의 수용체에 결합되면 수용체는 이온 통로로 작용하는데 통로가 열린다. 이때 근세포 밖의 나트륨 이온이 들어오고 세포 안의 칼륨 이온이 나가게 되는데 이로 인해 탈분극이 일어나게 된다. 즉, 나트륨 이온이 들어오게 되어 근세포안의 전압이 높아지는 것이다. 이러한 자극이 강하게 일어나면 전압은 옆 세포로까지 전달될 수 있을 정도로 높아지는데 이것이 활동 전압이다. 활동 전압이 인접 세포막으로 이동하면 세포막에 연속적으로 존재하는 나트륨 통로가 열리어 나트륨 이온이 들어와서 세포 내의 전압이 높아지고 이는 옆으로 계속 전달된다. 다시 옆 세포에서 나트륨 통로가 열리고 나트륨 이온이 들어오게 되어 세포 내 전압이 높아지게 된다. 결국 이 활동 전압은 근세포 깊이 전달되어 근형질세망에서 근육 수축을 일으키는 칼슘 이온을 유리시키게 되어 신경과 근육의 전기 화학적 자극을 전달하므로 정상적인 근육의 흥분과 과민성을 유지한다.

431

☞ 결핍증

근육 연약

나트륨의 결핍은 근육 세포에서 자극을 전달하는 데에 지장을 주게 되어 정상적인 근육의 작용이 원활치 못하게 된다. 근육이 약해지는 현상이 나타난다.

(6) 위액 생성에 관여

나트륨은 담즙이나 췌액 등의 소화액에도 함유되어 있으며, 위산의 생성에 관여한다.

☞ 결핍증

위장 기능 저하

나트륨이 결핍되면 타액이나 위액 분비가 감소될 수 있어 위장 기능 저하가 발생할 수 있으며 이로 인해 장내 환경 이상으로 오심이나 구토 등이 발생할 수 있다.

(7) 산소 운반

나트륨은 산소 운반 작용에 필수적인 성분으로 부족 시 두통, 환각, 혼수 등의 증상이 나올 수 있다.

(8) 그 밖의 결핍증

그 밖에 나트륨이 결핍되면 뼈의 무기질 구성이 제대로 되지 않아 뼈가 약해질 수 있다.

4. 나트륨의 과잉증

(1) 부종

세포 외액에 나트륨의 양이 많으면 세포 외액의 삼투압이 높아져 세포 내의 수분이 세포 외로 나와 세포 외액이 증가하게 되어 부종이 생긴다.

(2) 고혈압

혈액 내의 나트륨이 높아지면 나트륨의 수분을 보유하려는 성질 때문에 혈액의 부피가 커지게 된다. 그로인해 혈관의 압력이 높아져 혈압이 높아지게 되고 또 혈액의 부피가 커짐으로써 혈액 과다증이 되어 혈압을 높이는 기전이 있다. 그 중 한 가지는 나트륨, 칼륨 펌프의 활성 저하로 인해 혈액 과다가 되면 뇌로부터의 나트륨, 칼륨 펌프 활성 저해 요인이 분비되어 나트륨, 칼륨 펌프의 활성이 저하되며 세포 내액의 나트륨 농도가 높아지면 기초 대사율 증가를 초래한다. 이로 인해 심근의 수축이 증가되어 혈압을 높이는 기전이 된다. 다른 한 가지는 혈액의 과다로 혈관의 수축작용에 관련된 부신수질 호르몬인 노르에피네프린의 분비가 증가되어 손끝, 팔, 흉부, 피부의 모세혈관 벽을 두껍게 하여 말초혈관의 저항을 상승시키고 세포층의 수분 보유를 많게 하여 혈압을 상승시킨다.

(3) 위암

나트륨의 과다 섭취로 위에 들어있는 내용물의 소금 농도가 높으면 위를 보호하는 보호막이 파괴되고 염증이 생기며 광범위하게 위가 헐고 위축성 변화가 일어나기가 쉽다. 이런 상태는 발암 물질이 생기기 좋은 환경을 만들고 위암으로까지 발전될 수 있다.

(4) 기타-혈중 콜레스테롤 증가, 설사, 갈증

그 밖에 지방 대사에 이상을 초래하여 혈중 콜레스테롤 함량 증가 및 동맥벽에 지방 침착을 증가시킬 수도 있다. 장 내의 수분 흡수를 방해하여 설사를 일으킬 수 있고, 삼투압을 크게 하므로 이것을 완화시키기 위하여 물을 필요로 하게 되어 갈증을 일으킬 수 있다.

5. 나트륨과 다른 영양소와의 관계

(1) 단백질

양질의 단백질은 체내의 나트륨을 몸 밖으로 배출시키는 작용을 한다. 단백질이 소장에서 흡수될 때 나트륨 칼륨 펌프를 통하여 흡수되는데 이때 나트륨은 흡수를 도와준다.

(2) 칼륨

칼륨과 세포 내외에서 일정한 비율을 이루며 삼투압 조절을 하며 나트륨과 같이 산염기 조절에 관여한다. 또한 칼륨은 나트륨과 결합하여 체외로 배설시키는 작용을 한다. 나트륨이 과다하면 칼륨의 흡수를 방해한다.

(3) 칼슘

나트륨과 칼슘은 세포 외액의 주된 성분이다. 과량의 칼슘은 나트륨의 흡수를 방해하기도 한다.

(4) 식이섬유

장에서 나트륨은 식이섬유와 결합하여 체외로 배설된다.

(5) 알긴산

알긴산은 체내에서 나트륨과 결합하여 체외로 배출시킨다.

(6) 포도당

소장에서 포도당이 흡수될 때 나트륨 칼륨 펌프를 통하여 흡수되는데 이때 나트륨은 흡수를 도와준다.

6. 나트륨의 일일 권장량

우리나라 1일 나트륨 섭취 권장량은 성인기준 3.5g이며 소금의 형태로는 6.4g 이하를 섭취하도록 권장하고 있다. 건강을 유지하는 데 필요한 성인의 1일 나트륨 최소 필요량은 500mg이며, 실제로는 1일 100mg이면 충분하다.

II 마그네슘

1. 마그네슘의 정의

마그네슘은 다량 무기질의 하나로써 성인의 체내에는 체중의 약 0.05%인 약 20~35g의 마그네슘이 존재하는데, 그 중 50~60%는 인산칼슘, 칼슘 탄산염과 같이 복합체를 형성하여 골격에 존재하고 세포 내액에는 약 45%, 세포 외액에는 약 5% 정도로 분포한다. 연조직에 존재하는 마그네슘 중 약 27% 정도는 근육 조직에 존재하며 수많은 효소의 원료로서 체내에 없어서는 안 되는 대단히 중요한 미네랄이다. 혈중 마그네슘 농도는 2~4mg/dl에 달한다. 그리고 칼슘과 나트륨이 세포 외에 많이 존재하는 데 비해 세포 내에는 칼륨 이온 다음으로 마그네슘이 많다(모든 세포 내에 존재하는 마그네슘과 칼슘의 비율은 3:1이다). 식물체에서 마그네슘은 엽록소의 구성 요소로 헤모글로빈과 같은 구조를 가지고 있다.

☞ 1dl : 100ml

2. 마그네슘의 소화 · 흡수 및 대사

(1) 마그네슘의 소화 · 흡수

마그네슘의 흡수는 소장을 통해 이루어지나 회장보다는 공장에서 더 많이 흡수된다. 질병으로 인해 소장에서 마그네슘의 흡수가 저해를 받게 될 경우에는 결장에서 흡수되기도 한다. 흡수율은 약 35~45% 정도이나 섭취량이 적을 때는 80%까지도 증가하며 섭취량이 많을 때는 20% 정도까지 감소하기도 한다.

소장에서 마그네슘 이온이 흡수될 때 두 가지 다른 운반 경로가 있다.

첫째는 운반체를 통한 것으로 소장 내 마그네슘 농도가 낮을 때 작용하며,

둘째는 소장 내 마그네슘 농도가 높을 때 작용하는 단순한 확산 작용이다.

칼슘, 인산염, 단백질, 피틴산염, 장쇄포화 지방산 등의 과잉 섭취, 흡수 불량 및 영양 불량 상태의 경우에는 마그네슘의 흡수가 감소되고 유당, 비타민D, 성장 호르몬, 항생 물질 등에 의해서는 촉진된다. 뼈 속의 마그네슘은 혈액으로 유출되는 비율이 낮으며 혈중 마그네슘의 조절은 주로 신장을 통해서 이루어지고, 부신 호르몬인 알도스테론은 신장을 통해 배설하는 마그네슘을 조절한다.

(2) 마그네슘의 배설

마그네슘의 섭취량의 2/3는 담즙을 통해서 대변으로 나머지는 소변으로 배설된다. 뼈 속의 마그네슘은 혈액으로 유출되는 비율이 낮아 혈중 마그네슘의 조절은 주로 신장을 통해서 이루어진다. 즉 혈중 마그네슘 농도가 낮아지면 소변으로 마그네슘 배설이 감소된다. 섭취한 마그네슘의 35~45%(48~120mg/1일) 정도가 소변으로 배설되며 부신 호르몬인 알도스테론은 신장을 통해 배설하는 마그네슘을 조절하고 알코올이나 이뇨제는 마그네슘의 배설을 증가시킨다.

신장은 마그네슘의 체내 항상성을 유지하는데 중요한 역할을 담당하고 있으나 정확한 기전은 밝혀지지 않고 있는 실정이다. 신장의 세뇨관에서 마그네슘이 재흡수 되는 주된 부위는 헬렌의 상승 고리이며, 근위 세뇨관에서도 소량이 흡수된다.

　마그네슘의 섭취가 극도로 제한되면 곧 배설량이 감소한다. 정상인은 장과 신장의 효율적인 마그네슘의 보유 능력과 배설기전을 통하여 식사를 통한 마그네슘의 섭취량이 다양하다고 하더라도 나트륨과 마찬가지로 체내 농도를 일정 수준으로 유지시킨다. 그러나 항상성 유지에 있어서 나트륨과 다른 점은 마그네슘의 경우 혈액 내 수준을 유지시키기 위한 호르몬에 의한 항상성 유지 기전이 없다는 것이다. 운동으로 땀을 흘리게 되면 혈청 중 많은 성분은 농도가 상승하지만 반대로 마그네슘은 저하하는데 이는 혈청 중의 마그네슘이 적혈구 안으로 들어가기 때문이다. 또 운동 시에는 땀으로 마그네슘이 배설되고 소변으로의 배설량이 감소하므로 총 배설량은 변화하지 않는다.

3. 마그네슘의 기능 및 결핍증

(1) 골격과 치아의 구성 성분으로 뼈 형성 및 충치 예방

　체내 존재하는 마그네슘의 60%는 결정형과 수화물의 형태이며, 칼슘이나 인과 복합체를 이루어 골격과 치아의 표면을 구성한다.

☞ 결핍증

① 골격의 약화, 골다공증 악화

　마그네슘은 골격 무기질 함량의 0.5~1%를 차지하며, 마그네슘의 결핍은 골격 성장의 중지와 조골 형성 작용의 감소 및 뼈 골절을 유발한다. 또 마그네슘의 결핍은 골다공증을 악화시킬 수도 있는데 뼈세포의 골막과 골내막에서 수소펌프(H+/K+ pump)가 마그네슘을 필요로 하기 때문에 마그네슘이 결핍되면 뼈 세포 외액의 PH가 감소하여 뼈의 무기질이 불안정하게 됨으로써 골다공증을 악화시킨다고 알려져 있다.

② 충치

마그네슘은 치아의 에나멜층에 있는 칼슘을 안정시켜 충치를 막아주는데 부족 시 충치가 발생할 수 있다.

(2) 세포 내 효소 반응의 촉매제

마그네슘은 전 세포의 생명 현상 유지를 위한 중요한 효소 반응을 촉매하는 필수적인 물질이다.

1) 당질 대사와 단백질 대사에 필수적

마그네슘 이온은 세포의 미토콘드리아 내에서 각종 에너지 대사가 일어난다. 마그네슘은 ADP(아데노신2인산)라는 에너지 저장 물질이 여기에 인산 1개가 더하여져 ATP(아데노신3인산)로 전환되는 산화적 인산화 반응에서 필요한 효소의 촉매제(인산기 전이 반응을 촉매하는 헥소오스 인산화 효소, 포스포프락토스 인산화 효소, 아데닐산 인산화 효소, 코엔자임A의 아실화를 촉매하는 티올인산화 효소, 아미노산의 활성을 촉매하는 아미노산 아실 합성 효소, 글루타민 합성 효소 등의 보조 인자로 작용하며 인산염과 피로인산염을 가수분해하는 인산 분해 효소와 피로 인산 분해 효소 등의 활성제로 작용)로 사용되며 ATP에서 ADP로 전환되는 과정에서도 효소의 촉매제로서 필요하다. 이러한 효소의 활성에 필수적인 촉매 작용으로 인체 내에서 당질 대사, 단백질, 지방 대사에 매우 중요하고 또한 단백질 합성 과정에서 단백질의 합성

장소인 리보솜의 응집과 리보솜의 m-RNA가 부착하는데 관여한다. 또한 DNA 합성과 변형 DNA 합성 효소에도 관여해 핵산 합성에 중요한 작용을 한다.

☞ 결핍증

① 세포 대사의 지연과 세포 노화-성장 발육 저하

마그네슘의 결핍으로 세포 내에서 일어나는 생화학 작용이 지연되고 또한 미토콘드리아가 손상되고 그 결과 노화가 빨리 진행된다.

② 고지혈증, 고중성 지방혈증, 고콜레스테롤 혈증

단시간의 마그네슘 결핍은 고지혈증, 고중성 지방혈증, 고콜레스테롤 혈증을 유발할 수 있다. 마그네슘 결핍은 레시틴-콜레스테롤 아실기 전달 효소, 레시틴-콜레스테롤 아실트란스페라제와 지단백질 리파아제의 활성을 억제하여 혈액 내 지방 수준을 악화시킨다.

③ 내성 인슐린이 증가

마그네슘 부족 시 세포 내의 마그네슘 이온이 모자라면 내성 인슐린(제구실을 못하는 인슐린)이 증가하여 당뇨병에 걸리게 되고 이미 당뇨병에 걸린 사람도 그 증상이 악화되는 경향이 있다.

④ 면역력 저하

마그네슘 부족 시 단백질 대사의 이상으로 면역력이 저하될 수 있다.

⑤ 식욕 부진, 오심, 구토

(3) 근육의 이완 작용 조절

마그네슘은 근육의 수축 및 이완 작용을 조절하는 네 가지 양이온 중의 하나로, 마그네슘과 칼슘은 서로 상반된 작용을 한다. 근육을 지배하는 신경 자극이 정지하게 되면 결합되어 있던 칼슘은 분리되고 근형질세망의 소포 내로 들어가게 되어 근육은 이완된다. 마그네슘은 신경 세포 말단에서 나온 신경 전달 물질인 아세틸콜린의 분비를 감소시키고 분해를 촉진하여 신경 자극을 정지시켜 근육이 이완될 수 있도록 한다. 즉, 마그네슘은 근육을 이완시키고 신경을 안정시키는 효과가 있는 반면, 칼슘은 근육을 긴장시키고 신경을 흥분시킨다. 마그네슘은 이완을 통해서 신경과 근육을 안정시키고, 칼슘은 흥분을 통해서 신경과 근육을 안정시킨다. 근육 조직과 간에 함유되어 있는 마그네슘의 양은 혈액 속에 들어있는 마그네슘치에 비해 7배나 된다.

☞ **결핍증**

① 근육 경련-안면 근육 경련

마그네슘이 결핍되면 세포 외액에 다른 무기질과의 균형이 깨지고 이로 인해 신경 전달 작용과 근육의 수축, 이완 작용이 제대로 되지 않아 신경이나 근육에 심한 경련이나 떨림이 발생할 수 있다. 즉, 아세틸콜린을 제어하는 작용이 떨어져서 아세틸콜린의 증가하게 되고 신경이 과도하게 흥분한다. 이 자극이 근육 세포로 전해지고 근육의 수축이 과민해져 심한 경련이 일어나며 또한 근섬유종, 근육의 만성 피로, 근육통 등의 증상이 나타날 수 있다.

불용성 마그네슘 화합물들은 위산 과다에 제산재로 쓰이거나, 수산화마그네슘과 황산마그네슘은 완화제나 하제로 사용되며 마그네슘 결핍 시 장 근육의 경련으로 인해 과민성 장 질환이 발생할 수 있다.

(4) ATP의 구조 안정 및 에너지 대사 반응에 관여

ATP 의존성 인산화 반응에서 마그네슘은 ATP와 1:1의 비율로 복합체를 형성하여 구조적으로 ATP를 안정시킨다. 안정된 ATP–Mg 복합체는 에너지 대사 반응과 호르몬의 신호 전달 과정에 관여하게 된다.

☞ 결핍증

ATP 불안정화 및 에너지 대사 장애–현기증, 무관심

마그네슘은 ATP와 결합하여 구조적으로 안정되는데 결핍된 경우에는 ATP의 생성이 감소할 뿐만 아니라 마그네슘과 ATP와의 결합이 적어져 각종 세포 내 에너지 대사가 원활하지 않게 되어 결국 힘이 없게 된다.

(5) 신경의 안정

마그네슘은 칼슘, 칼륨, 나트륨과 함께 신경 자극 전달에 관여하는데 신경 전달 물질인 아세틸콜린의 분비를 감소시키고 분해를 촉진하여 지나친 신경 전달을 안정시키는 역할을 한다.

☞ 결핍증

① 짜증, 신경 과민, 발작

혈청 마그네슘의 농도가 낮아지면 신경 전달 물질인 아세틸콜린을 제어하는 작용이 떨어져서 신경 전달 물질이 증가하게 되고, 신경이 과흥분하여 짜증, 신경과민, 발작 등이 나타날 수가 있다.

② 우울, 정신 분열, 불면, 자폐, 자살

마그네슘 결핍은 정신 신경계에도 영향을 미쳐 우울, 정신 분열, 불면 등의 증상이 나타나고 자폐아의 경우에도 마그네슘 부족 현상이 나타나며 자살을 기도하는 사람에게도 마그네슘 부족이 나타난다.

(6) 심장의 조절

심장 세포 내의 마그네슘 농도는 항상성을 유지하도록 조절되고, 심장의 운동을 조절하는 자율 신경계는 세포 내에 자유로운 상태로 존재하는 마그네슘 이온 농도의 영향을 받아 심장의 기능을 안정화시킨다.

☞ 결핍증

심장 기능 이상–심장 기능 항진, 빈맥, 부정맥, 심근경색

마그네슘 결핍이 심장 기능에 끼치는 영향은 칼슘과 균형 문제로 생각할 수 있다. 칼슘이 신경계 세포의 흥분 작용을 촉진하는데 비해, 마그네슘은 그것을 억제하는 작용을 갖는다. 따라서 심장 내의 마그네슘이 결핍하면 상대적으로 칼슘이 증가하는 상

태가 되고, 심근의 이상 흥분이 일어나 최악의 경우에는 심장 정지를 가져올 수도 있
다. 직접 심장 정지에까지 이르지 않더라도 마그네슘 결핍(상대적으로는 칼슘 과잉)은
심장의 대사 장애로 이어지고, 혈액 응고를 촉진하여 심근경색 등의 심장병을 일으킬
수도 있다.

(7) 칼슘 차단제

마그네슘의 일차적인 기능 중의 하나는 세포와 관절 주위에 칼슘이 과도하게 축적
되는 것을 방지하는 것이다. 관절 주위에 칼슘 침착이 급격히 일어나면 관절 주위염
또는 가성 통풍을 초래할 수 있다. 심장에서 마그네슘은 칼슘이 심장 혈관의 평활근
세포들과 심장 근육, 세포들로 들어가는 입구를 봉쇄해버리기 때문에 '자연의 칼슘
채널 봉쇄시(nature's calcium channel-blocker)'로 불려 왔다. 마그네슘 보완은
혈관의 저항을 감소시키고, 혈압을 저하시켜 갑작스런 혈압 변화로 동맥의 혈관 벽이
손상되는 것을 막으며 심장 기능이 보다 효율적으로 이루어지도록 하는데 도움을 줄
수 있다. 또한 스트레스 등에 의해 혈압의 갑작스런 변화로부터 동맥내벽에 오는 충
격을 막아 주고, 월경 전 증후군 등의 증상에 이용된다.

☞ 결핍증

가성 통풍, 고혈압, 시력의 이상

마그네슘의 결핍은 가성 통풍을 초래할 수 있고, 혈관 근육의 경련을 일으키게 되므
로 고혈압이나 심장 마비 상태에 빠지기 쉽고 눈의 망막 안에 혈관 경련으로 시력의
이상을 초래할 수 있다.

(8) 티록신 분비에 영향

티록신의 분비에 영향을 주어 기초 대사율을 조절함으로써 추위에 대한 인내성을 갖도록 한다.

☞ 결핍증

추위를 탐

마그네슘 결핍 시 갑상선 호르몬에 영향을 미쳐 체온 조절의 이상을 초래해 추위에 대한 내성이 약해질 수 있다.

(9) 부갑상선 호르몬의 조절 작용

칼슘 이온은 부갑상선 호르몬의 분비를 조절하는 주된 무기질인 반면 증가된 마그네슘 이온은 부갑상선 호르몬의 방출을 감소시킨다.

마그네슘은 또한 부갑상선 호르몬과 칼시토닌을 포함한 여러 호르몬들에 대한 활동을 통해 적절한 칼슘 대사 조절에 도움을 준다.

(10) 그 밖의 기능

마그네슘은 비타민B6와 함께 결석을 예방해주고 세포 내에 존재하면서 체내의 산도를 조절하고, 여러 효소의 활성화에 관여하는 데, 결핍 시 활성산소의 생성을 증가시켜 과산화지질의 생성을 촉진하며 세포막을 손상시키게 된다.

4. 마그네슘의 과잉증

마그네슘 과잉증은 정상적인 식사를 하는 건강한 사람에게는 발생하지 않는다. 신장이 일차적으로 혈액 내 마그네슘 수준을 조절하기 때문에 마그네슘의 과잉증은 신장 기능의 이상과 밀접한 관계가 있다. 고마그네슘 혈증은 허약, 구역질과 함께 불쾌감을 일으키고 호흡이 느려지고 혼수 상태가 되며 심하면 죽음에 이른다. 노인의 경우 고 마그네슘 혈증은 신장 기능의 장애를 일으키므로 특히 위험하다. 또한 마그네슘의 과잉 섭취는 칼슘과 인의 대사를 방해하고 뼈의 석회화를 방해한다.

5. 마그네슘과 다른 영양소와의 관계

(1) 칼슘

칼슘과 마그네슘은 협동하기도 하고 길항하기도 한다. 칼슘의 과잉 섭취 시 마그네슘의 흡수가 저해된다. 칼슘 대 마그네슘의 섭취비율은 2:1이 가장 이상적이다.

(2) 인

마그네슘은 인과 결합하여 뼈 속에 존재한다. 인의 과잉 섭취 시 마그네슘의 흡수가 저해된다.

(3) 피틴산

피틴산의 과잉 섭취도 마그네슘의 흡수를 저해시킨다.

(4) 단백질, 탄수화물, 지방대사

마그네슘은 단백질 합성 및 DNA 합성과 변형에 관여하는 등 탄수화물, 단백질, 지방의 분해, 합성 과정에 필요하다.

(5) 비타민B6

비타민B6은 마그네슘의 활용을 좋게 한다. 비타민B6는 여러 가지 생리 기능에 관여하는 보조 효소인 인산피리독살의 구성 요소인데 이것은 아연과 마그네슘의 촉매 작용을 받아 간과 적혈구 내에서 형성된다.

(6) 비타민 B1

마그네슘은 비타민B1의 활성화에 도움을 준다. 마그네슘 결핍증은 비타민B1의 흡수를 저해한다.

(7) 식이섬유

과잉 섭취 시에 마그네슘의 흡수를 저해한다.

(8) 비타민D

마그네슘은 칼슘대사와 비타민D를 활성형으로 변환시킬 뿐 아니라 뼈를 원래 상태로 유지시킨다.

(9) 기타 약물

대부분의 이뇨제들과 인슐린, 디기탈리스*는 마그네슘의 흡수를 방해한다.

6. 마그네슘의 일일 권장량

우리나라의 경우 일반적인 식사를 하는 건강한 사람들에서 마그네슘 결핍은 나타나지 않으므로 영양 권장량의 항목에 삽입하지 않고 있다. 특히 마그네슘은 채소에 많이 함유되어 있는데, 우리나라 사람들은 채소를 많이 섭취하므로 마그네슘이 결핍될 우려는 거의 없다. 보통 성인은 1일 300~400mg, 수유부는 450mg, 어린아이는 체중 1kg당 6mg 정도를 권장하고 있다.

---

* 디기탈리스 : 심장풀이라고도 함. 현삼과玄蔘科에 속하는 다년생초.
풀 전체에 연한 털이 나 있으며 줄기는 곧게 서서 1m 가량 자라며 잎은 어긋나고 잎 가장자리에 주름이 져 있으며 잎자루는 줄기 위쪽으로 갈수록 짧아진다. 꽃은 종처럼 생긴 통꽃으로 붉은빛이 도는 보라색이며 무리지어 피는데, 꽃차례 아래쪽에서 위쪽으로 피어 올라간다. 꽃부리는 뒤로 조금 말려 있으며 꽃받침잎은 5갈래로 나누어져 있다. 수술은 4개로 이중 2개는 길고 2개는 짧다. 열매는 원추형의 삭과蒴果로 익는다. 유럽이 원산지이며 잎을 약으로 쓰기 위해 들여와 널리 심고 있다. 추운 곳에서도 자라지만 따뜻하고 물이 잘 빠지는 곳에서 잘 자란다. 잎을 따서 60℃ 이하의 열로 말린 것을 디기탈리스, 양지황 또는 모지황이라고 한다.

Ⅲ 염소

1. 염소의 정의

염소는 식수에서 세균을 살균하기 위해 가스 상태로 흔히 사용하는 강한 소독제이다. 일반적으로 염화나트륨(NaCl)인 소금의 형태로 존재하고 소량은 단백질과도 결합되어 있으며 염소이온은 생체 내에서 세포 외액에 음이온 상태(Cl-)로 존재하며 세포 외액의 전체 음이온의 2/3를 차지한다.

염소의 양은 체중의 약 0.15%(100g) 정도로 대부분 세포 외액에 존재하고 일부는 적혈구에서도 발견이 되나 다른 세포 내에는 거의 없다. 염소는 위액 중의 염산의 성분으로서 존재하고 뇌척수액, 혈액, 근조직, 신경 조직 등에 비교적 많이 존재한다. 특히 뇌척수액에는 혈액에서보다 염소이온이 25% 더 많다. 염소이온은 농도가 가장 높은 곳은 뇌척수액과 위액이다. 혈액속의 염소의 함량은 0.25%, 나트륨은 0.22%, 칼륨은 0.02~0.2%가 함유되어 있다.

2. 염소의 소화 · 흡수 및 대사

염소는 염화나트륨(NaCl)형태로써 소금을 섭취하면 나트륨을 같이 섭취할 수 있다. 소장에서 확산에 의해 염소는 쉽게 흡수되며 극소량은 능동적으로도 흡수된다. 배설은 주로 신장에서 소변을 통해서 일어나고 나트륨과 마찬가지로 알도스테론의 영향으로 신장에서 재흡수된다. 대변을 통한 배설은 적고 약간은 땀을 통해서 배설된다. 염소 역시 오랜 설사 · 구토가 있는 경우에는 비교적 많은 양이 손실된다.

3. 염소의 기능 및 결핍증

염소는 거의 나트륨과 결합되어 있는 염화나트륨(NaCl)의 형태로 존재하기 때문에 식사를 통한 소금(염화나트륨)의 섭취량이 높은 현 시대의 식생활에서는 염소 결핍증은 흔하지 않다. 장기간의 소금 섭취가 제한될 때나 설사, 대량의 땀, 잦은 구토, 내분비 장해로 염화나트륨이 다량 유실될 때 염소가 결핍하게 된다. 또 구토, 유문폐쇄, 십이지장 폐쇄 등에 의한 위액 손실로도 혈장 내 염소 함량이 저하되어 결핍증상이 생길 수 있다.

(1) 염소는 체액의 삼투압 유지와 수분 평형에 관여

나트륨과 함께 염소는 세포 외액에서 용질의 농도를 유지하여 체액의 삼투압을 정상적으로 조절하여 체내의 수분 대사에 관여하고 노폐물을 제거한다.

(2) 산, 염기 평형 유지

염소이온은 인산염, 탄산염, 황산염, 유기산, 단백질과 마찬가지로 산성 반응에 관여 하여 산과 염기의 평형 유지에 직접적으로 관여하여 혈액의 PH를 중성으로 유지한다.

☞ 결핍증

위액의 대량 손실로 염소 이온이 감소하면 상대적으로 알칼리성인 중탄산 이온이 증가하여 알칼리 혈증을 일으킨다.

(3) 위액의 주요 성분

염소는 수소 이온과 결합하여 위의 벽 세포에서 분비되는 염산을 만들어 위 내 산도를 유지하는데 중요한 역할을 한다. 염산은 펩시노겐을 활성형인 펩신으로 전환시켜 단백질의 분해를 돕고 철을 이온화하여 흡수를 돕는 등의 역할을 한다. 또한 미생물의 성장을 억제하고 비타민B12와 철의 흡수에 필수적으로 필요하며 타액 아밀라아제를 활성화시킨다.

☞ 결핍증

① 소화 불량

염소의 섭취가 적으면 염산의 생성이 적어져서 위액의 산도가 저하되어 소화 능력에 문제가 생겨 소화 불량이 생길 수 있다.

② 식욕 부진, 허약, 체중 감소

염소의 섭취가 적으면 염산의 생성이 적어져서 위액의 산도가 저하되어 소화 능력에 문제가 생겨 소화가 잘 되지 않고 이로 인해 식욕 부진이 생길 수 있다.

③ 위내 살균력의 저하

염소의 섭취가 적으면 염산의 생성이 적어져서 위액의 산도가 저하되어 염산의 본래 기능인 살균력이 저하되어 각종 세균 및 이물질의 감염이 쉬워진다.

(4) 면역 반응에 관여

백혈구가 외부 물질을 공격할 때와 같은 면역 반응에 관여하는데, 염소는 호중구에 있는 '미에로퍼옥시다제' 라는 효소의 작용으로 차아염소산염을 생성하여 탐식한 세균을 죽이는 데 큰 역할을 한다.

(5) 적혈구의 염소 이동

염소 이온은 적혈구 세포의 안팎을 자유롭게 드나들면서 이 세포가 산소와 이산화탄소를 교환하는 상황에서 전기적인 중성을 유지하는 것을 돕는다. 이렇게 염소 이온이 적혈구의 안팎을 드나드는 것을 염소 이온의 순환이라고 한다.

☞ 결핍증

고 나트륨 혈증, 고 칼륨 혈증이 나타나고 혈뇨가 나올 수 있다.

(6) 그 밖의 기능

1) 염소는 신경 자극 전달에도 관여한다. 결핍될 시 가벼운 청각 자극에도 경련이나 발작이 일어날 수 있다.

2) 유연한 관절과 힘줄을 보존시키는데 도움을 준다.

3) 내분비선에서 분비하는 호르몬 분비를 돕는다.

4. 염소의 과잉증

(1) 고혈압과 연관

염소 이온은 그 자체가 나트륨 이온의 작용을 증가시킴으로써 고혈압의 원인으로 작용할 수 있다. 한 연구 결과를 보면 염소 이온을 과잉 섭취할 때 체내에 저장되는 경향이 있으며 이에 화학 반응의 균형을 이루기 위해 양이온인 나트륨 이온을 체내에 보유하게 된다. 따라서 정확한 기전은 아직 밝혀지지 않았지만 고혈압과 상당히 관련이 있는 것으로 보고 있다.

(2) 위산 과다증

염소의 과잉은 위액에서 염산을 다량 생성하여 위산 과다증이 생길 수 있다.

5. 염소와 다른 영양소와의 관계

(1) 단백질

염소는 위에서 염산을 형성하여 단백질의 분해를 돕는다.

(2) 나트륨

세포 외액에서 나트륨과 함께 체액의 삼투압 조절 역할을 한다. 또한 나트륨과 결합하여 염화나트륨(소금)을 이룬다. 또한 염소는 칼륨, 나트륨과 함께 체액을 중성으로 유지시키는데 관여한다.

(3) 칼슘

염소는 위에서 염산을 형성하여 칼슘의 흡수를 돕는다.

(4) 철

염소는 위에서 염산을 형성하여 철의 흡수를 돕는다.

6. 염소의 일일 권장량

아직 염소의 권장량은 정해져 있지 않은 상태인데 성인의 최소 필요량은 하루에 750mg으로 알려져 있다. 염소는 주로 식염의 형태로 체내에 공급된다. 식염 1g에 600mg의 염소가 들어 있다. 식수도 약간의 염소 이온을 공급하고 우유는 나트륨보다 염소 이온을 조금 더 함유하고 있다.

IV 인

1. 인의 정의

인은 신체를 구성하고 있는 미네랄 중 2번째로 양이 많고 전 무기질의 4분의 1(약 600~700g)을 차지하고 있는 다량 무기질이다. 체내에 함유되어 있는 인의 양은 체중의 0.8~1.1%에 달하며 이 중 약 85%는 칼슘과 결합하여 수산화인회석, 인산칼슘의 형태로 골격과 치아 조직을 형성하고 있으며(골격 조직에서 칼슘과 인의 비는 2:1) 약 6%는 근육에 나머지는 뇌, 혈액, 신경, 간장, 폐등 조직에서 유기인산염에스테르, 인단백질, 인지질, 그리고 무기인산염 이온인 H_2PO_4나 HPO_4^{2-}의 형태로 존재한다.

성인 남자의 인체 내 인의 함유량은 약 700g이고 혈중 인의 함유량은 3~4.5mg/100ml이며, 아동들은 4~7mg/dl 정도이다. 혈중에 있는 인의 약 10%는 단백질에 결합되어 있고, 약 5%는 칼슘과 마그네슘의 결합체로 존재하며, 그 나머지 대부분은 H_2PO_4나 HPO_4^{2-}의 형태로 존재한다.

2. 인의 소화 · 흡수 및 대사

(1) 인의 소화 · 흡수

성인은 보통 식사로부터 50~70%의 인을 흡수하며 인의 섭취가 저조할 경우에는 90% 이상의 흡수율도 나타낸다. 인의 흡수는 생리적 요구량이 많아지는 성장기, 임신기, 수유기 등에는 증가한다.

식이 내의 인은 무기질 형태뿐만 아니라 인단백질, 인산화당 및 인지방 등의 형태로도 존재한다. 인이 소장벽을 통해 흡수되려면 우선 식품 내에서 에스테르의 형태로 존재하던 것이 가수분해되어 유리 상태가 되어야 한다. 알칼리에서 인산염은 불용성이고 산성인 위장과 십이지장의 산도는 인산염의 용해성과 생체 이용률을 유지시키는데 중요한 역할을 한다.

식이 내에 함유되어 있는 인의 형태에 따라 흡수율이 다르다. 나트륨과 결합된 인산나트륨의 인은 피틴산에 결합되어 있는 인에 비해서 거의 2배로 흡수된다. 또한 식물성 식품에 함유되어 있는 인은 대부분이 수산과 결합된 형태가 많은데 이것은 흡수율이 떨어진다. 동물과 사람은 인을 유리시키는 효소인 수산 분해 효소를 함유하고 있지 않기 때문에 수산과 결합되어 있는 인은 소화, 흡수되지 않는다. 대부분의 경우 약 50%의 수산은 식품 내에 존재하는 내재성 수산 분해 효소에 의해서 분해된다.

식이 내에 함유되어 있는 인은 어떤 형태로 존재하든지 무기 이온 형태로 분리된 후에 소장 세포 내로 흡수된다. 식사에 함유되어 있는 유기화합물 형태의 인단백질, 인산화당 및 인지방 등은 소화기장 내에서 효소, 특히 알칼라인 포스파타아제에 의해 분해되어서 무기 이온의 인이 분리된다. 분리된 무기 인은 소장 세포 내로 흡수된다. 인의 흡수는 십이지장에서 약 27%, 공장에서 약 38% 그 밖에 회장이나 위 등에서 일부 흡수된다.

인의 흡수 과정에서 영향을 주는 요인들이 있는데, 다른 무기질인 마그네슘, 철, 칼슘 등을 많이 섭취하는 것은 이것들이 인과 결합하여 불용성 염을 형성하여 흡수가 되지 않고, 또한 알루미늄이나 마그네슘이 들어 있는 제산제를 사용할 때에도 이런 무기질들이 장에서 인과 결합함으로써 인의 흡수를 감소시킬 수 있다. 칼슘의 섭취보다 인의 섭취가 많게 되면 체내 칼슘의 흡수와 이용률이 현저하게 감소되는데 칼슘과 인이 1:1로 존재하는 것이 이상적인 비율이다. 이 중 하나가 과량 존재하면 다른 하나는 대변으로 더 많이 배설된다.

흡수된 인은 간장에서 다시 재합성되어, 혈액 중에 이행하여 신체의 각 조직으로 이동된다.

2) 인의 저장

인을 보유하는 데 가장 중요한 조직으로는 골격의 수산화인회석(히도록시아파타이트 85%)와 골격근(6%)이다.

3) 인의 재흡수 및 배설

체내 인의 양을 조절하는 것은 흡수에 의하는 것보다 신장을 통해 배설됨으로써 일어난다. 인의 사구체 여과율이 혈중 인의 농도에 따라 달라지기 때문에 인의 배설량은 0.1~20%까지 그 범위가 넓다. 따라서 혈청 인의 농도가 신장에서 인의 재흡수를 조절하는 주요 요소가 된다. 혈청 내에 함유되어 있는 인의 총량은 신장의 세뇨관을 통과하면서 재흡수된다. 비타민D는 소장에서의 흡수율을 높여 주고 부갑상선 호르몬은 신장에서 인의 배출을 증가시킨다. 그 외에 산독증과 이뇨제 사용 시 인 배설량은 증가하고, 인슐린, 갑상선 호르몬, 성장 호르몬, 알칼리 혈증, 저 칼륨 혈증일 때 감소한다. 하루 섭취량의 1/6~1/4은 소화관을 통해 직접 대변으로 배설된다. 대변을 통해서 배설되는 1일 내인성 인의 양은 0.9~4mg/kg이다.

(4) 인의 항상성 조절기전

혈청의 인은 소장, 신장, 골격 그리고 연조직 사이의 인의 이동에 따라 조절된다. 신장은 인의 재흡수율을 조절하며 인의 항상성을 유지하는 주요 기관이다. 장기간의 체내 인 보유량은 소장과 신장의 상호 작용에 의해 조절되며, 식품을 통한 인의 섭취가 적을 경우 소장에서는 인의 흡수를 증대시키고 신장은 재흡수를 증가시켜 소변으로의 유출을 최소화한다. 이 과정에는 활성형 비타민D와 부갑상선 호르몬이 필수적이다. 활성형 비타민D는 소장에서 인의 흡수를 증가시키며, 부갑상선 호르몬은 신장에서 인의 배설을 증가시킨다.

혈청 내 인의 수준이 증가되면 부갑상선 호르몬이 분비되어 신장에서 인의 재흡수가 저해되며, 소변을 통한 인의 배설량이 증가된다. 반대로 혈청 내 인의 수준이 저하되면 신장에서 비타민D의 활성이 증가되고 활성화된 비타민D는 소장에서 인의 흡수를 증가시킨다.

3. 인의 기능 및 결핍증

인의 결핍은 포도당, 아미노산, 인산의 세뇨관 재흡수 장해에 의한 신성 당뇨나 아미노산뇨, 저인산혈증을 나타내는 신장 세뇨관 이상증인 판코니 증후군*(Fanconi's syndrome)에 의해서 주로 발생한다. 또한 인을 충분히 섭취하여도 흡수가 안 되는 경우 즉, 스프루(구강염과 설사를 일으키는 열대 지방의 병)나 소아 지방변증 같은 장의 질병도 혈청 인의 수준을 저하시킨다.

그 밖에도 알코올 중독, 인과 결합하는 물질이 들어있는 제산제의 장기 복용, 비타민D 부족증, 신장 투석으로 인해 지나치게 많이 소변으로 인이 배설되는 경우, 뼈 골절 상태에 있는 사람이나 오랫동안 정맥 주입에 의존하고 있는 환자, 과량의 항경련성 약제를 복용하는 경우 부족 증상을 일으킬 수 있다.

(1) 골격, 치아의 구성 성분

체중의 0.8~1.1%를 차지하는 인의 체내 보유량은 성인 남자의 경우 660~700g 정도이다. 이 중 85%가 칼슘과 결합하여 골격과 치아를 구성한다. 뼈가 석회화하는 동안에 주로 축적되는 무기질은 인산칼슘과 수산회인회석으로 알려져 있다. 뼈의 무기질화에 혈액의 칼슘과 인 사이에 균형이 맞지 않을 때에는 뼈의 석회화가 잘 일어나지 않는다. 골격 무기질 내의 칼슘과 인의 비율은 보통 2:1을 이루고 있다.

☞ 결핍증

① 골격, 치아의 석회화 지연

인은 칼슘과 함께 골격, 치아를 이루는 주성분이다. 인의 결핍은 골격, 치아의 형성에 지장을 주어 뼈의 석회화가 지연된다.

② 골연화증, 골다공증

뼈에서 인의 상대적인 부족으로 칼슘이 많아져서 오히려 골의 연화를 촉진시킬 수 있어 골연화증이 발생할 수도 있다. 심해지면 골다공증으로 발전할 수 있으며 치아에서는 충치가 되기 쉽고, 치조농루가 발생되기 쉽다.

구루병과 골연화증은 골격계의 유기질(organic matrix)의 무기질화가 결손된 질환

흡수하면 신장의 수송장애로 인한 문제를 없애는 데 도움이 되는데, 이를 보강하지 않으면 뼈가 연화軟化되고 근육이 약해지며 탈수현상이 일어나기도 한다.

이다. 성장기 골격에서 골 형성이 가장 활발한 골단판 부위에 무기질의 결손이 발생하는 경우를 구루병이라 하고 골연화증이라는 용어는 골간판의 성장판이 닫힌 성인의 질환에 사용한다. 즉 성장기에 발생하느냐 성인기에 발생하느냐 하는 차이가 있다. 인의 결핍으로 성인에 발생하는 골연화증은 임상 증상으로 골격계의 변형, 골격계 통증, 골압통과 근위부의 근력 약화를 나타낸다.

③ 조산아에서의 구루병(곱사병)

구루병이란 유아기 및 소년기의 칼슘 및 인의 대사 장애로 인해 골격 내의 무기질이 침착되지 않아 생기는 질환이다. 구루병은 생후 6개월 이후 3세 미만의 소아에게 많이 발생한다. 조산아의 경우 골격 내의 정상적인 무기질이 충분히 저장되기 전 출생하므로 뼈가 약해지기 쉬운데 이때 인산의 영양이 부족하면 구루병이 발생하기가 쉽다. 성장기의 세포는 단백질의 합성에 따라서 인산을 들여보내므로 그것에 의해서 세포 외액의 인산 농도를 저하시킨다. 세포 외액의 인산 농도가 저하된 결과로 성장하고 있는 골중 간부의 연골과 뼈의 칼슘인산염의 침착이 유기성기질의 형성에 따른 속도를 유지할 수 없게 된다. 비타민D의 섭취량과 대사가 정상이라도 구루병이 발생할 수 있다.

(2) 각종 효소의 구성 성분으로 에너지 대사에 관여

모든 주요 대사에서는 다양한 효소의 보조 인자로서 인을 이용하는데 인은 산화, 환원 반응에 관여하는 나이아신의 보조 효소인 NADP(니코틴아미드아데닌디뉴클레오티드인산), NADPH(NADP의 환원형)와 탈탄산 반응에 관여하는 티아민의 보조 효소인 TPP(티아민피로포스페이트)의 구성 요소이다. 또한 리보플라빈, 비타민B6, 판토텐산의 비타민을 조효소로 만들 때도 작용해 여러 비타민의 활성화에 필요하다.

또한 생체 내 중요한 생화학 반응에 이용되며 지방, 단백질, 탄수화물의 이용률을 높여주고 생체 내 대사 과정에서 가장 중요한 반응 중 하나인 인산화 과정에 관여해 에너지의 흐름을 조절하여 준다. 열량을 내는 영양소 중 당질은 소화 기관에서 포도당 형태로 장내에 흡수되면서 인과 결합하여 일련의 화학 반응을 통해 완전 연소 과정을 밟으며 지질과 단백질의 완전 연소 과정에도 인산염이 관여한다. 즉, ADP(아데노신 2인산)에 인산염 한 분자가 더 결합되어 ATP(아데노신 3인산)를 형성하는데 이 결합 상태를 고열량 인산 결합이라 하며, 에너지가 필요할 때 인산이 ATP에서 이탈되어 ADP를 형성하면서 에너지를 방출하게 된다. 이 인산화 과정은 에너지 대사에 필수불가결하다. 인은 이러한 에너지 대사에 반드시 필요하다.

생체 내에서 에너지 저장물은 ATP뿐만 아니라 크레아틴인산, 포스포엔올피루브산이 있는데 인은 이러한 물질과 결합되어 있으면서 에너지를 저장, 방출하는 역할을 한다.

☞ 결핍증

① 신진 대사 저하, 식욕 부진

인의 결핍은 각종 효소의 기능을 억제할 수 있으며, 효소 작용의 저하로 신진 대사의 저하를 가져올 수 있으며 이로 인해 식욕 부진이 발생할 수 있다.

② 에너지 생성 감소-피로, 허약, 권태, 무기력

인이 결핍되면 혈중 인산이 적어지고 이는 인산화 과정에 문제가 생겨 포도당 불내성증이 발생해 ATP 생성을 감소시켜 에너지 생성이 저하된다.

③ 근육 약화-운동 실조증, 근육 무기력증, 근위근병증, 횡문근융해증

근육 조직에서 ATP의 저하는 중간 대사 산물인 프락토스-1(fructose-1), 6-디포아파타제(6-diphoaphatase), 글리세르알데히드-3-인산(glyceraldehyde 3-phosphate), 디히드록시 아세톤 인산(dihydroxyacetone phosphate)의 축적을 일으켜서 근육 기능의 장애가 나타나는 것으로 알려지고 있다.

④ 적혈구 용혈 증가, 용혈성 빈혈

적혈구에서 ATP는 적혈구막의 변형능과 가운데가 들어간 디스크 모양(biconcave shape)을 유지하는 데 필요하다. 인의 결핍으로 적혈구에서 ATP가 결핍되면 적혈구막의 변형이 일어나 구상 적혈구*가 될 수도 있는데, 구상 적혈구가 되면 유연성이 없어져 비장에서 파괴, 용혈이 일어난다. 적혈구 용혈이 증가하면 이로 인해 용혈성 빈혈이 발생할 수도 있다.

(3) 산 · 알칼리 균형의 조절

인은 혈액과 세포 내에서 인산과 인산염의 형태로 산과 염기의 평형을 조절하는 중요한 완충 작용을 한다. 인산이온은 수소 이온과 쉽게 결합한다. PO_4^{3-}, HPO_4^{2-}, H_2PO_4는 혈액의 주된 음이온이다. 인산 이온은 신체가 너무 산성화할 때에는 수소

---

* **구상 적혈구** : 구상 적혈구는 원판형이기보다는 구형이거나 구형에 가까운 형태인 세포

이온과 더 많이 결합하고, 너무 알칼리화할 때에는 수소 이온을 내어놓는다. 다시 말해서 인산 이온과 이를 함유하는 화합물들은 체내의 지나친 PH의 변화를 막는 완충제의 역할을 한다.

내분비선의 분비, 근육의 수축 및 이들의 필수적 기착제(vital spark)를 위하여 혈액과 소변의 산성 및 알칼리성을 균형시키는 데 인이 필요하며 신장에서는 노폐물을 걸러주는 중요한 역할을 담당하기도 한다.

☞ 결핍증

산 · 염기 불균형—저인뇨증, 과칼슘뇨증, 과마그네슘뇨증, 과염소뇨증으로 인한 대사성 산성 혈증

인은 인산염의 형태로 체액의 산성과 알칼리성을 조절하는 완충제 역할을 하는데 인이 결핍되면 인산염의 부족으로 체액의 산 · 염기 불균형을 초래할 수 있다.

(4) DNA, RNA의 구성 성분

인은 체내의 모든 세포에서 유전자 조절 물질인 DNA와 RNA의 구조를 형성하기 위한 당과 인의 복합체 형성에 관여한다. DNA와 RNA는 핵산의 단량체들이 인산기와 에스테르 결합에 의해서 연결되어 있다. DNA, RNA는 세포의 재생산과 단백질 합성에 필수적이다.

☞ 결핍증

세포의 성장 지연-발육 부진, 체중 감소

인의 부족으로 인해 단백질 합성 기능이 저하되어 세포 성장이 지연되고 이로 인해 발육 부진이나 체중 감소 등이 발생할 수 있으며, 골 조직이나 뼈 조직 등이 약화될 수 있다.

또한 단백질 합성이 안 됨으로 인해 면역계의 기능이 저하되어 과립구의 식 기능의 저하를 가져올 수 있다.

(5) 인지질, 지단백질의 구성 성분

인은 혈액 내에서 지방과 결합하여 인지질을 형성한다. 인지질은 세포벽의 구성 성분으로 세포가 필요로 하는 물질을 흡수시키고 필요 없는 물질은 배설시키는 중요한 역할을 담당한다. 또한 인지질은 지질을 혈류로 운반하는 작용을 하는 지단백질의 구성 성분이 되어 지질 대사에 관여하고 지방을 순환기계로 이동시키기도 한다.

(6) 그 밖의 결핍증

1) 조직 내 산소의 결핍

    - 급성 호흡기 장해, 호흡 부전

    - 지각 장애-정신 혼미-혼수 상태,

적혈구 속에는 2, 3-디포스포글리세르산(2, 3-diphosphoglycerate)이라는 물질이 높은 농도로 존재하는데, 이 물질은 인을 함유하고 있으며 적혈구 속의 헤모글로빈과 결합하여 산소를 유리시켜 신체 조직에 산소를 공급하는 것을 돕는다. 인이 결핍되면 디포스포글리세르산의 인의 농도도 감소하여 헤모글로빈과의 결합이 적어져서 신체 각 조직에 산소의 공급을 저하시킨다.

인이 결핍되면 디포스포글리세르산의 인의 농도도 감소하여 헤모글로빈과의 결합이 적어져서 산소의 유리가 부족하여 신체 각 조직에 산소의 공급을 저하시킨다. 이로 인해 급성 호흡기 장해 및 호흡 부전이 오고 지각 장애, 정신 혼미, 혼수 상태 등이 발생할 수 있다.

2) 인은 뇌세포에 직접적으로 영양을 미치고, 뇌에 적절한 액체 함량을 가지도록 하고, 칼슘과 합동하여 뇌, 신경 전달, 근육의 수축, 호르몬 분비 등의 작용에 필요하다. 인의 부족으로 인해 간질, 가역적 심근근색증, 혈관 수축제에 대한 혈관의 반응저하, 부갑상선 호르몬 혈증 등이 발생할 수 있다.

3) 인은 조직 내에서 모든 세포의 정수精髓와 결합한다.

465

4. 인의 과잉증

(1) 타무기질의 흡수 저하

과량의 인은 칼슘, 마그네슘의 흡수를 저해시킬 수 있으며, 납의 흡수를 저해시킬 수 있다.

(2) 저 칼슘 혈증, 이차적인 부갑상선 호르몬 혈증(뼈의 약화, 골절, 통증)

칼슘과 인은 뼈를 구성하는 주요 무기질로 인의 섭취량이 칼슘보다 2배 이상 장기간 지속되면 인의 혈중 농도가 높아지고 상대적으로 칼슘의 양이 적어져 저 칼슘 혈증을 유발하고 이로 인해 이차적인 부갑상선 호르몬의 증가로 뼈의 칼슘이 혈중으로 빠져나와 뼈가 약화되어 쉽게 골절되거나 통증이 생길 수 있다.

(3) 유아에서 저 칼슘 혈증 및 데타니

유아기에 인의 함량이 높은 조제 분유를 사용할 경우에 인의 섭취가 늘어남에 따라 상대적으로 칼슘이 적어져 저 칼슘 혈증 및 데타니(칼슘 결핍으로 인한 근육 경련)가 발병할 수 있으나, 아주 과량의 인을 장기간 섭취하지 않는 한 큰 문제는 없다.

4. 인과 다른 영양소와의 관계

(1) 칼슘

인은 칼슘과 함께 뼈의 석회화를 이루는데, 뼈에서는 칼슘 대 인의 비율이 2:1로 이루어져 있다. 과량의 칼슘과 인은 서로의 흡수를 저해시킨다.

(2) 마그네슘

마그네슘의 과잉 섭취는 인의 흡수를 방해한다.

(3) 철분

철분의 과잉 섭취는 인의 흡수를 방해한다.

(4) 알루미늄

알루미늄은 인의 흡수를 방해한다. 알루미늄이 함유되어 있는 제산제의 복용 시 인의 흡수가 저해된다.

(5) 비타민B6

비타민B6의 한 형태인 피리독살이 한 분자의 인산과 결합한 형태인 피리독살인산으로 되어 영양소 대사에 조효소로 작용한다.

(6) 비타민D

인은 칼슘과 같이 비타민D가 있어야만 체내에 동화된다.

(7) 비타민B1(티아민)

인은 티아민의 보조 효소인 TPP(티아민피로포스페이트)의 구성 요소이다.

(8) 비타민B3(나이아신)

나이아신의 보조 효소인 NADP(니코틴아미드아데닌디뉴클레오티드인산), NADPH(NADP의 환원형)의 구성 요소이다.

(9) DNA, RNA

인은 핵산인 DNA, RNA의 구성 성분이다.

(10) 비타민B2

리보플라빈은 인산과 결합하여 조효소인 리보플라빈-5-인산(FMN)과 리보플라빈아데닌디뉴클레오티드(FAD)를 구성한다.

판토텐산은 장에서 흡수되며 인산과 결합하여 4-포스포판토텐산이 되고 여기에 시스테인과 아데노신리보뉴클레오티드가 결합해서 조효소A가 된다. 조효소A는 아세틸화 반응을 비롯해서 아실기의 활성화와 전이 반응에 관여하며 에너지 대사나 해독에도 중요한 역할을 한다.

6. 인의 일일 권장량

칼슘과 인은 과다 시 서로의 흡수를 저해시킬 수 있으므로 한쪽이 지나치게 높지 않아야 한다. 성인의 경우 칼슘과 인의 섭취 비율은 1:1~1.5가 일반적이며 성장기, 임신, 수유기의 경우는 1:1이 이상적이다.

연령	권장량
유아	380 mg
어린이	500~700 mg
청소년	800~900 mg
성 인	700~800 mg
임산부 및 수유 기간	1500 mg

468

Ⅴ 칼륨(포타슘)

1. 칼륨의 정의

칼륨은 칼슘, 인 다음으로 체내에 많이 존재하는 무기질로, 세포 내액의 가장 풍부한 양이온이다. 체내 함량은 나트륨의 2배 정도 된다. 체내에 약 135~250g이 존재하며, 이 중 약 90%가 세포 내액에 양이온의 상태로 존재한다. 골격에 약 8%, 세포 외액에 약 2% 정도 존재한다. 정상적으로 혈청에는 14~20mg/100ml가 존재한다. 대부분의 체내 칼륨은 세포 내에 존재하기 때문에 혈청 칼륨량은 칼륨의 섭취 상태에 크게 영향을 받으며, 체조직이 파괴될 경우 혈청 칼륨량이 상승하게 된다. 칼륨이 비교적 많은 조직은 근육, 신경, 골격, 간장 등이며 혈액에는 혈구 속에 대부분 존재한다. 칼륨의 농도가 가장 높은 조직은 근육이며 다음이 뇌, 적혈구 등이다. 혈장에는 나트륨이 칼륨보다 훨씬 많이 함유되어 있다.

2. 칼륨의 소화 · 흡수 및 대사

(1) 칼륨의 소화 · 흡수

섭취된 칼륨의 약 90% 이상은 소장에서 단순 확산으로 흡수되어 혈액에 의해 문맥을 거쳐 간장으로 간다. 일부는 간장에 저장되지만 대부분은 전신의 조직으로 운반된다. 칼륨은 소화액에 상당히 많은 양이 함유되어 있으나 대부분이 재흡수된다.

(2) 칼륨의 배설

건강한 사람은 섭취된 칼륨의 70~90%는 신장에서 소변으로 배설된다. 정상적으로 소변을 통해 1일 약 160mg의 칼륨이 배설된다. 신장은 칼륨의 균형을 유지시키는 주된 조절기구이며, 부신피질호르몬인 알도스테론은 신장에서 칼륨 배설을 자극한다. 이뇨제, 알코올, 커피 및 설탕의 과다 섭취도 신장의 칼륨 배설을 촉진시킨다. 신장에서의 칼륨 흡수율은 92%이며, 칼륨의 배설은 체내 산, 알칼리도의 변화에 따라 쉽게 증가 또는 감소될 수 있다. 체내 칼륨량이 상승되면 신장을 통하여 체외로 방출되며, 이때에 알도스테론이 분비되면 더욱 칼륨의 방출이 증가된다. 그 밖에 대변과 땀으로도 배설되는데 그 양은 매우 적다.

3. 칼륨의 기능 및 결핍증

(1) 수분과 전해질의 평형 유지-체액 조절

칼륨은 세포 내액의 주된 양이온으로 세포 외액의 주된 양이온인 나트륨과 함께 체액의 삼투압과 수분 평형의 유지에 관여하고 효소의 작용에 필요한 성분이다. 이밖에 칼슘, 마그네슘, 인, 단백질 등도 삼투압 조절에 관여하고 있다. 세포 외액의 나트륨과 칼륨 이온의 비율이 28:1의 비율로 유지되고, 세포 내액의 나트륨과 칼륨 이온의 비율이 1:10으로 유지될 때, 혈장 및 세포내의 삼투압이 정상으로 유지된다.

☞ 결핍증

부종 및 복수

칼륨이 결핍되면 체내의 수분 조절에 이상이 생겨 부종 및 복수가 발생할 수 있다.

(2) 산, 염기의 평형 유지

칼륨 이온은 나트륨, 수소 이온과 함께 산과 염기의 평형에 영향을 미친다. 칼륨은 조직이나 혈구 중의 중요한 염기(base)가 되어 산 염기 균형의 조절에 중요한 역할을 한다.

※ 산성 무기질과 알칼리성 무기질

· 산성 무기질 : 황(S), 인(P), 염소(Cl) 등

· 알칼리성 무기질 : 나트륨(Na), 칼륨(K), 칼슘(Ca), 마그네슘(Mg), 철(Fe) 등

☞ 결핍증

체액의 산성화

칼륨이 부족하면 산, 염기 평형의 불균형으로 체액을 산성으로 기울게 하여 각종 효소의 활성을 크게 떨어뜨리게 되어 각종 대사 작용이 원활하지 못하게 된다.

(3) 신경의 자극 전달

신경 세포막에서 칼륨은 나트륨과 전압 차이를 형성하는데 중요하다. 나트륨이 세포 안으로 들어오고 칼륨이 세포 밖으로 나감으로써 일정한 세포막 전압차가 형성되어 신경의 자극이 인접 세포로 전달된다. 충분한 칼륨 이온이 있어야만 신경 작용 전달이 원활하고 뇌에 산소 공급 작용을 돕는다.

① 신경반사의 저하—나른함, 무감각, 불안

칼륨이 결핍되면 신경 세포 외액의 칼륨이 적어져 신경 세포 내의 칼륨이 신경 세포 외로 이동하여 세포 내는 더욱 음전압이 되어 활동 전압이 발생하기 어렵게 된다. 활동 전압 발생의 저하로 신경의 자극이 느려진다. 신경 반사의 저하가 생기게 된다. 이로 인해 나른함, 무감각, 불안, 마비성 장폐색, 변비 등의 증상이 나올 수 있다.

② 마비성 장폐색, 변비

(4) 근육의 수축과 이완 작용 및 단백질 합성에 관여

칼륨 이온은 골격근과 심근의 활동에 중요한 역할을 담당하고 있어 나트륨, 칼슘과 함께 신경, 근육의 흥분과 자극, 전기 화학적 자극의 전달 및 근육 섬유소의 수축을 조절한다. 심장의 높은 칼륨 농도는 심장 근육을 이완시키고, 칼륨은 리보솜에서의 단백질 생합성에 있어 필수적이며 근육 단백질과 세포 단백질 내에 질소를 저장하기 위해 필요하다. 조직이 파괴될 때 칼륨은 질소와 함께 상실된다.

① 심장 박동의 이상—심장 기능의 중지(심장 마비)

칼륨이 부족한 경우, 심장의 박동은 빨라지고 불규칙적이 되며 비정상적인 심전도가 나타나며, 빈맥, 심계항진, 심장 마비 등의 증상이 나타날 수 있다.

② 근 무력증, 근육 약화 등의 증상이 발생할 수 있다.

(5) 당질 대사에 관여

칼륨은 포도당을 글리코겐 상태로 저장하기 편하도록 해주고 필요할 때 방출시킨다. 당뇨병성 산독증 환자에게 포도당과 인슐린으로 치료를 하는 경우 글리코겐이 빠른 속도로 생성되고 저장되므로 혈장으로부터 칼륨의 유출이 생긴다. 또한 칼륨은 췌장에서 인슐린이 방출되는 데에도 관여하여 췌장의 인슐린 분비를 늘린다. 이때 적절한 칼륨을 공급하지 않으면 저칼륨 혈증이 초래될 수 있고, 또한 저칼륨혈증은 설사와 구토로 장내 칼륨 손실이 오래 지속될 때도 발생할 수 있다.

☞ 결핍증

인슐린 분비 억제, 당뇨병성 산독증, 저칼륨혈증—구토, 설사, 탈수증
칼륨의 섭취 부족으로 위의 증상이 나타날 수 있다.

(6) 프로스타글란딘 생성 촉진

칼륨은 신장의 혈관 내피 세포나 요세관에서의 프로스타글란딘의 생성을 촉진하므로 프로스타글란딘에 의한 나트륨의 재흡수를 억제하거나 나트륨의 배설을 촉진하고 신장 기능에 중요한 역할을 해 혈압을 정상으로 유지시키는 데 작용한다. 또한 나트륨 · 칼륨 펌프를 활성화시키고 혈관 평활근을 이완하거나 확장시켜 혈압을 강하시키는 작용을 한다.

473

☞ 결핍증

고혈압

체내에서 칼륨이 부족하면 고혈압 상태로 이어지는데 이는 나트륨과 칼륨의 비가 클 때 심해질 수 있다. 높은 나트륨의 양보다 낮은 칼륨의 양이 혈압을 더 상승시킬 수 있다고 한다.

4. 칼륨의 과잉증

일반적으로 신장 기능이 정상이면 일상 식사에서 섭취하는 정도로는 고칼륨혈증이 발생하지 않는다. 신장 기능이 약한 경우에 혈중 칼륨 수준이 상승하여 고칼륨혈증을 일으킴으로써 두피, 안면, 혀, 수족 끝의 마비, 근육의 약화, 근육 과민, 근육 경련, 사지마비, 호흡 곤란, 불규칙한 심장 수축으로 인한 심장 기능의 이완, 심장 기능의 중지, 혼수 등의 증상이 나타날 수 있다.

5. 칼륨과 다른 영양소와의 관계

(1) 나트륨

칼륨은 나트륨과 같이 세포 내외에서 삼투압 조절을 하며 체액을 중성으로 유지시킨다. 또한 칼륨은 나트륨과 결합하여 체외로 배출시키는 작용을 한다.

(2) 인

칼륨은 인과 합동하여 뇌세포에 산소가 공급되도록 한다.

(3) 탄수화물

칼륨은 당질 대사와 관련하여 글리코겐이 합성될 때 글리코겐에 저장된다.

(4) 마그네슘

적당량의 마그네슘 존재시 칼륨의 정상 저장이 가능하다.

(5) 단백질

칼륨은 세포내 리보솜에서 단백질 합성 과정에서 촉매제로 사용된다.

6. 칼륨의 일일 권장량

칼륨의 정확한 필요량에 대해서는 아직 결정되어 있지 않으나 상실된 칼륨의 보충과 체내 칼륨 저장량 및 혈장 칼륨 농도의 유지를 위해 성인의 칼륨 최소 요구량은 하루에 약 2g인 것으로 알려져 있다. 권장량은 약 3.5g이다. 유아와 어린이의 경우 성장을 위해 15~65mg의 칼륨이 필요한데, 소변, 대변, 그리고 땀으로 손실되는 양을 채우기 위해서는 더 많은 양이 필요하다.

VI 칼슘

1. 칼슘의 정의

인체를 이루고 있는 성분 중 약 4%정도는 무기질로 구성되어 있는데 체중의 0.05% 이상 존재하며 하루 필요량이 100mg 이상인 원소를 다량 무기질이라고 한다. 칼슘, 인, 칼륨, 유황, 나트륨, 염소, 마그네슘 등이 여기에 속하며 칼슘은 그 중 가장 많이 존재하는 무기질이다. 칼슘은 체중의 약 1.5~2.0%를 차지하고 성인의 체내 칼슘 보유량은 약 1200g 정도 되는데 그 중 99%는 골이나 치아에 함유되어 있다. 나머지 약 1%는 혈액, 체액, 근육, 간, 심장 등에 분포한다. 혈장의 칼슘 농도는 9.5mg/dl*이다. 치아에는 에나멜질의 36% 및 상아질의 27%가 칼슘이다. 칼슘은 생체 내에서 여러 가지 대사 조절 작용에 관여하며 특히 뼈를 이루는 주성분으로 매우 중요한 성분이다.

2. 칼슘의 소화 · 흡수 및 대사

(1) 칼슘의 소화 · 흡수

섭취된 칼슘은 위의 산성 환경에서 대부분 가용화되어 소장으로 이동된다. 소장에서 칼슘이 흡수되는 데는 두 가지 경로가 있는데, 소장 상부, 즉 PH가 낮은 십이지장 상부에서는 능동 수송기전에 의해 주로 흡수되고, 소장 하부의 공장과 회장 부분에서는 수동 수송기전인 단순 확산에 의해서 흡수된다. 두 경로가 흡수 과정에 기여하는

---

* 1dl = 100ml
① 혈액 칼슘의 약 47.5~60% : 활성 이온 상태로 존재
② 혈액 칼슘의 약 35~40% : 혈장 알부민, 혈장 글로불린과 결합한 상태로 존재
③ 혈액 칼슘의 약 5~14% : 구연산, 인, 중탄산 등과 결합되어 존재

정도는 장내 칼슘 농도와 활성 비타민D의 혈장 내 농도에 달려있다. 저 칼슘 식이를 할 때 칼슘의 약 95%가 능동적 경로를 통해서 흡수된다. 즉, 능동적인 흡수 경로가 수동적인 경로보다 훨씬 우세하다.

1) 능동 수송

십이지장과 공장의 윗부분에서 일어난다. 소장 상부의 능동 수송은 비타민D에 의해 조절되며, 비타민D에 의해 합성이 조절되는 칼슘 단백질이 관여한다. 비타민D는 소장벽의 점막 세포 내에서 단백질 운반체의 합성에 촉매로 작용함으로써 칼슘의 흡수를 돕는데 이 단백질 운반체는 칼슘에만 해당하는 특수성이 있으며, 칼슘과 결합하여 소장점막 세포를 통과, 혈류로 들어간다. 이 과정에서는 ATP가 쓰이고, 칼슘운반 단백질이 많아서 포화되면 더 이상 빠른 속도로 칼슘이 흡수되지 않는다.

2) 수동 수송

수동적인 칼슘 흡수 과정은 소화기장 전체를 통해서 흡수되며, 비타민D의 영향을 받지 않으며 부세포적 경로에 의해서 이루어진다. 부세포적 경로는 세포막을 통과하여 원형질을 거쳐서 혈액으로 이동되는 것이 아니라, 세포와 세포 사이로 이동되는 것이다. 이때 흡수되는 칼슘의 농도는 우선 식사에 함유되어 있는 칼슘의 양과 체내에서 이용할 수 있는 형태로 존재하는지의 여부에 의해서 결정된다. 식사에 약 120mg 이상의 칼슘이 함유되어 있을 때 수동적 방법에 의해서 흡수된다. 주로 섭취한 음식물이 가장 오랫동안 머물러 있는 회장에서 흡수된다. 그러므로 공장을 제거하는 경우보다 회장을 제거하는 경우, 칼슘 흡수에 큰 지장을 초래한다. 흡수되지 않고

∗ 세포 내액과 세포 외액의 칼슘 농도 차이
세포 내에 존재하는 유리 형태의 칼슘량은 세포 외액의 칼슘 농도의 약 만분의 1 정도이다.

회장 끝에 도달하는 칼슘은 불용성이다.

대부분의 칼슘은 소장에서 흡수되며 대장에서도 적기는 하지만 약 4%(8mg 정도)의 칼슘이 흡수된다. 회장에서 흡수된 칼슘의 양이 비교적 적을 때 대장에서의 칼슘 흡수율이 높아진다. 대장에서의 칼슘 흡수는 대장 점막에 존재하는 비타민D 의존성 칼슘 결합 단백질에 의해서 이루어진다.

(2) 칼슘의 흡수율

칼슘의 흡수율은 개인의 칼슘 및 비타민의 보유 상태나, 체내 요구도, 신체 생리 상태(임신, 수유, 연령, 질병 상태 등), 섭취 식품의 종류, 섭취량 및 소장 내에 존재하는 여러 가지 물질 등에 의해서 영향을 받는다. 보통 청소년이나 성인의 경우 1일 칼슘 섭취량의 10~40%가 흡수된다. 그러나 골격 발달이 왕성한 성장기 어린이의 경우에는 그 흡수율이 75%까지 증가하기도 하며 임신 기간 동안의 흡수율도 60%로 증가한다. 일반적으로 노년기가 되면 장년기에 비해 흡수율이 떨어지는데 특히 폐경기 여성인 경우 흡수율이 총 칼슘 섭취의 20% 정도에 불과하다. 폐경기 여성의 칼슘 흡수율이 저하되는 이유는 여성 호르몬인 에스트로겐 분비가 감소되기 때문이며, 에스트로겐은 비타민D의 활성화와 효력을 증가시켜주는 것으로 알려져 있다.

1) 칼슘의 흡수율에 영향을 미치는 인자

칼슘의 정상적 섭취를 위해서는 비타민D, 인, 비타민A, 비타민C, 라이신 등이 필요하며 적절한 운동도 칼슘의 흡수를 돕는다. 인과 마그네슘도 체액에서 칼슘과 같이 활동하나 너무 많으면 칼슘의 흡수에 방해가 되고 칼슘과 마그네슘은 2:1의 비율로 섭취될 때 가장 흡수율이 좋다.

① 흡수를 촉진시키는 인자

a. 비타민D

비타민D는 소장벽의 점막 세포 내에서 칼슘 결합 단백질의 합성에 촉매로 작용함으로써 칼슘의 흡수를 돕는다. 활성형 비타민D는 칼슘 흡수율을 10~30% 정도 증가시킬 수 있다. 식품이나 피부에서 합성된 비타민D는 간에서 25-히드록시 비타민(HCC)으로 전환되었다가 신장에서 부갑상선 호르몬의 도움을 받아 활성형인 1,25-디히드록시 비타민D(DHCC)로 전환된다. 이러한 활성형의 비타민D는 소장에서 칼슘의 흡수율을 높인다.

b. 소화 기관 내 산도 및 정상적인 소화관 운동

대부분의 무기질은 중성이나 알칼리성 환경에서보다 산성에서 용해도가 증가하여 흡수가 잘 된다. 칼슘도 산성 용액에서 효과적으로 용해되며, 따라서 알칼리 용액에서보다 산성 환경에서 흡수가 더욱 좋다. 위에 존재하는 염산은 음식물이 소장으로 옮겨질 때의 산도에 크게 영향을 준다. 만일 어떠한 조건이건 간에 위산의 농도 또는 분비에 영향을 주는 것은 곧 칼슘의 흡수에도 영향을 미친다.

c. 단백질

단백질 섭취량이 칼슘 흡수에 영향을 주는 정도는 식사에 포함된 칼슘의 양에 달려 있다. 일일 칼슘 섭취량이 500mg일 경우에는 단백질 섭취량을 50g에서 150g으로 증가시켜도 칼슘 흡수에 큰 효과가 없지만, 칼슘 섭취량이 하루에 800~1400mg일 경우에는 단백질 섭취량의 증가가 칼슘 흡수율을 증가시킨다. 단백질 섭취량을 두 배로 증가시키면 소변으로의 칼슘 배설량을 50% 증가시킬 수 있다고 한다. 한편 식사에 인이 증가하면 반대로 소변으로 배설되는 칼슘의 양이 줄어든다. 다행히 실생활의 고단백 식사는 인도 많이 함유하므로 단백질 섭취량의 증가로 인한 소변 칼슘의 증가 정도가 크게 나타나지 않는다. 그러나 정제된 단백질만으로 구성된 단백질 보충제를 과량 복용 시에는 칼슘 균형에 좋지 않은 영양을 미칠지도 모른다.

라이신과 아르기닌은 칼슘과 결합하여 칼슘이 흡수하기 좋은 환경을 형성하므로 칼슘 흡수율을 증가시킨다. 그러나 높은 흡수율로 인해 배설이 증가되어 칼슘의 요구량이 증가되기도 한다.

d. 비타민C

비타민C가 장내 환경을 좀더 산성으로 만들어 칼슘의 용해성을 증가시킴으로써 칼슘의 흡수가 증진된다. 노인의 경우 위산 분비가 저하되어 칼슘 흡수가 낮을 때 비타민C의 섭취는 칼슘의 흡수를 증진시킬 수 있다.

e. 유당(젖당)

젖당은 소장 내에서 당-칼슘 복합체를 형성하여 보다 효과적으로 소장벽을 통과하므로 칼슘 흡수를 증진시키는데, 이 복합체는 소장의 산도가 하부로 내려감에 따라 산성에서 알칼리성으로 변할 때, 칼슘이 불용성 물체로 변화하는 것을 방지한다. 또한 유당은 젖산균에 의해 산성으로 되는데 이로 인해 장내 환경이 산성으로 되어 칼슘의 흡수가 촉진된다. 당-칼슘 복합체가 용해 상태로 존재하려면 상당량의 유당이 공존해야 한다. 우유는 충분한 당과 칼슘을 함께 함유하므로 칼슘을 효과적으로 이용하는 대표적인 식품이다.

f. 칼슘과 인의 비율

식사에서 칼슘과 인의 비율은 1:1일 때가 가장 흡수율이 높다. 성장기나 임신 후반기, 수유기 동안에는 식사 내의 절절한 칼슘과 인의 비율은 1.5:1이 적당하다. 이 비율이 맞지 않을 때 칼슘과 인은 서로의 흡수를 저해시키는데 인이 높은 경우는 인산칼슘을 형성하여 칼슘은 흡수되지 않고 대변으로 배설된다.

g. 신체의 요구

일반적으로 성장기나 칼슘이 고갈된 상태와 같이 신체의 요구가 큰 때에는 더 많은 칼슘이 흡수된다. 생활 주기에서 성장기, 임신, 수유기 등 칼슘의 요구량이 늘어나는 생리적 상태에서는 신체의 필요를 충당하기 위하여 흡수율이 증가한다. 나이가 많은 사람, 특히 폐경기 이후의 여성은 칼슘의 흡수 능력이 감소된다.

h. 혈장 내 칼슘 이온의 농도

체액 중에 이온화된 칼슘의 농도가 조금만 감소하여도 영향을 받아서 칼슘 흡수가 증가한다.

i. 부갑상선 호르몬

부갑상선 호르몬은 비타민D를 활성형으로 변화시켜 칼슘의 흡수를 증가시킨다.

j. 기타

적당한 운동

음식 : 음식 중 칼슘의 흡수를 자극시킬 수 있는 성분인 1.25Dihydroxy cholecalciferol의 배당체를 함유한 가지과 식물들(감자, 토마토, 풋고추, 가지 등)은 칼슘을 활성화시키는 호르몬을 가지고 있어 칼슘의 흡수를 돕는다.

② 흡수를 방해하는 인자

a. 수산(옥살산)

시금치, 무청, 근대 등과 같은 식물과 과일에는 수산과 같은 유기산이 다량 함유되어 있다. 이 유기산은 소화기 내에서 칼슘과 화합하여 불용성 칼슘 복합체인 수산칼슘을 형성해 칼슘 흡수를 저해한다.

b. 피틴산

곡류의 외피에 다량 함유되어 있는 또 다른 형태의 유기산인 피틴산도 역시 소화기 내에서 칼슘과 결합하여 불용성 염인 칼슘 피틴산을 형성하여 칼슘 흡수를 저해한다.

c. 식이섬유

식이섬유는 칼슘의 흡수를 방해하여 체내의 칼슘 균형을 깨뜨릴 수 있다. 대부분의 식이섬유는 칼슘과 결합하여 칼슘의 흡수를 방해하고 장내에 존재하는 물질의 용적을 크게 하며, 장을 통과하는 속도를 신속하게 하고, 칼슘의 이용이 높은 미생물의 성장을 촉진시켜서 칼슘의 흡수를 감소시킨다.

d. 고지방 식이

고지방 식사 시 지방은 장내에 오래 머물기 때문에 흡수 시간을 길게 하여 칼슘 흡수량이 많아질 수도 있으나 비누화 작용에 의해 지방산이 칼슘과 결합하여 불용성인 비누를 형성하여 대변으로 배설된다. 이 불용성 비누는 비타민D를 동반하여 배설된다.

e. 비타민D의 부족

비타민D가 부족할 경우 칼슘 흡수에 필수적인 칼슘 결합 단백질의 합성이 적어져서 칼슘의 흡수가 저하된다.

f. 높은 알칼리성의 장내 환경

칼슘은 알칼리성 환경에서는 불용성이고 이용도가 낮아지는데 장내의 알칼리도가 높아지면 흡수가 잘 되지 않는다.

g. 다른 무기질과의 관계

철, 마그네슘, 인의 과량 섭취도 칼슘 흡수를 감소시킨다.

h. 증가된 위장 운동

변비 치료제나 부피가 큰 식사 등으로 장의 통과시간이 단축되는 경우 칼슘이 흡수될 시간이 부족하기 때문에 흡수율이 떨어진다.

i. 카페인

카페인 섭취량이 높은 경우 소변으로 배설되는 칼슘의 양이 증가하고 위장관으로 칼슘이 분비되도록 자극해서 칼슘의 체내 이용률이 떨어진다.

j. 약제

항경련성 약제, 코르티솔, 갑상선 호르몬, 알루미늄 함유 제산제 등은 부작용으로 칼슘 흡수를 낮출 수 있다.

k. 기타

그 밖에 운동 부족, 스트레스, 흡연, 폐경, 노화, 차의 떫은 맛 성분인 탄닌 성분 등의 요인도 칼슘의 흡수를 저해시킨다.

(3) 저장

체내 칼슘의 99% 이상이 뼈에 존재하므로, 골격은 칼슘을 유지하는 주요 저장 기관이다. 단기간 동안의 음의 칼슘 평형은 뼈의 칼슘에 그다지 나쁜 영향을 미치지는 않으나, 오랜 기간 동안 계속적인 칼슘의 이탈은 골격의 강도를 약화시킨다. 세포 내에 저장된 칼슘의 방출은 여러 가지 세포 대사를 일으키는 데 중요하다. 세포내에 존재하는 거의 모든 칼슘은 소포체나 핵 같은 곳에 붙어 있다가 방출되면 칼모둘린이나 트로포닌 C같은 칼슘 결합 단백질과 결합한다. 이러한 결합은 직접 또는 간접적인 반응을 통해 생리 대사를 조절한다.

(4) 배설

칼슘은 대변, 소변, 피부를 통해서 배설된다.

1) 대변을 통한 배설

대변으로 배설되는 칼슘은 흡수되지 않은 내인성 칼슘(담즙 등과 같은 장내 분비액에 함유된 칼슘 중 재흡수되지 않은 것으로 보통 하루 평균 100~180mg 정도 됨)과 식이 칼슘이다.

2) 소변을 통한 배설

소변으로 배설되는 칼슘은 하루에 보통 100~240mg으로 칼슘 섭취량 및 흡수량 그리고 개인에 따라 크게 다르다. 혈청의 칼슘은 신장에서 약 99% 정도 재흡수되므로 사구체에서 여과된 양의 1% 정도만이 소변으로 배설된다. 배설되는 칼슘의 약 50%가 이온 형태이고 나머지는 유황, 인, 구연산, 수산 등과 결합된 복합체이다. 소변으로 배설되는 칼슘은 아동기에 조금씩 증가하여 어린이 성장기에는 보통 40~80mg 정도이고, 사춘기 이후 20세쯤 되면 평균 200mg 정도가 된다. 소변으로 배설되는 칼슘은 식이 섭취와 연관이 있는데 탄수화물 대사물이나 단백질은 소변으로 배설되는 칼슘의 양을 증가시킨다. 하지만 인의 섭취량이 증가하면 부갑상선 호르몬의 합성이 촉진되어 소변 중의 칼슘 양은 감소한다.

3) 피부를 통한 배설

땀 중의 칼슘 손실량은 환경 조건에 따라 크게 다르지만, 일반적으로 대략 하루에 보통 15mg 이하이다.

3. 칼슘의 항상성 조절

혈액 중의 칼슘은 심장이나 뇌 등 장기의 정상적인 대사 기능이 일어날 수 있도록 항상 일정한 농도를 유지하고 있는데 이것을 칼슘의 항상성이라 한다. 칼슘의 항상성은 칼시토닌, 부갑상선 호르몬, 비타민D, 기타 호르몬 등에 의해서 조절된다. 이러한 요소들이 소장과 뼈, 신장에 영향을 미치면서 균형이 조절된다.

(1) 부갑상선 호르몬

부갑상선 호르몬은 부갑상선에서 분비되고 혈중 칼슘을 조절하는 가장 중요한 호르몬이다. 혈중 칼슘 농도가 정상 이하로 낮아지면 부갑상선의 작용이 활발해지면서 부갑상선 호르몬이 혈액으로 분비되어 파골 세포를 활성화하여 뼈의 칼슘을 용해시키며, 또한 비타민D의 흡수에 의하여 상쇄될 수 있다. 비타민D는 신장 및 간에서 하이드록시기(-OH)를 하나씩 추가하여 1,25-디히드록시 콜레칼시페롤(Calcitriol) 상태로 체내에서 활성화되며 활성화된 Calcitriol*은 칼슘을 뼈에 침착시킨다. 결론적으로 인체 내에서 뼈에 대한 칼슘의 축적은 부갑상선 호르몬과 Calcitriol에 의해서 조성된다. 혈중의 칼슘 농도가 낮아지면 신장에서는 칼슘의 재흡수를 증가시켜 칼슘의

---

* Calcitriol : 콜레스테롤에서 얻어지는 스테로이드 호르몬 같은 물질. 골다공증 치료제로 쓰임.

배설을 감소시키고 인산의 배설은 증가시킨다. 그리고 신장에서 비타민D를 활성형으로 변화시키는데 피부나 식이로부터 형성된 비타민D는 간에서 25-히드록시 비타민(HCC)으로 전환되었다가 신장에서 부갑상선 호르몬의 도움을 받아 활성형인 1,25-디히드록시 비타민D(DHCC)로 전환된다. 활성화된 비타민D는 소장에서 칼슘의 흡수를 촉진한다.

(2) 비타민D

신장에서 부갑상선의 호르몬의 작용을 받아 활성형으로 된 비타민D는 소장벽의 점막세포 내에서 칼슘 결합 단백질의 합성에 촉매로 작용함으로써 칼슘의 흡수를 돕는다. 또한 부갑상선 호르몬과 함께 신장에서 칼슘의 재흡수를 증진시키며 뼈의 칼슘이 혈액 내로 잘 유입되도록 조절함으로써 혈중 칼슘 농도를 증가시킨다. 칼슘 결핍 상태에 있게 되면 더 많은 활성형 비타민D가 생성된다.

(3) 칼시토닌

칼시토닌은 갑상선의 C세포에서 합성되는 호르몬이다. 칼시토닌은 갑상선에서 분비되며, 부갑상선 호르몬과 비타민D와는 반대 기능을 지니고 있어 혈중 칼슘 농도가 정상 이상으로 높아졌을 경우 자극을 받는다. 칼시토닌은 혈액으로부터 골격으로 칼슘의 이동을 증가시키고, 신장에서 소변을 통해 칼슘의 배설을 증가시킴으로써 혈중 칼슘 농도를 저하시킨다.

갑상선 호르몬인 티록신은 뼈의 분해를 촉진시키므로 갑상선 기능 항진의 경우 골질량의 감소를 볼 수 있다. 기능 항진에서는 칼시토닌은 특별한 증가가 없다. 갑상선 기능 저하의 경우에는 부갑상선 기능 항진을 초래하기도 한다. 부갑상선 기능 항진으로 부갑상선 호르몬이 증가하여 뼈 속의 칼슘 방출이 증가하여 뼈가 약해진다. 즉, 갑상선 항진이든 저하든 뼈 속의 칼슘이 방출되어 뼈가 약해진다.

(4) 기타 호르몬

다른 몇 가지 호르몬들도 골격 및 칼슘 대사에 관여한다. 글루코코르티코이드, 갑상선 호르몬, 성장 호르몬, 인슐린과 에스트로겐이 그것이다.

글루코코르티코이드는 조골 세포의 활성을 저하시켜 뼈의 손실을 가져오며, 소장에서 칼슘의 능동 또는 수동 수송에 장애를 주기도 한다.

성장 호르몬은 골격의 성장을 촉진하고, 활성형 비타민D의 농도를 높이며, 소장 내의 칼슘의 수송을 향상시킨다. 혈액 내 에스트로겐 농도가 정상일 때 정상적인 골격 대사의 균형이 이루어진다. 폐경 후 여성들의 골격 손실로 인한 골다공증의 주된 발병 원인은 에스트로겐 분비의 감소이다.

4. 칼슘의 기능 및 결핍증

(1) 뼈와 치아의 구성

성인의 경우 칼슘의 보유량은 1200g 정도 된다. 이 중 99%의 칼슘이 골격과 치아의 형성에 사용되고 나머지 1%의 칼슘은 세포 내외 액에 존재하여 세포의 주요 기능에 관여한다. 뼈는 유기물질과 무기물질이 1:2의 비율로 구성되어 있으며, 침착되어 형성되며, 칼슘과 인산이 물과 함께 결합하여 만든 염인 인산칼슘과 수산화 칼슘이 복합되어 형성된 인산칼슘복염인 히드록시아파타이트가 주된 형태이다. 뼈는 크게 치밀골(뼈기질)*과 해면골(뼈세포)*로 분류된다. 뼈의 80%는 단단한 치밀골로 콜라겐 뮤코다당체 등으로 구성되어 뼈가 형성될 때 스폰지 형태로 망상 구조를 형성하고 나머지 해면골은 골세포, 골화세포, 파골 세포의 3종류로 되어 있다. 골화 세포는 망 구조 사이사이에 무기질을 침착시켜 뼈를 생성하는 뼈 생성 세포이며 파골 세포는 뼈를 용해시키고 분해시키는 뼈 용해 세포이다. 해면골은 무기질 농도의 항상성에 주로 관여하며 칼슘 결핍이나 골다공증에 의해 영향을 많이 받는 부분이다.

　뼈안의 칼슘은 결정형의 하이드록시아파타이트나 비결정성의 인산칼슘 형태로 유기질인 점성 다당류나 콜라겐에 침착하여 석회화된다.

　골격은 태아 초기부터 형성되는데 단단하지만 유연한 기질이 형성되고 그 위에 골격이 형성된다. 기질은 뼈의 1/3을 차지하는데 콜라겐이라고 부르는 섬유상 단백질들로 구성되어 있다. 출생 직후부터 기질 위에 칼슘을 포함한 무기질이 침착해서 기질이 단단해지는데, 이 과정을 석회화라고 한다. 뼈의 석회화에 관여하는 무기질 결정체는 수산화인회석이다. 뼈의 가장 주되고 단단한 부분인 골축은 수산화인회석, 인산칼슘, 마그네슘, 아연, 나트륨, 탄산염, 불소 등의 이온을 함유하는데, 신체가 성장함에 따라 계속 재형성된다. 장골의 끝 부분은 골단이라고 하는데, 뼈의 성장을 조절하는 부분이다. 골단 아래에는 골소주가 있는데 구멍이 많아서 혈액 공급이 원활하게 일어나서 혈액에 칼슘이 부족할 때 쉽게 공급하는 칼슘 저장고의 역할을 한다.

　그 외 나머지 칼슘은 혈액이나 세포 조직 중에 존재한다. 혈청 중 칼슘 농도는 뼈에

489

---

* **치밀골** : 조밀하고 딱딱한 부분으로 중심관인 하버스관(Haversian canal)과 이를 둘러싸고 있는 여러 층의 하버스 층판(Haversian lamellae)으로 구성되어 있다.

* **해면골** : 연골 속에 들어있는 뼈로 스펀지처럼 딱딱하지 않고 구멍이 많은 게 특징.

서의 흡수와 침착, 장관에서의 흡수, 신장을 통한 배설에 의하여 조절된다.

뼈 칼슘 중의 3분의 1은 혈중 칼슘 농도가 감소할 때 채워주는 칼슘 저장고로 작용한다.

☞ 결핍증

① 어린이 성장 장애–골 밀도와 골 질량의 감소로 뼈 성분의 변화 및 뼈의 기형 초래

성장기 어린이에 있어서 칼슘 섭취가 불충분하면 골격과 치아의 석회화가 완전히 되지 못하므로 골격, 치아 조직의 구성 및 성장이 위축되거나 기형적 조직을 형성한다. 장기간 섭취 부족 시에는 구루병이 발생하여 약해진 뼈로 인해 앞가슴 뼈와 등뼈가 구부러지는 기형 현상이 나타나고 다리가 O형 또는 X형으로 휘어지거나 관절이 굵어지기도 한다.

② 뼈의 연약, 뼈의 통증, 골다공증, 관절염(관절통, 퇴행성 관절염, 류머티스 관절염 등)

칼슘의 섭취가 부족하면 골격의 석회화가 불충분하여 뼈 조직의 구성과 성장이 위축된다. 성인의 경우 전형적인 결핍증으로 골다공증과 골연화증이 있다. 성인 특히 중년 부인이 칼슘이 부족한 식사를 오래 했을 때 뼈의 석회화의 감소뿐만 아니라 유기 물질의 망 구조 형성도 잘 이루어지지 않아 뼈에 군데군데 구멍이 뚫려, 골격의 강직성이 저하되는 현상이 일어나 약간의 자극에도 쉽게 사고를 초래하는데, 이러한 현상을 골다공증이라고 한다. 골다공증은 뼈의 절대량이 1/3 이상 감소되는 증후군을 말한다. 골다공증은 뼈의 화학적 조성은 변하지 않고 골 질량이나 골 밀도가 감소되어 골절이 오며, 뼈의 절대량 감소로 뼈 조직이 치밀하지 못하고 거칠며 작은 구멍이

생기고 뼈가 얇아져 뼈의 연약, 뼈의 통증, 골다공증, 퇴행성 관절염 등이 발생할 수 있다. 골다공증은 어떤 연령층에서도 발생할 수 있으나, 노인과 폐경 후 여성에게서 발생 빈도가 높다. 골다공증이 여성에게 많이 나타나는 것은 여성이 남성보다 골 질량이 적고 손실이 빨리 되는 동시에 수명은 길기 때문이다. 또한 폐경기 이후의 에스트로겐 감소와도 관련이 있다. 골 질량이 많을수록 뼈의 손실이 적으므로 골다공증을 예방하기 위해서는 골격 구성에 필요한 영양소를 지속적으로 오랜 기간 동안 섭취해야 한다. 골다공증의 임상적 특징은 골절인데 노인형의 경우는 대퇴부 상부의 골반뼈의 골절이 주된 형태이고 폐경 후 여성의 골다공증은 척추뼈 파열 골절 증후가 그 특징이다.

③ 골연화증

특히 중년 부인들의 경우 임신, 수유 및 오랫동안 칼슘 섭취 부족으로 인해 골연화증이 발생되기도 한다. 골연화증의 경우 골격 조직 내의 무기질 함량에 변화가 생기나 전체 골격 양에는 변함이 없고 무기질 침착이 잘 되지 않아 뼈가 약한 성인형 구루병이다. 이러한 현상은 태양광선을 받지 못한 사람들에게서도 비타민D의 부족으로 나타나고 인의 부족에 의해서도 발생된다.

☞ 골다공증과 골연화증의 차이

골다공증은 칼슘이 방출되어 뼈의 구성 밀도는 정상과 같으나 뼈의 크기만이 작아지는 것이며 반면에 골연화증은 뼈에서 칼슘이 방출되는 것은 같으나 크기에 변화 없이 밀도가 감소하는 특징이 있다.

④ 치아의 이상–충치, 풍치

잇몸에 있는 치아 형성 기관인 에나멜 모세포는 치아를 형성하기 위해 칼슘과 다른 구성원들을 저장한다. 치아 조직은 뼈 조직에 비해 더욱 조밀하고 수분 함량이 많으며, 무기질의 교체가 뼈 조직처럼 계속된다. 칼슘은 치아의 구성 성분으로 부족 시 치아의 치밀도가 약해지고, 이로 인해 충치 및 풍치가 발생할 수 있다.

(2) 신경 자극 전달

칼슘은 신경 세포막에서 나트륨 통로의 막단백질과 결합되어 신경 세포막 외부의 나트륨이 신경 세포 내로 과량 들어오지 못하도록 조절하여 정상적인 세포막 전압을 형성하도록 해준다. 또한 신경 자극이 신경 세포의 끝부분에 다다르면 신경 세포막의 칼슘 채널이 열려서 칼슘 이온이 세포 속으로 들어가게 된다. 세포 내 칼슘 이온의 농도가 올라가면 아세틸콜린 같은 신경 전달 물질이 방출되어 신경 자극이 가까이에 있는 다른 신경 세포나 근육 세포로 계속 전달되어 근육 섬유소를 흥분시킨다.

☞ 결핍증

① 신경의 긴장, 초조, 불안, 불면, 부산, 과잉 행동 장애(과동증)

칼슘의 결핍은 신경 세포 외액의 칼슘의 감소로 나타나고 이는 신경 세포막의 나트륨 통로에 결합하는 칼슘이 적어 세포 외액의 나트륨이 신경 세포 내로 이동하기가 쉬워진다. 이렇게 되면 나트륨의 세포 내 유입으로 활동 전압이 발생하고 신경의 흥분성이 커지게 된다. 그에 따라 신경이 안정되지 않아 정신적으로 불안, 긴장, 초조, 불안, 불면, 부산, 아이들 과잉 행동 장애 등(과동증)의 증상이 나타나게 된다.

② 스트레스

칼슘 부족 시 신경이 안정되지 않아 스트레스 저항력이 약화될 수 있다.

(3) 근육 수축 및 이완

칼슘은 근육의 수축에 중요하다. 근육에는 근육 단백질인 액틴과 마이오신이 존재한다. 신경 자극으로 근육이 수축할 때 근세포 내 소포체에 있는 reticulum에 붙어있던 칼슘은 방출되어 이온화되고 ATP를 방출시켜 액틴과 마이오신 사이에서 화학적 반응을 촉진시켜 근육의 수축 작용을 일으킨 후 즉시 reticulum에 다시 부착되어 이완 작용을 일으킨다. 칼슘은 근육의(특히 심장 근육) 수축과 이완 작용에 필수적이며 마그네슘과 칼륨도 이 반응에 관여한다.

☞ 결핍증

근육 경련과 강직(데타니), 심계항진, 야간에 발생하는 근육통

칼슘의 결핍은 신경 세포 외액의 칼슘의 감소로 나타나고 이는 신경 세포막의 나트륨 통로에 결합하는 칼슘이 적어 세포 외액의 나트륨이 신경 세포 내로 이동하기가 쉬워진다. 이렇게 되면 나트륨의 세포 내 유입으로 활동 전압이 발생하고 신경의 흥분성이 커지게 된다. 이것이 골격근 섬유로 전달되어 과잉 흥분성이 발생하여 근육 경련이 일어나는데 이러한 현상을 '데타니(tetany)' 라고 한다. 또한 취침 시 근육통이 발생하기 쉬우며 근육의 흥분으로 심계항진을 일으킬 수 있다.

(4) 혈액 응고 작용에 관여

칼슘은 혈액 응고기전에 관여하는 프로트롬빈을 트롬빈으로 전환시키는 과정에서 촉매제로 작용한다. 즉, 프로트롬빈이 활성을 띠려면, 프로트롬빈 안에 존재하는 글루탐산이 카르복실화되어 감마 카르복시 글루탐산으로 전환되어야 한다. 이때 비타민K가 글루탐산을 감마 카르복시 글루탐산으로 전환시키는 작용을 한다. 이렇게 활성화된 프로트롬빈은 응혈작용에 필수적인 또 다른 인자인 칼슘 인자와 결합한다. 만약 프로트롬빈이 감마 카르복실 글루탐산으로 전환되지 않으면 칼슘과 작용하지 못하게 된다. 또한 트롬보키나아제(트롬보플라스틴)도 프로트롬빈의 변화를 촉진시켜 준다. 이런 작용으로 인해 프로트롬빈은 트롬빈으로 되고 트롬빈은 피브리노겐이 피브린으로 변화하는데 관여한다. 칼슘은 프로트롬빈에 작용하여 트롬빈으로의 생성 작용을 도와 혈액 응고 기전에 관여한다.

☞ **결핍증**

혈액 응고의 지연

칼슘이 결핍되면 혈액 응고 효소가 잘 만들어지지 않게 되어 혈액 응고가 지연될 수 있다.

(5) 세포막의 투과성 조절

골격과 치아 이외의 체액에 존재하는 칼슘은 세포막에서 레시틴과 결합한 상태로 다른 무기이온과 대립하여 각종 영양소가 세포막을 통과하는 것을 조절한다. 세포막은 지방과 단백질의 복합 물질로 구성되어 있어서 지용성 물질을 자유롭게 투과한다.

세포 외액에 칼슘 농도가 높으면 세포막의 투과성이 저하되고, 칼슘 농도가 낮아지면 투과성이 증가된다.

☞ 결핍증

해로운 물질의 세포 내 침투

칼슘은 세포막 투과성에 영향을 주어 해로운 물질이 세포에 들어오는 것을 막는다. 칼슘의 결핍으로 세포막 투과성이 증가하게 되면 해로운 물질 등이 세포에 침투하게 되어 세포의 기능이 약해질 수 있다.

(6) 세포 대사 및 에너지 대사에 관여

칼슘은 여러 조절 단백질과 결합함으로써 세포 내의 에너지 대사 과정을 돕는다. 그 중의 한 예로 신경 세포에서 칼슘과 칼모둘린과의 결합이다. 칼슘이 호르몬 등의 작용으로 인해 세포 내에 들어오면 작은 단백질인 칼모둘린과 결합하여 칼모둘린-칼슘 복합체를 만드는데, 이 복합체는 여러 다른 단백질이나 효소에 결합함으로써 그 단백질 또는 효소의 활성을 변화시킨다. 활성화된 효소는 신경 전달 물질인 아세틸콜린이 신경 세포 밖으로 방출되도록 돕는다. 또한 다른 미네랄들의 흡수를 도와 세포 내에서 에너지 생성 기능을 촉진시킨다.

☞ 결핍증

세포 대사 및 에너지 대사 저하

칼슘이 결핍되면 세포 내의 여러 가지 조절 물질과의 원활한 결합이 이루어지지 않아 세포 내의 대사 기능 저하를 가져올 수 있다.

(7) 지질의 흡수를 감소

칼슘은 장내에서 유리 지방산과 결합하여 이들을 체외로 배설시키는 작용을 한다. 이에 따라서 혈중 지질의 농도를 낮추는 작용을 한다.

☞ 결핍증

① 혈중 지방의 증가

혈청 LDL(저밀도 지단백질) 수준이 높은 사람의 경우 저지방, 저콜레스테롤 식이와 함께 칼슘을 1200~2200mg 섭취하면 LDL 수준을 낮출 수 있다. 이는 칼슘 섭취량이 증가함에 따라 대변으로 배설되는 포화지방산이 많아지기 때문인 것으로 보인다. 칼슘이 결핍되면 배설되는 포화지방산이 적어져 혈중 지방이 증가할 수 있다.

② 동맥경화 위험 증가

칼슘은 혈관의 탄력성을 높이고 혈관 손상 시 지질이 혈관 내로 침착하는 것을 방지하는 동시에 장관 내에서 지질과 결합하여 흡수를 저해하고 혈중 지질 농도를 저하시킨다. 칼슘이 결핍되면 혈중 지질이 증가하여 동맥경화의 위험이 증가한다. 칼슘이 결핍되면 이 경우와 같이 지질이 칼슘과 결합하여 체외로 배출되지 못해 혈 중 지질이 많아져서 동맥경화가 생길 수 있고 또 칼슘이 결핍되어 혈액 속의 칼슘농도가 낮아져 부갑상선 호르몬이 나와서 뼈에 있는 칼슘이 유리되어 사용되고 남은 칼슘이 동맥벽에 침착하게 되어 동맥경화증이 발생할 수 있다.

③ 리파아제 분비의 이상으로 인한 지방 소화 장애

칼슘은 췌장에서 리파아제의 분비를 촉진시키는 작용을 하는데, 결핍되면 정상적인 리파아제의 분비에 이상이 생길 수 있어 지방의 소화에 문제가 생길 수 있다.

(8) 담즙산을 체외로 배출

칼슘은 장내에서 담즙산과 결합하여 체외로 배출시키는 작용을 한다.

☞ 결핍증

대장암의 위험 증가

지방질의 섭취량이 많으면 장내에서 유리 지방산이 많아지고 담즙 분비량이 증가하는데 유리 지방산과 담즙산이 많아지면 결장암으로 발전될 가능성이 증가한다. 지방질의 소화와 흡수에 필요한 담즙산은 소장에서 재흡수되고, 나머지는 결장에서 장내 세균의 공격을 받아 리토콜산, 데옥시콜산 같은 2차 담즙산으로 변하게 된다. 2차 담즙산은 박테리아 작용에 의해 발암 물질로 알려진 20-메틸콜라스렌(20-methyl-cholanthrene)으로 전환되기도 하는데 이는 결장암 유발을 촉진한다. 칼슘은 유리 지방산, 담즙산과 결합하여 체외로 배출시킴으로써 대장암의 위험을 감소시키는데 칼슘이 결핍되면 이러한 물질의 배출 감소로 대장암의 위험이 증가한다. 여러 연구들에 의하면 대장암의 위험도를 낮추기 위해서는 적어도 하루에 1500~2000mg의 칼슘 섭취가 필요하다고 한다.

(9) 혈압의 감소

정상적인 양의 칼슘을 섭취하면 혈압을 낮출 수 있다. 하루 칼슘을 800~1200mg 정도 섭취할 경우 섭취량이 400mg 이하인 사람들에 비해서 혈압을 낮출 수 있다고 한다. 특히 임신 후기 자간전증에 의한 고혈압의 경우, 하루 칼슘 섭취량을 1500~2000mg으로 유지하면 고혈압의 발병률이 40~50% 감소되며, 임신 기간 동안의 고칼슘 식이는 영아의 체중 증가와 함께 혈압 감소와도 관련이 있다.

☞ 결핍증

고혈압

혈관의 바깥쪽은 평활근이란 근육으로 둘러싸여 있다. 이 근육이 위축되면 혈관이 좁아지고, 근육이 늘어나면 혈관이 넓어진다. 혈관이 좁아지면 혈액 순환이 순조롭지 못하게 되고 혈압도 높아지게 된다. 칼슘이 결핍되면 혈액 속의 칼슘 농도가 낮아져서 부갑상선 호르몬이 나와 뼈에 있는 칼슘을 빼내는데 이때 나온 칼슘 중 사용되고 남은 칼슘이 세포 속으로 침투되는데 혈관의 평활근에도 침투한다. 평활근의 세포 내에 축적된 칼슘은 혈관을 수축시켜 혈액의 흐름이 순조롭지 못하게 되고 그 결과 혈압이 올라가게 되는 것이다.

(10) 정자의 운동성 증가

칼슘은 정자의 운동성을 증가시킨다. 정자 주위에는 다른 세포와 마찬가지로 1만 배나 되는 대단히 농도 짙은 칼슘이 있다. 이처럼 높은 농도로 인해 세포는 외부로부터의 신호를 받을 수 있고 활동을 시작할 수 있는 것이다. 만일 칼슘의 섭취가 적으면

이 농도를 유지할 수 없게 되어 정자의 움직임이 둔해진다.

☞ 결핍증

불임

칼슘의 결핍은 정자의 운동성을 감소시켜 정상적인 수태가 불가능하게 할 수도 있다. 또한 임신 중의 칼슘 결핍은 칼슘이 혈관과 신장에 침착되는 고혈압, 신부전증과도 같은 위험한 합병증을 일으킬 수가 있다. 칼슘은 단단한 골반의 형태 유지에 관여하여 임신 유지와 순산에 기여하고, 분만 시 규칙적인 자궁 수축을 위해 충분한 진통이 이루어지는 데 필요하다.

(11) 췌장의 기능을 도와줌

칼슘은 정상적인 췌장의 기능을 도와 리파아제의 분비를 촉진시키고, 정상적인 인슐린 분비 과정을 돕는다.

☞ 뼈의 용해 작용은 혈당과도 관련이 있다. 당뇨환자는 혈액 내의 Calcitriol 함량이 저하되어 있으며 장에서 칼슘의 흡수량도 감소 현상을 나타낸다. 그러므로 골다공증이 진행되고 있는 환자는 혈당 검사도 겸해야 한다.

☞ 결핍증

당뇨병

정상적인 칼슘의 양은 정상적인 인슐린 분비를 도와준다. 칼슘이 결핍되면 혈액 속의 칼슘 농도가 낮아져 부갑상선 호르몬이 나와 뼈에 있는 칼슘을 유리시키는데 이때 사용되고 남은 칼슘이 췌장의 인슐린 분비 세포 내로 들어가 정보 전달에 장해를 주어 인슐린 분비에 이상이 생겨 당뇨병이 발생할 수 있다.

(12) 칼슘은 통증 완화제

칼슘은 뛰어난 통증 해소제이다. 옛 의학 서적은 늑막염의 몹시 찌르는 아픈 통증 치료에 칼슘을 주사하도록 하고 있다. 요즘에는 칼슘을 별로 활용하고 있지 않은데, 가끔 의사들은 통증으로 몹시 괴로워하는 환자에게 아편제를 쓰지 않고 칼슘 1~4mg을 혈관 주사하고 있다. 칼슘을 혈관 주사하면 거의 즉시로 통증이 완화된다. 심하게 아픈 사람 또는 아주 심한 두통을 갖는 사람이 칼슘을 입을 통해 복용하면 칼슘이 충분히 흡수되지 않는 데 그러한 때에는 통증이 다소 누그러질 때를 보아 복용하면 효과적이다. 병이 덜 심할 때는 입으로 칼슘을 복용해도 좋다. 칼슘은 통증 해소 작용이 있으므로 치과 병원에 가기 전에 칼슘을 복용해 두면 좋다. 칼슘을 충분히 섭취하면, 두드러기의 가려움증이 반시간 이내에 완화되고 관절염 통증은 1~3일 내에 완화되며 분만 시에도 진통을 모르고 출산하는 경우가 많다. 진통이 시작하면 곧 비타민D를 복용하고(비타민D는 칼슘의 흡수와 활용을 돕는다) 분만실에 가기 전에 매 시간마다 칼슘 2~3정을 복용하면 좋다. 어느 종류의 통증이건 칼슘을 복용하면 통증이 완화되는 데 칼슘을 복용하고 효과가 없으면 칼슘의 흡수가 불량한 탓이다.

(13) 비타민B12의 흡수

칼슘은 장내에서 비타민B12 흡수에 필요하다. 분자가 대단히 큰 비타민B12가 창자벽을 통과해 가는데 칼슘의 도움이 필요하다. 비타민B12가 흡수되기 위해서는 위액의 뮤코 단백질이 필요한데, 뮤코 단백질과 비타민B12가 결합하고 여기에 칼슘이나 혹은 소량의 마그네슘이 결합하여 복합체를 형성하고 이것이 소장 세포 내에 흡수된다.

☞ 결핍증

비타민B12의 흡수 부족

칼슘이 결핍되면 비타민B12의 흡수가 저해되어 비타민B12의 결핍이 올 수 있고 이로 인해 악성 빈혈이 생길 수도 있다.

(14) 그 밖의 결핍증

1) 면역력 저하

혈액 속의 칼슘 농도가 낮게 되면 부갑상선 호르몬이 나와서 뼈에 있는 칼슘을 보충하는데 그때 남은 칼슘이 세포 속으로 침투된다. 면역 세포에도 칼슘이 들어가는데, 그렇게 되면 세포의 안팎에서 절대적으로 지켜져야만 하는 칼슘 농도의 균형이 깨져 면역 세포는 정보를 올바르게 전달할 수 없게 된다. 그 결과 면역 기능이 약해진다.

2) 체액의 산성화

칼슘은 알칼리성 무기질로서 체액의 산성화를 방지한다. 칼슘의 부족 시 체액이 산성화 될 수 있다.

3) 여성의 경우 월경통, 월경 전 증후군

칼슘의 흡수 저해 인자 중 여성 호르몬의 부족으로 인해 칼슘의 흡수가 장애를 받아 여성의 경우 월경통, 월경 전 증후군 등이 나타날 수 있다.

4) 결핍 시 손톱 부러짐, 백발, 습진, 우울, 망상, 치매 등의 증상이 나올 수도 있다.

5. 칼슘의 과잉증

(1) 칼슘의 흡수율 감소, 배설량 증가

인체는 다량의 칼슘 섭취로 인한 독성화를 막기 위해 칼슘 흡수율은 낮추고 배설량은 높인다. 칼슘의 흡수율은 체내의 칼슘 필요량과 섭취량에 따라 영향을 받는다. 만약 칼슘의 섭취량이 증가되면 체내에서는 칼슘으로 인한 독성화를 막기 위해 칼슘의 흡수율이 낮아지고, 섭취된 칼슘이 체내로 흡수되지 않고 체외로 배출되는 양이 높아진다.

(2) 다른 무기질의 흡수를 저해

무기질은 경쟁적으로 흡수되기 때문에 장내 칼슘의 양만 많아지면 다른 무기질의 흡수가 감소되어 칼슘 섭취량에 신중을 기해야 한다. 체내 대사 과정에서 대부분의 무기질은 수용체가 같기 때문에 경쟁적으로 흡수하게 된다. 이 때문에 장내에 존재하는 한 무기질의 양이 많아지면 다른 무기질의 흡수가 감소된다. 많은 연구들은 칼슘의 과다 섭취가 다른 무기질, 특히 철의 이용성을 감소시키며 그 외 마그네슘, 구리, 아연 등의 흡수를 방해하게 되어 이러한 무기질에 결핍이 있는 사람들에게 문제가 될 수 있다고 보고하고 있다. 과량 섭취된 칼슘이 체내에서 철 흡수를 방해하는 것은 소장에서 철의 가용성을 감소시키고, 세포막으로 철분 흡수를 방해하기 때문이다. 또한 식이 중 높은 칼슘 농도는 유의적으로 마그네슘 흡수를 감소시키게 되는데, 이것은 장관 내에서 불용성인 Ca-P-Mg 복합체를 형성하여 흡수를 방해한다고 보고 되고 있다. 또한 비타민K의 합성과 인체 내 흡수의 방해 요소가 된다.

(3) 신장 결석

결석이 잘 생기는 사람의 경우에는 신장 결석 위험도가 증가될 수 있다.

(4) 뼈의 약화 및 골다공증

과다한 양의 칼슘도 뼈를 약하게 만들기도 한다. 과다한 칼슘의 공급은 골 밀도를 증가시키기는 하지만 골의 피질을 얇게 하여 뼈가 정상보다 더 부서지기 쉬운 상태가 되도록 한다. 또한 지나친 칼슘의 양 때문에 조직 내 마그네슘, 인, 아연, 구리 등이 상대적으로 부족하여 골다공증이 유발되기도 한다.

6. 칼슘과 다른 영양소와의 관계

(1) 비타민D

칼슘이 소장에서 흡수될 때 칼슘 결합 단백질과 결합하여야 흡수가 되는데, 비타민 D는 칼슘 결합 단백질의 합성에 촉매로 작용함으로써 칼슘의 흡수를 돕는다.

(2) 비타민C

비타민C가 장내 환경을 좀더 산성으로 만들어 칼슘의 용해성을 증가시킴으로써 칼슘의 흡수를 돕는다. 또한 비타민C가 콜라겐을 형성할 때에는 칼슘이 필요하다.

(3) 유당

유당은 소장 내에서 칼슘과 결합하여 당-칼슘 복합체를 형성하여 보다 효과적으로 소장벽을 통과하므로 칼슘 흡수를 증진시킨다.

(4) 인

식사에서 칼슘과 인의 비율은 1:1일 때가 가장 흡수율이 높다. 성장기나 임신 후반기, 수유기동안에는 식사 내의 적절한 칼슘과 인의 비율은 1.5:1이 적당하다. 인이 그 이상으로 높으면 칼슘의 흡수가 저해된다.

(5) 라이신과 아르기닌

아미노산 중 라이신과 아르기닌은 칼슘과 결합하여 칼슘이 흡수하기 좋은 환경을 형성하므로 칼슘 흡수율을 증가시킨다. 그러나 높은 흡수율로 인해 배설이 증가되어 칼슘의 요구량이 증가되기도 한다.

(6) 수산(옥살산)

수산은 소화기 내에서 칼슘과 화합하여 불용성 칼슘 복합체인 수산칼슘을 형성해 칼슘 흡수를 저해한다.

(7) 피틴산

피틴산은 소화기 내에서 칼슘과 결합하여 불용성 염인 칼슘 피틴산을 형성하여 칼슘 흡수를 저해한다.

(8) 식이섬유

대부분의 식이섬유는 칼슘과 결합하여 칼슘의 흡수를 방해하고 장내에 존재하는 물질의 용적을 크게 하며, 장을 통과하는 속도를 신속하게 하고, 칼슘의 이용이 높은 미생물의 성장을 촉진시켜서 칼슘의 흡수를 감소시킨다.

(9) 지방

지방산과 칼슘이 결합하여 불용성인 비누를 형성하여 대변으로 배설된다.

(10) 카페인

카페인 섭취량이 높은 경우 소변으로 배설되는 칼슘의 양이 증가하고 위장관으로 칼슘이 분비되도록 자극해서 칼슘의 체내 이용률이 떨어진다.

(11) 비타민K

칼슘의 과다 섭취는 비타민K의 합성과 인체 내 흡수의 방해 요소가 된다.

(12) 철분

칼슘은 소화기 장내에서 철분의 흡수를 방해한다.

(13) 마그네슘

칼슘을 과다하게 먹으면 마그네슘의 흡수 저하를 가져온다.

7. 칼슘의 일일 권장량

성인 남녀의 1일 권장량은 700mg이며, 임신기에는 1일 1000mg, 수유기에는 1일 1100mg을 섭취하도록 권장하고 있다.

단위 : mg

연령	남	여
1~3	500	500
4~6	600	600
7~9	700	700
10~12	800	800
13~15	900	800
16~19	900	800
20~64	700	700
65 이상	700	700
임신부		1000
수유부		1100

	신경에서의 작용		근육에서의 작용	
	기능	결핍 시 증상	기능	결핍 시 증상
칼슘	신경 세포막에서 나트륨통로의 막 단백질과 결합하여 나트륨의 출입을 조절하여 과다 출입을 막는다. 신경 세포 말단에서 신경 전달 물질인 아세틸콜린을 방출하여 다른 신경 세포나 근육 세포로 신경이 전달되게 한다.	신경 세포막에서 나트륨통로의 막 단백질과 결합이 적어져 나트륨이 과다 출입됨. 과다 출입으로 활동 전압이 생성되어 신경이 과 흥분됨. 불안, 긴장, 초조, 부산 등의 증상	신경 세포에서 근육 세포로 신경 전달이 되면 칼슘이 근소포체에서 나와서 근육 세포의 액틴 단백질에 결합하여 액틴과 마이오신이 결합할 수 있도록 해준다. 결합되면 근수축이 일어난다.	신경 세포막에서 나트륨통로의 막 단백질과 결합이 적어져 나트륨이 과다 출입됨. 과다 출입으로 활동 전압이 생성되어 신경이 과 흥분됨. 과 흥분이 근육 세포로 전달되어 근육 경련이 일어난다(테타니).
마그네슘	신경 세포 말단에서 나온 신경 전달 물질인 아세틸콜린의 분비를 감소시키고 분해를 촉진하여 지나친 신경 전달을 안정시키는 역할을 한다.	혈청 마그네슘의 농도가 낮아지면 신경 전달 물질인 아세틸콜린을 제어하는 작용이 떨어져서 아세틸콜린이 증가하게 되고 신경이 과 흥분하여 짜증, 신경 과민, 발작 등이 나타날 수가 있다.	근육을 지배하는 신경자극이 정지하게 되면 결합 되어 있던 칼슘은 분리되고 근형질세망의 소포내로 들어가게 되어 근육은 이완된다. 마그네슘은 신경 세포 말단에서 나온 신경 전달 물질인 아세틸콜린의 분비를 감소시키고 분해를 촉진하여 신경 자극을 정지시켜 근육이 이완될 수 있도록 한다.	마그네슘이 결핍되면 아세틸콜린을 제어하는 작용이 떨어져서 아세틸콜린의 증가로 신경이 과 흥분하여 이 자극이 근육 세포로 전해지고 근육의 수축이 과민해져 심한 경련이 일어난다.

	신경에서의 작용		근육에서의 작용	
	기능	결핍 시 증상	기능	결핍 시 증상
나트륨	신경 세포에서 나트륨은 신경 세포 내로 유입되어 세포막 전압을 변화시켜 활동 전압을 만들고 그 전압으로 인해 자극이 인접 세포로 전달될 수 있도록 한다. 즉, 신경의 전달이 원활하게 전달되도록 한다.	나트륨의 결핍으로 신경의 신호 전달 과정에 문제가 생기면 원활한 신경 전달 작용이 저하된다.	나트륨은 신경 세포에서 출발한 신경 자극이 근육 세포까지 전달될 수 있도록 계속적인 활동 전압을 형성하도록 한다. 근육 속까지 신호가 전달되었을 때 칼슘이 작용하여 수축이 일어난다.	나트륨의 결핍은 근육세포에 신경 자극을 전달하는 데에 지장을 주게 되어 정상적인 근육의 작용이 원활치 못하게 된다. 근육 경련 같은 현상이 나타난다.
칼륨	신경 세포막에서 칼륨은 나트륨과 전압 차이를 형성하는데 중요하다. 나트륨이 세포 안으로 들어오고 칼륨이 세포 밖으로 나감으로써 일정한 세포막 전압차가 형성되어 신경의 자극이 인접 세포로 전달된다.	칼륨이 결핍되면 신경 세포 외액의 칼륨이 적어져 신경 세포 내의 칼륨이 신경 세포 외로 이동하여 세포 내는 더욱 음전압이 되어 활동 전압이 발생하기 어렵게 된다. 활동 전압 발생의 저하로 신경의 자극이 느려진다. 신경 반사의 저하가 생기게 된다.	칼륨은 나트륨과 함께 전압 차이를 형성하여 신경 자극이 신경 세포에서 근육 세포로 전달될 수 있도록 해준다.	칼륨이 결핍되어 신경 세포 외액에 칼륨이 적어지면 신경 세포 내의 칼륨이 세포 외로 이동하여 세포막의 전압은 더욱 음전압이 되어 활동 전압이 발생하기가 어렵게 된다. 따라서 근육 세포로 자극이 잘 전달되지 않아 수축이 일어나기 어려워서 근육 무력, 약화가 생긴다.

508

VII 황

1. 황의 정의

황은 체중의 약 0.25%(약 175~200g)를 차지하고 체내 무기질량의 약 10%를 차지하는 다량 무기질이다. 우리 신체의 모든 세포 내에서 발견되며 담즙(담즙산 성분인 우로콜산에 함유)에도 함유되어 있다. 대부분의 무기질이 체내에서 일차적으로 이온화된 형으로 작용하는 것과는 달리 체내에 존재하는 대부분의 황은 비타민이나 아미노산의 구성 성분으로 존재하고 이 외에도 타우린, 글루타치온, 티아민, 비오틴, 코엔자임A, 리포산(lipoic acid), 타액, 담즙, 인슐린 등에도 함유되어 있는 생명에 필수적인 미네랄이다. 극히 소량의 황은 $SO_4{}^{2-}$(황산염), $SO_3{}^{2-}$(아황산염) 같은 무기 이온의 형태로 혈액 및 조직에 존재하고, 일부는 탄수화물과 결합하여 연골, 건, 골 등에도 존재한다. 황이 가장 많은 곳은 황과 결합한 아미노산(시스테인, 시스틴, 메치오닌)이 많은 피부, 손톱, 발톱, 그리고 머리카락 등이다.

2. 황의 소화 · 흡수 및 대사

(1) 황의 소화 · 흡수

식품중의 황은 대부분이 아미노산과 결합되어 있는 함황 아미노산의 형태를 이루고 있는데 함황 아미노산의 형태로 소장 벽을 통해 흡수되기도 하며 또한 아미노산과 결합되지 않은 소량의 무기 형태의 황은 거의 흡수되지 않는다. 황은 소장에서 흡수되어 간문맥을 타고 간으로 간다.

(2) 황의 배설

황은 주로 아미노산과 결합되어 섭취되므로 배설되는 양은 단백질의 섭취량과 조직 단백질이 분해되는 양에 직접적인 관련이 있으며 소변으로 배설된다. 세포 내에서 함황 아미노산은 황산을 생산하는데, 이는 신속히 중화되어 무기염($SO_4{}^{2-}$)의 형태로 체외로 배출된다. 소변으로 배설되는 85~90%의 황은 무기염의 상태이고, 나머지는 유황이온, 에테르황산, 시스틴, 타우린 등으로 배설된다. 소변으로 배설되는 질소와 황의 비는 보편적으로 13:1이다. 저단백 식사를 할 때는 황의 배설량이 감소한다.

3. 황의 기능 및 결핍증

식사 내에서의 황의 부족 현상이 사람에게서는 나타나지 않고 있으므로 황의 필요량은 아직 설정되어 있지 않다. 황은 단백질 영양과 관계가 있으므로 여러 종류의 단백질을 많이 섭취하는 사람에게는 결핍증이 문제가 되지 않는다.

(1) 신체의 구성 및 효소의 활동 관여

유황은 함황 아미노산인 메티오닌, 시스테인, 시스틴의 구성 성분으로, 결체 조직, 피부, 손톱, 발톱, 머리카락, 콜라겐 등의 생성에 필수적이다. 콘드로이친 황산염과 같은 점성 다당류의 구성 성분으로 뇌, 건, 골격, 피부, 심장판막 등의 구성에 관여한다. 또한 세포막의 황지질의 구성 성분으로 간장, 신장, 활액막, 뇌의 백질 등의 생성에 관여하고 비오틴의 구성 성분으로 지방 대사에 관여하며, 췌장 호르몬인 인슐린과 티아민, 리포산 등의 구성 성분으로 당질 대사에 관여하며 항응혈성 물질인 헤파린의 보조 효소로도 작용한다.

☞ 결핍증

① 세포 원형질의 약화

유황은 황지질의 구성 성분으로 세포의 원형질을 보호하는데, 부족 시 세포 원형질이 약해져 세포의 수명이 단축될 수 있다.

② 성장 지연

유황은 단백질 합성에 관여되어 있으므로 결핍 시 성장 지연이 나타날 수 있다.

③ 혈액 응고

항응혈성 물질인 헤파린의 보조 효소로 작용해, 혈액 응고 지연에 관여하는데, 부족 시 혈액 응고가 일어나 어혈이나 혈전이 발생할 수 있다.

④ 인슐린의 활성 저하

사람의 인슐린 분자는 51개의 아미노산으로 엮여져 있다. 그 아미노산들은 A. B 두 가닥의 사슬로 구성되어 있고 A사슬은 21개의 아미노산, B사슬은 30개의 아미노산으로 엮여져 있다. 이 두 가닥의 사슬은 유황 원소로 연결되어 있어 인슐린 구성에 중요한 작용을 한다. 황의 결핍은 인슐린의 활성을 저하시킬 수 있다.

⑤ 피부 질환(여드름, 아토피, 각종 피부암 등)

피부의 표피층은 캐라틴 단백질로 이루어져 있으며, 공해 독, 유해 물질을 해독시키는 것이 피부 건강의 선행 조건이다. 그것은 케라틴 단백질 구조의 주성분인 유황 아미노산인 시스테인이 맡고 있다. 케라틴 단백질 구조의 주성분인 유황 아미노산이 주류를 이루고 있는 '유황' 은 피부 조직의 케라틴 기능을 더욱 향상시켜 축적된 유해 물질을 정화, 해독시켜 준다. 황이 결핍되면 시스테인의 유해 물질 해독 기능이 저하되어 유해 물질의 침착으로 여드름, 아토피, 피부암 등 각종 피부 질환이 생길 수 있다.

⑥ 주름(피부 탄력성 약화)

피부가 탄력성이 있느냐 그렇지 않느냐는 진피 층인 콜라겐의 기능성에 있다. 이 콜라겐 분자에 직접적으로 관여하는 콜라게나이제라는 효소가 있다. 이 콜라게나이제를 구성하는 여러 아미노산 사슬을 마치 풀처럼 끈끈하게 엮어주는 것이 유황이다. 다시 말하면 유황은 피부의 조직과 조직을 결집시키는 접착제 역할을 한다. 그래서 피부에 탁월한 탄력성을 유지시켜준다. 황이 결핍되면 콜라겐의 작용에 이상이 생겨 피부의 탄력성이 약화되어 주름이 생길 수가 있다.

⑦ 머리카락의 이상(윤기 잃음, 갈라짐, 노화, 탈색, 조기 탈모)

머리카락은 케라틴 단백질로 되어 있고 케라틴 단백질은 황을 함유하고 있는 아미노산인 시스틴의 비율이 높다. 시스틴이 충분해야 머리카락은 윤기가 있고 건강한 상태를 유지할 수가 있다. 황이 결핍되면 케라틴의 형성이 정상적이지 않아 머리카락이 윤기를 잃고 갈라지거나 노화, 탈색, 탈모가 빨라진다.

⑧ 손, 발톱의 각질화, 잘 부러짐

손, 발톱은 케라틴 단백질로 되어 있고 황을 함유하고 있는 아미노산인 시스틴이 포함되어 있다. 황이 부족하면 케라틴의 형성이 정상적이지 않아 손, 발톱의 형성, 성장에 문제가 생기게 되어 잘 부러지고 각질화가 나타나게 된다.

(2) 산화, 환원 반응에 관여해 항산화 작용 및 혈액 정화 작용

황은 글루타치온의 구성 성분으로 생체 내에서 산화, 환원 반응에 관여한다. 글루타치온은 함황 아미노산인 시스테인 외에 글리신과 글루탐산을 함유하는 트리펩티드로 구성되어 있다. 적혈구 내에 다량 들어 있어, 시스테인의 시스테인의 SH(설프히드릴기)가 산화, 환원 반응에 관여하여 유리기를 물과 알코올로 전환 배설시키고 혈액을 해독시켜 인체가 세균에 저항할 수 있도록 해준다. 또한 페놀류나 크레졸류와 같이 독성이 있는 물질과 결합하여 유해 물질을 전환시켜 소변으로 배설시켜 공해 독으로 인하여 손상된 정자의 세포를 치료해주어 죽어가는 정자를 살린다.

☞ 결핍증

① 해독 기능 저하

유황을 가지고 있는 아미노산들은 체내에서 해독 작용에 관여하는데 유황의 결핍 시 항산화 물질인 글루타치온의 작용이 저하되어 체내에 독소를 제거하지 못할 뿐 아니라 공해로 인한 독소도 해독하지 못한다.

② 콜레스테롤 합성 억제 및 혈전 분해 작용

유황은 혈관 벽을 좁히는 주 요인이 되는 콜레스테롤과 과산화 지질을 분해시키는 탁월한 효과를 가지고 있다.

펜실베니아대 영양학 연구팀은 '마늘의 유황 성분(알릴설퍼 화합물)의 콜레스테롤 합성 억제'라는 논문을 발표했다. 이 연구를 주도한 유안 예 교수(펜실베니아대 영양학)는 마늘에서 물에 잘 녹는 S-알릴시스테인 유황 성분을 추출하여 실험실 쥐의 간 세포에 공급한 결과 S-알릴시스테인 유황 성분을 공급하지 않았을 때보다 무려 콜레스테롤 합성량이 40~60%나 줄어들었다고 발표했다.

③ 혈전(핏덩이)을 녹이는 유황

유황은 뇌혈전 등 성인병의 주 원인이 되는 핏덩어리인 혈전을 녹이는 신비한 성질을 가지고 있다. 최근 인제대 식품과학부 송영선 교수는 김치가 혈압과 혈전 용해에 미치는 영향이라는 논문에서 김치 속의 마늘 성분이 동맥경화의 원인이 되는 혈전증에 탁월한 효과를 발휘한다고 밝혔다. 또한 송 교수는 6주 동안 김치를 섭취한 흰쥐의 혈장에서 혈전 용해 능력이 증가한 것을 발견했다. 송 교수는 김치의 주성분인 마늘과 양파에 혈소판과 세포 성분을 둘러싼 피브린 분해를 활발하게 해주는 유황이 있기 때문이라고 밝혔다.

(3) 단백질 구조의 필수적인 구성원

이황화물 결합(-S-S-결합)은 단백질의 구조적 안정성을 유지하기 위하여 중요한 삼차 구조와 사차 구조를 형성해 조직을 튼튼하게 해주므로 소화기계 및 결장 조직을 튼튼하게 만들어 장 기능을 향상시킨다.

☞ 결핍증

노화 및 발육 부진

결핍 시 조직의 연화가 일어나 노화를 촉진시킬 수 있으며 유아기에 발육 부진이 일어날 수 있고 소화기 조직의 기능 저하가 나타나 배설의 이상이 나타날 수 있다.(장 운동 저하, 변비 발생)

(4) 열량 대사에 관여

황은 코엔자임A의 구성 성분으로 황화수소그룹($-SH$)은 고 에너지 황 결합을 형성하는데 코엔자임A(CoA-SH)의 대사적 활성에 매우 중요하다.

☞ 결핍증

피로, 무기력

결핍 시 코엔자임A의 대사의 기능 저하로 에너지 생산이 약해져 쉽게 피로하고 무기력해질 수 있다.

(5) 산, 염기 평형에 관여

세포 외액에 존재하는 황의 이온화 형태인 황산염으로 체내의 PH 농도를 조절하는데 황은 황산염 형태로 +이온과 결합해 산성 반응에 관여하여 산과 염기 평형을 조절한다. 결핍 시 알칼리 혈증이 올 수 있다.

(6) 염증 제거와 살균 작용

생선회를 먹을 때 생마늘과 겨자를 곁들여 먹거나 곰탕이나 설렁탕을 먹을 때도 잘게 썬 파를 그득히 넣어 파국처럼 먹는다. 그 까닭은 황이 생선회에 있는 균을 살균하고, 설렁탕 고기 속에 있는 독을 살균, 해독시키기 위한 지혜이다. 파에는 디알리설파이드(diallylsulfide)이라는 유황 성분이 들어 있어 살균, 살충, 바이러스성 질환에 저항하는 힘을 높여준다. 또한 피부에서도 살균 작용을 나타내는데 우리나라에서는 주로 유황을 피부염 처방제로 사용되어 왔다. 유황의 살균 작용을 생화학적으로 살펴보면, 유황을 피부에 바르면 유기물과 작용하여 펜타티온산($HO-SO_2-S_3-OH$)이 형성된다. 이 물질이 피부 각질을 용해시켜 살충, 살균 작용을 한다.

☞ 결핍증

습진, 무좀, 발진

(7) 그 밖의 기능

1) 유황은 담즙산의 구성 성분으로 간을 도와서 미네랄류 동화를 돕고 담즙의 분비를 촉진한다.

2) 유황은 박테리아성 질환에 저항하는 힘을 높여 주어 알레르기 항원을 체내에서 제거함으로써 알레르기를 감소시키며 장내 구충에 대한 기생충 방지, 벌레 물린 데에 대한 반응도 유황이 보강되면 경감된다.

3) 암을 죽이는 면역 세포에는 NK 세포(자연 살해 세포), 대식 세포가 있으며 면역 세포를 활성화하는 LAK 세포(세포 독성 T림프구), 종양을 죽이는 TNF(암세포 파괴

인자) 세포가 있는데, 황은 이 세포 생산을 촉진하고 중금속과 유해 물질, 각종 공해 독을 해독하는 역할을 하기 때문에 암을 다스리거나 예방하는 데 큰 효과가 있다.

4. 황의 과잉증

다만 증가된 황은 골다공증의 유발에 어느 정도 관여한다고 알려져 있으나 정설은 아직 없다.

5. 황과 다른 영양소와의 관계

(1) 시스틴

황은 아미노산인 시스틴의 구성 성분이 된다.

(2) 시스테인

황은 아미노산인 시스테인의 구성 성분이 된다.

(3) 메티오닌

황은 아미노산인 메티오닌의 구성 성분이 된다.

(4) 케라틴

황은 시스틴의 구성 성분이고 시스틴은 케라틴 단백질의 구성 성분이다.

(5) 티아민

황은 비타민B1인 티아민의 구성 성분이 된다.

(6) 비오틴

황은 비타민인 비오틴의 구성 성분이 된다.

(7) 리포산

황은 비타민은 리포산의 구성 성분이 된다.

(8) 조효소A(코엔자임A)

황은 효소인 조효소A의 구성 성분이 된다.

6. 황의 일일 권장량

황은 아미노산과 주로 결합되어 있기 때문에 단백질 섭취가 충분하면 부족 증상은 일어나지 않는다. 아직까지 황의 필요량이 결정된 바 없으며, 메티오닌과 시스테인의 풍부한 식사를 하고 있는 한 신체가 필요로 하는 양을 충분히 공급받을 수 있다.

〈무기질-미량무기질〉

I 구리

1. 구리의 정의

인류가 구리를 발견한 것은 선사시대(B.C 8,000)였으나 이 금속이 영양학적으로 필수 영양소임이 밝혀진 것은 1928년이다. 구리는 체내에서 여러 효소의 성분으로 존재하며, 그 기능이나 대사면에서 철분과 유사한 점이 많은 미량 원소이다. 구리는 Cu^+과 Cu^{2+} 2가지 산화 상태를 가지며 서로 상호 전환이 가능하고, 매우 드물게 Cu^{3+}도 존재한다. 생물체에 존재하는 구리는 용해도가 낮은 Cu^+보다는 주로 Cu^{2+}의 형태이며, 구리 함유 효소 내에 존재한다.

기원전 400년 이래로 구리는 치료제로 이용되었으며 히포크라테스는 폐와 다른 질병에 구리를 처방하였다고 전해진다. 그러나 점차 구리가 질병의 치료에 큰 도움이 되지 못한다는 사실을 인식하면서 19세기 이후로 치료제로서의 기능은 줄어들게 되었다. 그 이후 구리는 혈액의 정상적인 구성 성분이라는 것이 알려졌고, 19세기 말에는 구리가 체내에 미치는 독성에 대해서도 알려지기 시작하였다. 1928년에 Hart 등은 철분제를 보충해주어도 빈혈 증세가 호전되지 않은 쥐에게 구리 보충제를 함께 주었을 때 치료되는 것을 보고 빈혈 치료에 구리가 중요한 역할을 한다는 사실을 처음으로 인식시켰다.

(1) 체내 분포

구리의 체내 함유량은 성별, 연령, 건강 상태 등에 따라 달라진다. 건강한 성인(체중 70kg)의 몸에는 약 50~120mg 정도의 구리가 존재한다. 조직 중의 농도는 성인에 비해 신생아가 더 높다. 그 중의 약 2%가 매일 교체된다. 조직 중 구리의 농도가 가장 높은 장소는 근육과 간과 뇌로 전체 함량의 약 40% 정도가 근육, 약 15%정도가 간, 약 10% 정도가 뇌에 있다. 그 밖에 심장, 신장에 많다. 안구 및 모발 등에도 분포되어 있다.

신생아나 유아는 성인에 비해 간이나 비장에서의 구리 함량이 높아서 태아의 간에는 성인에 비해 5~15배나 많다. 비 지방조직 1000g당 신생아는 평균 4.7mg의 구리를 함유하고 있는 반면, 성인은 1.7mg 정도의 구리를 저장하고 있다. 간에 존재하는 구리의 대부분은 SOD(슈퍼옥사이드 디스뮤타제)나 메탈로티오네인 등의 단백질과 결합된 형태로 세포질에 존재한다.

혈장 내 구리의 90% 이상은 셀룰로플라스민이라는 단백질과 단단하게 결합되어 있다. 셀룰로플라스민은 당단백질로서 1분자에 7개의 구리 원자를 갖으며 Fe^{2+}형태의 철이온을 Fe^{3+}형태로 산화시킨다. 혈액 내에서는 대부분 구리의 이동 단백질인 셀룰로플라스민과 결합된 상태로 농도는 130~230μg/dl 정도이다. 혈장 중의 나머지 구리는 알부민과 느슨하게 결합되어 있어 구리를 각 조직에 운반하는 기능을 한다. 적혈구 속의 구리는 대부분 SOD(슈퍼옥사이드 디스뮤타제)와 결합되어 있다.

2. 구리의 소화 · 흡수 및 대사

(1) 구리의 소화 · 흡수

식품에 존재하는 구리는 대부분 특정 단백질들과 강하게 결합하고 있다. 식사로 섭취한 구리는 대부분 십이지장에서 흡수되고, 소량은 위나 대장에서 흡수된다. 식사로 섭취한 구리는 약 10~55%가 흡수되며, 흡수 정도는 섭취량이나 체내 구리 요구량에 따라 다르다. 섭취량이 많아 장내에 구리 농도가 높을 때는 단순 확산으로 흡수되어 상대적으로 흡수율이 낮고, 장내의 농도가 낮을 때는 이동 물질에 의한 촉진 확산으로 흡수되며 흡수율이 증가한다. 구리는 아연과 마찬가지로 소장벽에서 메탈로티오네인과 결합하여 소장의 흡수 세포로 흡수된다.

흡수된 구리는 혈액의 알부민이나 다른 아미노산에 약하게 결합한다. 흡수된 후에는 혈액으로 나와서 주로 알부민과 결합하여 이동되며, 대부분은 간에서 저장되고 일부는 신장으로 간다. 간으로 들어간 구리는 몇 시간 내에 단백질인 α-글로불린과 결합하여 세룰로플라스민(당단백질의 일종)의 일부가 된다. 구리는 세룰로플라스민의 형태로 혈액을 통하여 필요 조직으로 이동되며, 세룰로플라스민이 각 조직의 세포막 수용체와 결합한 후 구리가 해리되어 세포 내로 유입된다.

구리는 다른 미량 원소들처럼 음식으로 많은 양을 섭취하면 소량 흡수되고 적은 양을 섭취하면 흡수율이 증가한다. 이와 함께 요구량 증가 시 즉, 구리 결핍, 임신 시나 성장기, 종양이 있는 경우 등에는 흡수율이 증가한다. 또한 식이에 함유된 아미노산, 푸마르산(fumarate) 및 수산과 복합체를 형성할 때도 흡수가 촉진된다. 반면 곡류에 함유되어 있는 피틴산과 같은 물질은 구리의 흡수를 방해하고 식사 내에 비타민C 함량이 많으면 흡수가 저하된다고 알려져 있다. 이는 아마도 비타민C가 메탈로티오네인의 결합 부위를 변경하는 것으로 예상된다. 또한 식이 내 칼슘, 철분, 카드뮴, 납, 몰리브덴, 유황, 아연 등이 과다하게 많은 경우 구리의 이용률이 저하된다.

(2) 구리의 배설

구리는 대변으로 주로 배설되며 그 내용물은 흡수되지 않은 식이 구리, 담즙의 구리, 낡은 장벽 세포의 구리 등을 포함한다. 소화기장 세포, 췌장액, 장액으로부터 담즙에 포함되어 소화기장으로부터 분비되는 양은 약 4.5mg 정도로 식이에서 섭취한 구리의 양보다 4~5배나 많다. 그러나 배설되는 양은 1.0mg 정도에 불과하므로 대부분의 구리는 재흡수됨을 알 수 있다. 동물이나 사람은 식이 내 구리의 함량이 많을 때 배설량이 증가하고, 구리 결핍 시나 식사 내 구리의 함량이 적은 경우에는 거의 배설되지 않는다. 그 결과 구리의 섭취량이 다양해도 결핍증이나 과잉증이 흔하지 않다. 그 외의 배설 경로로는 거의 배설되지 않는다. 소변으로는 건강한 성인은 1일 30~60µg 정도가 배설되나 신세뇨관의 장애 등과 같은 특별한 조건 하에서는 소변으로의 배설이 현저히 증가한다. 땀이나 피부를 통한 배설량은 보통 1일 50µg 이하이다.

3. 구리의 기능 및 결핍증

구리의 결핍증상은 드문 편이나 조산아나 저체중아, 영양 불량에서 회복되는 상태의 영유아(일반적으로 장기간의 설사를 동반한다), 우유를 먹는 영아, 장기 수술에서 회복되는 단계의 환자 및 장기간 장관 영양을 공급받는 환자, 또는 다량의 위산 제거제를 복용하는 환자, 만성 소화 장애증, 스프루(구강염과 설사를 일으키는 열대 지방의 병), 외과적인 장절제 수술로 장의 길이가 짧아지는 등 흡수 장애가 있는 경우에 구리 결핍증이 발생하기 쉽다. 또한 완전 비경구 영양 공급이나 제한적인 식사를 하는 사람의 경우에도 구리나 다른 미량 원소의 보충이 필요하다. 이 외에도 겸상적혈구성 빈혈*의 치료 목적으로 아연 보충제를 섭취하여 아연 섭취량이 매우 높은 경우에도 구리 결핍증이 발생할 수 있다. 이는 아연에 의해서 합성이 증가되는 단백질인 메탈로티오네인이 다량 생산되면서, 이와 결합된 구리가 소장 세포에서 혈액으로 이동하는 정도가 줄어들기 때문이다. 낭포성 섬유증 환자도 구리 부족의 위험이 있다.

(1) 철분의 흡수 및 이용을 돕는 작용

구리는 셀룰로플라스민이라는 당단백질을 구성하여 철분의 흡수를 돕는다. 셀룰로플라스민은 페로옥시데이즈라고도 불리며 2가의 철이온으로부터 전자를 받아들여 철분을 3가의 형태로 산화시킨다. 철분이 세포막을 통과하여 흡수되고 이동하려면 3가의 철이온으로 변환되어야 한다. 따라서 구리는 철분의 흡수와 이동을 돕는다. 또한 구리는 흡수되거나 저장된 철분이 헤모글로빈 합성 장소로 이동하는데 관여하므로 헤모글로빈의 합성을 돕는다. 빈혈 예방에 있어서 구리가 하는 역할은 철의 흡수를 돕고, 비단백 헴이나 헤모글로빈의 글로빈 부분의 합성에 관여하고 간에서 저장철인 페리틴을 방출하는 것 등이다. 구리 부족 시 저장 철을 이용할 수 없는 것으로 보아 철 대사에 있어 구리의 역할이 중요하다.

☞ 결핍증

① 철 결핍성 빈혈

구리의 결핍으로 셀룰로플라스민 단백질의 형성이 적어져서 철분의 흡수와 이동에

523

---

* **겸상적혈구성 빈혈** : 겸상 적혈구 소질은 Hb S와 Hb A를 모두 가진 βS의 이형접합을 나타낸다. 유전형은 β/βS이다. 겸상 적혈구 소질은 건강상 문제는 없으나 유전적으로 표현되고 만일 부모가 저산소 증상을 보인다면 이와 관계가 있다.

이상이 생겨서 정상적인 헤모글로빈의 합성이 일어나지 않아 철 결핍성 빈혈이 생길 수 있다. 빈혈은 일반적으로 적혈구의 크기는 정상이며 혈색소의 농도가 낮은 저색소성인 경우가 흔하지만 때로는 혈색소의 농도가 정상이거나, 적혈구의 크기가 적은 경우도 있다.

② 호중구 감소증

철이 충분히 존재하면서 구리만 결핍되었을 때 나타남.

☞ 셀룰로프라스민의 항산화 작용기전

셀룰로플라스민은 두 가지 다른 방법으로 항산화제로 작용한다. 자유 전하를 띤 구리와 철은 자유기로부터 손상 받을 수 있는 촉매제 역할을 하는데, 셀룰로플라스민은 자유 전하를 띤 구리에 결합함으로써 자유기에 의해 손상 받지 않도록 보호한다. 또한 셀룰로플라스민은 2가의 철이온을 3가의 형태로 산화시키는데, 이는 철이 수송 단백질인 트랜스페린으로 이동하는 것을 촉진하여 2가 철이온이 자유기를 만들어내는 반응에 참여하는 것을 막는다.

③ 멘케 증후군 (Menke's kinky hair syndrome)

유전적으로 저 혈청 구리와 저 셀룰로플라스민 수준을 보이는 질환. 소장을 통해 구리가 흡수되어 혈액으로 이동하는데 결함이 생긴 질환으로 특히 뇌에 구리의 공급이 안 된다. 성장 속도 저해, 두뇌 손상, 뼈의 기형, 체온의 불안정 상태, 발작, 피부 색소의 엷어짐, 질병에 대한 저항력이 약함, 빳빳한 모발 등의 증상이 나타난다.

(2) 결합 조직의 건강에 관여

구리는 결합 조직을 구성하는 콜라겐과 엘라스틴이 교차 결합하는 데 작용하는 효소인 라이실-산화효소의 구성 성분이다. 라이실-산화효소는 몸의 결합 조직을 강하고 유연하게 만드는데 꼭 필요한 반응인 콜라겐과 엘라스틴의 교차 연결 반응에 필요하다. 이러한 작용으로 라이실-산화효소는 심장과 혈관에서 결합 조직의 결합력 유지와 골격에서 뼈 형성을 돕고 적혈구 생성에 필요한 정상적인 골수 세포의 형성에도 필요하다. 따라서 구리는 골격 형성과 심장 순환계의 결합 조직을 정상으로 유지하는 데 기여한다. 실제로 구리가 결핍된 실험 동물에서 혈관을 튼튼하게 하는 콜라겐 합성이 부족해 혈관이 파괴되는 경우가 관찰된다. 또한 구리는 비타민C의 대사에도 관여하고 아연과 함께 작용하여 인체 내의 탄성 결합 조직의 일종인 엘라스틴의 합성에 관여해 조직의 보수와 재생 능력에 효소로서 작용되어 여러 가지 염증성 질환에 이용된다. 류머티스 관절염, 퇴행성 관절염, 강직성 척추염, 류머티스 열, 좌골 신경통, 궤양, 경련, 암 등의 치유에 첨가된다.

☞ 결핍증

① 혈관 장애(심혈관의 이상, 동맥류, 심장 비대, 심실의 정맥류)

② 골격의 이상 및 연골, 골다공증

③ 폐 조직 이상-폐기종

④ 모발, 피부 조직의 이상-상처 치유

구리 결핍으로 라이실-산화효소의 형성이 저하되면 콜라겐과 엘라스틴이 교차 결합에 이상이 생겨서 혈관 특히 동맥 혈관이 불완전해지고, 골격의 이상이 나타나 연골 및 골다공증(골다공증 초기에 구리 결핍이 발생)이 생길 수 있고(구리 결핍이 있는 저체중아와 어린이들에게도 나타남), 결체 조직이 풍부한 폐에서는 기종이 발생한다. 그 외 모발 및 피부 조직에 이상이 생길 수 있다.

(3) 멜라닌 합성

구리효소의 일종인 티로시나제는 멜라닌 색소 합성에 꼭 필요한 물질이다. 멜라닌은 멜라닌 세포에서 형성되어 머리카락, 피부, 눈에 색소를 침착시킨다.

☞ 결핍증

모발의 색깔 변화—색소 침착의 소실

구리가 결핍되면 멜라닌 색소 합성이 저하되어 머리카락이나 동물의 털 등의 색깔이 엷어지기도 한다.

(4) 중추 신경계

대뇌와 중추 신경계가 정상 기능을 수행하기 위한 반응들도 구리 효소에 의해 촉매된다. 구리는 신경 전달 물질인 노르에피네프린과 도파민을 형성하는 효소의 보조인자로 작용한다. 구리의 신경에 대한 작용은 다음과 같다.

1) 신경 전달 물질 합성

구리는 효소인 도파민 베타 모노 옥시제나제(dopamin-β-mono-oxygenase)의 구성 성분으로 작용하는데 이 효소는 도파민이 분해되어 노르에피네프린이 되는 반응을 촉매한다.

2) 신경 전달 물질 대사

구리는 모노아민 산화효소의 구성 성분으로 작용한다. 모노아민산화효소(MAO. monoamine oxidase)는 노르에피네프린, 에피네프린, 도파민의 대사에 작용한다. 모노아민 산화효소는 또한 세로토닌의 분해에도 관여하는데 이러한 기전에 의해 모노아민산화효소 저해제가 항우울제로 사용된다.

3) 수초의 형성과 유지

신경 세포 조직의 부분인 수초의 피막은 인지질로 만들어지며, 인지질의 합성은 시토크롬C 산화효소의 활성도에 의해 좌우된다. 구리는 시토크롬C 산화효소의 구성성분으로 인지질의 합성을 조절하여 수초의 형성과 유지에 관여한다.

☞ 결핍증

① 신경 조직의 괴사, 운동 신경 발달의 지연

구리가 부족하면 시토크롬C 산화효소의 형성에 이상이 생겨서 인지질의 합성에 문제가 생긴다. 인지질은 수초의 피막을 이루는 성분인데 이로 인해 수초의 피막에 인지질의 형성이 잘 안 되고 신경 조직의 괴사, 신생 동물의 운동 실조증 등이 발생한다.

② 심장 기능의 이상-불규칙한 심박동

구리가 부족하면 효소의 심장 내 노르에피네프린의 저하로 심장 기능에 이상이 생기고 심전도도 비정상적인 경우가 많다.

(5) 에너지 생산 및 지방을 산화시키는 효소로 이용

구리는 또한 미토콘드리아 내 전자 전달계의 마지막 단계에서 작용하는 효소인 시토크롬 산화효소의 일부분으로 작용하여 ATP의 형성에 기여한다. 시토크롬C 산화효소는 세포의 에너지 생산에 필수적인데 물에서 산소로 변하는 환원 반응을 촉매하여 미토콘드리아가 생체 에너지를 저장하기 위해 ATP 생산에 사용할 수 있도록 전위차를 형성한다. 또한 지방을 산화시키는 효소의 성분으로도 이용된다.

☞ 결핍증

포도당 내성의 감소

(6) 항산화제 기능

구리 중의 일부는 골수로 들어가서 적혈구에서 발견되는 구리 함유 효소인 슈퍼옥사이드 디스뮤타제(SOD)의 합성에 쓰인다. 이 효소는 산화 자유기를 과산화수소로 전환시키는 항산화제로 작용한다. SOD에 의해 생성된 과산화수소와 산소는 다시 카탈라제에 의해 물과 산소로 전환된다. 구리는 또한 카탈라제의 구성 성분이기도 하다.

☞ 결핍증

적혈구의 수명 단축

구리가 결핍되면 적혈구 내 SOD의 농도가 저하되어 산화적 손상으로부터 적혈구

막을 보호하지 못하여 용혈이 쉽게 되고 지질과산화물이 증가되기 때문에 적혈구의 수명이 단축되는 것으로 보고 있다.

(7) 콜레스테롤 대사, 담즙 생성 관여

구리는 효소인 모노옥시게나아제(monooxygenase)의 활성에 관여하여 콜레스테롤 대사에 관여하며 담즙을 만드는 데 작용한다.

☞ 결핍증

관상동맥성 심장 질환 위험 증가

구리 결핍 시에는 모노옥시게나아제의 활성에 지장을 초래하므로 혈청 콜레스테롤이 증가하여 관상동맥성 심장 질환을 일으키는 요인이 될 수 있다.

(8) 유전자 발현의 조절

구리에 의존하는 전사 인자는 특정 유전자의 전사를 조절한다. 따라서 세포 내 구리의 농도는 특정 유전자의 전사를 촉진하거나 방해함으로써 단백질 합성에 영향을 미친다. 구리에 의존하는 전사 인자에 의해 조절되는 유전자로는 구리/아연 과산화 디스뮤타아제, 황산화제로 작용하는 카탈라아제, 그리고 세포내 구리 저장과 관련된 단백질 등이 있다.

(9) 그 밖의 기능

1) 구리는 미각에 대한 작용에도 관여하고—구리결핍 시 미각 상실로 인한 식욕 부

2) 구리는 면역 체계의 일부로 작용하며 혈액 응고 대사에 관여한다. 또한 구리는 체온 조절에도 관여한다.

4. 구리의 과잉증

바이러스에 감염되거나, 류머티스 관절염, 류머티스 열, 홍반성 낭창, 심근경색, 백혈병, 암 등의 질환을 갖고 있을 경우 혈액 중의 구리의 수치는 정상보다 높아진다. 동물 실험의 경우 경구용 피임제를 복용시키면 혈액 중 구리의 양은 증가한다.

(1) 급성 과잉증

급성적인 구리의 과잉증은 아이들이 사고로 구리를 섭취하거나, 화상 부위에 구리염 약제를 바르거나 오염된 식수를 마시거나, 구리 용기에 담긴 산성 음식이나 음료를 마셨을 때 관찰할 수 있으며 과도한 구리를 섭취하면 식도의 통증, 구역질, 구토, 설사 등을 일으킨다. 더 심각한 증세는 혼수, 핍뇨*, 간의 괴사, 순환기계 허탈, 사망 등이다.

(2) 만성 과잉증

만성적 구리의 과잉증은 구리관을 사용하여 장기간 혈액 투석을 실시한 환자나, 살충제로 구리 화합물을 사용하는 포도 농장에서 일하는 인부들에게서 보고된 바 있다. 또한 드물지만 윌슨씨병 같은 유전적인 질병에서도 나타날 수 있다. 이 질병에서는 담즙을 통해 구리가 배설되지 않아 간이나 뇌, 신장과 각막에 구리가 축적되어 기관

*** 핍뇨** : 콩팥의 기능이 갑자기 저하되는 급성 신부전이 주 원인인 경우가 많으며, 하루의 소변량이 100㎖이하면 무뇨無尿, 400㎖ 미만이면 핍뇨乏尿라고 하며, 3ℓ 이상이면 다뇨多尿라 한다.

이 손상되고, 정신 장애를 초래하는 등 과잉 증상을 보인다. 윌슨씨병을 가진 사람들은 체내 구리의 양을 줄이기 위해 구리와 결합체를 형성하는 페니실린 계통의 페니실아민을 많이 이용한다.

5. 구리와 다른 영양소와의 관계

(1) 철분

구리를 적당히 섭취하는 것은 정상적인 철대사와 적혈구 생성에 필수적이다. 구리가 부족하면 빈혈이 동반되며 구리가 부족한 동물의 간 조직에서는 철이 축적된 것을 볼 때 구리는 적혈구 생산을 위해 철이 골수로 이동하는데 필요한 물질임을 알수 있다. 철분을 많이 섭취하는 어린이들은 적게 섭취하는 어린이보다 구리의 흡수력이 떨어져 있으며 이는 소아에서 과다한 철분 섭취가 구리의 흡수를 방해함을 의미한다.

(2) 아연

50mg 이상의 아연 보충제를 장기간 섭취하면 구리 결핍이 일어난다. 이는 아연에 의해서 합성이 증가되는 단백질인 메탈로티오네인이 다량 생산되면서, 이와 결합된 구리가 소장 세포에서 혈액으로 이동하는 정도가 줄어들기 때문이다.

(3) 식이섬유

섬유소의 섭취량이 많아지면 구리의 흡수율이 저하된다.

6. 구리의 일일 권장량

　우리나라는 아직 구리 섭취 및 영양 상태에 대한 자료가 부족해 권장량을 설정하지 못하고 있는 실정이다. 미국에서 설정한 성인의 안전적정 섭취 범위는 1.5~3.0mg이며 이를 참조하여 같은 양을 설정하고 있다.

Ⅱ 망간

1. 망간의 정의

망간은 에너지와 단백질 대사에 관여하는 금속으로 많은 효소들의 구성 물질로서 필요하다. 체내에는 망간이 약 12~20mg이 존재한다. 주로 간, 근육, 뼈, 피부, 췌장, 뇌하수체에 존재한다. 세포 내에서는 핵이나 미토콘드리아와 같은 소기관에 존재한다. 혈액 중에는 0.05ppm 정도 있으며, 주로 베타-글로불린과 결합되어 있다. 망간은 체내에서 결합 조직을 형성할 때, 미토콘드리아 내에서는 당의 신생 과정에 혈전 물질이나 단백질 대사, 지방과 콜레스테롤 대사, 뼈를 생성하고 정상적인 뇌의 기능 유지 및 활성산소를 제거시키기 위해 만들어지는 SOD 중 Mn-SOD의 구성 성분으로 작용한다.

2. 망간의 소화 · 흡수 및 대사

(1) 망간의 소화 · 흡수

망간의 흡수율은 매우 낮아서 섭취량의 3~4%만이 소장을 통해 흡수된다. 소장에서 흡수된 망간은 처음에는 소장내강에서 흡수되고 점막 세포를 따라 이동하여 알파-2-마크로글로불린과 결합하여 문맥을 거쳐 간으로 이동한다. 망간의 일부는 3가 이온으로 산화되고 혈장 내 이동 단백질인 트랜스페린이나 망간을 이동시키는 단백질인 트랜스망가민과 결합하여 간 이외의 다른 조직으로 이동한다. 망간은 결합 부위에 대해 철분과 코발트 같은 다른 금속과 경쟁적으로 흡수되므로 이런 이온이 존재하면 흡수가 저해된다. 식이 내의 망간 함량이 증가함에 따라 흡수 효율은 줄어든다. 망간은 소장에서 흡수, 처음에는 소장내강 내에서 흡수되고 점막 세포를 따라 이동하는 두 단계를 거친다. 철이 결핍된 경우에는 흡수가 증가하고 철이 과잉된 경우에는 감소한다.

(2) 망간의 배설

망간의 배설은 흡수되지 않은 망간과 함께 췌장 분비물을 통해서 대부분이 대변으로 배설되고 소량만 소변으로 배설된다. 체내 망간의 함량은 담즙으로 배설되는 양에 의해 조절된다.

3. 망간의 기능 및 결핍증

(1) 신진대사 보조 효소의 구성 요소

망간은 여러 가지 효소의 보조 효소로 관여해 단백질, 지방, 탄수화물의 대사 등에 관여한다. 망간은 금속 효소의 성분으로 존재하며 아르기닌 분해 효소, 피루브산 카르복실화 효소, 글루타민 합성 효소와 SOD(슈퍼옥사이드 디스뮤타제) 등의 보조 인자로 작용하고 여러 효소를 활성화시키는데, 망간에 의해 활성화되는 효소에는 가수분해 효소, 인산화 효소, 탈카르복실화 효소, 전이 효소 등이다.

피루브산 카르복실화 효소는 피루브산에서 당질을 합성하는 첫 단계에 관여하는 효소로 망간이 부족하면 이들 효소의 활성이 떨어져 당질 대사의 기능 저하가 발생한다.

아르기닌 분해 효소는 암모니아의 축적으로 일어나는 해를 막기 위해 요의 형성과 정에 관여하는 아르기나아제를 활성화시킨다.

글루타민 합성 효소는 암모니아를 제거하는 반응을 촉진시키기 때문에 뇌에 고농도로 존재한다.

SOD(슈퍼옥사이드 디스뮤타제)는 유리기(활성산소)를 파괴하는 작용을 하여 지질의 과산화를 방지한다.

망간에 의해 활성화되는 효소에는 가수분해 효소, 인산화 효소, 탈카르복실화 효소 및 전이 효소 등이 있으며, 이들의 작용에 따라 당질이나 단백질, 지질의 대사에 관여한다. 인산에놀피루브산염 카르복실라아제는 탄수화물이 아닌 물질로부터 당을 생성하는 과정인 포도당 신합성에서 중요한 역할을 한다. 또한 지단백질 리파제를 활성화하여 혈청 지질의 대사를 신속히 이루게 하며, 탄소수가 많은 지방산의 합성에 관여한다. 그리고 소장 내에서 일어나고 있는 단백질 분해에 관여하는 펩티다아제 등의 여러 효소를 활성화시켜 단백질 대사에도 관여한다.

또한 망간은 건강한 연골과 뼈 형성에 필요한 단백당의 합성을 위해 요구되는 당화전이 효소의 우선적인 보조 효소로 작용하여 정상적인 뼈 형성에 관여한다.

이 밖에도 망간은 상처 치유를 위한 프롤리다아제의 활성을 위해 필요하다. 이 효소는 인체의 피부 세포에서 콜라겐 합성에 필요한 아미노산인 프롤린을 제공하는 기능을 가지고 있다. 또한 망간은 철 결핍성 빈혈과 비타민B1, 비타민E가 체내에서 이용되는 데 필수적이다.

☞ 결핍증

① 신진대사 기능 저하(단백질, 탄수화물, 지방 대사)

망간은 효소를 활성화하는 작용이 있어 탄수화물 대사나 지방 대사, 단백질 대사에 관여해 인슐린의 작용을 도와 혈액 내의 혈당을 조절하는데(혈당이 높은 사람들은 정상인에 비해 망간의 양이 적은 경우가 많다), 결핍시 체중이 감소하고, 성장이 부진하며, 머리카락이나 손톱 및 발톱이 잘 자라지 않으며 피부염이나 저콜레스테롤 혈증이 관찰되었다.

② 뼈가 약해지거나 골다공증, 관절 질환 등 골격계 질환이 발생

망간이 결핍되면 정상적인 연골과 뼈 형성에 필요한 단백당의 합성을 위해 요구되는 당화전이 효소가 생성되지 못하여 뼈가 약해지고 골다공증이나 관절 질환 등 골격계 질환이 생길 수 있다.

③ 면역 기능 저하

면역 기능이 저하되어 체내에서 박테리아와 같은 외부 침입자를 없애는 대식 세포, 식세포, 과립 세포 등의 기능이 저하된다. 사람들의 체내에서 생성되는 SOD인 망간 SOD의 수치가 낮아 관절을 공격해오는 유리기의 작용을 방어할 수 없어, 류마티스 관절염이 발생할 수 있다.

④ 정신 신경계 이상

망간이 부족한 경우 뇌질환 시 발생하는 경련에 대해 더 민감하게 작용하는 것으로

밝혀져 부족 시 간질 발작이 더 심해지고 정신 분열증 및 운동 신경 불능 증상인 환자에 망간 투여로 좋은 결과를 얻었다.

망간의 부족은 혈액 응고 단백질의 감소가 발생해 혈액 응고가 지연될 수 있다.

4. 망간의 과잉증

지나친 양의 망간이 체내에 축적되면 해롭다. 주로 식사로의 과다 섭취보다는 공해 물질의 과다 흡입에 의해 일어난다. 탄광에서 일하는 근로자나 망간에 장기간 노출된 인부에게서 나타나기 쉽다. 그 증상으로는 심한 정신적 장애, 환상, 근육 조절의 이상, 과행동증을 보이며 불안정해지거나 성격이 포악해지는 수가 있다. 간이나 중추신경계에 망간이 과다하게 축적되면 파킨슨병과 유사한 신경 근육계 증세가 나타난다. 인체에서 식이 섭취로 인한 망간의 과잉증은 거의 나타나지 않지만, 망간을 과잉 섭취하면 유독하므로 보충제를 이용하는 등 필요량 이상으로 섭취하는 것은 유의하여야 한다. 망간 독성은 철분이 결핍된 사람에게서 나타나기 쉽고 반면 고단백의 섭취는 망간 독성을 억제하는 효과가 있다.

5. 망간과 다른 영양소와의 관계

(1) 철

음식으로부터 망간의 흡수는 철분의 증가에 의해 감소한다. 반대로 철분 결핍 시 망간의 장내 흡수는 증가한다. 일반적으로 남성이 여성보다 망간 흡수가 적은데 이는 철 저장량이 여성보다 높기 때문이다.

(2) 마그네슘

마그네슘은 망간의 흡수를 저해시킨다.

(3) 칼슘

칼슘은 망간의 이용도를 약간 감소시킨다.

(4) 코발트

흡수 시 경쟁적으로 흡수되어 망간의 흡수를 저해시킨다.

6. 망간의 일일 권장량

우리나라 성인에게 권장되는 망간의 양은 1일 2.0~5.0mg이다. 1일 식사에서 공급받는 망간의 양은 약 6~8mg 가량이다.

Ⅲ 몰리브덴

1. 몰리브덴의 정의

몰리브덴이 동물 영양에 중요하다는 것이 밝혀진 것은 1953년 이후이다. 동물과 인체의 정상적인 성장에 필요한 몰리브덴의 양은 다른 미량 원소에 비해 매우 소량이다. 유전적 결함으로 이 원소가 결핍되면 대사 이상(모든 효소에 촉매로 작용하는 탄소, 질소, 유황 등을 작용점으로 옮겨 주는 작용을 함으로써 신진 대사를 정상화하여 줌)이 생긴다는 연구 결과에 따라 몰리브덴을 필수 원소로 인식하게 되었다.

체내에 존재하는 몰리브덴의 함유량은 성인은 9mg 정도이다. 총량의 반 이상이 뼈에 있고, 그 외 간, 신장에 주로 존재한다. 혈중 몰리브덴 농도는 0.015ppm 정도이다.

2. 몰리브덴의 소화 · 흡수 및 대사

(1) 몰리브덴의 소화 · 흡수

몰리브덴의 흡수는 위와 소장 상부에서 일어난다. 식이로 섭취한 몰리브덴은 25~80% 정도가 흡수된다. 특히 식이 내의 몰리브덴의 함량이 낮을 때 장의 흡수 효율이 증가한다. 몰리브덴이 흡수되는 과정은 확실치 않지만 능동 수송과 확산을 통해 이루어지는 것으로 추정된다. 몰리브덴의 흡수는 몰리브덴과 여러 식이 요인과의 상호 작용에 영향을 받는다. 몰리브덴은 철분과 구리 등의 무기질과 상호 작용이 크며,

특히 몰리브덴의 섭취가 높은 경우 구리의 흡수가 저해된다.

(2) 몰리브덴의 배설

이 원소는 흡수된 후 빨리 전환되고, 신장을 통해 몰리브덴의 이온형으로 소변으로 제거된다. 그러므로 과잉의 몰리브덴은 요를 통해 재빨리 배설된다. 또한 유황은 몰리브덴과 결합하여 신장에서의 몰리브덴 재흡수를 방해하고 유황의 섭취가 증가되면 혈중 몰리브덴의 배설이 증가한다. 소량의 몰리브덴은 담즙으로도 배설된다.

3. 몰리브덴의 기능 및 결핍증

몰리브덴은 신체 기능에 중요한 많은 효소들의 작용에 없어서는 안 되는 물질이다. 그러나 부족되어도 성장에는 큰 지장이 없으며 사람에게 있어서 몰리브덴 결핍증은 거의 일어나지 않는다. 정상적인 식이를 하는 사람에게서는 몰리브덴의 결핍은 관찰되지 않지만, 정맥 영양을 공급받는 환자들에게서는 결핍 증세가 나타난다.

(1) 체내 효소의 보조 인자

몰리브덴은 여러 효소의 보조 인자로서 대사 작용에 관여하는데, 잔틴 산화효소, 잔틴탈 수소효소, 알데히드 산화효소, 아황산염 산화효소의 보조 인자로서 작용한다.

잔틴 산화효소는 DNA와 RNA의 전구 물질인 핵산을 요산 형태로 분해하는 촉매 역할을 하여 퓨린을 요산으로 전환시키는 마지막 단계에 작용하는 효소로 조직이 손상된 경우에는 탈수소형의 효소에서 산화형의 효소로 변하고 요산은 혈액 내에서 항산화 작용을 한다.

알데히드 산화효소는 알데히드를 카르복실산으로 바꾸며, 피리미딘과 퓨린 화합물의 산화를 억제한다.

잔틴 산화효소와 알데히드 산화효소는 유사한 구조를 가진 많은 다른 분자들이 관련되어 있는 수산화 작용을 촉매하고, 약물과 독소의 대사에 작용한다.

아황산염 산화효소는 아황산염이 황산염으로 전환되는 것을 촉매하는데, 이는 시스테인과 같은 황을 포함한 아미노산의 대사에 필요한 반응이다. 잔틴 산화효소와 알데히드 산화효소는 유사한 구조를 가진 많은 다른 분자들이 관련되어 있는 수산화 작용을 촉매한다. 잔틴 산화효소와 알데히드 산화효소는 또한 약물과 독소의 대사에 작용한다. 이 세 효소들 중에서 유일하게 아황산염 산화효소만이 인체에서 결정적인 역할을 하는 것으로 알려져 있다.

(2) 호르몬 작용에 관여

몰리브덴은 비어 있는 글루코코르티코이드 수용체의 스테로이드 결합 능력을 안정화하는 데 기여한다.

(3) DNA 손상 방지

몰리브덴은 N-니트로소디에틸아민(NDEA)의 독성을 방지하여 NDEA로 인해 유도될 수 있는 DNA의 손상을 막아주는 역할을 한다.

(4) 그 밖의 기능

1) 몰리브덴은 불소와 함께 충치를 예방한다.

2) 대량의 몰리브덴은 구리의 정상적인 대사 과정을 저해한다.

☞ 결핍증

① 뇌손상, 정신 지체, 혼수

몰리브덴 결핍 시 아황산 산화효소의 작용에 이상이 생기게 되고 아황산 산화효소 결핍 시 아미노산인 시스테인 대사에 이상이 생긴다. 시스테인 이상으로 심각한 뇌 손상, 정신 지체가 나타나고 오랜 정신 지체가 지속되면 혼수 상태에 까지 이른다.

② 요산 클리어런스 장애, 저 요산 혈증, 저 요산 뇨증

잔틴산화 효소의 기능 저하로 잔틴이 요산으로 전환되지 못해 발생한다.

③ 요를 통한 황산의 배설 감소, 소변의 요황산염 감소, 소변의 아황산염 증가, 고옥시퓨린 혈증

몰리브덴 결핍으로 인해 아황산염 산화효소, 알데히드 산화효소의 기능 저하로 발생한다.

④ 심장 박동이나 호흡이 증가, 신경 혼란

식품 첨가물이나 황함 아미노산의 대사 생성물인 중아황산염의 독성 효과에 의해 발생하는데, 몰리브덴 결핍 시 아황산 산화효소의 작용에 이상이 생기게 되어 발생한다.

⑤ 성장 지연, 허약 증세

몰리브덴 결핍 시 조직 손상이 오면 조직 회복이 늦어져 발생함.

⑥ 선천적으로 몰리브덴 대사를 못하는 환자는 지진아가 되는 것으로 보고 되고 있다.

⑦ 중년 이후 남성에서는 임포텐스(발기 부전), 잇몸 질환, 충치, 구내염, 암의 발생(목의 암)률이 높아진다.

⑧ 안구 비정상, 야맹증

⑨ 부종

⑩ 허약 증세

4. 몰리브덴의 과잉증

몰리브덴은 비교적 독성이 적은 원소로서, 매우 많은 양을 경구 투여하여야 항상성 조절에 문제가 생긴다. 인체에서 발견된 과잉증으로는 과잉으로 섭취하면 잔틴산화 활성과 요산치가 높아져서 혈액 내 요산이 증가하고 이에 따라 통풍이 생길 수 있다. 이 밖에 설사, 느린 성장 속도, 체중 감소, 식욕 부진, 빈혈 등을 일으키며 소변에 구리 량이 증가한다.

5. 몰리브덴과 다른 영양소와의 관계

(1) 구리

몰리브덴의 섭취가 높은 경우 구리의 흡수가 저해된다. 또한 구리 함유 효소의 활성을 방해하거나 조직 내에서 구리를 사용하기 어려운 형태로 만들어 구리 대사에 장애를 일으키기도 한다.

(2) 황

황은 몰리브덴과 결합하여 신장에서의 몰리브덴 재흡수를 방해하는데 황의 섭취가 증가되면 혈중 몰리브덴의 배설이 증가한다.

6. 몰리브덴의 일일 권장량

우리나라의 영양 권장량에는 몰리브덴에 관한 안전적성 섭취 범위가 제시되어 있지 않다. 1일 몰리브덴 필요량은 정확히는 설정되어 있지 않으나 0.15~0.5mg 정도이다.

Ⅳ 불소

1. 불소의 정의

불소는 지표나 물, 음식에서 자연적으로 얻어지며 음전하인 형태로 존재하며 체내 골격과 치아 조직에 칼슘염의 형태로 극히 미량 함유되어 있다. 불소가 충치를 예방한다는 것은 잘 알려져 왔으나 사람의 생명 유지를 위해 꼭 필요한 물질이 아니므로 보편적으로 불소는 필수 미네랄로 인정되지는 않았다. 그러나 불소는 충치 등 만성 질병을 예방하는 중요한 성분이므로, 필수 미량 원소로 생각할 수 있다. 1900년대 미국에서 충치 발생이 낮은 지역의 식수에 불소가 많이 함유되어 있다는 사실을 발견함으로써 불소와 치아 건강의 관련성이 제시되었다.

(1) 체내 분포

불소는 인체 내에 성인 기준 약 2.6g 함유되어 있고 95% 정도는 뼈와 치아에 존재한다. 뼈나 치아에는 수산화인회석의 성분으로 0.05% 함유되어 있다. 골격의 불소 함량은 연령이 높아짐에 따라 증가하며 불소 섭취량이 많을수록 증가한다. 그 외 조직 내의 불소 함량은 매우 낮은 편이다. 혈중에는 알부민과 결합하여 존재한다.

2. 불소의 소화 · 흡수 및 대사

(1) 불소의 소화 · 흡수

섭취된 불소는 80~90%가 흡수되는데, 일부는 위에서 흡수되나 주로 소장에서 흡수된다. 섭취량의 반은 뼈와 치아의 구조를 형성하는데 쓰이고 50~80%는 소변으로 배설된다. 식이 내의 다른 무기원소 특히 마그네슘은 불소의 장내 흡수를 방해하고 골격과 치아에 축적되는 양을 감소시켜 생체 내 이용률을 저하시킨다. 이 현상은 특히 골격이 발달하는 성장기에 뚜렷하다.

(2) 불소의 배설

불소의 배설은 주로 소변을 통해서 이루어지며 연령이 증가함에 따라 배설량이 많아진다. 섭취량의 50~80%는 소변으로 배설되고 초과 섭취된 양도 소변을 통해 배설된다.

3. 불소의 기능 및 결핍증

(1) 충치 예방 및 억제

불소의 주된 작용은 충치 발생을 억제하는 것이다. 음식물을 섭취했을 때, 설탕 같은 구강 내 탄수화물이 미생물에 의해 분해되면서 산이 형성되고 이러한 산에 의해 치아의 에나멜 층이 부식되어 충치가 발생한다. 불소는 뼈나 치아의 발달 과정에서 수산화인회석(히드록시아파타이트) 결정에 수산기 대신 불소가 결합하여 플루오르아파타이트 결정이 형성되게 도와 산에 대한 저항을 크게 하여 충치에 대한 저항성을 강하게 해준다. 또한 불소는 충치를 일으키는 박테리아의 성장이나 대사를 억제하며 치아로부터 무기질 유리 과정을 억제하고 석회질화 과정을 촉진시켜 준다.

(2) 골다공증의 예방

불소는 칼슘, 인 등과 결합하여 보다 완벽한 골격의 결정구조를 형성한다. 불소는 골격과 치아에 매우 강한 친화력을 갖고 있어 뼈에서 무기질이 나오는 것을 방지하여 골다공증의 발생이 낮게 나타난다. 성장기에는 불소의 섭취가 증가되면 골격과 치아에 분포되는 불소의 양도 일반적으로 증가하게 되는데, 성인의 경우에는 이 증가율이 감소된다. 나이의 증가에 따라 불소 섭취량을 높여주어야 한다. 불소 함량이 높은 지역에서 골다공증의 발생이 낮게 나타난다. 이는 불소가 뼈에서 무기질이 빠져나오는 것을 방지하기 때문인 것으로 보고 있다.

☞ 결핍증

① 충치

불소가 결핍되면 플루오르아파타이트 결정이 약해져서 치아를 부식시키는 산에 대한 저항성이 약해져 충치가 쉽게 발생할 수 있다. 충치 예방과 치료의 효과 면에서 불소 정제나 식품보다는 음료수에 첨가된 불소가 훨씬 효과적이다. 식품을 통한 불소의 흡수율은 약 50~70%인데 반하여 음료수 속의 불소는 거의 완전히 흡수된다. 또한 불소가 함유된 치약을 사용하여도 어린이들의 충치를 예방하는데 효과가 높다.

불소의 결핍은 골격의 결정 구조를 약화시켜 노인이나 폐경기 여성의 경우 골다공증의 위험이 높아진다. 하지만 불소의 보충이 골다공증의 치료에는 뚜렷한 치료 효과를 나타내지는 않는 것으로 나타났다.

4. 불소의 과잉증

불소의 독성은 불소 침착증이라고 하는데 물에 지나치게 불소가 많은 지역에서 나타나기 쉽다. 음료수 내에 불소가 1PPm 이내로 함유되어 있을 때는 충치를 예방하는 데 매우 효과적이나, 그 함유 이상이었을 때는 치아의 표면에 반점이 나타나고 치아의 조직은 다공성인 조잡한 조직으로 된다. 치아가 발달하는 시기에 불소를 하루 6mg 이상 섭취하면 치아에 반점이 형성될 수 있으며 하루 20mg 정도까지 섭취하면 치아 구조가 약해진다. 골다공증이 심한 경우 이를 치료하기 위해서 실험적으로 불소를 하루 20mg 이상 사용하기도 하는데, 이런 경우 위장 장애나 통증 등 심각한 부작용이 따를 수 있다. 그 밖의 불소 과잉증에는 골격계의 불소 침착증, 지방질 대사 장애, 당질 대사 장애, 신장의 손상 등이 나타난다.

(1) 치아의 불소 침착증

초기의 불소 침착증은 치아 사기질의 작고 희미한 흰색 반점이 나타나고 중기 불소 침착증의 특징은 치아가 얼룩덜룩해지고 약간 착색이 되는 것으로 말기에 이르면 선명해진다. 중기나 말기가 되면 불소 침착증은 앞니나 송곳니에 미용상의 문제를 일으킨다. 과다한 불소 섭취로 인한 불소 침착증은 주로 8세 이전에 생성되는 첫 번째 영구치에 잘 생긴다. 많이 섭취하면 섭취할수록 치아에 미치는 영향은 심해진다.

(2) 골격계의 불소 침착증

장기간 불소를 과량 복용할 경우 골격 구조의 변화를 가져오며 이를 골격계의 불소 침착증이라 한다. 골격계의 변화로 관절통과 강직이 생긴다. 가장 심각한 형태는 기능 상실 골격계 불소 침착증으로 불리며, 인대의 석회화, 근육 손실, 움직이지 못함, 척수 압박과 관련된 신경 증상 등이 나타난다. 기록에 의하면 기능 상실 골격계 불소 침착증은 10년 동안 매일 불소를 10~25mg 섭취하였을 때 일어났다. 미국의 경우 35년 동안 오직 5건 만이 보고되었다. 과량 장기간 섭취해도 기능 상실 골격계 불소 침착증이 일어나지 않은 경우가 있는데, 골격계 불소 침착증은 과량의 불소 섭취 이외에도 다른 요인이 연관이 있을 것으로 보고 있다.

5. 불소와 다른 영양소와의 관계

(1) 칼슘

불소는 칼슘과 결합하면 불용성이 되어 동시에 섭취하면 흡수가 감소된다.

(2) 마그네슘

불소는 마그네슘과 결합하면 불용성이 되어 동시에 섭취하면 흡수가 감소된다.

(3) 염소

염소가 적게 들어있는 식사를 하면 소변으로 빠져나가는 불소를 감소시켜 불소의 체내 저장량을 증가시킨다.

6. 불소의 일일 권장량

우리나라의 경우 불소의 영양 권장량이 아직 정해지지 않았지만 성인의 경우 불소의 안전 적정 섭취 범위는 미국의 경우와 같이 1.5~4.0mg으로 보고 있다.

V 셀레늄

1. 셀레늄의 정의

1930년대 셀레늄이 많은 토양에서 자란 식물을 섭취한 가축에서 알칼리병*이라는 만성 중독증이 나타났고, 그 후 셀레늄에 대한 연구가 진척되었다. 셀레늄이 사람에게 꼭 필요한 미량 무기질이라는 직접적인 증거는 1979년에 중국의 과학자들이 유년기의 심근 장애 증상인 케산질병이 셀레늄 결핍과 밀접한 관계가 있다고 보고를 한 이후의 일이다. 1980년대에는 셀레늄의 역할에 대한 정보가 많아져 미국에선 10차 개정된 영양 권장량에 셀레늄의 권장량을 포함시키기에 이르렀다.

(1) 체내 분포

셀레늄은 체내에 약 1.5mg이 존재하는데, 농도는 간장, 신장, 갑상선, 비장, 췌장, 고환 등에서 높고 허파, 두뇌, 혈액에서는 비교적 낮으며 지방 조직에서 가장 낮다. 혈액 내의 셀레늄 농도는 지역에 따라 다른데, 이는 식사로부터 섭취하는 셀레늄의 양을 반영하기 때문이다. 셀레늄은 조직 내에서 글루타치온 과산화효소라는 효소 성분으로 존재한다. 머리카락에도 셀레늄이 존재하는데 이는 체내 셀레늄 영양 상태의 좋은 지표가 된다.

---

* 알칼리병 : 식물 또는 무기질에서 비롯된 동물의 중독 현상의 하나.

2. 셀레늄의 소화 · 흡수 및 대사

(1) 셀레늄의 소화 · 흡수

셀레늄의 흡수는 셀레늄의 섭취 정도, 황과 셀레늄과의 식사 내의 비율 등에 따라 다르다. 또 체내에서 이용되는 정도는 식품의 급원, 가공 및 조리 과정, 장의 상태 등에 따라 다르다.

셀레늄은 여러 가지 이온 형태로 존재한다. 셀레늄의 화학 구조는 황과 유사해서 대체로 황을 함유하는 화합물 속에 들어있다. 식품 중의 셀레늄은 대부분이 아미노산인 메티오닌과 시스테인의 유도체와 결합하여 있다. 이 물질들은 쉽게 흡수되며, 특히 셀레늄과 메티오닌이 결합된 셀레노메티오닌의 경우 거의 모두 흡수된다. 영양 보충제에 주로 쓰이는 무기 셀레늄의 형태로 공급될 때에는 공급 형태에 따라 흡수율이 50~100%의 범위로 차이가 난다.

흡수율은 보통 50~70%로 소장에서 흡수되며, 철분이나 아연, 구리와 같은 무기질보다 생체 이용률이 높다. 또한 셀레늄의 흡수를 조절하는 생리적인 기전이 없는 것으로 알려져 있으므로 셀레늄을 너무 많이 섭취하면 유독할 수 있다.

(2) 셀레늄의 배설

셀레늄의 배설은 뇨와 담즙으로 되며 약간은 땀으로 방출된다. 배설량의 60%는 소변으로 배설되고 항상성이 조절된다. 섭취 수준이 매우 높은 상태에서는 호흡할 때 디메틸 셀레나이드의 형태로 폐를 통해 배출되기도 한다. 동물 실험을 보면 셀레늄의 섭취가 증가하면 소변 배설량도 증가한다고 하나, 대변을 통한 배설이 조절되었다는 증거는 없다. 따라서 생리적 조건하에서 체내 셀레늄의 수준은 소변을 통한 배설로 조절된다고 하겠다.

3. 셀레늄의 기능 및 결핍증

임상적인 셀레늄 결핍 증상은 오랜 시간 동안 셀레늄이 거의 들어있지 않은 정맥 영양 지원을 받는 환자들에게서 나타나기 쉽다. 토양에 셀레늄이 적은 지역의 경우(뉴질랜드, 핀란드, 중국)에 많이 발생한다.

(1) 항산화 기능과 면역 기능 강화 작용

현재까지 알려진 셀레늄의 역할 중 중요한 것은 글루타치온 과산화효소의 성분으로 항산화제의 작용과 항암 작용을 갖는 미네랄로 알려져 있다. 글루타치온 과산화효소는 항산화효소로서 셀레노시스테인의 형태로 셀레늄을 함유하는데, 과산화물을 독성이 아닌 약한 물질인 알코올 유도체와 물로 전환하는 과정에 작용한다. 과산화물은 반응성이 큰 유리라디칼(활성산소종의 일종)로 전환되어 세포막을 파괴하고 DNA를 손상시키는데 글루타치온 과산화효소는 세포막이나 DNA 등에서 산화에 의한 손상을 방지하여 세포를 보호하는 역할을 한다. 특히 산화적 위험에 대해 심장세포를 보호하는 중요한 기능을 한다. 발달 과정의 정자에서는 정자를 산화 손상으로부터 보호한다. 셀레늄은 또한 글루타치온 과산화효소의 일부로 작용하며 면역 작용을 돕기도 한다. 글루타치온 과산화효소 말고도 셀레늄은 적어도 11종류의 셀레늄 의존 효소 단백질의 구성 성분이 된다. 또한 셀레늄은 T세포의 기능을 도와 면역력을 도와주며 세포 사이에서 T세포의 생성을 활성화시키는데 필요한 사이토킨Cytokin*의 기능을 도와 바이러스 감염에 효과적이다. 셀레늄의 부족은 바이러스 감염에 약하게 되며 에이즈

553

---

* **사이토킨** : 면역체계가 분비하는 염증 유발 단백질.

에 감염된 사람들은 혈액 중 셀레늄 농도가 정상보다 낮고 에이즈의 진행 속도가 빠르다고 한다.

☞ 결핍증

① 면역력 저하, 암

셀레늄은 글루타치온 과산화효소의 구성 성분으로 세포를 유리기의 공격으로부터 보호하는데, 부족 시 세포막이나 DNA 등에서 산화가 발생되어 암을 유발할 수 있다. 셀레늄이 부족하면 발암 물질에 노출되었을 때 쉽게 암에 걸린다. 셀레늄을 많이 섭취하는 사람들은 혈액 내의 셀레늄 함유량도 많았고 암 발생률도 낮았으며 셀레늄의 섭취가 낮은 사람은 혈액 내의 셀레늄의 함유량도 낮았고 암 발생률도 높았다고 한다. 말기 암 환자는 혈액 중 셀레늄의 양이 정상인에 비해 무려 6배가 적었다고 한다. 또한 셀레늄의 부족은 심장 질환과 관계가 깊을 뿐만 아니라 알코올성 간경변증 중에도 셀레늄이 부족하다. 셀레늄은 다른 양약 물질과 같이 병용할 때, 암에 대한 효과를 증대시킬 수 있다. 즉, 비타민E, 비타민A, 다른 영양 물질들을 섭취하여 암에 대항할 수 있는 능력을 증가시켜주는 것이 좋다.

② 셀레늄과 암

암의 발생에 셀레늄 결핍이 관여하는 가를 살펴본 연구들이 많이 있다. 그러나 저 셀레늄 섭취가 암 발생 빈도를 증가시키는 가에 대해서는 의견이 상충되고 있다. 동물 실험 결과 셀레늄이 암 유발을 억제한다고도 하고 종양의 유발을 촉진한다고도 알려져 있다. 따라서 셀레늄을 항암제로 사용하는 것은 주의를 기울여야 할 것이다.

중국의 가난한 지역 사람들 30,000명을 대상으로 셀레늄, 비타민E, 그리고 베타카로틴을 공급하였을 때 암으로 인한 사망률이 13% 정도 줄었다고 한다. 그러나 핀란드나 미국 등에서는 셀레늄의 보충이 암 발생률에 별 영향을 미치지 않았다고 보고 되었다.

③ 바이러스에 대한 면역 저하

셀레늄 결핍 시 바이러스에 대한 저항력이 약해져서 바이러스성 질환에 감염되기 쉽다.

④ 심근 장애 및 근육 위축

셀레늄은 산화적 위험에 대해 심장 세포를 보호하는 중요한 기능을 하는데, 부족 시 심장 근육이 딱딱해지고 섬유화되는 현상인 케산증(중국에서 흔한 풍토성 심장 근육 질환-셀레늄 부족 시 발생)의 심장 질환 및 근육 통증, 근육 손실, 근육 위축 등의 증상이 나타날 수 있다.

⑤ 카신벡증

카신벡증은 셀레늄의 결핍과 관련이 있는 중국 북부, 시베리아 동부에서 나타나는 풍토성 골관절 질환이다. 특히 중국의 경우는 국가적 질병이라고 할 정도로 많은 사람이 앓고 있다. 손가락이 대칭적으로 뻣뻣하고 뼈마디에 통증을 느낀다. 이 질병에 걸려서 연골 세포의 괴사가 일어나 뼈의 발달이 손상되어 손가락이나 발가락이 짧기도 하고 심한 경우 왜소증, 난쟁이 증세가 나타난다. 이 질병의 심각한 형에서는 연골을 형성하는 세포가 퇴행하여 관절의 변형과 성장 장애를 일으키기도 한다. 케산병과 달리 셀레늄의 영양 상태를 개선시킴으로써 카신벡병을 예방할 수 있다는 증거는 거의 없으며, 카신벡병의 원인에서 셀레늄 결핍의 역할은 아직 확실하지 않다. 여기에 곡물의 곰팡이 독소, 요오드 결핍, 그리고 오염된 식수를 포함한 수많은 다른 원인들이 제시되고 있다. 셀레늄으로 치유할 경우 질병이 호전됨이 보고 되고 있다.

⑥ 관절염과 류머티즘

셀레늄의 부족은 면역력 저하로 인해 근디스트로피*와 류머티즘을 유발할 수 있다.

(2) 비타민E의 절약 작용

셀레늄은 단일 성분으로 생리적 기능을 발휘할 수 없는데, 비타민E나 비타민A가 셀레늄의 항산화 작용을 높여 주므로, 항산화제인 비타민E와 작용해야 두 영양소 간에 서로 절약 작용을 한다. 셀레늄은 세포 내 과산화물의 농도를 낮추어 유리라디칼의 생성을 방지하는 효소계에 작용하며 비타민E는 이미 생성된 유리라디칼이 더 이상 작용하지 못하게 한다. 따라서 셀레늄을 적정량 섭취하면 체내 비타민E의 요구를 줄일 수 있다. 셀레늄과 비타민E는 피부 상태를 좋게 하여 여드름이나 피지선의 이상에 효과가 있고, 특히 노인에게서 셀레늄과 비타민E의 섭취는 정신적 불안, 피로, 우울, 흥분, 운동성 등 모든 기능이 좋아진다. 셀레늄과 비타민E는 관절염예방과 치료에 도움이 된다.

---

* 근디스트로피 : 근이영양증이라고도 하며 골격근의 원발성 퇴행성 질환군을 말한다. 유전성이고 진행성 경과를 취하며, 근이영양증의 종류에 따라 병의 진행에 차이가 있을 수 있다. 특별한 치료법은 없으며, 병의 진행 형태에 따라 필요한 치료를 해주는 것이 필요하다.

(3) 갑상선 호르몬 합성에 관여

요오드화타이로닌 탈요오드화효소들은 갑상선 호르몬에서 요오드를 제거하는 작용을 하는 효소들인데, 1990년대에 들어와서 이 효소들이 셀레늄을 함유한다는 사실이 알려지게 되었다. 제 1형 효소는 갑상선 호르몬에서 분비된 티록신(T4)을 트리요오드티로닌(T3)으로 활성화시켜서 말단 조직에 공급하는 역할을 하며, 제 2형과 3형 효소도 마찬가지로 셀레늄을 함유하고 있다. 동물 실험에서 셀레늄과 요오드를 동시에 결핍시키면, 갑상선 저하 증상이 훨씬 심각하게 나타난다. 한편, 신생아의 크레틴병*이 모체에 셀레늄과 요오드가 둘 다 부족하기 때문일지도 모른다는 제안도 있다.

☞ 결핍증

갑상선 기능 저하 발생

(4) 그 밖의 기능

셀레늄은 근육이나 적혈구 세포, 그리고 머리카락, 손톱 등을 이루는 케라틴을 정상으로 유지하는데 필요하다. 결핍 시 손톱의 백색 변화가 생길 수 있다.

그 밖에 셀레늄은 정자 운동성에 관여하고 췌장의 기능을 정상적으로 유지하는데 필수적이며 지방의 소화나 흡수에 관여한다.

4. 셀레늄의 과잉증

셀레늄의 과잉증은 토양의 셀레늄 함량이 높은 지역에서 재배한 식품을 섭취한 경우나 보충의 과잉 섭취로 나타난다. 하루 2~3mg 정도를 여러 달 섭취하면 과잉 증세

---

* 크레틴병 : 태아일 때나 출생 초기 갑상선호르몬 결핍(갑상선기능저하증)으로 인해 생기는 영아 · 유아의 내분비질환.
이와 밀접한 관련이 있는 소아점액수종小兒粘液水腫은 대개 요오드 대사에 관여하는 효소가 부족하여 일어나는데, 이전에는 분명히 정상이던 어린이에게서 나타난다. 더 정확하게는 가족성갑상선종家族性甲狀腺腫이라고 한다. 크레틴병은 갑상선호르몬을 합성하는 데 관여하는 5가지 효소

가 나타날 수 있다. 이때의 증상으로는 호흡 시 마늘 냄새, 탈모 현상, 현기증, 피로, 초조감, 손톱과 발톱의 변화(손톱 빠짐), 치아의 손상, 충치, 복부의 통증, 구토, 설사, 피부 손상, 신경계의 손상, 발진, 황달, 간경변 등이 있다.

5. 셀레늄의 일일 권장량

우리나라의 경우에는 아직 셀레늄에 대한 많은 연구 보고가 없는 실정인데 1995년에 개정한 한국인 영양 권장량에서 한국 성인을 위한 바람직한 일일 셀레늄의 적정 섭취 범위를 50~200μg으로 책정하였다. 몇 명 연구에서 한국인의 혈액 셀레늄의 농도가 정상 범위인 80~272μg/ℓ에 속하는 것으로 나타나서 셀레늄의 섭취량도 대체로 권장 범위 내에 있을 것으로 추정하고 있다.

중 1가지 이상의 효소가 결핍되거나 갑상선의 크기가 매우 작거나 없기 때문에 생긴다.

VI 아연

1. 아연의 정의

아연은 1509년부터 특정한 원소로 알려지기 시작하여, 1869년에 식물의 필수 영양소로 지정되었고, 동물의 필수 영양소로 지정된 것은 1934년부터이다. 아연은 미량무기질에 속하며 인체 내에는 성인 남자는 약 2.5g, 여자는 약 1.5g, 신생아는 약 60mg의 아연을 함유하고 있다.

(1) 신체 분포

인체 내에서 아연의 농도는 남성의 성선(전립선), 신장, 간장, 근육, 모발, 손톱, 골격, 치아, 안구, 췌장, 피부 등에는 높고 뇌, 폐, 부신 등에서는 낮다. 또한 인슐린의 구성 성분이기도 하다. 이 중 약 90%는 근육과 뼈에 들어있다. 체내 아연의 95%이상은 생체 내의 생화학 반응에 필요한 70여 종류의 효소의 구성 인자로 존재한다.

혈액에서 아연은 적혈구에 약 80%, 혈장에 17%, 백혈구에 3% 가량 분포되어 있다. 혈액 아연의 대부분은 적혈구에서 발견되는데, 적혈구 속에서 CO_2(이산화탄소)를 HCO_3^-(중탄산이온)로 바꾸는 탄산탈수효소의 구성 성분으로 들어있다. 혈장 아연은 다른 조직으로 운반될 수 있는 아연이고, 질병과 식사 섭취량의 변화에 따라 변화하며, 체내의 아연 상태를 측정하는데 이용된다. 혈청 내 아연은 글로불린과 가장 단단하게 결합되어 있으며, 운반에 관여하는 알부민과는 느슨하게 결합되어 있다. 아연은 대부분 혈장의 알부민과 결합되어 운반된다. 혈청 아연은 임신 기간 중, 또는 에스트로겐 투여 시 감소한다.

2. 아연의 소화 · 흡수 및 대사

(1) 아연의 소화 · 흡수

아연은 다양한 식품에 널리 존재하며, 동물성 급원 식품, 특히 갑각류 등에는 아연이 풍부하다. 아연의 흡수율은 약 20%(14~40%)정도이다. 아연은 단순염의 형태로만 섭취할 경우 흡수율이 40~90%로 높지만, 식품 속의 아연은 흡수율이 14~40%로 낮다. 육류, 간, 달걀, 해물류 등에 있는 아연은 흡수율이 비교적 좋으나, 채소류, 콩류 및 곡류에 있는 아연의 흡수율은 낮다. 이는 채소류나 콩류 및 곡류 속에 있는 피틴산과 섬유소가 아연의 흡수를 방해하기 때문이다. 식품 속의 철분, 구리, 칼슘, 인, 엽산 등은 아연의 흡수를 방해한다. 특히 피틴산은 과량의 칼슘과 함께 있으면 아연의 흡수를 더욱 방해한다. 반면에 단백질, 구연산, 피콜린산(piclilnic acid) 등은 아연의 흡수를 증가시키고 특히 스트레스와 관련된 호르몬은 아연의 흡수를 증가시킨다. 육류 속의 아연이 잘 흡수되는 것도 육류의 단백질 소화산물인 아미노산과 아연과의 상호 작용 때문이며 특히 히스티딘과 시스테인은 아연과 복합체를 형성하기 때문에 흡수를 높인다.

아연은 주로 공장에서 흡수되고, 단지 소량만이 위와 대장에서 흡수된다. 식사가 끝난 후 소화기장에 존재하는 아연의 양은 식이 섭취량보다 약 1.5~3배 많은데, 이것은 소화 시에 분비되는 소화액에 아연이 함유되어 있기 때문이다.

　식품으로 섭취한 아연과 체내에서 소화액과 함께 분비된 아연은 소화 효소에 의해 유리 아연으로 분리된다. 이 유리 아연이 여러 복합체와 결합하여 융털돌기를 통과하는 것처럼 보인다. 이때 이용되는 복합체는 아미노산(특히, 히스티딘과 시스테인), 구연산 등의 유기산, 인산, 프로스타글란딘 등이다. 특히 아연-히스티딘 복합체는 황화 아연보다 30~40% 정도 더 효율적으로 흡수된다. 프로스타글란딘은 종류에 따라 다른 영향을 미치는데 PGE2(프로스타글란딘의 한 종류)는 아연의 흡수를 향상시키지만, PGF2(프로스타글란딘의 한 종류)는 흡수를 방해한다. 소화기장 내의 산도는 아연의 흡수에 영향을 거의 미치지 않으나, 철분이나 구리는 소화기장 세포의 2가 금속 이온을 결합하는 자리에서 아연과 경쟁하기 때문에 아연의 흡수는 방해를 받는다.

　아연이 소화기장 점막 세포로 들어가는 기전은 단순 확산과 복합체(운반체)에 의해 중재되는 것으로 알려져 있다. 섭취량이 많은 경우 아연은 주로 단순 확산에 의해 흡수되지만, 섭취량이 정상 이하인 경우에는 복합체에 의해 중재되는 기전에 의해서 주로 흡수되며 이 기전은 에너지를 요구하지 않는다. 소화기장 내에 아연의 농도가 낮으면, 아연의 운반체에 대한 친화력은 변화지 않으나 운반체에 의해 이동될 수 있는 능력이 커지는데, 이것은 수용체의 수가 증가하기 때문으로 여겨진다. 유당과 포도당의 중합체는 세포들 주위에 있는 아연의 이동을 증가시켜 아연의 흡수를 높인다.

　소화기장 점막 세포로 들어온 아연은 다음의 세 가지 경로로 이동된다. 첫째, 소화기장 점막 세포에서 금속효소metalloenzyme*의 합성과 세포막이나 세포 소기관막의 안정에 사용될 수도 있고, 둘째, 메탈로티오네인에 단단히 결합되어 소화기장 세포 내에 갇히기도 하고, 셋째, 세포를 통과하여 혈액으로 이동되기도 한다. 메탈로티오네인에 결합되어 세포 내에 갇힌 아연은 소화기장 점막 세포의 정상적인 대사과정 동

＊ **금속효소** : 촉매 활성을 발휘하는 데 금속이온이 필요한 효소. 금속이온이 촉매 활성에 직접 관여하는 효소. 많은 금속이 효소의 activator로 알려져 있다.

안 떨어져 나와 결국 변으로 배설되는데, 이 메탈로티오네인은 아연 흡수를 조절하는 데 중요한 역할을 한다. 메탈로티오네인의 합성은 소화기장 점막 세포 안에 있는 아연에 의해 자극된다. 소화기장 막에는 시스테인이 많은 또 다른 단백질(cystein-rich intestinal protein, CRIP)이 아연과 결합하여 아연을 혈액으로 운반한다.

(2) 아연의 이동

체내에 아연의 양이 많으면 소화기장 세포가 떨어져 나갈 때까지 아연이 메탈로티오네인에 결합된 채 소화기장 세포 안에 갇혀 있게 되고, 체내 아연 양이 적으면 아연 이온은 CRIP와 결합하여 혈액으로 운반된 후 신체 내의 필요한 다른 부위로 이동한다. 소화기장 세포에서 혈액으로 운반된 아연은 알부민이나 α-2-마크로글로불린과 같은 단백질과 결합하고 이 중 1/3 정도는 문맥혈을 거쳐 간으로 운반되고, 나머지는 신체의 다른 부분으로 이동되어 사용된다.

(3) 아연의 배설

일단 흡수된 아연은 위장관 및 췌장 분비를 통하여 배설된다. 아연은 위장관을 통하여 배설이 이루어지며, 장관을 통한 아연의 배설은 하루에 1~2mg이며, 그 외 0.5mg이 땀을 통하여 소량 배설된다.

아연은 대변, 소변, 그리고 피부 등을 통해 배설된다. 아연의 90% 이상은 대변으로 배설되는데, 이는 흡수되지 않은 식이 아연과 내인성 아연의 배설로 볼 수 있다. 식이 내 아연의 함량이 아주 높거나 낮을 때 대변이나 피부로 배설되는 양은 달라지는 반면, 소변으로 배설되는 양은 별 변화가 없다. 소변으로의 배설량은 하루에 400~600

μg 정도로 소량이며, 소변을 통한 배설량은 소변의 양과 크레아티닌 배설 정도와 관련이 있다. 심한 화상, 수술, 의식 불명 및 금식의 경우에는 요로 배설되는 아연의 양이 증가한다. 피부나 땀 등으로 손실되는 양은 하루 1mg 정도이다. 생리를 통한 아연의 배설은 총 생리 기간 동안 약 0.1~0.5mg이다.

3. 아연의 기능 및 결핍증

골격에 존재하는 아연은 혈액으로 유출되는 속도가 느리기 때문에 아연 섭취가 부족할 때 결핍증이 쉽게 일어난다. 식이를 통한 아연의 섭취가 부족하더라도 아연의 흡수나 배설을 통하여 항상성이 유지되도록 체내에서 어느 정도 조절할 수 있다.

아연의 결핍증은 연령, 결핍의 심한 정도 및 기간에 따라 차이가 있지만, 주로 균형 식이를 섭취하지 않아 발생되는 경우가 가장 많고 술 섭취로 간에 저장된 아연이 유출되어 소변으로 배설되어 발생되기도 한다.

아연 결핍의 위험이 증가하는 경우는 영아와 어린이, 임산부와 수유하는 여성, 회복기 환자, 특히 십대, 완전 비경구적 영양법(정맥 영양 공급), 단백질 섭취가 부족하거나 거식증 등의 영양 결핍 환자, 심하고 지속적인 설사, 작은창자 증후군과 스프루 등의 흡수 장애 증후군 환자, 크론씨 병(국한성 회장염)이나 궤양성 대장염 등의 염증성 장 질환자, 알코올성 간 질환자, 겸상 적혈구 빈혈 환자, 심한 화상 그리고 65세 이상 노인 등이다. 또한 음식의 대부분을 곡물과 콩류에서 얻는 엄격한 채식주의자에서는 피틴산의 농도가 높아져 아연의 흡수를 감소시키기 때문에 식이 아연이 50% 정도 더 많이 필요하다. 그 외에도 당뇨병, 악성 빈혈, 암, 동맥경화증, 간경변증, 피임약을 복용하는 여성, 알코올 과음 및 임신에도 아연 결핍 증세가 나타난다.

사람에서 임상적인 아연 결핍이 처음 알려진 것은 1961년 높은 피틴산 함량 때문에 아연의 생체 이용률이 낮은 식사를 하는 것이 중동의 사춘기 영양학적 난쟁이증과 관련이 있다는 보고였다. 이후 많은 전문가들은 아연 부족을 특히 개발도상국에서 중요한 공중 보건 문제로 인식하고 있다.

(1) 생체 내 여러 금속 효소의 구성 요소로 성장에 필요한 필수 요소

아연은 생체 내 200여 종 이상 되는 효소의 구조적 성분이며 체내에서 주요한 대사 과정이나 반응을 조절하는데 관여하여 성장에 필수적인 작용을 한다. 아연을 함유한 효소에는 단백질 분해 효소인 말단 카르복실기 분해 효소, 이산화탄소의 운반자로 작용하는 탄산 탈수 효소, 탄수화물의 대사에 관여하는 젖산 탈수소 효소, 유리기를 제거하여 세포의 산화적 손상을 방지하는 슈퍼옥사이드 디스뮤타아제(SOD)등이 있다. 그 외에도 카르복시펩티데이스, 알코올 탈수소 효소, 알칼린 포스파테이즈, 글루타민 탈수소 효소, 티미딘키나제(thymidin kinase)등의 효소의 활성에 필요하며 인체의 신진 대사 작용에 반드시 필요한 필수 영양소이다.

☞ 결핍증

① 식욕 부진 및 성장 지연

아연 결핍 시 특히 식욕이 부진하고 이로 인해 성장 지연이나 근육 발달 장애, 미각 상실과 후각의 감퇴, 집중력 부족, 무기력, 생식기 발달의 저하 및 정력 감퇴(생식선 부전, 발기 부전, 남성 불임), 두뇌 성숙 미비, 상처 치유의 지연, 탈모, 설사, 정신적 우울감 등의 증상이 나타난다.

② 탄산 탈수 효소

적혈구에 있는 아연이 탄산 탈수 효소의 구성 성분인데 이 효소는 $CO_2+H_2O\leftrightarrow$ H_2CO_3반응을 일으켜 이산화탄소를 운반한다. 아연은 탄산 탈수 효소의 구성체로서 탄산과 이산화탄소 평형 유지를 위해 이산화탄소 이동에 관여한다.

③ 알코올 분해 효소

알코올 분해 효소에는 아연이 함유되어 있다. 간장 중 알코올 분해 효소 활성과 아연 함유량 사이에는 정비례 관계에 있다. 알코올을 섭취하면 사구체에서 아연 여과율이 상승하고 소변 중 아연 배설량이 증가한다. 즉 알코올 섭취는 아연 결핍을 초래하고 알코올 대사에 장해를 가져온다. 알코올 중독 시 아연의 섭취량을 늘려주면 좋다.

④ 알칼라인 포스파타제(alkaline phosphatase)

아연은 효소인 알칼라인 포스파타제의 구성체로서 골격의 석회화 과정에 촉매 작용을 하는데 아연의 결핍은 골의 석회화 과정에 이상이 발생할 수 있다.

(2) 전립선 기능과 생식 기관의 정상적인 발달에 관여

아연은 근육, 뼈, 간장, 전립선에 함유되어 있으며 특히 남성은 다른 장기보다 전립선에 많은 양의 아연이 축적되어 있다. 아연은 성호르몬의 합성에 관여하여 정자 꼬리 부위 형성에 필요하고, 정자의 단백질을 합성하는 효소는 아연이 없으면 작용하지 못한다. 아연을 섭취하면 성적 능력이 높아진다고 하여 섹스 미네랄이라고 불리우고 정자수가 증가하며 정자의 활동력이 강화되고 생식 능력이 강화된다. 아연이 결핍되면 사춘기의 경우 성숙이 늦어지고, 성인의 경우는 생식 능력이 쇠퇴하여 아이를 만들기 어려워진다.

☞ 결핍증

아연의 결핍은 전립선 비대, 전립선염, 전립선암의 발병률이 높아지며, 정자 수가 감소될 뿐 아니라 이상 정자를 증가시켜 정자 생존율이 떨어지게 되며 이로 인해 저 정자 분비증, 성기능 저하 등이 나타난다. 포유 동물이나 가축에서는 생식 기관의 위축이나 정자 형성 장해가 관찰된다.

(3) 생체막의 구조와 기능에 관여

아연은 생체막의 구조와 기능에 중요한 역할을 한다. 막의 구조와 기능을 통제하는 세포막 효소들은 아연에 의해 통제를 받는다. 뿐만 아니라 아연 그 자체로도 막의 구조를 안정시키고 과산화에 의한 손상에서 막을 보호한다. 생체막의 아연 농도가 감소하면 산화적 손상에 대한 민감도가 증가하고 구조적인 변화가 생겨 수용체 부위와 이동 구조의 변화를 초래한다. 이는 아연이 생체막의 티올(thiol)기와 인 지방을 안정화시킬 수 있기 때문이며, 철과 같은 산화환원 능력을 가진 전이 금속이 막을 차지하지 않게 하고, 메탈로티오네인으로서 자유 라디칼을 제거하는 기전에 작용하기 때문이다.

세포 내 유리 아연은 철분에 의해 촉매되는 유리기의 작용으로부터 세포를 보호하는 기능을 가진다. 아연은 2가 철분에 대한 길항 작용 때문에 이러한 유리기에 의한 산화적 손상을 막을 수 있다고 생각된다.

☞ **결핍증**

세포막의 산화

아연이 부족하면 세포막의 산화 손상에 대한 취약성이 증가하고 특정 물질의 수용체나 물질 운반에 장애가 생긴다.

반면에 생체막에 아연이 축적되는 경우도 생체막의 구조와 기능을 변화시킨다. 이 때는 히스타민을 분비시키는 물질에 대한 수용체 부위를 막아 비만 세포로부터 히스타민의 분비를 감소시켜 상처 치유를 빠르게 하고, 가려움증을 예방한다.

(4) 단백질, 핵산의 합성 조절

아연은 DNA나 RNA와 같은 핵산의 합성과 분해 및 안정화에 관여하고, 단백질의 대사와 합성을 조절한다. 핵산 합성에 있어 가장 중요한 효소인 DNA와 RNA 중합효소, 그리고 데옥시티미딘 키나아제는 아연을 함유하고 있다. 또한 DNA에서 RNA를 전사하는데 필요한 특정 DNA-결합 단백질(zinc finger)의 구조를 안정화시키는 데에도 관여하여 전사를 조절함으로써 단백질 합성 및 콜라겐 생성에 관여한다. 이러한 단백질 합성 작용으로 새로운 세포 형성에 필요한 조직의 보수나 상처 치유에도 작용한다.

아연은 단백질과 세포막의 구조에서 중요한 역할을 담당한다. 소위 아연 손가락 구조라고 불리는 손가락 모양의 구조는 수많은 단백질의 구조를 안정시킨다. 예를 들면 항산화 효소인 구리-아연과산화 디스뮤타아제에서 구리는 촉매로서의 역할을 하고 아연은 효소 구조를 결정하는 역할을 한다.

☞ 결핍증

DNA 복제 이상

아연이 결핍되면 핵산 합성에 관여하는 효소의 결핍이 초래되어 세포 증식에 필요한 DNA를 복제하는 데 이상이 생기게 된다. 이로 인해, 태아의 기형이나 기형아의 출산을 초래할 수 있고 단백질 합성의 이상으로 탈모, 머리카락과 손톱의 이상, 손발톱의 백색 반점 등의 증상이 나타날 수 있다.

(5) 지방 대사에 관여

아연은 지방 대사에도 관여해서 콜레스테롤의 전달 과정에 관여하고, 세포막 지방의 안정성을 유지하는 데 필요하다. 아연 의존성 효소들은 긴 사슬 지방산과 프로스타글란딘 합성과 같은 여러 지방 대사에도 관여하여 고콜레스테롤 혈증을 예방한다.

(6) 인슐린의 구성 물질

아연은 췌장 호르몬인 인슐린의 구성 성분으로 인슐린과 복합체를 이루어 인슐린의 저장, 분비에 관여하여 당질 대사를 조절한다.

당뇨병

아연이 부족하면 정상적인 인슐린 생성에 문제가 생겨 순도가 낮은 인슐린이 생산되므로 인슐린의 역할을 할 수 없게 된다(제 2형 당뇨병의 원인). 당뇨병이 있는 사람의 소변에는 아연과 마그네슘이 보통 사람의 두 배나 배출된다고 한다.

(7) 야간 시력을 유지하는 데도 필요

아연은 눈에서 중요한 무기질로 주로 망막의 황반부에 많이 존재하며 어두운 곳에서의 시력 기능에 중요한 역할을 한다. 망막에는 '로돕신'이라는 시색소 단백질이 있다. 로돕신은 어두운 곳에서의 시력에 중요한데, 로돕신은 망막에서 비타민A의 한 형태인 레티놀이 레티날로 전환되어 이것에 옵신이라는 단백질이 결합하여 형성된다. 아연은 레티놀이 레티날로 전환되는데 필요한 알코올 탈수소효소의 활성에 필요하다. 또한 아연은 레티놀을 망막 등의 조직으로 운반하는데 필요한 레티놀 결합 단백질의 합성에도 필요하다.

☞ 결핍증

야맹증

아연의 결핍으로 레티놀 결합 단백질의 합성이 저하되어 망막으로의 레티놀 이동이 부족하게 되고 또한 망막에서 레티놀이 레티날로 전환될 때 효소의 작용이 약해지게 되어 레티날로의 전환에 문제가 생겨 시색소인 로돕신의 생성이 제대로 되지 않아 어두운 곳에서의 시력 기능에 문제가 생겨서 암 적응 능력의 저하 및 색상 분류 능력의 저하, 야맹증이 발생할 수 있고 또한 각막, 수정체의 부종과 혼탁, 결막염이 생기고 좌우 대칭의 건조증과 각막 연화증, 시신경 염증, 백내장을 유발할 수 있다. 당뇨병이 있는 경우 눈의 아연 소실이 심하면 실명에까지 이를 수 있는 위험성이 있다.

(8) 면역력에 관여

아연은 체내에서 비장, 흉선, 임파구의 기능에 관계가 깊으며, 아연의 부족은 이들의 기능을 저하시켜 면역력의 감소를 가져온다.

☞ **결핍증**

면역 기능 저하

이로 인해 면역 기능 저하가 발생되며 흉선 세포수의 감소, 감염의 재발 및 감기에 걸리기 쉽게 되고, 또한 아연의 부족은 면역력 저하로 인해 류머티스 관절염이 발생할 수 있다.

(9) 스트레스에 대한 대응

육체적, 정신적 스트레스를 받았을 때, 체내 아연의 양이 감소되며, 격렬한 운동 후에 특히, 아연의 양이 감소되는데 이는 당대사가 증가되면서 아연의 소모가 늘어나기 때문이다. 또한 화상의 경우나 열을 동반한 상기도 감염일 때도 아연의 양은 감소된다. 따라서 아연은 수술, 상처, 골절 등의 스트레스로부터 빠른 회복을 위하여 투여되는 것이 좋으며, 아연의 결핍 시 뇌신경 전달 물질 중 카테콜아민의 농도가 증가하여 공격적 성격을 유발시키며 지적 능력을 감소시키고 불안증 등의 증상이 나타날 수 있다.

(10) 여드름의 치료 및 예방

아연은 피부에서 피지선의 기능을 정상화시켜주고 비타민A의 이용률을 높여주므로 여드름 및 아토피성 피부염 등의 치료에 도움이 되고 아연의 결핍은 피부 장애(특정적인 피부 반점, 박편 피부염, 장말단 피부염 : 아연의 흡수 장애가 일어나는 선천성 질병) 등의 증상이 나타날 수 있다.

(11) 윌슨씨병의 치료

체내에 과잉의 구리가 축적되어 발생되는 질환으로 아연의 투여로 구리의 과잉 축적을 막을 수 있다. 노화 현상이 나타나면서부터는 체내에 필요 이상의 구리와 철이 축적될 수 있는데, 이는 조직의 빠른 노화와 미토콘드리아의 기능을 저하시켜 충분한 양의 에너지를 생산하지 못하게 되므로 노화를 촉진시킬 수 있다. 아연은 항산화제의 구성 성분으로서 구리의 축적을 막고, 노화의 진행을 늦추는 데 필요하다.

(12) 그 밖의 기능

1) 아연은 세포 신호 전달의 역할을 하며 호르몬 분비, 신경 자극 전달에도 영향을 미치는 것으로 알려졌다. 아연은 호르몬의 합성과 활성에 영향을 미치는 반면, 여러 호르몬은 아연의 흡수와 대사에 영향을 미친다. 따라서 임신 기간 동안의 혈장 아연 농도는 호르몬들에 의해 변화된다. 아연은 이외에도 성장 호르몬, 성 호르몬, 갑상선 호르몬, 프롤락틴, 그리고 코티코스테로이드 등과도 상호 작용을 하는 것으로 알려져 있다.

2) 최근 아연은 수많은 만성 질환뿐 아니라 성장과 발달을 포함하는 필수적인 세포 조절 과정인 세포자멸사(유전자에 의해 예정된 세포 사망)에서도 중요한 역할을 하는 것으로 밝혀졌다.

3) 아연은 카드뮴 등의 중금속의 영향을 억제한다고 알려져 있다.

4) 비타민E의 혈중 농도를 일정하게 유지시키고 여러 독성 물질로부터 간을 보호한다.

(13) 임신기의 아연 결핍

임신기의 아연 결핍은 모체의 질병, 미각의 변화, 임신 기간의 연장, 작업 효율의 저하, 이완성 출혈, 그리고 태아에 대한 위험성 증가 등과 같은 변화를 초래할 수 있다. 또한 임신기간 동안 아연 섭취가 부족하면 조기 분만의 위험이 증가한다. 미숙아는 아연 결핍 가능성이 큰 데 그 요인은 대변으로 아연이 배설되고 출생 시 아연 저장량이 적으며 빠른 성장 기간 동안에 아연 요구량이 증가하기 때문이다. 따라서 아연을 보충 받은 유아는 성장 속도와 운동 발달이 개선되었다.

4. 아연의 과잉증

아연의 과잉증은 드물기는 하지만 종종 나타나고, 급성 독성 보다는 만성 독성 증상이 흔하다.

(1) 급성 독성

급성 아연 독성은 여러 환경 오염을 통하여 발생된 사례가 보고 되었다. 아연 단독의 독성이 나타난 사건은 전기 도금을 한 통에서 유출된 아연에 오염된 식품과 음료수를 섭취함으로써 발생된 것과 산화아연 연기와 같은 산업 오염물에 아연이 섞여 있는 경우로 인한 것이었다. 급성 아연 독성의 전형적인 증세는 소화 기관의 심한 통증, 설사, 구토와 메스꺼움, 열, 근육통 등이다. 하루에 200mg 이상의 과량 복용은 구토를 일으킨다. 아연 제제를 하루에 50~150mg 복용하면 가벼운 위장관 증상이 생기는 것으로 보고 되고 있다. 부주의로 3일에 걸쳐서 1.5g의 아연을 정맥으로 투여하였을 때는 치명적이었다. 산화아연의 연기를 흡입한 뒤 발생하는 금속 연무열도 보고 되었다. 산화아연을 흡입하면 독성 증세가 8시간 이내에 나타나는데, 아연이 오염되지 않은 곳으로 옮기면 12~24시간 후에 독성 증세가 사라진다.

(2) 만성 독성

과다한 아연을 장기간 섭취할 때 발생하는 중요한 결과 중 하나는 구리 결핍이다. 하루에 총 60mg의 아연(정제 50mg과 음식 10mg)을 섭취하면 구리 결핍의 증상이 나타나는 것으로 알려지고 있다. 구리 결핍을 예방하기 위해 의학 협회의 식품영양위원회는 최근 정제와 음식을 통한 아연을 포함해 성인의 아연 최대 관용량을 하루 40mg으로 정했다.

※ 빈혈, 면역 기능 저하, HDL콜레스테롤 농도 저하, 위장 부식

과량의 아연을 장기 복용하면 아연은 구리와 같은 미량 무기질과의 경쟁적인 흡수 기전에 의해 2차적인 구리 결핍을 초래하여 빈혈과 면역 결핍을 일으킨다. 하루에 25mg의 아연을 장기 복용하였을 때 이러한 구리 결핍증이 나타났다. 1일에 150mg

이상의 아연을 장기간 복용하면 혈청 내의 HDL콜레스테롤 농도가 낮아지고 위장이 부식되며 면역 기능이 감소한다. 이러한 비정상적인 콜레스테롤 대사도 아연 때문에 생긴 구리 결핍과 관련이 있다고 보고 있다.

5. 아연과 다른 영양소와의 관계

(1) 구리

많은 양의 아연(하루 50mg)을 일주일 이상 섭취하면 구리의 생물학적 이용이 방해를 받을 수 있다. 고용량의 아연 섭취는 소장에서 구리 결합 단백질인 금속 티오네인(아연, 카드륨, 비스무스, 비소를 포함하는 중금속에 의해 합성이 유도됨)의 합성을 유도한다. 금속 티오네인은 소장에서 구리를 붙잡아 전신적인 흡수를 방해한다. 보통보다 약간 많은 아연 섭취량은 구리 흡수에 영양을 미치지 않으며, 고용량의 구리는 아연 흡수에 영향을 미치지 않는다.

(2) 철분

식사에 포함된 철이 아닌 철 보충제로 하루 38~65mg의 원소철을 복용하는 것은 아연의 흡수를 감소시킬 수 있다. 이러한 상호 작용은 임신과 수유 중에 철분 보충을 관리할 때 중요한데, 일부 전문가들은 원소철을 하루 60mg 이상 먹는 임산부와 수유 여성은 아연을 보충하도록 권고하기도 한다.

(3) 칼슘

동물에서는 식사로 과량의 칼슘을 섭취하면 아연의 흡수를 방해하지만 사람에서는 확실하지 않다. 우유나 인산칼슘 형태로 하루 890mg(총 칼슘 하루 1360mg)까지 섭취를 증가시킨 폐경 여성에서 아연 흡수와 체내 아연 균형이 감소되었으나 사춘기 소녀들에서 구연산 말레산 칼슘 형태로 하루 1000mg(총 칼슘 하루 1667mg)까지 증량시킨 경우에 아연 흡수와 균형에 영향을 미치지 않았다. 피틴산과 같이 섭취한 칼슘은 아연 흡수를 감소시킨다. 이 효과는 특히 석회로 처리해 만든 토르티아를 많이 먹는지와 관계가 있다.

(4) 엽산

식사로 섭취하는 엽산의 생물학적 이용은 아연 의존성 효소 작용에 의해 증가하는데, 이는 아연과 엽산 사이에 상호 작용 가능성을 시사한다. 엽산 보충이 아연이 부족한 사람의 아연 이용을 방해한다는 연구도 있었으나, 이전의 연구에서는 아연 섭취가 적으면 엽산의 흡수도 감소하는 것으로 나타났다. 그러나 최근의 연구에서는 25일 동안 비교적 고용량의 엽산(하루 800μg)을 보충했을 때 아연이 적은 식사를 먹고 있는 학생군(하루 3.5mg)에서 아연의 상태는 변화가 없었고 아연 섭취가 엽산의 이용을 방해하지도 않았다.

(5) 동

동을 너무 많이 섭취하게 되면 체내의 아연의 양도 감소되고 만다. 동은 흡연, 배기가스, 육류 등에 함유되어 있어서 사람에 따라선 과잉 섭취의 우려가 있으므로 주의를 요한다.

575

(6) 인

과량의 인은 아연의 흡수를 방해한다.

(7) 피틴산

식물에 들어있는 피틴산은 아연의 흡수를 방해한다.

(8) 단백질, 히스티딘

육류 속의 아연이 잘 흡수되는 것도 육류의 단백질 소화산물인 아미노산과 아연과의 상호 작용 때문이며 특히 히스티딘은 아연과 복합체를 형성하기 때문에 흡수를 높인다.

(9) 구연산, 피콜린산

구연산, 피콜린산 등도 아연의 흡수를 증가시킨다.

6. 아연의 일일 권장량

우리나라의 경우 성인 남성은 12mg, 여성은 10mg이다. 임산부는 13mg, 수유부는 16mg을 더 섭취하도록 권장하고 있다.

단위 : mg

연령	성별 권장량	
	남성	여성
0~4개월	2(4)	2(4)
5~11개월	4	4
1~3세	6	6
4~9세	10	10
10~75세 이상	12	10
임신　　전반		13
후반		13
수유		16
		16

VII 요오드

1. 요오드의 정의

요오드는 갑상선 호르몬인 티록신과 트리요오드티로닌의 필수 구성 성분으로 동물의 성장과 발달에 중요한 역할을 한다. 요오드는 1811년 최초로 총알을 만드는 과정에서 발견되었다. 1895년에는 요오드가 갑상선에 존재하는 성분이며 이것이 결핍되면 갑상선이 비대해지는 갑상선종이 발생된다는 것을 알게 됐다. 1922년에 지역성 갑상선종 증세를 보이는 어린이에게 소량의 요오드를 투여함으로써 증세가 호전됨을 밝힌 이후 갑상선종의 대중적 예방 차원에서 요오드 강화 소금이 보급되기 시작했다. 다른 지역에 비해 일찍부터 요오드 강화 소금이 판매되었던 스위스에서는 갑상선종의 발생이 신속하게 감소하고 난쟁이의 출생과 심한 정신 장애 증세도 감소하였다. 1959~1972년 동안에 파푸아뉴기니의 벽촌지역에서 요오드 강화 기름을 제공한 임상 실험 결과 갑상선종과 난쟁이 증세가 예방됨이 밝혀짐으로써 요오드의 기능과 결핍증 및 이에 대한 연구가 진일보되었다.

(1) 체내 분포

요오드는 비금속 미량 원소로서 갑상선 호르몬을 합성하는데 필요한 물질이다. 요오드는 식품 중에 요오드 이온의 형으로 존재하는데. 이 이온의 형태가 필수적인 미량 영양소이다. 요오드는 체내에 15~30mg 정도 있으며, 이 중 70~80%는 갑상선에 들어 있어서 갑상선 호르몬의 합성에 이용된다. 나머지는 간장, 위선, 신장, 폐, 난소, 혈액, 근육, 피부, 골격, 타액, 다른 내분비 조직 등에 분포한다. 갑상선 조직 내 요오드는 혈액 내 요오드치보다 약 35배나 더 농축되어 존재한다.

2. 요오드의 소화 · 흡수 및 대사

(1) 요오드의 소화 · 흡수

식이에 함유된 요오드는 소장에서 요오드 이온 형태로 일부는 위에서 흡수되고 대부분이 소장 상부에서 흡수된다. 요오드의 흡수 속도는 대단히 신속하여 섭취 후 3~6분이면 흡수된다고 보고 되어 있다. 요오드가 혈류를 따라 이송될 때에는 유리 상태이거나 단백질과 결합한 형태로 갑상선으로 이동된다. 요오드의 1/3 정도는 혈류에서 갑상선 세포로 선택적으로 흡수되며, 나머지는 섭취된 다음 2~3일 간 체내에서 머물다가 소변으로 배설된다.

단백질과 결합된 요오드는 갑상선 기능 상태에 직접적으로 영향을 받는다. 임신이나 갑상선 기능이 항진되면 상승되며, 반면에 갑상선 기능이 저하되면 낮아진다.

(2) 요오드의 배설

요오드는 주로 신장을 통하여 체외로 방출되는데 대부분의 흡수되지 않은 요오드는 대변을 통해 배설되며, 나머지는 담즙이나 소장 분비물과 함께 배설된다. 수유 시에는 흔히 요오드가 유즙을 통해 분비되기도 한다. 그 외 대변이나 땀을 통해서도 소량 배설된다. 티록신이 분해될 때 유리된 요오드는 재이용된다.

3. 요오드의 기능 및 결핍증

(1) 갑상선 호르몬의 성분 및 합성

요오드는 갑상선 호르몬인 트리요오드 티로닌과 티록신(테트라요오드티로닌)의 구성 성분이다. 갑상선 호르몬은 아미노산인 티로신과 요오드가 결합되어 갑상선에서 생산되며 요오드는 활성형의 호르몬이 되도록 하는데 필수적인 작용을 한다. 요오드는 갑상선에 가장 많이 축적되어 있는데, 이는 갑상선 호르몬 형성에 필요한 요오드를 얻기 위해 혈류에서 요오드를 받아서 지속적으로 축적하기 때문이다. 요오드 섭취가 부족하면 혈액에서 요오드를 보다 더 얻으려고 갑상선이 비대해지며 요오드 결핍 증상이 나타나게 된다. 즉, 요오드 결핍은 갑상선 호르몬의 분비가 낮아지며 갑상선이 갑상선 호르몬 양을 분비시키기 위해 과중하게 일을 하게 되어 갑상선이 비대해지는 현상이 나타나는데, 이를 갑상선종이라 한다. 갑상선종의 증상은 비만, 거친 머리카락, 고 콜레스테롤 혈증, 호흡 곤란 등의 증상이 올 수 있고, 산모들이 요오드가 부족할 시 크레틴병이 발생되고 성인이 요오드가 부족할 시 갑상선호르몬의 부족증이 발생한다. 크레틴병의 증상은 난쟁이, 갑상선 기능 장애, 벙어리, 정신적 발달 지연, 기형아, 성장 부진, 청각 장애, 두뇌 기능 이상 등이 올 수 있으며, 갑상선 호르몬의 부족증의 증상은 무기력증, 건조한 피부, 거친 목소리, 추위에 약함, 변비 등의 증상을 나타낼 수 있다.

갑상선 호르몬은 산소의 이용이나 포도당을 이용하는 효소계의 반응 속도를 높여서 세포 내 물질의 산화를 촉진시키거나 성장 발달을 촉진하고 체내 기초 대사율을 조절하며 체온 조절에도 관여한다. 요오드의 과잉으로 나타나는 갑상선 기능 항진증의 증상은 심장 박동이 빠르고 정신적 불안, 초조가 되며 경련, 땀, 수면 부족, 체중 감소, 식욕 증진, 대사 항진, 안구 돌출 등의 증상이 나타난다. 따라서 요오드는 간접적으로 체내 대사에 지대한 영향을 준다고 볼 수 있다.

☞ 결핍증

① 갑상선 기능 저하증

성인에서 요오드 섭취가 불충분하면 갑상선 호르몬 생성의 부족으로 갑상선 기능 저하증이 올 수 있는데, 이로 인한 증상은 무기력증, 건조한 피부, 거친 목소리, 추위에 약함, 변비, 두뇌 기능의 이상 등의 증상을 나타낼 수 있다.

② 갑상선 비대(갑상선종), 갑상선암, 호흡 곤란

경증이나 중등도의 요오드 결핍 시 갑상선 호르몬인 티록신이 제대로 생성하지 못하여 갑상선 기능이 저하되며, 만성적으로 결핍된 상태에서는 갑상선종이 발생하는데 이는 갑상선이 커지는 증상이다. 이 현상은 요오드가 부족하여 티록신이 충분히 만들어지지 못하게 되면 억지로라도 갑상선 호르몬의 분비를 자극하기 위해 뇌하수체에서 갑상선 자극 호르몬을 더 많이 분비하게 된다. 갑상선 자극 호르몬의 지나친 증가는 갑상선 세포의 수와 크기를 둘 다 증가시킨다. 그 결과 갑상선이 비대해지게 되고 갑상선암이 발생될 수 있다. 갑상선종의 경우 통증은 없지만 그대로 두면 기관지에 압박이 가해지고 호흡이 곤란해지며 비만, 거친 머리카락, 고 콜레스테롤 혈증 등의 증상이 올 수 있다. 경증인 경우에는 요오드를 많이 섭취하면 완치가 되나 일단 크게 비대해진 갑상선종은 요오드를 섭취해도 원상태로 복귀되기는 어렵다.

③ 크레틴병

임신 중 모체의 요오드 결핍은 태아의 두뇌 발달을 저해하여 인지 기능을 저하시키며 감각 운동의 조정에 장해를 일으켜 심한 경우 크레틴병이라는 증세를 보인다. 크레틴증은 신체의 성장이 제대로 이루어지지 못하는 질병으로 왜소 현상, 난쟁이, 성장 부진, 정신적 발달이 지연되고 두뇌 기능 이상, 청각과 언어 구사에 장애가 생기며, 보행 능력이 떨어지고 갑상선 기능 장애, 기형아, 자연 유산, 사산 등의 증상이 나타날 수 있다. 출생 직후 치료하면 회복이 가능하나 시기를 놓이면 치료되지 못한다.

④ 지능 발달에 장애

갑상선 호르몬은 중추 신경계의 수초화에 중요한 역할을 하며 수초화 작용은 출생 전과 직후에 가장 활발하다. 따라서 요오드 섭취에 의해 생산되는 적절한 농도의 갑상선 호르몬은 출생 전과 출생 직후의 정상적인 뇌 성장에 꼭 필요한 물질이다. 크레틴병이 아니더라도 영아기 동안 요오드 섭취가 부적절한 경우에는 두뇌 발달이 정상적으로 이루어지지 못하고 이에 따라 지능 발달 장애가 올 수 있다.

4. 요오드의 과잉증

하루 2mg 이상 요오드를 섭취할 때 과잉증을 보일 수 있는 수준으로 본다. 해조류를 아주 많이 섭취하는 경우를 제외하고 일반 식품으로 이 정도까지 섭취하는 것은 쉽지 않고, 일상 식사에서는 하루 1mg 이하로 요오드가 공급된다. 보충제 등을 이용하여 요오드를 과다하게 복용하면 갑상선 기능 항진증이나 바세도우씨병이라고 하는 갑상선 중독증이 생긴다. 이는 갑상선 호르몬의 분비가 많아지고 갑상선 기능이 과다하게 활동하여 기초 대사율이 증가함으로써 자율 신경계에 장애를 유발한다. 또한 요오드 섭취 증가는 갑상선 유두암 발생 증가와 관련되어 있다.

5. 요오드와 다른 영양소와의 관계

(1) 셀레늄

셀레늄 부족은 요오드 부족의 위험을 더욱 증가시킨다. 갑상선 호르몬 합성을 위해서는 요오드도 필수적이지만, 셀레늄 의존 효소 역시 티록신이 생리적 활성형인 트리요오드티로닌으로 전환되는데 꼭 필요하다. 요오드에 셀레늄이 동시에 결핍된 경우는 요오드 결핍 증세들을 더욱 악화시키는 것으로 알려져 있다.

(2) 티로신

요오드는 티로신과 함께 갑상선 호르몬인 티록신, 트리티요오드티로닌을 형성한다.

(3) 티로글로불린

갑상선 소포액의 당단백질로 갑상선에 함유되어 있는 요오드의 약 90%가 이 단백질과 결합되어 있다. 저장되어 있다가 필요시 갑상선 호르몬이 방출된다.

(4) 티오시안산염

티오시안산염은 요오드가 갑상선으로 섭취되는 것을 방해한다.

(5) 제니스테인, 다이드제인

대두의 이소플라본인 제니스테인과 다이드제인 등도 갑상선 호르몬 합성을 방해할 수 있다.

(6) 비타민

비타민A의 결핍은 요오드 결핍을 악화시킬 수 있다.

(7) 철분

요오드는 철분과 협동하며 성 능력에 유리하게 작용한다.

(8) 지방

요오드는 지방의 소화, 동화 및 연소에 필요하다.

6. 요오드의 일일 권장량

갑상선종을 방지하기 위해서는 최소한 하루 50μg의 요오드를 섭취하는 것이 좋다. 우리나라에선 아직 권장량이 설정되어 있지 않으나, 안정적인 섭취 범위는 성인의 경우 하루 75~200μg이다.

Ⅷ 철분

1. 철분의 정의

철분이 체내의 구성 성분이라는 것이 알려진 것은 1700년대 초기이고, 1800년대에 들어서 헤모글로빈의 구성 성분이라는 것이 밝혀졌다. 신체 내에서 체중의 0.005% 및 그 이하로 존재하는 무기질을 미량 무기질이라고 하는데 철분은 체중의 0.004%를 차지하고 있다. 건강한 남자는 약 1,000mg이나 보유하고 있으나, 월경을 하는 여자는 불과 200~400mg의 철을 보유할 따름이다. 혈청 내 철분의 함량은 혈액 100ml당 남자는 50~180mcg, 여자는 40~135mcg을 보유하며 신체를 통틀어서 한 찻숟가락 미만(2.5~4g)을 함유한 미량 무기질로서 성, 나이, 신체 크기, 영양 상태, 그리고 건강 상태에 따라 함유하고 있는 양이 다르다.

(1) 체내 분포

체내 철분은 실제로 생화학 기능에 참여하는 기능성 철과 저장 또는 운반 과정에 있는 비기능성 철로 나눌 수 있는데, 체내 철의 약 70~80%는 기능성 철의 형태인데, 이 철의 대부분은 헤모글로빈 조직에 결합되어 있고(약 85%), 일부가 근육의 미오글로빈에 결합되어 있다(약 5%). 나머지는 사이토크롬, 카타라제, 퍼옥시다제 등 철 함유 효소의 한 부분으로 여러 가지 촉매 작용을 한다(약 10%).

체내의 비기능성 철은 약 20~30%로써 주로 저장철의 형태로 페리틴(철 결합 단백질)이나 헤모시더린(철 결합 단백질)의 형태로 간, 비장 그리고 골수 등에 들어있다. 철이 각 조직으로 운반될 때는 혈청 중의 트랜스페린이라는 당단백질에 결합되어 운반된다. 정상 상태에서는 혈중 트랜스페린의 30~40%가 철과 결합되어 존재한다.

2. 철분의 흡수와 대사

(1) 철분의 흡수

철분은 소장의 상부인 십이지장과 공장에서 주로 흡수된다. 식품에 들어있는 철분의 형태는 철분이 헴(혈색소의 일종. 글로빈 단백질과 결합하면 헤모글로빈을 형성) 그룹과 연결되어 있는 형태의 헴철과 철분이 헴 그룹과 연결되어 있지 않은 상태에 있는 비헴철로 나눌 수 있다. 헴철과 비헴철의 흡수율은 차이가 있다. 헴철은 주로 동물성 식품에 많이 들어 있고 흡수될 때 다른 음식물의 영향을 별로 받지 않으며 위액의 염산에 의해 용해도가 크며 흡수율이 높은 반면(그러므로 무산증이 있거나 위액 분비가 낮은 사람은 철의 흡수율이 낮다), 비헴철의 경우는 식물성 식품에 들어 있고(계란, 우유는 동물성임에도 비헴철이 많음) 흡수될 때 다른 음식물의 영향을 많이 받는다. 헴철의 경우 헴 그룹의 형태 그대로 장 세포 속으로 흡수된다. 장 세포 속에는 헴 산화 효소가 있어서 헴 그룹이 빨리 분해되고, 여기서 나온 철분이 다른 세포의 저장고로 운반된다. 비헴철의 철분이 흡수되기 위해서는 반드시 소장 내에 자유롭게 용해될 수 있는 형태로 방출되어야 하고, 이를 방해하는 인자들이 음식에 들어있을 수 있다. 보통 비헴철의 흡수율은 2~20% 정도이고, 헴철의 흡수율은 20~25% 정도이다.

철분의 흡수율에 영향을 주는 인자는 다음과 같다.

1) 철분 흡수를 증진시키는 인자

① 헴철

식이 내의 철분은 주로 헴철과 비헴철의 두 가지 형태로 존재하며, 이 두 형태에 따라 철분의 흡수율이 다르다. 동물성 식품의 철분 중 40%는 헴철이고 나머지 60%는 비헴철이다. 반면 곡류, 채소 등의 식물성 식품에는 모두 비헴철의 형태만 존재한다(계란, 우유는 동물성임에도 비헴철이 많음). 헴철의 흡수율은 약 20~25% 정도로, 비헴철이라고 분류되는 원자 형태의 철분이나 이온형(3가철 : Fe^{3+}, 혹은 2가철 : Fe^{2+})에 비해 약 2배 이상 높다.

양질의 철분 식품으로 어육류(쇠고기, 돼지고기, 가금류, 어패류 등)가 꼽히는데, 이는 헴철의 함량이 많고 흡수율이 높을 뿐 아니라, 같이 섭취하는 비헴철의 흡수도 증대시킨다.

② 체내 요구량 증가 및 저장 철분의 저하

철분의 생체 이용률은 흡수율에 의해 결정되는데, 인체의 철분 요구량이 높으면 흡수율은 증가한다. 체내 요구량이 증가되는 경우는 임신, 수유, 성장기를 들 수 있으며, 여성이나 어린이들에게서 철분 요구량이 높다. 철분 영양 상태가 불량한 경우에도 저장 철분의 양이 줄어들고 흡수율이 높아진다.

③ 유기산, 빈혈 등

비타민C나 시트르산 등의 유기산은 철분 흡수를 증가시킨다. 비타민C는 원자 형태나 3가의 철 이온을 흡수되기 좋은 형태인 2가의 철 이온으로 전환시켜 철분의 흡수율을 높이고, 시트르산은 철분과 킬레이트*를 형성함으로써 흡수율을 증가시키는 것으로 알려져 있다. 히스티딘, 라이신, 시스테인과 같은 아미노산과 설탕도 철분의 흡수를 돕고, 출혈이나 빈혈 등으로 헤모글로빈의 합성이 증가되면 철의 흡수도 증가된다.

2가의 철 이온은 3가의 철 이온에 비해 불안정하나 장내에서 쉽게 침전되지 않고 수용액 내에 존재하므로 장막점액층을 통과하여 흡수가 일어나는 소장점막의 흡수세포까지 보다 쉽게 도달할 수 있다. 3가의 철 이온을 2가로 환원시키는 환원제(비타민C 등)나 2가 철분을 안정시키는 킬레이터(예 : 시트르산 등)는 철의 흡수율을 높이는 효과가 있다. 따라서 비헴 철분의 함량이 높은 식품이나 철분 영양제는 비타민C 등과 함께 섭취하는 것이 생체 이용률을 높이는 방법이다.

④ 위산

위산은 철 이온이 쉽게 용해되게 한다. 특히 2가의 철 이온을 안정화시켜 불용성의 3가 철 이온이 되는 것을 막고, 3가의 철 이온을 2가 이온으로 전환시키므로 철 흡수율을 높이는 데 중요한 역할을 한다. 따라서 위산 분비에 이상이 생기면 철분 흡수율이 현저히 떨어지고 쉽게 철분 결핍이 될 수 있다.

2) 철분의 흡수를 저해하는 인자

① 불용성 분자를 형성하는 식이 성분

철분 흡수를 방해하는 식이 성분은 철분과 결합하여 불용성 분자로 만들거나 소장

---

* **킬레이트** : 단백질과 같은 극성물질과 금속 이온이 복합체를 형성한 것이다. 극성기는 금속이온과 둘 또는 그 이상 연결되어 링구조를 형성하여, 금속이온이 이에 단단하게 결합되어 있다.

점막의 흡수 세포막을 통과할 수 없는 분자량이 큰 형태로 만드는 인자들이다. 대표적으로 인산염, 콩류와 곡류에 많이 함유된 피틴산, 시금치에 많이 함유된 옥살산, 식물성 식품의 구성 요소인 식이 섬유 등이 있다. 차에 많이 함유된 탄닌 성분도 비헴철과 결합하여 흡수율을 낮추는 것으로 알려져 있으므로 차나 커피를 식사시 함께 섭취하는 것은 피하는 것이 좋다. 그러나 최근 연구 결과에 의하면 습관적으로 차를 섭취하는 경우 탄닌에 대해 결합력이 매우 큰 타액단백질이 다량 생산되어 탄닌과 결합함으로써 탄닌 성분이 영양소와 결합하지 못하게 막아준다고 한다.

② 다른 무기질

소장 점막 세포의 세포막에 존재하는 철분 수용체가 어떤 단백질인지 정확하게 알려지지 않았지만, 대부분의 무기질들은 흡수 과정에서 수용체를 공유하여 경쟁적으로 흡수된다. 따라서 장내에 존재하는 다른 무기질들의 양에 따라 철분 흡수율이 영향을 받으며, 소장 내에 존재하는 칼슘이나 아연 등의 함량이 높으면 철분 흡수가 저해된다. 칼슘 보충제를 1일 300mg 이상 사용할 때 철분 흡수가 저해되었다고 한다(적당량의 칼슘은 인산이나 피틴산과 먼저 결합하여 철의 흡수를 증진시킬 수 있다).

③ 저장 철분 양이 높은 상태

체내에 저장된 철분의 양이 풍부하면 소장점막을 통해 흡수되는 철분의 양이 감소됨으로써 철분의 과다 공급을 막는다. 남성이나 폐경기 이후의 여성은 철분의 소모가 적거나 상대적으로 체내 저장량이 높아서 철분의 흡수가 대체로 낮다.

④ 위산 분비의 저하

위산 분비가 저하되면 철분이 2가형으로 전환되지 못하여 흡수가 낮아진다.

⑤ 감염 및 위장 질환

감염 상태나 설사, 지방변 등 흡수 불량 상태에서 철분의 흡수가 저해된다.

철분의 흡수기전은 헴철분과 비헴철분이 완전히 다르다. 헴철분의 경우, 헤모글로빈에서 글로빈 단백질이 제거된 후 헴에 철분이 결합된 형태 그대로 빨리 흡수되고 일단 흡수된 헴은 소장의 흡수 세포에서 철분과 분해된다. 이에 비해 비헴철분은 일단 소장벽의 흡수 세포에 도달하면 세포막의 수용체와 결합하여 흡수 세포 내로 이동한다.

대부분의 무기질들은 흡수 과정에서 수용체를 공유하는 것으로 알려져 있다. 칼슘의 경우 영유아기에는 특히 칼슘 수용체의 수가 늘어 흡수율이 높으나, 성인이 된 후에는 젖먹이 때의 칼슘 수용체는 생성되지 않고 다른 기전으로 다른 무기질과 같은 수용체를 통해 흡수되는 것으로 알려져 있다. 따라서 영양제나 철분제 혹은 칼슘제의 복용이 필요할 경우, 이들을 함께 복용하는 것보다 하루 중 다른 시간에 복용하는 것이 좋다. 같은 의미에서 요즘 시판되는 칼슘과 철분이 함께 첨가된 음료 등은 철분 혹은 칼슘의 생체 이용률을 고려한 효용성이 낮을 가능성이 높다.

(2) 철분의 이동

일단 흡수된 철분은 인체의 요구량에 따라 혈액으로 이동되거나 소장의 흡수 세포에 남게 된다. 혈액으로 들어온 철분은 철분 운반 단백질인 트랜스페린에 결합하여 필요한 곳으로 이동하고 소장 세포에서 저장되는 경우 철분이 아포페리틴과 결합하여 페리틴의 형태로 된다. 페리틴과 결합하여 소장 세포에 저장된 철분은 체내 요구량에 따라 혈액으로 이동하든지 아니면 그대로 저장되어 있다가 소장 세포가 수명을 다하여 떨어져나갈 때 함께 대변으로 배설된다. 이렇듯 소장은 2~5일 간의 짧은 기간 동안 철분의 저장소로서 역할을 한다.

체내 철분 영양 상태는 철분 흡수율에 중요한 영향을 미친다. 체내 철분 영양 상태가 양호할 경우, 혈액 내 트랜스페린은 대부분 철분과 결합되어 있어서 소장 세포로 흡수된 철분은 혈액의 트랜스페린과 결합하지 못하고 소장 세포 내의 페리틴에 결합되었다가 배설된다. 반면에 체내 철분의 양이 부족할 경우, 포화되지 않은 트랜스페린의 양이 많아져 소장 세포에서 흡수된 철분은 대부분 혈액으로 이동하며, 철분 흡수율도 증가하게 된다.

(3) 철분의 저장

체내에서 사용되고 남은 철분은 대부분이 비장과 간에 페리틴의 형태로 저장되고 소량이 골수에 저장된다. 그러나 저장량은 성별, 연령별 혹은 개인의 철분 영양 상태에 따라 차이가 있다. 체내 대부분의 세포는 트랜스페린 수용체를 갖고 있어서 운반된 철분을 받아들일 수 있다. 페리틴은 소장 세포에도 존재하는 철 저장 단백질로서 한 분자에 약 4000개의 철 원자가 결합할 수 있다. 체내 철분 함량이 페리틴의 수용능력을 넘게 되면 철분은 간에서 헤모시데린 형태로 저장된다. 이처럼 체내에 존재하는 철분이 단백질과 결합하는 형태로 전환되는 것은 매우 중요한 의미를 갖는데, 이는 철분이 체내에서 자유로운 이온 형태로 존재할 경우 매우 활성이 강한 촉매로 작용하여 산화 스트레스를 가중시키고 체세포의 파괴를 초래하기 때문이다.

(4) 철분의 배설

체내 철분은 대개 잘 보존되는데 신체는 단지 제한된 양의 철분을 배설한다. 정상 성인 남자에게서 하루에 손실되는 철분의 양은 0.90~1.05mg 정도이다. 하루에 여러 경로를 통해 체외로 배설되는 철분의 양은 다음과 같다.

철분의 배설 경로		배설량(mg/일)
대변	소화기로 나가는 혈액(헤모글로빈)	0.35
	소화기 장점막의 분해(페리틴)	0.10
	담즙(빌리루빈)	0.20
소변		0.08
피부	땀	0.20
총 손실량		0.93

철분의 대부분은 대변으로 배설된다. 대변으로 배설되는 철분은 주로 소화기를 통해 손실되는 혈액에 함유된 철분과, 떨어져 나가는 장내막 세포에서 손실되는 철분, 배설되는 담즙에 섞여 미처 흡수되지 못한 철분으로 구성된다. 철분을 과잉 섭취하면 대변을 통해 배설되는 철분의 양이 증가되어 1일 4mg 정도가 더 배설된다. 이 양은 철분 저장량을 증가시키고도 남는 양이다.

기본적인 철분 배설량은 여성이 남성보다 적다. 그 이유는 여성이 남성보다 표피면

적이 적기 때문으로, 여성의 1일 철분 배설량은 약 0.7mg이다. 그러나 가임기의 여성
은 월경에 의한 철분 손실이 있으므로 실제로는 남성보다 더 많은 양의 철분이 손실
된다.

3. 철분의 기능 및 결핍증

철의 결핍은 크게 3단계로 분류되는데, 1단계는 저장철의 감소로 혈청 페리틴 농도
가 감소한다. 2단계는 헤모글로빈의 정상적 생산에 필요한 철의 부족으로 트랜스페린
포화도가 감소하여 철 결합력이 저하된다. 3단계는 혈중 헤모글로빈 수준이 정상치
이하로 감소되고 혈색소 농도가 낮고 크기가 작은 적혈구 세포가 나타나 철 결핍 상
태인 빈혈이 된다. 즉, 철의 공급 부족으로 헤모글로빈과 다른 철 화합물이 감소된다.
철 결핍 상태가 되면 먼저 저장 철이 감소되고 이어서 혈청철, 적혈구철 순으로 감소
한다.

(1) 헤모글로빈 구성에 사용(산소의 이동과 저장에 관여)

체내에 존재하는 철분의 대부분은 적혈구에서 헤모글로빈의 헴 성분을 형성하는데
사용된다. 철분은 헴 그룹에 붙고 헴 그룹이 글로빈 단백질에 붙어서 헤모글로빈을
형성한다. 헤모글로빈은 4개의 소구조로 되어 있고, 각각의 소구조가 한 개씩의 헴을
함유하고 있어서 한 헤모글로빈에는 4개의 산소 분자가 붙을 수 있다. 헤모글로빈은
적혈구 속에 들어있어서 적혈구가 폐를 통과할 때 산소를 받아서 신체를 돌다가 필요
한 부분에 공급하는 역할을 한다. 또한 각 세포에서 생성되는 이산화탄소를 받아서
폐로 운반하여 방출한다. 근육 조직에서 철분은 근육 단백질인 미오글로빈(근육을 붉

그스름하게 염색하는 물질)을 형성하는데 이는 헤모글로빈에서 산소의 공급을 받아 근육 내에 저장하였다가 근육 내에서 ATP가 형성될 때 사용된다. ATP는 근육의 수축에 사용된다.

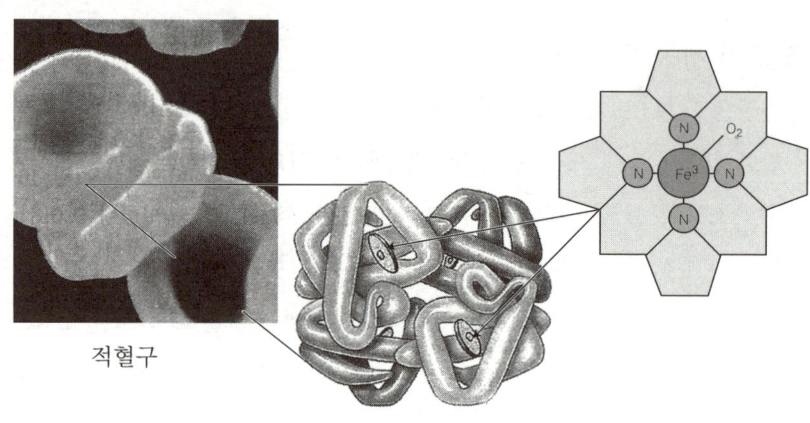

헤모글로빈 안에 존재하는 철분

594

☞ 결핍증

철 결핍성 빈혈(영양성 빈혈)

철분 저장량이 완전히 고갈되고 섭취량도 부족하여 헤모글로빈 형성을 위한 철분 요구량에 미치지 못하게 될 경우 적혈구의 조혈량이 줄어들게 된다. 적혈구의 수가 줄면 혈액으로 운반되는 산소량이 줄게 되고 빈혈 증세가 나타난다. 빈혈증의 원인 중 가장 주된 것은 철분 결핍증으로 인한 빈혈이다. 철분 결핍으로 발생하는 빈혈은 소적혈구성, 저색소성 빈혈로 특징지어지는데, 이는 크기가 작고, 혈색소의 농도가 낮은 적혈구이다.

철 결핍성 빈혈의 임상 증상으로는 손톱이 움푹 패이고, 창백한 피부, 기력 감퇴, 피로, 졸음, 빈번한 호흡, 두근거림, 식욕 부진, 체온 조절 이상, 의욕 상실증, 두통, 정신 기능의 둔화, 지적 수행력 저하, 짜증, 의기 소침, 소화 불량, 위장 장애, 혀가 부풀고, 위산 분비 부족, 변비와 설사, 감염에 대한 저항력 감소 등이 나타난다. 성장기 어린이가 철분 결핍성 빈혈이 될 경우 신장과 체중의 발달에 지장이 생기고 행동과 학습 능력의 발달도 저하되는 등 육체 및 정신의 전반적인 성장 장애가 초래되므로 성장기의 충분한 철분 섭취는 매우 중요하다.

철분 결핍성 빈혈의 다른 원인으로는 궤양, 치질, 대장암 등의 내출혈이나, 위산부족, 임신, 월경혈의 과다 출혈, 위절제 수술 후, 다른 식이 요인으로 인한 철분 흡수저하, 기생충에 의한 흡수 저해,기타 철 흡수에 지장이 있는 질환, 감염, 관절염 등으로 인한 철분의 재사용 저하를 들 수 있다.

(2) 효소의 보조 인자로 작용

철분은 미토콘드리아의 전자전달계에서 산화, 환원 과정에 작용하는 시토크롬계 효소의 구성 성분으로, 에너지 대사에 필요하다. 이 외에도 과산화수소 분해효소나 과산화효소, NADH 탈수소효소, 숙신산 탈수소효소와 같은 효소의 보조 인자로 작용한다. 또한 신경 전달 물질(도파민, 에피네프린, 노르에피네프린, 세로토닌 등)이나 콜라겐 합성에 필요한 효소의 보조 인자로도 작용한다. 이 밖에도 베타카로틴이 비타민 A로 전환되는 과정이나 핵산의 일부인 퓨린 합성, 카르니틴 합성 등에서 촉매작용을 한다.

☞ 결핍증

① 노동량, 활동량 감소

철분의 결핍으로 근육의 α-글리세로인산 탈수소효소의 활성이 감소되어 근육의 활동에 지장을 주게 되어 노동량, 활동량의 감소 현상이 나타난다.

② 성장 저하

철분은 혈액 내에 존재하는 미네랄 중 그 양이 가장 많기 때문에 많은 효소들의 필수적 성분이 되며 아동의 성장기에 매우 중요한 영향을 미치는데 부족 시 성장 저하가 일어날 수 있다.

③ 2차 흡수 불량

장점막 세포의 철분을 함유하거나 철분 의존적인 효소들이 감소되어 2차적인 흡수 불량이 생길 수 있다.

④ 신경과민

철분은 신경 전달 물질의 보조 인자로 작용해 신경 안정에 관여하나 부족 시 신경과민이 발생할 수 있다.

(3) 면역 기능

철분은 정상적인 면역 기능을 유지하는 데 관여해 질병에 대항하는 저항력을 길러 준다.

면역력 약화, 구내염

철의 부족은 감염에 대한 감수성이 저하되고 백혈구 수가 감소되며 항체의 생성도 저하되어 면역력이 약화되고 입술의 가장자리에 염증을 일으켜 구순염이 발생될 수 있다.

4) 그 밖의 결핍증

또한 철분은 약물의 독성을 제거하는 역할도 하며 그 밖의 결핍증으로 혈액과 간에 지방의 축적률을 높여 비만 및 심장과 비장의 비대를 발생시킬 수 있고 머리카락의 부서짐과 탈모 증상이 나타날 수 있다.

4. 철분의 과잉증

철분의 과잉증은 영양 보충제나 철분제를 과잉 복용할 때, 저장 능력보다 초과되어 체내에 철분이 축적되어 나타난다. 또한 선천성 질환으로 철 흡수율이 무한정 증가되는 경우 나타난다. 또한 알코올의 섭취는 위산의 분비를 증가시켜 Fe^{3+}의 흡수가 잘 된다. 그러므로 알코올과 철을 동시에 섭취하면 철 과잉이 될 수 있다.

(1) 철 침착증

지나친 양의 철분이 헤모시더린(철 저장 단백질) 형태로 체내에 축적될 때 철 침착증 또는 혈청증이 나타나 피부가 청동색으로 침착되며 이 경우 철분이 간, 심장, 췌장 등에 쌓인다. 간에 철이 과잉으로 축적되어 간경변 현상이 일어나기도 하며, 그 밖에 당뇨, 심장 질환(심부전), 괴혈병, 심한 골다공증이 생길 수 있다. 또한 혈청 철분 수준이 증가하며 골수 세포는 비정상적으로 많아진다. 혈액에 철 농도가 너무 증가할 경우 미생물의 성장을 촉진시켜서 감염의 위험도를 높일 수 있다. 박테리아가 성장하기 위해서는 간이나 조직의 철분을 이용하여 성장하는데 충분한 철분을 공급해 줄 시 박테리아의 번식을 도와주므로 감염 상태에서는 철분의 공급을 중단하여야한다.

(2) 혈색소증으로 인한 과잉 축적(헤모크로마토시스)

혈색소증은 유전적 질환으로 0.1% 미만의 사람들에게서 발생하는데, 유전적으로 너무 많은 철분을 흡수해서 평상시에는 저장하지 않는 조직에까지 철분을 저장하게 된다. 혈색소증일 때는 철분이 과도하게 흡수되며, 간이나 혈액에 주로 축적되고 근육, 심장, 췌장에도 축적된다. 간에 철이 과잉으로 축적되면 간경변 현상이 일어나기도 하며, 피부가 검어지고 췌장의 인슐린을 생산하는 세포가 파괴되어 당뇨가 될 수 있으며, 심장 기능의 부전이 온다.

(3) 암 및 노화 현상 발생

철분의 과잉 섭취로 체내에 저장될 때, 구리와 함께 축적이 되며 이는 미토콘드리아의 기능을 저하시킬 뿐 아니라 유리기를 생성하여 신진 대사 기능이 저하되고 항산화제의 부족이 더 심화되어 암의 원인이나 주름살 등 노화 현상을 가속화시킨다.

5. 철분과 다른 영양소와의 관계

(1) 비타민C

비타민C는 원자 형태나 3가의 철 이온을 흡수되기 좋은 형태인 2가의 철 이온으로 전환시켜 철분의 흡수율을 30%까지 상승시킨다.

(2) 시트르산

시트르산은 철분과 킬레이트를 형성함으로써 흡수율을 증가시킨다.

(3) 칼슘

적당량의 칼슘은 인이 철과 결합하기 전에 인과 칼슘이 먼저 결합하고 철분의 흡수를 좋게 한다. 소장 내에 칼슘이 많을 경우 철분의 흡수가 저해된다.

(4) 인산염

인산염은 철과 결합하여 불용해성 복합체를 형성하여 철의 흡수가 저하된다.

(5) 피틴산

피틴산은 철과 결합하여 불용해성 복합체를 형성하여 철의 흡수가 저하된다.

(6) 옥살산(수산)

옥살산은 철과 결합하여 불용해성 복합체를 형성하여 철의 흡수가 저하된다.

(7) 식이섬유

식이섬유는 음식물이 장내에 머무르는 시간을 짧게 하여 철의 흡수율이 감소된다.

(8) 탄닌

차에 많이 함유된 탄닌 성분도 철과 결합하여 불용해성 복합체를 형성하여 철의 흡수가 저하된다.

(9) 아연

다량의 아연 섭취는 철의 흡수를 방해한다.

(10) 구리

※ 적당량의 구리, 망간, 몰리브덴, 비타민A, 비타민B군 등은 철분의 완전한 흡수에 도움이 된다.

다량의 구리 섭취는 철의 흡수를 방해한다.

(11) 망간

다량의 망간 섭취는 철의 흡수를 방해한다.

(12) 아미노산

히스티딘, 리신, 시스테인의 일부 아미노산과 젖산, 구연산 등은 철과 복합체를 이루어 흡수율을 높인다.

6. 철분의 일일 권장량

하루에 필요한 철의 양은 체외로 손실되는 철의 양을 식사 중의 철로 얼마나 대치할 수 있는가 하는 것을 측정함으로써 결정된다. 일반적으로 건강한 성인 남자와 폐경기의 여자가 하루에 배설하는 철의 양은 1.0mg이다. 월경으로 인하여 손실되는 철이 하루 평균 0.5mg이므로 가임 연령의 여자는 남자나 폐경기의 여자보다 많은 양의 철이 필요하다. 식사 중 철분의 약 10%가 체내에 흡수되므로 성인 남자와 50세 이상의 여자에게는 하루에 12mg의 철분을 섭취하도록 권장하고 있다. 임신부는 전기에 4mg, 후기에 8mg을 추가로 권장하며 수유부는 2mg을 추가로 권장하고 있다.

단위 : mg/day

연령	성별 권장량	
	남자	여자
0~4개월	2	2
5~11개월	8	8
1~3	8	8
4~6	9	9
7~9	10	10
10~12	12	16
13~15	16	16
16~19	16	16
20~49	12	16
50이상	12	12
임신부		전기+4 후기+8
수유부		+2

IX 코발트

1. 코발트의 정의

코발트의 인체 총 함유량은 성인에서는 평균 1.1~1.2mg 정도이고 몸 전체에 분포하고 있다. 비교적 큰 조직인 근육이나 골격에 많고 장기 조직은 신장, 간장 등에 많다.

2. 코발트의 소화 · 흡수 및 대사

(1) 코발트의 소화, 흡수

코발트는 소장인 십이지장에서 흡수되고 흡수율은 25% 이상으로 비교적 잘 흡수되며 철분과는 상대적으로 경쟁 흡수되므로 철 결핍 시에 흡수율이 증가된다. 코발트의 흡수기전은 철분의 흡수기전과 비교적 같아 식이 내 철분이 결핍되면 코발트의 흡수가 증가하며 반대로 철분이 과잉 섭취되면 코발트의 흡수가 감소된다. 사람의 대장에서 대장균류에 의해 소량의 코발트가 합성되나 극히 적은 양이므로 필요량에 미치지 못한다.

(2) 코발트의 배설

흡수된 코발트의 약 85%가 소변으로 배설되고 소량은 대변과 땀으로 배설된다.

3. 코발트의 기능 및 결핍증

(1) 비타민B12의 구성 성분

사람에게 알려진 코발트의 유일한 기능은 악성 빈혈을 예방하는데 필요한 비타민 B12의 구성 성분이라는 것이다. 식물은 코발트를 흙에서 흡수하며, 반추 동물인 소, 양, 염소 등이 코발트가 함유된 풀을 섭취해 소화기에서 서식하는 미생물에 의해 코발트를 이용하여 비타민B12를 합성한다. 사람은 소나 양, 염소 등의 육류 및 유즙을 섭취함으로써 비타민B12를 공급받게 되고 식물에서 필요한 비타민12를 공급받기 때문에 좀처럼 결핍 증상은 일어나지 않는다. 단, 비타민B12의 구성 성분이므로 비타민 B12나 엽산이 부족한 경우 골수의 적혈구 합성에 장애를 일으켜 악성 빈혈이 온다.

(2) 갑상선 호르몬 합성에 필요

코발트는 망간과 함께 갑상선 호르몬 합성에 필요하다. 소량의 요오드가 갑상선에서 적절하게 유지되기 위해서는 코발트가 필요하다.

☞ 결핍증

① 악성 빈혈

코발트의 결핍은 비타민B12의 결핍을 유발하여 비타민B12 결핍증인 악성 빈혈이 생길 수 있다.

② 갑상선 호르몬 저하

4. 코발트의 과잉증

코발트는 과잉 섭취할시 독성이 나타날 수 있다. 장기간 과량 섭취할 경우 갑상선종이 나타날 수 있다. 동물의 경우는 과잉 섭취 시 적혈구와 골수 세포의 수가 증가하는데, 이는 골수에서 적혈구의 생산을 자극하는 호르몬인 에리트로포이에틴의 산출량이 증가하기 때문이다. 코발트는 맥주의 거품을 조절하기 위해 첨가되는데, 지나친 맥주 음주 시에 코발트와 술의 상승 효과로 적혈구 증가증이 나타날 수 있다.

코발트의 과다 투여는 혈관을 확장시키는 것으로 알려져서 고혈압의 치료에 이용되기도 한다.

5. 코발트와 다른 영양소와의 관계

비타민B12(코발아민)

코발트는 비타민B12의 구성 성분이 된다.

6. 코발트의 일일 권장량

코발트의 1일 필요량은 제시되고 있지 않으나 정상인은 1일 식사에서 얻는 코발트의 양이 보통 150~600㎍에 달하므로 결핍 현상은 좀처럼 일어나지 않는다.

X 크롬

1. 크롬의 정의

크롬이 생리적인 활성을 가진 물질로 알려지기 시작한 것은 1954년 크롬이 쥐의 간에서 아세트산으로부터 콜레스테롤과 지방산의 합성을 촉진시킨다는 것이 밝혀지면서부터이다. 1964~1968년에는 크롬이 사람에게도 포도당 내성에 관여하는 인자라는 것이 보고 되었다. 이 미량 원소에 대해 아직 알려지지 않은 부분이 많지만 크롬 결핍은 당뇨병이나 심장병과 관련이 있는 것으로 보고 있다.

(1) 체내 분포

크롬은 체내에 6mg 정도로 소량 존재하고 농도가 높은 조직은 머리카락, 비장, 신장 및 고환에 많이 축적되고 심장이나 췌장, 폐, 뇌, 피부, 혈액에는 적다. 세포에서는 세포질보다는 핵 속에 많이 들어 있으며 체내에서 크롬은 유기 형태이며 아미노산 및 니코틴산 복합체를 형성하여 작용한다. 이런 형태를 포도당 내성 인자라고 부르는데, 사람을 비롯한 동물들은 무기 크롬으로부터 이 인자를 합성하는 능력이 제한되어 있기 때문에 식이에서 섭취해야 한다.

2. 크롬의 소화·흡수 및 대사

(1) 크롬의 소화·흡수

크롬 이온은 +2가에서 +6가의 형으로 존재할 수 있는데 이 중 흔한 형태는 +2, +3, +6가의 이온이다. 6가의 크롬은 3가의 크롬보다 쉽게 흡수된다. 무기 크롬의 흡수는 식이로부터 섭취하는 정도에 따라 다르다. 한 연구에 의하면 $10\mu g$의 크롬을 섭취한 인체에서 오직 2%의 크롬이 흡수되고, 식이 함량이 증가함에 따라 흡수 정도는 감소해 하루 $40\mu g$을 섭취할 때 0.5%만이 흡수된다고 한다. 식이 섭취가 $40\sim240\mu g$일 때 크롬의 흡수는 0.4%로 비교적 일정하게 유지된다. 생물학적으로 활성이 있는 크롬은 무기 크롬보다 쉽게 흡수되지만 반면에 체내를 빨리 통과하여 사용되지 않는 일이 많다. 장에서 크롬이 흡수되는 기전은 잘 알려져 있지 않지만 단순 확산이 아닌 다른 과정을 거친다.

크롬의 흡수나 생체 이용률에는 여러 가지 식이 요인이 영향을 미친다. 크롬은 옥살산(수산)이 존재할 때나 철분이 결핍된 상태일 때 그 흡수가 증가되고, 식이로 섭취하는 크롬의 양이 적을 때에도 흡수가 증가된다. 식이 요인 외에 크롬 흡수는 생리적인 요인에도 영향을 받으며 화학적으로 유도된 당뇨병의 경우에 흡수가 증대되고 나이가 들어감에 따라 흡수가 감소된다.

흡수된 크롬은 혈청 트랜스페린(운반단백질의 종류)이나 알부민과 결합하여 이동하는데, 주로 트랜스페린과 결합한다. 트랜스페린에 철분이 많이 함유되어 있을 때는 크롬의 이동이나 체내 보유가 줄어든다. 트랜스페린이나 알부민 외에 α-글로불린, β-글로불린이나 지 단백질이 크롬과 결합하며 크롬 대사에 주요한 역할을 담당한다.

흡수된 크롬의 일부는 간으로 가서 내당능 요인으로 알려진 복합체를 구성한다. 그 복합체의 정확한 구조는 알려져 있지 않으나 니코틴산과 아미노산이 결합되어 있다. 이 복합체는 인슐린 호르몬을 활성화하며, 인슐린과 세포막 사이에 교량 역할을 하여 세포막에 인슐린이 쉽게 결합하게 한다. 내당능의 저하, 인슐린 저항력의 감소, 중추 및 말초신경계의 장애에 인슐린 대신 크롬을 첨가하면 기능이 정상으로 회복되기도 한다.

(2) 크롬의 배설

크롬은 주로 신장을 통해 소변으로 배설되며 소량만이 머리카락, 땀, 담즙의 형태로 배설된다. 크롬이 신장을 통해 배설되는 기전은 잘 알려져 있지 않지만 신장의 세뇨관을 통해 약 80~97% 재흡수된다.

3. 크롬의 기능 및 결핍증

크롬은 자연계에 널리 분포하므로 결핍증은 흔하지 않다. 사람에게서 크롬의 결핍 증상은 1966년에 처음 알려졌다. 인체에서 크롬이 결핍되는 경우는 오랜 기간 장관외 영양으로 영양을 공급받는 경우에 나타난다.

(1) 당내성 인자의 성분으로 당질 대사에 관여

크롬은 Glucose Tolerance Factor(GTF)의 구성 원소로 GTF는 크롬, 나이아신 및 아미노산(글리신, 글루탐산, 시스테인)을 함유하고 있으며, 호르몬과 같은 역할을 해 당질과 지방 대사를 유지하는 데 필수적이다. 또한 당내성 인자로 Picolinic acid 같은 아미노산과 결합하여 크롬 picolinate의 형태로 세포벽을 통과해 인슐린 분자와 막 사이에 다리를 형성함으로써, 세포막에 인슐린이 결합하는 것을 도와 혈당을 필요로 하는 세포로 옮겨주어 정상적인 혈당이 되도록 한다. 인슐린은 혈당을 세포 안으로 인도하여 후에 사용될 수 있도록 저장함으로써 혈액의 당량을 조절하여 높은 상태의 당뇨로 되는 것을 막아 주며, 반대로 너무 낮은 저혈당으로 되지 않도록 하여 준다.

즉, 크롬의 대표적인 기능은 인슐린에 직접 작용해, 인슐린을 활성화시키거나 세포 내로 포도당을 유입하게 도와 인슐린 수용체에 작용해 인슐린 수용체의 수를 증가시키거나, 인슐린 작용을 강화하는 물질의 합성 조절에도 관여해 인슐린이 세포막에 결합하는 작용을 도와 세포막을 통한 포도당의 이동을 촉진시킨다. 이에 따라 탄수화물, 지방, 아미노산이 혈액에서 세포 내로 들어가도록 도우며 세포 내에서 영양소들의 대사를 증진시킨다.

☞ 결핍증

당내성 저하, 당뇨병, 말초신경 장해

크롬이 결핍되면 당내성 인자의 생성이 적어지고 이로 인해 인슐린의 활성이 저하되어 세포 내로의 포도당 유입이 적어져 당내성이 저하되고 그로 인해 혈당이 증가하고 심하면 당뇨병이 생길 수 있다. 노인에게서 더 현저하게 나타난다. 경미한 포도당 불내증을 보이는 경우에 크롬의 보충이 도움이 될 수 있다. 당뇨 환자는 인슐린 의존형과 인슐린 비의존형의 두 종류로 나뉘지만 크롬의 작용은 특히 인슐린 비의존형 환자에게 도움이 될 뿐 아니라, 저혈당 상태의 환자에게도 도움이 된다.

또한 당대사 이상으로 인해 말초신경 장해가 나타날 수 있다.

(2) 지질 대사에 관여

당 대사를 정상화시키는 인슐린의 생성에 이상을 초래해 정상적인 에너지를 생산하지 못하기 때문에 지방 대사에 의존하여 필요한 에너지를 만들어 내고, 이로 인해 부산물인 콜레스테롤과 중성 지질이 생성되어 혈액의 콜레스테롤, 중성 지질의 수치를 높여 심혈관계 질환의 원인이 된다. 당뇨 환자는 간장에서 콜레스테롤 및 지방산의 이용률이 떨어지면서 동맥의 중성 지방이 축적된다. 크롬은 혈중 HDL콜레스테롤의 양을 증가시키고 LDL콜레스테롤의 양을 감소시킨다.

또한, 근육의 양을 증가시키고 체지방의 양을 감소시킨다(체중 감량 처방에 섬유질 및 카르니틴과 크롬을 이용한다).

☞ 결핍증

혈중 콜레스테롤 증가, 중성지질 증가, 동맥에 혈전, 동맥경화증

크롬이 결핍되면 콜레스테롤 합성을 조절하는 효소의 대사에 이상이 생겨 혈중 콜레스테롤과 중성 지질 수준이 증가하거나 동맥에 혈전이 생기는 등 지질 대사에 이상이 온다. 심하면 동맥경화증까지 발전될 수 있다.

(3) 핵산 구조의 안정화 및 단백질 대사에 관여

크롬은 아연 등의 미량 무기질처럼 DNA나 RNA 같은 핵산의 구조를 안정화시켜 유전 정보의 변이를 억제하고 암의 발생을 낮추는 역할을 하고 단백질 대사에도 관여를 하는 필수 영양소이다.

성장 장애, 불임, 아미노산 대사 이상

핵산 구조의 이상과 아미노산 대사의 이상으로 인해 성장이 지연, 불임이 나타날 수 있다.

(4) 녹내장 및 각막 손상

크롬은 눈에서 인슐린 수용체에 영향을 주어 부족 시 녹내장의 위험을 증가시키고, 각막의 손상을 일으킬 수 있다.

(5) 골다공증 예방

크롬은 골밀도를 유지하는 데 영향을 미친다.

4. 크롬의 과잉증

3가 크롬은 아주 과다하게 섭취한 경우를 제외하고는 독성을 찾아보기 어렵다. 또한 3가 크롬은 흡수율이 낮아 독성을 나타내려면 아주 과량을 섭취했을 때만 가능하다. 크롬의 과잉증은 산업체에서 크롬에 많이 노출된 근로자나 크롬의 함량이 높은 물감이나 페인트를 사용하는 사람에게서 나타난다. 산업체에서 공기 중의 크롬에 과다하게 노출되는 경우 알레르기성 여드름, 알레르기성 피부염, 피부 궤양증, 기관지암, 폐암 등이 발생할 수 있다. 특히 6가의 크롬은 폐암을 유발하는 강력한 발암원으로 작용한다. 그러나 경구 투여로 인한 3가 크롬의 중독에 대해서는 큰 문제가 되지 않는다.

5. 크롬과 다른 영양소와의 관계

(1) 나이아신(비타민B3)

체내에서 크롬은 나이아신과 결합하여 당내성 인자를 구성하여 인슐린의 활성을 촉진시킨다.

(2) 옥살산(수산)

크롬은 체내 옥살산이 존재할 때 흡수율이 높아진다.

(3) 철분

체내 철분의 양이 적을 때 흡수율이 높아진다.

(4) 알부민

혈중에서 크롬은 알부민과 결합하여 혈액을 이동한다.

(5) 콜레스테롤

크롬의 결핍 시 지질 대사에 관여하는 효소의 이상으로 혈중 콜레스테롤의 양이 늘어난다.

(6) 중성 지방

크롬의 결핍 시 지질 대사에 관여하는 효소의 이상으로 혈중 중성 지방의 양이 늘어난다.

6. 크롬의 일일 권장량

한국인의 크롬 필요량이나 섭취량에 대한 연구는 아직 없으나 미국처럼 적정량으로 성인 하루 50~200㎍을 설정하였다.

로 성인 하루 50~200㎍을 설정하였다.

〈초미량 무기질〉

I 실리콘(규소)

실리콘은 규소라고도 하며, 지구상에 있는 가장 풍부한 원소들 중의 하나로 동물에는 피부에 많이 들어있고, 연골의 점성 다당류—단백질의 구성 성분으로 연골, 콜라겐, 그리고 뼈의 형성에 필수적인데, 구체적으로 뼈의 초기 형성 과정에서 칼슘의 흡수를 촉진한다. 또한 콜라겐 생성에 관여해 콜라겐이 많이 들어있는 피부, 손톱, 머리카락을 건강하게 해주고 유황 대사에 관여해 유황 결핍 시 실리콘의 첨가로 정상적인 성장이 유지된다. 또한 식이 내 섬유소 함량이 높으면서 실리콘의 함량도 높은 식품이 동맥경화증을 예방하는 효과를 나타낸 연구에서 식이 내 섬유소와 실리콘이 동맥경화증의 치료에 영향을 주는 활성 요인임을 알 수 있다(실리콘은 심혈관계 질환의 예방 및 세동맥의 탄력성을 유지시킨다). 실리콘은 알루미늄의 체내 축적을 예방하므로 치매, 골다공증 예방에도 효과가 있다. 사람에게는 실리콘 결핍이 나타나지 않아 필요한 요구량이 얼마인지는 알려져 있지 않고, 동물에서는 골격의 기형과 성장 부진 등의 결핍증이 나타났다. 실리콘 오염으로 인해 과다 흡입할 경우 독성 증상이 나타날 수 있다. 규소의 좋은 공급원은 식물성 식품, 알팔파, 정제되지 않은 곡식, 고추, 콩, 사탕수수, 현미, 벼, 모유, 대나무, 속새풀 등을 비롯하여 규조류硅藻類, 육류의 내장, 동물의 깃털·발톱, 해면 등에도 함유되어 있다.

II 니켈

니켈은 체내에서 골고루 퍼져 있는데 주로 폐, 부신선, 갑상선 등에 농축되어 있다. 니켈은 몇몇 금속 효소의 조효소로 작용하는 것으로 보인다. 혈청에서 주로 알부민과 아미노산 등에 결합되어 있다. 섭취량의 10% 이하가 흡수되고, 이들 중 많은 부분이 대변으로 배설되고, 소변과 땀으로도 손실된다. 사람의 혈청 니켈 농도는 약 1.1~1.6 $\mu g/\ell$이다. 니켈은 식사로 충분한 양의 철분이 공급될 때 철분의 이용성을 증가시킨다. 한편 식사에 철분이 부족하면 체내의 철분 결핍 증상을 더 악화시키는 경향이 있다. 아직까지 사람에게는 니켈의 결핍증은 나타나지 않았으나 동물에서의 결핍증은 성장 부진, 생식 능력 저하, 혈청 포도당 저하 등의 증상이 발생했다. 니켈의 하루 섭취량은 일일 1.7~5.11μmol 정도이다.

III 바나듐vanadium

    사람의 체내에는 43mg 정도의 바나듐이 존재하는데, 주로 허파나 간, 신장, 그리고 뼈에 있는 것으로 알려져 있다. 뼈는 바나듐의 장기 저장고이고 쉽게 이용되는 바나듐은 페리틴과 트랜스페린에 연결되어 있다. 섭취된 바나듐의 5% 이하가 흡수되는데, 흡수된 바나듐의 60%는 바로 소변으로 배설된다. 바나듐은 산화 · 환원 반응에 관여하며 인지질과 카테콜아민의 산화를 촉진하여 콜레스테롤 합성을 저지하여 지방질 대사에 관여하며 결핍되면 혈중 트리글리세리드가 증가한다. 또한 충치의 예방 효과를 나타내며 뼈와 치아의 발달에도 관여하며 석회화를 촉진시키고 나트륨, 칼륨 펌프의 조절 인자로서의 생리적 역할을 가지고 있음이 보고 되었다. 또한 내당능을 증가시키는 작용도 있다는 연구가 보고 되었다. 바나듐의 주된 급원은 버섯, 파슬리, 후추, 해산물, 뿌리채소, 땅콩, 씨앗, 우유 등이 있다.

IV 붕소(보론)

붕소는 가장 최근에 가능한 필수 무기질 성분으로 추가되었다. 붕소는 뼈의 강도에 관여해서 폐경기 여성에게 보론의 하루 섭취량을 0.25mg에서 3mg으로 증가시켰을 때 더 작은 양의 칼슘이 손실된다는 것이 입증되었다. 따라서 보론의 보충은 골다공증과 관련된 뼈 무기질의 손실을 줄이는 데 효과적일지도 모른다. 특히 사람의 에스트로젠과 칼슘, 인 및 마그네슘 대사에 관련이 있다는 보고가 있다. 식물성 식품에 많은데, 푸른잎 채소, 콩류, 포도주, 맥주, 건포도, 땅콩 등에 많이 들어있으며, 붕소의 일일 필요량은 0.5~1mg 사이가 좋다.

V 비소

비소의 경우 해로운 물질로 더 많이 알려져 있다. 독약으로서의 특성은 잘 알려져 있고 몇몇 암의 발생과도 관련이 있다. 그러나 소량의 비소는 치료 효과가 있으며 메티오닌이나 아르기닌으로부터 유도된 물질의 형성에 영향을 주고, 효소 촉진제로 약간의 효소 반응에 관여한다. 동물 실험에서 비소 결핍 시 성장이 잘 안되고 생식 능력도 떨어진다. 아직 확실하지는 않지만 인지질 대사와 관련이 있는 것으로 보이고, 또한 셀레늄의 길항제로 과량의 셀레늄 섭취 시 독성에 대항해서 신체를 보호하는 기능이 있다.

VI 카드뮴

　카드뮴이 금속 결합 단백질(메탈로치오네인)의 동일한 결합 부위에 아연과 경쟁함이 밝혀졌다. 메탈로치오네인은 아연의 흡수, 세포 내에서의 이동 및 저장과 관련된 항상성 기전에 생리적 역할을 하며 중금속에 대한 해독 작용이 있다. 또한 카드뮴은 독성 원소로 자연계에 널리 분포되어 있으며, 환경 오염으로 인해 인체에 해를 끼칠 수 있다. 카드뮴 과잉 섭취 시 폐기종, 단백뇨, 피로, 신장 기능 장애, 골연화증, 빈혈(혈액량의 감소), 태아 발육 지연, 아연 대사 방해 및 고혈압 등의 증상들이 나타난다.

『21세기 영양학 원리』최혜미 외, 교문사

『간 다스리는 법』이종수, 동아일보사

『간肝 편한 세상』안수연, 역음사

『간계 내과학』전국한의과대학 간계내과학교수 공저, 동양의학연구원

『간을 다스리는 지혜』엄태식, 행림출판

『간장병 백과』김정용 외, 민중서관

『간장병 백과』마츠다 순호 · 카미사카 카즈아키, 시공사

『간장병을 고친 사람들』박형일, 건강한 삶 건강한 이웃

『간장병을 고친 사람들 2』한국건강 가족동회회 연구실편저, 장생

『감기를 달고 사는 아이들』대한 소아 알레르기 및 호흡기 학회, 도서출판 풍경

『갑상선 다스리기』김영호, 서림문화사

『갑상선 백과』유동준 외, 민중서관

『개정 영양학』김숙희 외 7인, 신

『개정판 인체생리학』이인모 외2인, 형설

『갱년기 다스리기』김영호, 서림문화사

『경락, 경혈』주춘제, 청호

『경락의 대발견』藤原知, 芹沢勝助, 일월서각

『경락의 실체』박석연, 태학사

『경혈도 上 · 下』이병국, 현대침구원

『경혈에 침 놓는 요령』이병국, 현대침구원

『고급 영양학』한국식품영양 관련학과 교수협의회, 삼광

『고급영양학』이성동 외, 삼광출판사

『고혈압』신영기, 계축

『고혈압 자연요법』민족의학연구소, 여강

『고혈압을 치료하는 한방』양유선 · 나카무로지츠로 공저, 국일미디어

『골다공증의 위험과 치료법』송운하, 태학당

『골다공증이란 무엇인가』변영순 외 1인, 정담

『관절염 치료법』제이슨 테오도사키스 외 2인, 도서출판 집사재
『관절염 환자의 자기관리』이은옥 외 7인, 신광출판사
『관절염을 이겨내는 방법』박천수 · 김인택, 태일
『귀에서 이상한 소리가 나요』하미경, 유나미디어
『기초 해부 생리학』강경희 외 5인, 정담
『기초영양학』식품영양학 교재편찬 위원회, 광문각
『깨달음의 연금술』게이트, 유란시아
『나도 피부미인이 되고 싶어』이금희, 글읽는 세상
『난치병의 과학적 쑥뜸요법』김진석, 매일건강신문사
『날씨를 바꾸는 요술쟁이 바람』허창회, 풀빛
『남성도 몰랐던 남성의 호르몬 이야기』존 리, 뉴스타트 천연치료 연구소
『노건웅 박사의 아토피 탈출법』노건웅, 웅진
『노화방지호르몬 7가지 이야기』배영철 · 김상우 · 강영권, 집사제
『뇌졸중 백과(중풍)』김명호 외, 민중서관
『뇌졸중예방과 식생활 조절법』고마찌요시오, 태웅출판사
『"눈, 안녕하세요?"』이동기, 유나미디어
『눈에 대한 모든 것』임상진, 한솜미디어
『담석증』김명환 외 3인, 울산대학교 출판부
『"당뇨, 이것만 알면 병도 아니다."』김양진, 유나미디어
『당뇨병 알아야 이긴다』김영설, 홍신문화사
『당신의 몸 얼마나 아십니까?』J.D 래트클리프, 두산동아
『도해 사암 오행침 上 · 下』이병국, 현대침구원
『독성미네랄이 우리몸을 공격한다』후쿠다카즈노리, 다정북스
『동맥경화의 예방과 치료법』현대 건강연구회, 진화당
『동약학개론』구정혜 외 공저, 여강출판사
『동양의학 혁명』김홍경, 신농백초
『동양의학과 대체의학』정성택, 행림출판
『동양의학과 서양과학의 접목과 응용』장동순, 청홍
『동의내과학』김규동, 여강출판사
『동의보감』동의과학연구소 · 허준, 휴머니스트
『동의보감』허준, 남산당
『동의신개학 上, 下』두호경, 성보사
『동의심계 내과학』배형석 외 5인, 서원당
『동의처방학』조선의학과학원 동의학연구소, 여강출판사

『동의폐계 내과학』 전국한의과대학 폐계내과학교실 편저, 국진

『동의학 개론』 한상모 외, 여강출판사

『동의한마당』 김홍경, 신농백초

『루푸스의 자기관리』 송경애 외 2인, 신광출판사

『류병호 박사가 쓴 알레르기의 예방과 치료』 류병호, 도서출판 나라

『망진』 임양근, 정담

『매력적인 피부미인의 비결』 조영섭, 가교

『맥을 먼저 짚어라』 이병국, 현대침구원

『맥이나 알고 침통 흔드는가 上 · 下』 이병국, 현대침구원

『맥진』 임양근, 정담

『맥학원론』 서민욱, 행림출판

『면역력을 높이는 장 건강법』 마쓰다야스히데, 조선일보사

『명리사전』 박재완, 동양출판사

『몸에 좋은 색깔음식 50』 정경연, 고려원북스

『물은 답을 알고 있다』 에모토마사루, 나무심는 사람

『물의 세계』 요네야마마사노부, 이지북

『민속한방의학으로 관절염을 이겨내는 방』 박천수 외 1인, 태일출판사

『바른식생활이 나를 바꾼다』 김수현, 일송미디어(약력참조)

『밝히는 남자』 김진국 외 1인, 도서출판 은행나무

『밥상위의 보약, 생식』 최경순, 가림

『백내장, 녹내장 백과』 이상욱 외, 민중서관

『백내장과 녹내장』 이상욱 · 홍영제, 민중서관

『병리학』 대한병리학회, 고문사

『병을 치료하는 영양 성분 가이드 북』 나가카와 유우조, 아카데미북

『병태생리학』 최명애 외6인, 계축문화사

『본초학』 전국한의과대학본초학교수 공저, 영림사

『분자교정요법』 박성호, 한국분자교정학회

『불임, 무엇이 문제인가』 정혁, 우리출판사

『비계 내과학』 전국한의과대학 비계내과학교수 공저, 아트동방

『비만다스리기』 김영호, 서림문화사

『비타민과 미네랄:근거 중심 접근』 Jane Higdon, 군자출판사

『비타민박사의 비타민C 이야기』 하병근, 문화마당

『사람 해부학』 정인혁, 아카데미서적

『사람의 영양학』 채범석, 아카데미서적

『사람해부학』 김경용 외 7인, 정문각

『사상요람』 이제마, 원불교

『사상체질진단법』 박지우, 행림출판

『새로보는 감기의 한약치료』 이종대, 정담

『새로쓰는 간 다스리는 법』 이종수, 동아일보사

『색채본질』 루돌프슈타이너, 물병자리

『생리학』 박인국, 라이프사이언스

『생리학』 이종삼 외 2인, 대학서림

『생리학』 William Ganong MD, 한우리

『생명의 물』 우리 몸을 살린다, 김현원, 고려원북스

『생물학개론』 화학사

『생식이야기』 김또순, 유림

『성인병 알아내기』 김영대, 청홍

『소문난 코박사의 알레르기성 비염, 아토피 피부염』 김남선, 야스미디어

『소아, 청소년 비만 한방으로 끝내기』 이동현, 매일건강신문사

『슈퍼파워효소의 경이』 가루베이사오, 고토마사오, 전파과학사

『식사요법』 모수미 외7인, 교문사

『식사요법 이론 및 실습』 승정자 외, 광문각

『식품성분표 제6개정판 Ⅰ · Ⅱ』 농촌생활연구소, 농촌진흥청

『식품화학』 안승요 외 7인, 교문사

『신 식사요법』 전세열 외 4인, 광문각

『신경전달물질』 서유헌, 민응사

『신부전증 치료생활요법』 류익태, 태웅출판사

『신약』 김일훈, 인산동천

『신장병 동의보감』 건강생활연구회, 인화

『신장병 백과』 유동준 외, 민중서관

『신장병 예방 치료 식사요법』 히라다 키요루미, 태웅출판사

『신장병 예방치료와 식사요법』 평전청문(平田淸文), 태음

『신장병을 치료하는 한방』 홍종수 외 1인, 국일미디어

『신주섭할아버지의 쑥뜸치료법』 김용태, 서울문화사

『신편 종합영양화학』 이성우 외 1인, 동명사

『심장병 알면 이길 수 있다』 이종구, 중앙생활사

『심장병-심장을 알면 건강이 보인다』 이정균, 한양대학교 출판부

『아토피를 잡아라』 다음을 지키는 사람들, 시공사

『아토피성 피부염 다스리기』김영호, 서림문화사
『아토피성 피부염을 빨리 낫게하는 책』니와유키에, 지성사
『안진』임양근, 정당
『알기 쉬운 심장병 119』박승정, 가림출판사
『알레르기병 다스리기』김영호, 서림문화사
『앎을 고치는 108가지 방법』오비츠 로이치, 눈과마을
『암은 스스로 고칠 수 있다』아보도오루, 중앙생활사
『약초의 성분과 이용』과학백과사전출판사, 일월서각
『양리학』
『얼굴 한국인의 낮』조영진, 사계절
『엔자임:효소와 건강』신현제, 이채
『여성도 몰랐던 여성의 몸 이야기』존 리 · 제스헬리 · 버즈니아 홉킨스, 명상
『여의보감 2000』조주연, 순옥장학출판사
『영양사 학습목표에 맞춘 식사요법』이정실 외 5인, 교문사
『영양생리학』한양일 외 1인, 효일출판사
『영양성분으로 본 노화억제』강경홍 외 1인, 형설출판사
『영양의학』허갑범, 고려의학
『영양학』임정교, 신정
『영양학 원리』최혜미 외9인, 교문사
『영양화학』이혜정 외 1인, 신광출판사
『오운육기학해설』권의경, 법인문화사
『오행대의』김수길 · 윤상철, 대유학당
『오행생식요법』김춘식, 오행생식
『오행은 뭘까』어윤형, 전창선, 세기
『오행의 새로운 이해』은남근, 법인문화사
『왕숙화맥경』이병국, 현대침구원
『요통 · 관절염 동의보감』건강생활연구회, 인화
『욕망의 식물학』마이클폴란, 서울문화사
『우리가 꼭 알아야 할 생식이야기 99가지』김수경, 명상
『우리가 알아야할 우주의 모든것』이케우치사토루, 아세아미디어
『우주변화의 원리』한동석, 행림
『운기체질총론』유태우, 음양맥진출판사
『운동생리학』박대준 외 8인, 정담
『위장병 끈기로 고칠 수 있다』오카베 하루야, 태웅출판사

『위장병 다스리기』 김영호, 서림문화사
『위장병 동의보감』 건강생활연구회, 인화
『위장병 동의보감』 이진산, 도서출판 인화
『위장병 예방과 치료』 풀립문학편집실, 풀립문학
『위장병 예방과 치료』 현대 식생활 건강연구회, 도서출판 풀잎문학
『위장병을 치료하는 맛있는 식사』 김상우, 임현숙, 국일미디어
『육식의 종말』 제레미리프킨, 시공사
『음양오행으로 가는 길』 어윤형 · 전창선, 세기
『음양오행으로 풀어본 건강상식 100가지』 장동순, 양문
『음양오행의 개론』 신천호, 명문당
『음양오행체질분류법』 맥진법, 김춘식, 오행생식
『음양이 뭐지』 어윤형 · 전창선, 세기
『의식혁명』 존로빈스, 시공사
『의역개오』 곽동렬, 성보사

624

『의역동원 上 · 下』 이정례, 동양학술원
『의역동원 역경』 주춘재, 청홍
『의학생화학』 구자현 외 21인, 정문각
『이비인후 질환과 알레르기성 비염』 이시오 테츠오, 도서출판 남희
『이제마의 사상체질 한방요법』 신재용, 학원사
『이하범의 눈 이야기』 이하범, 도서출판 소화
『인간은 왜 늙는가』 스티븐어스태드, 궁리
『인산 쑥뜸요법』 김윤세, 인산동천
『인체 고급영양학』 박정태, 광문각
『인체 해부생리학』 정영태 외 1인, 청구문화사
『인체 해부학』 한국해부생리학 교수협의회, 현문사
『인체 해부학』 안희경, 고문사
『인체구조와 기능』 최명애 외6인, 계축문화사
『인체생리학』 홍승길, 코리아
『인체생리학』 김기환 외 1인, 의학문화사
『인체생리학』 김복랑 외 6인, 고문사
『인체생리학, 김종대 외 3인, 정문각
『인체생리학』 이석강, 계축문화사
『인체생리학』 전세열 외 4인, 광문각
『인체영양학』 장순옥 외 4인, 효일문화사

『인체의 구조와 기능』대한임상의학연구소, 의학문화사
『인체의 구조와 기능 Ⅰ·Ⅱ』최명애 외6인, 계축문화사
『인체해부학』안희경, 고문사
『인체해부학』이한기 외 6인, 고문사
『일반 병리학』문형배 외 4인, 고문사
『임상경락수혈학』이학인 외 공저, 법인문화사
『임상면역학』권명상 외 5인, 고려의학
『임상병리학』대한 임상병리학회, 고려의하가
『임상본초학강좌』김재익, 대성의학사
『임상영양과 식사요법』김인숙 외 3인, 효일
『임상영양학』김송전 외 2인, 청구문화사
『임상영양학』서정숙 외 2인, 지구문화사
『임상진단학』R.H.MAJOR, 계축문화사
『자연건강요법』정정숙
『자연은 스스로 치유한다』반덕진, 계축문화사
『자연의학의 기초』모리시타 게이이치, 태웅출판사
『자연치료의학』오홍근, 정한PNP
『자연치유학 개론』세계 자연치유학회 편저,
『자연치유학 개론』앤드류와일, 정신세계사
『잘 먹고 잘 마시는 남자가 잘 걸리는 병, 통풍 다스리기』이은우, 청산
『잘못된 식생활이 성인병을 만든다』미국상원 영양문제 특별위원회, 형성사
『장상학』박창국, 성보사
『전립선 질환의 모든 것』김세철, 일조각
『전립선 질환의 예방과 치료법』황종찬, 태을
『주역과 중국의학 上·中』양력, 법인문화사
『중의운기학』양력, 법인문화사
『중의학의 기초』김정수, 침코리아
『증상의로 찾아보는 건강식품』하야시데루아키, 출판부
『증상학』이사도르 로젠 펠트, 정담
『지구의 마법사 공기』허창회, 풀빛
『진단검사의학』대한진단검사의학회 편, 고려의학
『진단적검사와 간호』송미순 외 4인 편저, 현문사
『진료요람』김정제, 성보사
『천문유초』김수길·윤상철, 대유학당

『첨단과학으로 밝히는 기의 세계』 김현원, 서지원

『첨단과학으로 밝히는 물의 신비』 김현원, 서지원

『체질따라 약이되는 음식』 김달래, 중앙생활사

『체질약궁합』 김종석, 북일미디어

『체질을 바꿔야 건강을 지킨다』 박금실, 아카데미북

『체질을 알면 건강이 보인다』 이명복, 태광출판사

『체질을 알아야 기펴고 산다』 장동순, 중명출판사

『최신 간장병, 김영복』 근영출판사

『최신 고급 영양학』 김숙희 외 13인, 신광출판사

『최신 고급 영양학』 서정숙 외 3인, 지구문화사

『최신 면역학 강의』 정태호 외 2인, 경북대학교 출판부

『최신 영양생리학』 한용봉, 효일문화사

『최신 영양학』 이기열 · 문수제, 수학사

『최신 인체생리학』 정희곤 외 3명, 광문각

『최신 임상영양학』 박종훈 · 정상영 외 22인, 전남대학교 출판부

『최한기가 들려주는 기학이야기』 최한기, 자음과 모음

『치매, 희망을 이야기합시다』 한국치매협회, 조선일보사

『치질, 변비 이야기』 양형규, 세창

『치질, 치루 하루면 낫는다』 서인근, 미디어서울

『침술14경락도해』 이홍재, 얼과 알

『탈출! 만성피로』 윤상희, 연린책들

『토종의학 난치병 다스리기』 김인택 · 박천수, 태일

『토종의학 암 다스리기』 김인택 · 박천수, 태일

『파동으로 난치병을 극복한다』 미야자키가케이, 양문

『피부과학』 이화영 외5인, 군자

『피부과학 원색도감』 편찬위원회, 정당

『피부병 동의보감』 건강생활연구회, 인화

『피부병 백과』 김수남 외 11인, 민중서관

『피부에 밥을 주는 여자』 이금희, 글읽는 세상

『필수 임상 면역학』 최승구, 청구문화사

『한국본초도감』 안덕균, 교학사

『한국식물도감』 이영노, 교학사

『한국인 영양권장량 제7차 개정』 한국영양학회

『한국형 당뇨병 맞춤치료』 허갑범, 에디터

『한방 병리학』 전국 한의과대학 병리학교실, 일중
『한방 진단학』 김태희 외2인, 성보사
『해부생리학』 이한기 외 5인, 고문사
『핵심 병리학』 송계용 외2인 공저, 고려의학
『허리디스크 수술없이 완치할 수 있다』 자생한방병원, 느낌이 있는 책
『혈액순환이 운명을 좌우한다』 박승만, 느림
『혈액을 맑게 하는 건강혁명』 이시하라 유우미, 양문
『혈액을 맑게하는 건강음식 37가지』 윤방부, 동도원
『혈액을 맑게하는 건강혁명』 이시하라유우미, 양문
『혈액이 맑아지는 1주일 실천법』 요코하마 이즈미, 건강 다이제스트사
『혈액학이론 및 실기』 혈액분과학회, 고려의학
『확실하게 잡아주는 변비 클리닉』 이명규, 코마츠카즈오, 국일미디어
『황제내경 소문해석』 홍원식, 고문사
『황제내경 영추해석』 홍원식, 고문사
『황제내경 운기해석』 백윤기, 고문사
『황제보감 Ⅰ·Ⅱ』 김두헌, 성한
『효소영양학 개론』 에드워드하웨, 한림원
『Nutritional Healing』 James F Balch.M.D 외 1인, 도서출판 예찬
『Prescription for Nutritional Healing Ⅰ·Ⅱ』 James F. BALCH
『The choice is cleoer, Allen E.Banik』 사람과 책
『The wisdom of menopause』 크리스티안노스럽·이상춘, 한문화

국립중앙도서관 출판시도서목록(CIP)

동양섭생치유학. 2, 식이영양섭생학 / 차성훈 지음.
-- 서울 : 우리글, 2007
  p. ;   cm. -- (우리글 학예신서 ; 7)

ISBN 978-89-89376-66-8 94510 : \53000
ISBN 89-89376-35-1(세트)

519.25-KDC4
615.882-DDC21   CIP2007001722

우리글학예신서7

동양섭생치유학2 ㅣ 식이영양섭생학

펴낸날 ㅣ 2007년 6월 25일 • 1판 1쇄
지은이 ㅣ 차성훈
펴낸이 ㅣ 김소양
편집 ㅣ 차승현, 김영순, 이윤희

펴낸곳 ㅣ 도서출판 우리글 • 전화 ㅣ 02-566-3410 • 팩스 ㅣ 02-566-1164
주소 ㅣ 서울시 강남구 역삼동 837-17 삼성애니텔 1001호
이메일 ㅣ wrigle@wrigle.com • 홈페이지 ㅣ http://www.wrigle.com
출판등록 ㅣ 1998년 6월 3일 제03-01074호

ⓒ 도서출판 우리글 2007
Printed in Seoul, Korea

ISBN 978-89-89376-66-8 94510
        89-89376-35-1 세트
* 잘못된 책은 바꾸어 드립니다.
* 책값은 뒤표지에 있습니다.